新篇 **眼科**プラクティス
Practical Ophthalmology

シリーズ監修 大鹿哲郎［筑波大学教授］
シリーズ編集 園田康平［九州大学教授］
近藤峰生［三重大学教授］
稲谷　大［福井大学教授］

19

0(ゼロ)歳児から始める！小児眼科診療

編集 ● 仁科幸子［国立成育医療研究センター］

文光堂

■執筆者一覧（執筆順）

仁科幸子　国立成育医療研究センター眼科
近藤寛之　産業医科大学眼科
林　竜平　大阪大学医学系研究科幹細胞応用医学
荒川あかり　浜松医科大学眼科
佐藤美保　浜松医科大学眼科
荒木俊介　川崎医療福祉大学視能療法学科
三木淳司　川崎医科大学眼科
森　隆史　福島県立医科大学眼科
矢ヶ﨑悌司　眼科やがさき医院
吉田朋世　国立成育医療研究センター眼科
林　思音　山形大学眼科
阪下和美　りんごの木こどもクリニック
羅　秀玉　ら（羅）眼科
森田由香　筑波大学眼科
松岡真未　国立成育医療研究センター眼科
板倉麻理子　前橋ミナミ眼科
柏井真理子　柏井眼科医院
彦谷明子　浜松医科大学眼科
三原美晴　富山大学眼科
木村亜紀子　やさしい目のクリニック
大和良輔　金沢市立病院眼科
杉山能子　金沢大学眼科
南雲　幹　井上眼科病院
横山吉美　JCHO中京病院眼科
田中三知子　岩手医科大学眼科
小岩千尋　順天堂大学眼科
鈴木由美　杏林大学アイセンター
横井　匡　杏林大学アイセンター
村上智哉　筑波大学眼科
松井孝子　国立障害者リハビリテーションセンター病院リハビリテーション部
松本　直　東邦大学医療センター大森病院眼科
加藤久美子　三重大学眼科
宇井牧子　CS眼科クリニック
松村　望　神奈川県立こども医療センター眼科
片岡佑人　京都府立医科大学眼科
外園千恵　京都府立医科大学眼科
重安千花　杏林大学アイセンター
黒坂大次郎　岩手医科大学眼科
大鹿哲郎　筑波大学眼科
井上俊洋　熊本大学眼科
木内良明　広島アイクリニック
野田英一郎　東京都立病院機構小児総合医療センター眼科
高橋　静　大阪大学眼科
福嶋葉子　大阪大学大学院医学系研究科眼免疫再生医学講座
小幡峻平　滋賀医科大学眼科
眞野福太郎　近畿大学眼科
日下俊次　近畿大学眼科
鳥居薫子　浜松医科大学眼科
堀田喜裕　浜松医科大学眼科
前田亜希子　神戸市立神戸アイセンター病院
上野真治　弘前大学眼科
近藤峰生　三重大学眼科
林　孝彰　東京慈恵会医科大学眼科
藤波　芳　東京医療センター・臨床研究センター視覚研究部・視覚生理学研究室
園田康平　九州大学眼科
鈴木茂伸　国立がん研究センター中央病院眼腫瘍科
植木智志　新潟大学眼科
中村　誠　神戸大学眼科
野口綾華　国際医療福祉大学熱海病院眼科
後関利明　国際医療福祉大学熱海病院眼科
筒井紗季　九州大学眼科
田邉美香　九州大学眼科
塚本晶子　九州大学眼科
安齋葉月　国立成育医療研究センター眼科
中尾志郎　長崎医療センター眼科
松下五佳　産業医科大学眼科
中西裕子　神戸大学眼科
東山智明　ひがしやま瀬田眼科クリニック
松下賢治　大阪大学眼科
村木早苗　むらき眼科
恩田秀寿　昭和医科大学眼科
森本　壮　大阪大学眼科
枝川　宏　えだがわ眼科クリニック
神部友香　埼玉県立小児医療センター眼科
鎌田さや花　京都府立医科大学眼科
東原尚代　ひがしはら内科眼科クリニック
大野明子　東京都立多摩総合医療センター眼科
太刀川貴子　東京都立大塚病院眼科
野々部典枝　いとう眼科
四宮加容　徳島大学眼科
糟谷周吾　国立成育医療研究センター手術・集中治療部
不二門　尚　大阪大学大学院生命機能研究科脳神経工学講座
稲垣理佐子　浜松医科大学眼科
村上美紀　産業医科大学眼科
遠藤高生　大阪母子医療センター眼科
富田　香　平和眼科
中山百合　砧ゆり眼科医院
小﨑里華　国立成育医療研究センター遺伝診療科

新篇眼科プラクティスシリーズ
序文

眼科学に数多くの書籍があれど，1992年から2009年までII期にわたって刊行された「眼科プラクティスシリーズ」ほど，眼科医の書架を占拠した本はないでしょう．当初は隔月刊で，後に月刊となり，計131巻が刊行されました（1992年からの第I期が101巻，2005年からの第II期が30巻）．1冊ごとにテーマが設定され，臨床に必要な知識が最新データとともに要領よくまとめられたもので，いわゆるムック本として多くの眼科医に愛されました．足掛け18年にわたって刊行された同シリーズは，増え続ける眼科医療情報を，正確かつタイムリーにまとめ，日常臨床にすぐ応用できる形で提供することにより，眼科成書の歴史に名を残すベストセラーとなりました．

前シリーズ終了から13年が経ち，令和時代の眼科に合った形でのプラクティスシリーズ復活を要望する声が寄せられていました．検査器機の進歩，デジタル化とネットワーク化，新たな薬剤の開発，治療法の多様化，再生医療の導入，遠隔診療やAI診療に向けた動きなど，眼科学の進歩は以前に比べてさらに加速している感があります．情報の新陳代謝が一層活発になった現状を鑑みるに，最新知見を実践的に解説する分冊型シリーズの復刻が期待されるのは，故無きことではないと思われます．

2020年に，9年振りに大改訂を行った「眼科学 第3版」を刊行しました．眼科学に関する基本的な知識を網羅した「眼科学 第3版」の刊行を受け，編集に携わった大鹿哲郎，園田康平，近藤峰生，稲谷 大の4名は，より臨床の現場に即した実際的な知識・技術，最新の情報を扱う「新篇眼科プラクティスシリーズ」の立ち上げを企画しました．前IIシリーズのレガシーを尊重しつつ，かつ時代の要請に応えた編集方針としています．

新シリーズが目指す特徴の1つは，“ビジュアル化”です．正確で詳細な知識の提供も重要ですが，多種の情報が溢れる現代において，わかりやすく記憶に残るプレゼンテーションをすることも重要です．視覚に訴える紙面作りによって，忙しい臨床の先生方に手に取っていただきやすい教材とし，“読む教科書”であると同時に“視る教科書”を目指しました．

各巻の編集企画は，原案を複数回の編集会議で繰り返し検討し，徹底的にブラッシュアップしました．執筆は，第一線の現場で臨床に携わっておられる方々にお願いしています．そして，出来上がった校正刷りを元に編集会議でさらに議論し，内容の一層の充実を図りました．

この新シリーズが，忙しい眼科医および眼科関係者の一助となり，眼科医療に少しでも貢献することを願い，序文と致します．

シリーズ監修　大鹿哲郎
シリーズ編集　園田康平
近藤峰生
稲谷　大

「0 歳児から始める！ 小児眼科診療」序文

近年，新生児医療は新たな進歩を遂げています．産科・小児科領域では，従来からの先天代謝異常の疾患群に加えて，原発性免疫不全症，脊髄性筋萎縮症，ライソゾーム病，ペルオキシソーム病を対象疾患に含める拡大新生児マススクリーニングの実証が話題となっています．酵素補充療法，骨髄移植，遺伝子治療・核酸医薬などの目覚ましい進歩によって，新生児期の超早期診断が飛躍的な予後向上につながる疾患が出てきているからです．同じ感覚器領域でも，難聴に対しては，2016 年から新生児聴覚スクリーニングが公費助成となり，全国の 80％以上に拡大して実施され成果を上げています．さらに今後は，先天性心疾患マススクリーニング，新生児サイトメガロウイルス感染症への領域拡大が検討されています．近い将来には，ゲノム新生児スクリーニング，ゲノム出生前スクリーニング，妊娠前スクリーニング・着床前診断も身近なものとなることでしょう．

一方，眼科領域では，懸案事項であった 3 歳児眼科健診における屈折検査の導入が急速に進んで，弱視の検出精度が格段に向上しています．しかし，新生児・乳児期における効果的な視覚スクリーニングは依然として普及していません．小児の視覚障害の原因疾患の約 84％は 0 歳代で起こっています．また，0 ～ 2 歳児の視覚は発達途上で感受性が高いため，たとえ軽症の疾患であっても，早期に異常を発見して治療や管理を行っていくことが予後を左右することとなります．

我々眼科医や視能訓練士は専門家として，産科・小児科医，保健師，乳幼児に関わる多職種と緊密に連携をとっていく必要があります．そして，保護者の目や耳に向けて，乳幼児の眼に対する日頃の注意を喚起して，気になることがあれば 0 歳から眼科へ受診してもらうこと，眼科で 0 歳から視覚を管理していくことが喫緊の課題です．

昨今，少子化や効率化を背景として，小児を診ること，特に 3 歳未満の小児に苦手意識をもつ眼科医，視能訓練士が増えているのではないでしょうか？　0 歳児が眼科へ来院したときのために，0 歳児からの眼科診療に関わる知識とノウハウを，本書を通じて着実に身につけていただくよう願っております．

最後に，小児診療の現場に立ち奮闘する毎日のなかで，ご執筆をいただきました先生方に深く御礼申し上げます．

2025 年 4 月

仁科幸子

目次

19
0歳児から始める！ 小児眼科診療

Topics = T
One Point Advice = O
Advanced Techniques = A

Ⅵ. 小児を育む連携と支援

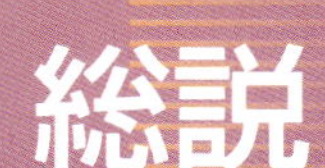
総説

すべての小児に良い視機能を

国立成育医療研究センター眼科 仁科幸子

良好な視機能を獲得することは，小児の脳や全身の発達にも関わり，生涯のQOLを左右する大きな要因である．“すべての小児に良い視機能を”と考えるとき，キーポイントとなるのは0歳児からの視覚管理である．

0歳児の視覚は未発達で，視覚刺激に対する感受性が極めて高いことは，視覚中枢の研究によって証明され，実臨床の結果からも明白である．しかし，感受性期間内にある0～2歳児の視覚を，眼科医が管理できていないのが現状である．

3歳児眼科健診への屈折検査の導入は，小児眼科領域における近年の大きな成果の一つである．屈折スクリーニングが弱視の検出精度向上に必須の手段であることは，従来からさまざまな報告が出され，限られた自治体では眼科医が率先して先進的な取り組みがなされてきた．2015年に自動判定機能が付いた簡便な手持ち式の視覚スクリーニング機器(Spot™ Vision Screener)が登場し，2021年に屈折検査の導入に向けた視覚検査マニュアル[1]が作成された．そして，日本眼科医会の働きかけが行政に受け入れられ，2022年には母子保健対策強化事業として屈折検査機器等の整備に補助が得られるようになった．同年の調査では，全国の自治体における屈折検査の実施・導入が，1年間で28.4%から72.6%へと飛躍的に増加した[2]．2023年にはさらに85%超の自治体で屈折検査が普及している．

一方で，新生児・乳児期における効果的な視覚スクリーニング法は，依然として普及していない．我々眼科医や視能訓練士は，専門家として，産科・小児科医，保健師，乳幼児に関わる多職種と緊密に連携をとって，0歳児から視覚異常を発見し，適切な治療を行い，視機能の発達を診ていく使命を担っている(図1)．少子化や効率化を背景として，小児を診ること，特に3歳未満の小児に苦手意識をもつ眼科医，視能訓練士が増えていることが危惧されるが，初診医の眼科精密検査の精度向上は小児眼疾患の早期診断の要である．

I 小児の視覚障害は0歳で発症している！

小児の眼疾患は成人とは異なり，先天素因に起因するものや，全身疾患に伴うものが多い．視覚特別支援学校の統計(図2)によると，小児(6～15歳)の視覚障害原因は先天素因が55.7%，次

KEY SENTENCE
● 0歳児からの視覚管理.

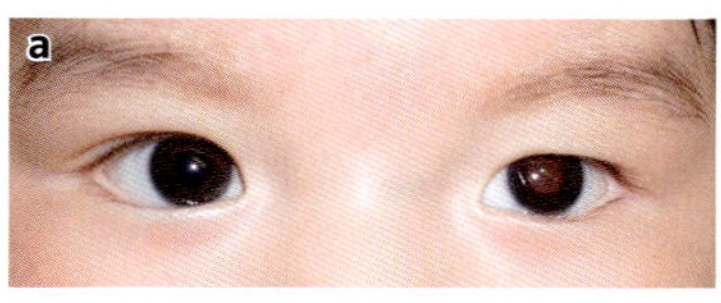
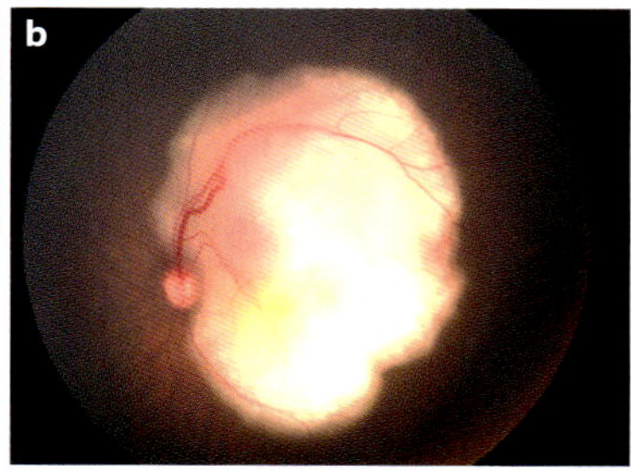
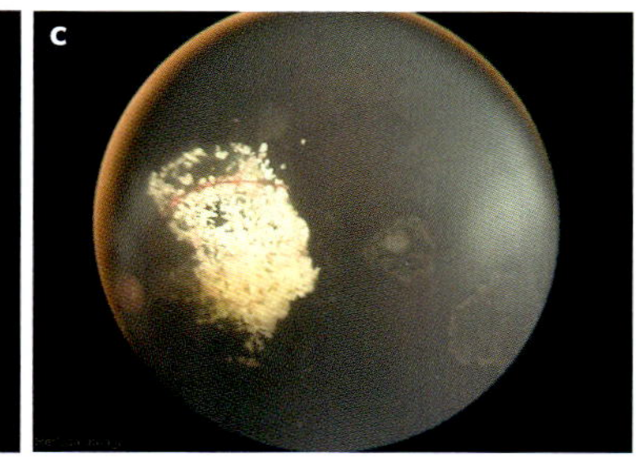

図1｜非遺伝性網膜芽細胞腫の早期発見
a 5ヵ月男児. 予防接種のため世田谷区の小児科を受診. 左眼の外斜視と固視不良を指摘され, 眼科へ紹介となった.
b 左眼に網膜芽細胞腫(国際分類 Group C)を認めた.
c 1年後. 全身化学療法VEC 6コースとレーザー光凝固治療により腫瘍は退縮している. *RB1*スクリーニング検査は陰性.

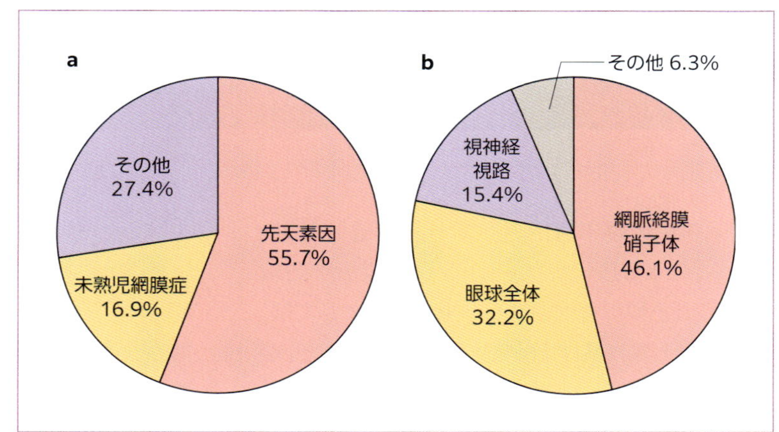

図2｜小児の視覚障害の原因
a 原因, b 発生部位.
(文献3)より)

いで未熟児網膜症が16.9%で, 発症年齢は0歳が約84%を占める[3]. 発生部位は後眼部, 眼球全体, 視神経・視路で約94%を占め, 疾患別では第一に未熟児網膜症, 次いで網膜色素変性15.5%, 小眼球・コロボーマ15.2%, 視神経萎縮11.2%と難病が多い.

未熟児網膜症による視覚障害は, 重症例に対する抗VEGF療法の普及により, 今後は減少するのではないかと期待される.

先天白内障, 先天緑内障, 先天眼底疾患(家族性滲出性硝子体網膜症, 色素失調症による網膜症など)や網膜芽細胞腫の頻度は1～2万人に1～3人と少ないが, 視覚の感受性がピークとなる0～2歳に起こる重症眼疾患である. 治療法や合併症の管理は進歩しているが, 治療時期が遅れると視力予後不良となる.

治療法の確立していない網膜ジストロフィ, 小眼球・コロボーマ, 前眼部形成異常, 無虹彩症, 視神経萎縮などの難病に対しては, 眼・全身合併症の検索, 保有視機能の評価を行うとともに, 患児家族へ疾患と障害について十分に説明し, 心理的・社会的な支援をしていく必要がある. 遺伝性疾患に関しては, 両親の疾患への理解や受容を見守り, 心理面に配慮したうえで, 希望に応

KEY SENTENCE

- 診察に必須のスキルを習得して緊急度を判断する.

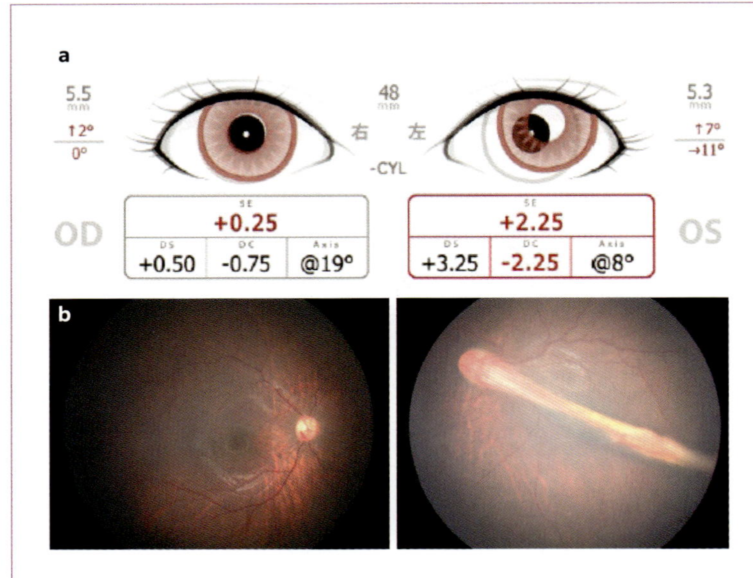

図3 | Spot™ Vision Screenerと眼疾患

a 2歳男児. Spot™ Vision Screenerで斜視判定.

b 眼底所見：左眼網膜ひだ，右眼網膜血管発育不全を認め，家族性滲出性硝子体網膜症と診断.

じて眼科医・臨床遺伝専門医・認定遺伝カウンセラー®による遺伝カウンセリングや遺伝学的検査・遺伝子解析を検討する. 重症例に対しては，医療機関と教育機関（視覚特別支援学校など）が連携して，0歳児からロービジョンケアを開始することが，患児の全身の発達と社会参加の促進に寄与する.

II　0歳児が眼科に受診したときに

0歳児の診察に必須のスキルを習得し，日頃から0歳児の来院に備えておきたい[4)].

はじめに，気になる症状は何か，どのような契機で眼科へ受診したか，症状や訴えの乏しい0歳児では，特に詳しく保護者から問診し，視診をして緊急度を判断することが大切である. 角膜混濁，白色瞳孔などの異常徴候によって眼科へ受診した場合や，red reflex法で眼底からの反射が観察できない場合，固視不良，眼振・異常眼球運動，片眼の斜視で嫌悪反射を認めた場合は，緊急度の高いケースと判断する.

小児科では，3歳未満の児に対してもSpot™ Vision Screenerを活用することがある. 児の機嫌が良く測定条件が良いにもかかわらず，両眼でのスクリーニングが完了しない，もしくは片眼の斜視が2回検出されたため眼科へ紹介された場合には，やはり重症眼疾患が潜んでいる可能性があり，緊急度が高い（図3）.

0歳児の診察に必須のスキルは，固視検査，検影法，眼底検査である. 基本的な手技であるが，コツを習得しておくと，さまざまな所見を的確に捉えることができる. 0歳児は1～2歳児に比べて，検査に強固な抵抗を示すことは少ない. 眼病変の有無と重症度を手早く診立てたい.

手術治療を要する場合や診断に苦慮する場合，全身疾患を疑う場合には，専門病院へ紹介する必要がある. ただちに紹介を要する緊急度の高い疾患は，網膜芽細胞腫，先天緑内障，活動性の高い網膜血管増殖疾患（家族性滲出性硝子体網

KEY SENTENCE

● 初診時に必ず眼底を診る.

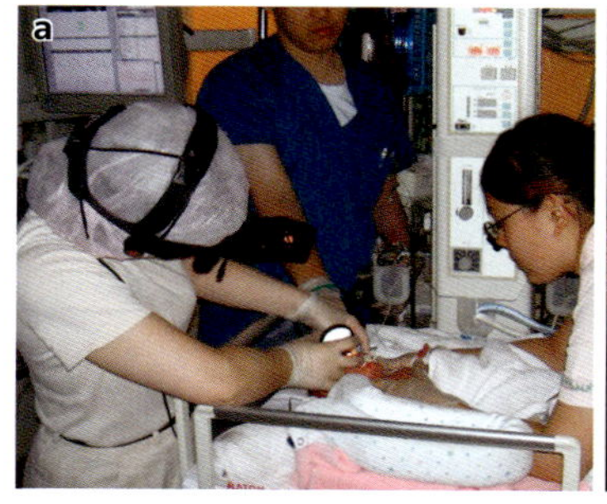

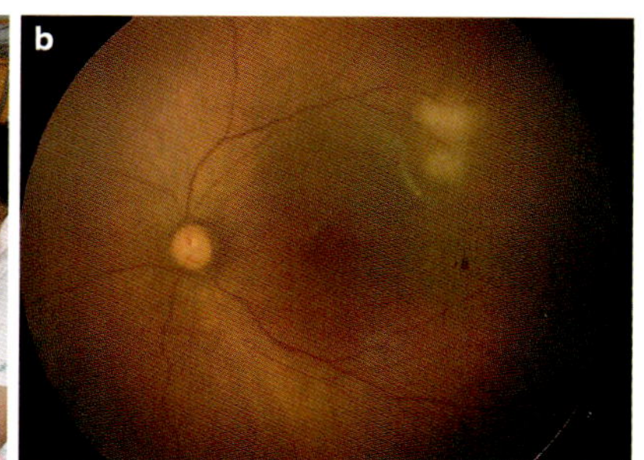

図4｜眼底所見を伴う全身疾患の診断
a 生後3日女児. 新生児科から眼科への依頼で, NICUにおいて眼底検査を実施.
b 左眼網膜過誤腫を認める. 心臓腫瘍もみつかり結節性硬化症と診断.

膜症, 色素失調症など), うっ血乳頭, 外傷, 角膜潰瘍, 原因不明の眼内炎などである. 生後1ヵ月児に視覚刺激を遮断する高度の先天白内障や瞳孔膜遺残を認めた場合にも, 2～3日以内の早急な紹介を要する.

III 眼底を診る!

小児の視覚障害の原因疾患として, 未熟児網膜症を除くと, 先天眼底疾患が合わせて約25%を占めている[3]. 新生児期, 乳児期から眼科医は初診時に必ず散瞳して眼底検査を行うよう努めたい. 特に以下の場合には, 眼底検査が必須である[5].

1. 眼症状がある

眼底疾患を疑う症状として, 白色瞳孔・猫眼, 小眼球, 視反応不良, 斜視, 眼振, 羞明, 夜盲などが挙げられる. 特に斜視を主訴として眼科へ来院した場合に, 眼底検査が後回しにされ, 発見の遅れを招く例がいまだに絶えない. 未熟児網膜症以外の重症眼底疾患の約3割は斜視を主訴に来院する[6]. 斜視をみたら眼底疾患の存在を疑う必要がある(図1, 3). 保護者や他科, 多職種にも日頃から周知を図りたい.

2. 家族歴がある

網膜芽細胞腫, 小児期・若年期の網膜剝離, 眼底疾患を伴う全身疾患の家族歴がある場合には, 生後1ヵ月までに眼底検査を受けるように勧めたい. 網膜芽細胞腫, 家族性滲出性硝子体網膜症, 色素失調症では, 超早期の治療と管理が視覚の予後向上に寄与する.

遺伝子検査が保険収載されている網膜芽細胞腫, 遺伝性網膜ジストロフィ, 難聴, 先天異常症候群などは, 両親の遺伝子検査結果をもとに, 眼底検査や精密検査(網膜電図, OCTなど)を計画する.

3. 産科・新生児科および小児科からの依頼

未熟児に対する眼底検査の開始時期は定まっているが, 未熟児以外に胎内感染が疑われる児, 全身疾患や先天異常症候群を疑う児に対しては, 可及的早期に眼底検査を行えるように, 産科・新生児科医と緊密な連携をとる. 眼底所見が全身疾患の診断の決め手となることがある(図4).

小児科医が眼異常を疑う場合や, 眼異常を伴う全身疾患を診ている場合, 虐待を疑う場合など, さまざまなケースで検査の依頼を受けることがある. 眼底疾患は眼科医でないと発見できない. また, 眼所見から小児科へ全身検索を依頼すること

KEY SENTENCE

- 進行すると失明に至る緑内障や眼底病変を見逃さない．

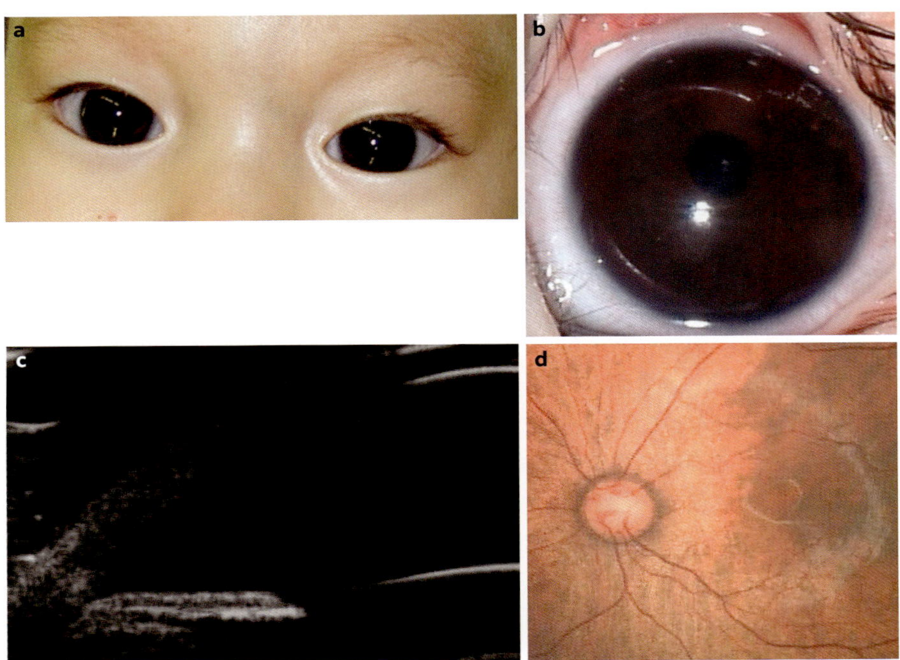

図5｜緑内障を疑う所見
a 1歳女児．染色体異常（8q trisomy，9p monosomy）にて小児科から依頼．両眼角膜径増大．
b 前眼部所見：角膜径13.5×13.5 mm，角膜混濁は認めないが前房が深い．
c 超音波生体顕微鏡（UBM）：前房が深く虹彩が平坦．
d 眼底所見：乳頭陥凹 C/D比0.7．
全身麻酔下検査にて高眼圧，隅角異常を認め，緑内障に対し線維柱帯切開術を施行した．

もある．小児科との連携は非常に重要である．

4. 乳幼児健診で眼異常を疑われた

生後1ヵ月児，3，4ヵ月児，1歳6ヵ月児健診においては，有効な視覚スクリーニング法が十分に普及しているとはいえない．標準化された身体診察マニュアルには，注意すべき眼症状，左右眼の固視検査，斜視の検出など，ごく基本的な検査項目と判定法が掲載されている[7]．Spot™ Vision Screenerは斜視の検出にも有用で，全身疾患をもつ小児にも成功率の高い検査である．要精密検査となって受診した児に対しては，必ず眼底検査を行う．

IV 見逃せない所見

初診時に見逃せない所見は，進行すると失明に至る緑内障や眼底病変である．

1. 緑内障

緑内障を発症すると，0歳児では角膜混濁・浮腫，角膜径増大が起こり，一般に前房が深くなるため，前眼部を注意深く観察すると検出することができる．前眼部形成異常や無虹彩の場合には，0歳から眼圧の管理が必要となる．0歳児にはiCare眼圧計を容易に施行することができるが，角膜中央に正確に反跳させないと測定値が不正

KEY SENTENCE

- 周辺部網膜から発症する血管活動性病変に注意.

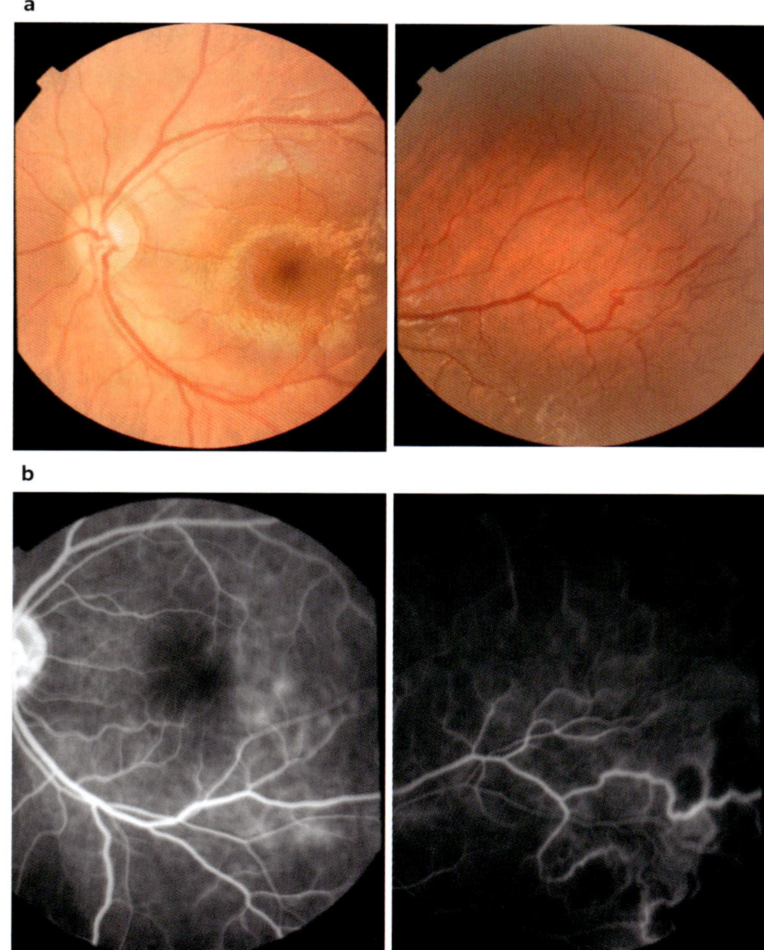

図6｜色素失調症の眼底管理
a 3ヵ月女児, 色素失調症. 眼底所見：後極部に網膜血管の拡張や蛇行, 中間周辺部に網膜血管の走行異常, 拡張・蛇行, 異常吻合・ループ形成を認める.
b 蛍光眼底造影所見：網膜血管の透過性亢進, 網膜動脈閉塞と無灌流域を認める. 早急にレーザー光凝固治療を実施した.

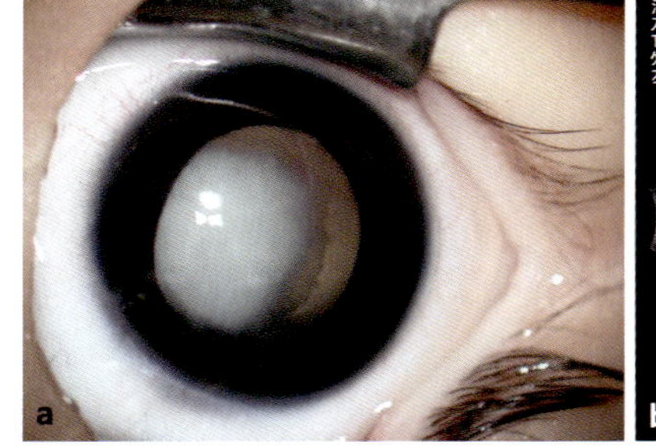

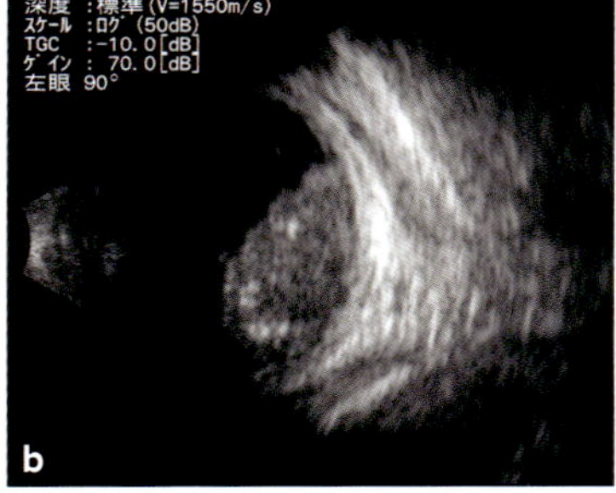

図7｜白内障と網膜芽細胞腫の合併
a 1歳女児. 白内障の加療のため来院.
b 超音波B mode検査：網膜芽細胞腫を疑う隆起性病変を検出.
（文献8）より）

KEY SENTENCE

- 新生児医療における視覚スクリーニングの普及と，0歳児からの眼科診療を推進する．

確となる．啼泣して嫌がる児の眼瞼を無理に開けたり，角膜に浮腫混濁がある場合には正確に測定できない．前眼部の所見と触診によって眼圧上昇の有無，全身麻酔下検査・睡眠下検査の必要性を判断する(図5)．

2. 眼底病変

0歳で急速に進行する網膜血管の閉塞，新生血管の増生は，周辺部網膜から発症することが多い．しかし後極部の所見から，活動性の高い網膜症の存在を疑うことができる．後極部に網膜血管の拡張・蛇行が顕著で，異常吻合がみられる場合，耳側への網膜牽引，血管走行の直線化があるが，周辺部病変の活動性が十分に評価できない場合には，全身麻酔下で蛍光眼底造影検査を行って治療適応を検討する(図6)．

白色瞳孔，白内障，角膜混濁で眼底が観察できない場合には，必ず超音波B mode検査を行う．網膜剝離，胎生血管系遺残，網膜芽細胞腫などを鑑別して，緊急度を判断する(図7)[8]．

V これからの小児眼科診療 ～早期発見のために

眼科領域の新生児医療は未熟児網膜症だけではない．超早期診断が予後向上に直結する眼疾患の存在を周知して，これ以上他科に後れをとらず，新生児医療に視覚スクリーニングを普及させる必要がある．

こども家庭庁は2024年12月，1ヵ月児健診の実施体制を整備・推進するために，「1か月児健康診査マニュアル」を発出した[9]．生後1ヵ月児健診に重点が置かれたことを機に，的確な視覚スクリーニングの普及を図り，0歳児からの眼科診療を推進していきたい．

文献

1) 日本眼科医会：3歳児健診における視覚検査マニュアル～屈折検査の導入に向けて～，2021 https://www.gankaikai.or.jp/school-health/2021_sansaijimanual.pdf(2025年1月閲覧)
2) 柏井真理子ほか：令和4年度「3歳児眼科健康診査の現状に関するアンケート調査」報告．日本の眼科 94：328-340，2023
3) 柿澤敏文：2020年度全国視覚障害幼児児童生徒の視覚障害原因等実態調査報告書．1-21，2022．
4) 仁科幸子：0歳児を診察する！．ファーストステップ！子どもの視機能をみる―スクリーニングと外来診療―，仁科幸子ほか編．全日本病院出版会，東京，pp 111-113，2022
5) 仁科幸子：小児網膜疾患の特徴．あたらしい眼科 41：751-756，2024
6) 仁科幸子ほか：乳幼児眼疾患の発見・受診経路と初診時期．眼臨紀 3：172-177，2010
7) 標準的な乳幼児健診に関する調査検討委員会：改訂版乳幼児健康診査身体診察マニュアル，2021 https://www.ncchd.go.jp/center/activity/kokoro_jigyo/shinsatsu_manual.pdf(2025年1月閲覧)
8) 古味優季ほか：発達白内障に網膜芽細胞腫を合併した1例．日眼会誌 127：563-569，2023
9) 令和6年度こども家庭科学研究費補助金成育疾患克服等次世代育成基盤研究事業：1か月児健康診査マニュアル，2024 https://www.cfa.go.jp/assets/contents/node/basic_page/field_ref_resources/d4a9b67b-acbd-4e2a-a27a-7e8f2d6106dd/d1e17788/20250107_policies_boshihoken_tsuuchi_2024_113.pdf(2025年1月閲覧)

I. 小児の視機能の発達と障害

I. 小児の視機能の発達と障害

1. 眼の発生と疾患

産業医科大学眼科 近藤寛之

I ヒトの眼の発生の時間経過と疾患

眼球の発生は胚形成期，器官形成期，組織分化期の3つに分けることができる(図1，2)．胚形成期は胎齢1～4週であり，40週までを時計で表示したときのはじめの約1時間に相当し，眼球形成の準備段階である(図1，2)．器官形成期は胎齢5～8週にあたり，網膜や視神経，前眼部の先天異常の発生に関与する．組織分化期は胎齢9週以降であり，眼組織が成熟する過程に生じる疾患と関連する．

II 胚形成期

受精卵は胎齢1～2週にかけて卵割を起こしながら胞胚に分化する．胞胚は球状の膜組織と，それに包まれた平面状の胎児発芽胚層を形成する．胎児発芽胚層の背側層が外胚葉へ，腹側層が内胚葉へと分化する．胎齢3週にこの2層の間に中胚葉性細胞層が形成される．外胚葉は体軸に沿って縦に線状に肥厚して表皮外胚葉を形成するとともに，胎齢3～4週にかけて管状の神経外胚葉(神経管：中枢神経)を形成する．神経管が形成される過程でできた表皮外胚葉のひだ部が神経堤となり，その細胞の多くが中胚葉層内で遊走し，眼・眼周囲組織を形成する．神経管の頭部側は前脳・中脳・後脳に分かれ，さらに前脳は終脳と間脳に分かれるが，この移行部に眼原基が形成される．

胎齢4週中に，眼原基には表皮外胚葉に突出した隆起(眼胞)が形成される．表皮外胚葉は眼胞との相互作用によって局所的に肥厚し水晶体板となり，さらに眼胞に向かって突出する．逆に，水晶体板に面した眼胞は内陥して眼杯を形成する．眼杯の根元は狭窄し眼茎(視神経の原基)となる(図2)．

III 器官形成期

胎齢5週には水晶体板はさらに内陥しつつ，胎齢6週には球状に分離して水晶体となる(図2)．分離後に表面となった表皮外胚葉は角膜上皮・結膜・眼瞼に分化する．

眼杯は内板と外板からなり，網膜と虹彩・毛様体の上皮細胞を形成する．内板は神経網膜と毛様体・虹彩の無色素上皮細胞となり，外板は網膜色素上皮細胞と虹彩・毛様体の色素上皮細胞となる(図2)．さらに，胎齢7週には水晶体と眼杯周囲に広がる神経堤細胞が角膜内皮・実質，虹彩・毛様体の実質，脈絡膜，強膜を形成する(図2)．特に神経堤細胞の角膜上皮と水晶体との間隙への遊走は3度にわたって起こり，第1期は角膜内皮，第2期は角膜実質，第3期は虹彩実質と隅角を形成する．この過程の障害により，Peters異常やRieger異常などの前眼部の先天異常が起こる(図3)．

眼杯と眼茎が生じる際に，腹側には胎生裂と呼ばれる裂隙を認める(図2)．胎齢5週になると内頚動脈から原始的な眼動脈が分岐し，胎生裂の誘導によって血管系中胚葉が眼杯内に進入し，水晶体に向かって進展し，硝子体動脈を形成する(図2)．胎生裂は胎齢7週までに眼球の赤道部から前後方向に向かって融合する．この融合が失敗すると，虹彩・脈絡膜・網膜・視神経の部分

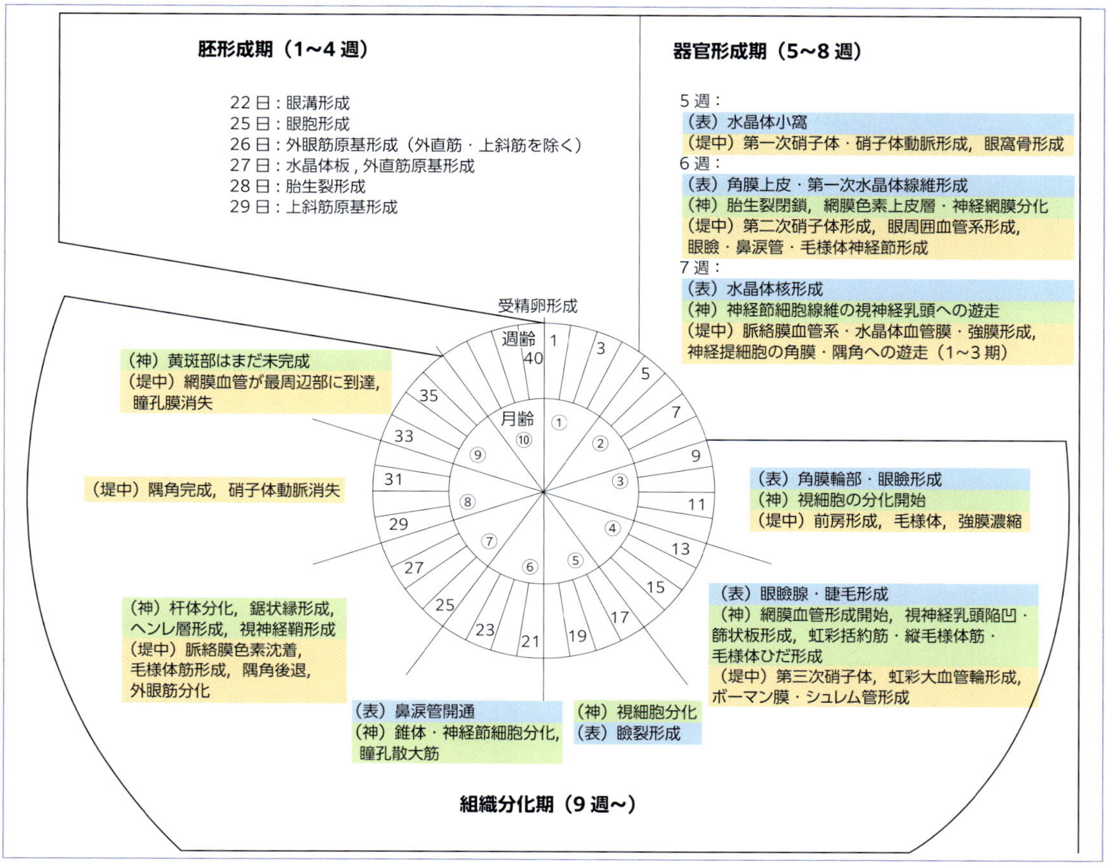

胚形成期（1～4 週）

22 日：眼溝形成
25 日：眼胞形成
26 日：外眼筋原基形成（外直筋・上斜筋を除く）
27 日：水晶体板，外直筋原基形成
28 日：胎生裂形成
29 日：上斜筋原基形成

器官形成期（5～8 週）

5 週：
（表）水晶体小窩
（堤中）第一次硝子体・硝子体動脈形成，眼窩骨形成
6 週：
（表）角膜上皮・第一次水晶体線維形成
（神）胎生裂閉鎖，網膜色素上皮層・神経網膜分化
（堤中）第二次硝子体形成，眼周囲血管系形成，眼瞼・鼻涙管・毛様体神経節形成
7 週：
（表）水晶体核形成
（神）神経節細胞線維の視神経乳頭への遊走
（堤中）脈絡膜血管系・水晶体血管膜・強膜形成，神経堤細胞の角膜・隅角への遊走（1～3 期）

受精卵形成
週齢 1 3 5 7 9 11 13 15 17 19 21 23 25 27 29 31 33 35 40
月齢 ① ② ③ ④ ⑤ ⑥ ⑦ ⑧ ⑨ ⑩

（表）角膜輪部・眼瞼形成
（神）視細胞の分化開始
（堤中）前房形成，毛様体，強膜濃縮

（表）眼瞼腺・睫毛形成
（神）網膜血管形成開始，視神経乳頭陥凹・篩状板形成，虹彩括約筋・縦毛様体筋・毛様体ひだ形成
（堤中）第三次硝子体，虹彩大血管輪形成，ボーマン膜・シュレム管形成

（神）視細胞分化
（表）瞼裂形成

（表）鼻涙管開通
（神）錐体・神経節細胞分化，瞳孔散大筋

（神）杆体分化，鋸状縁形成，ヘンレ層形成，視神経鞘形成
（堤中）脈絡膜色素沈着，毛様体筋形成，隅角後退，外眼筋分化

（堤中）隅角完成，硝子体動脈消失

（神）黄斑部はまだ未完成
（堤中）網膜血管が最周辺部に到達，瞳孔膜消失

組織分化期（9 週～）

図 1 ｜眼発生の時間経過

数字と丸数字は胎齢週数と月数を示す．（表）（神）（堤中）はそれぞれ表皮外胚葉（青），神経外胚葉（緑），神経堤細胞・中胚葉（黄）を起源とする組織の形成イベントを示す．

（各胎齢におけるデータは文献 1）に従い，文献 2）を改変）

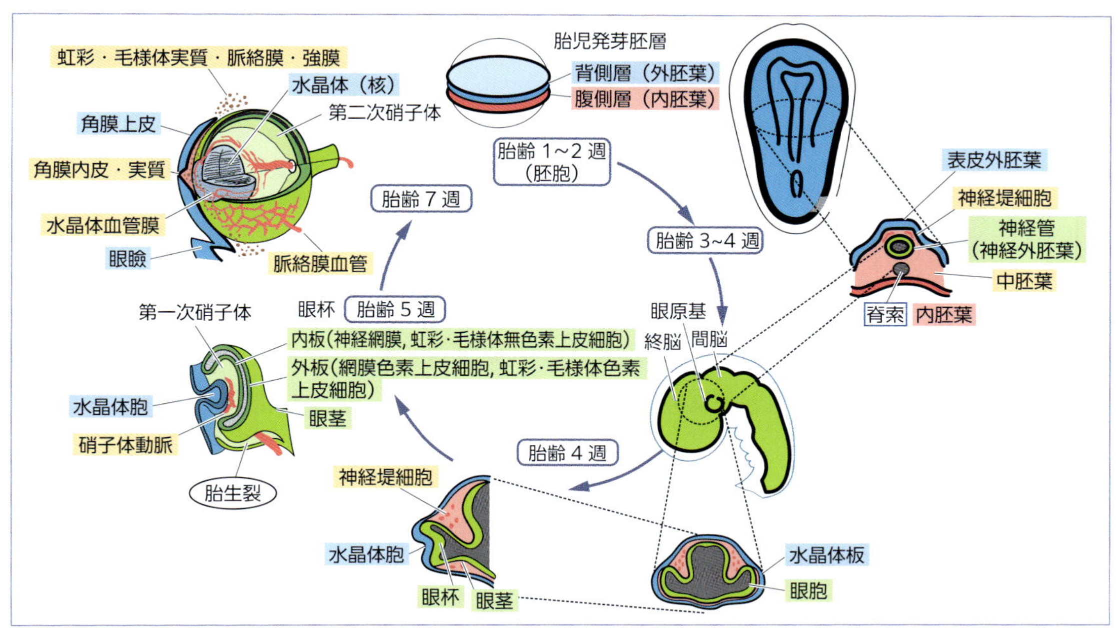

図 2 ｜胚形成期の胎児の発生過程と器官形成期の眼球の発生・成熟過程

（文献 2）より改変）

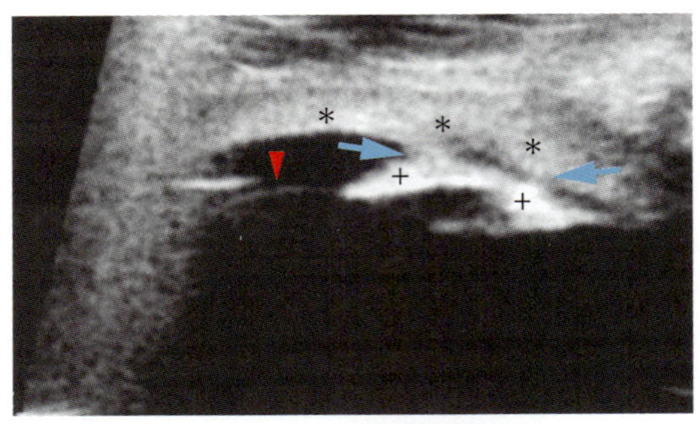

図3｜Peters異常の超音波生体顕微鏡所見
角膜内皮細胞の発生異常のために，角膜（*）－虹彩（+）間に癒着（⟶）が観察される．角膜は癒着部で肥厚，混濁がみられる．►は水晶体表面．

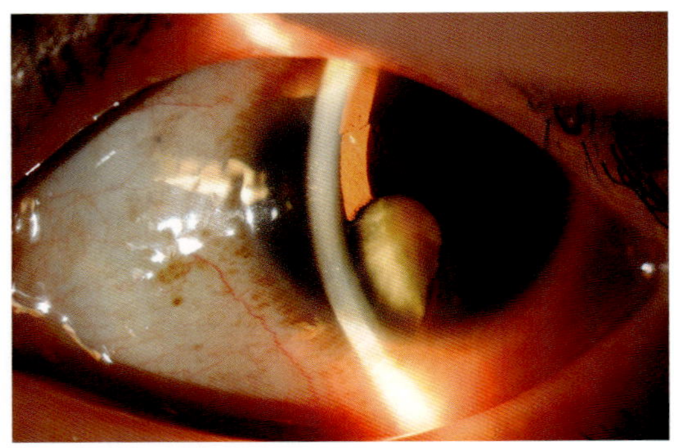

図4｜コロボーマの前眼部所見

（文献3）より）

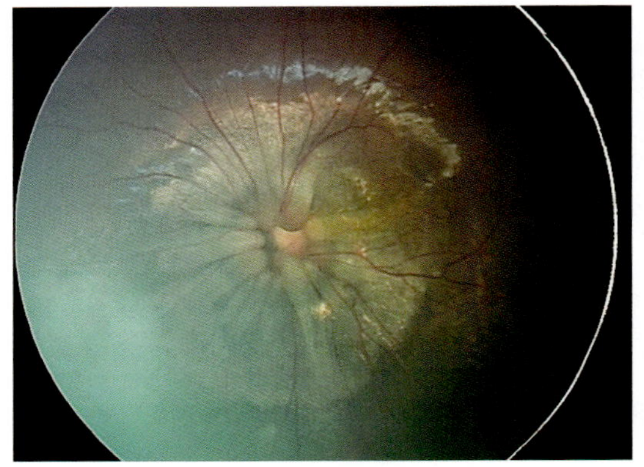

図5｜朝顔症候群の眼底所見（RetCam3画像）

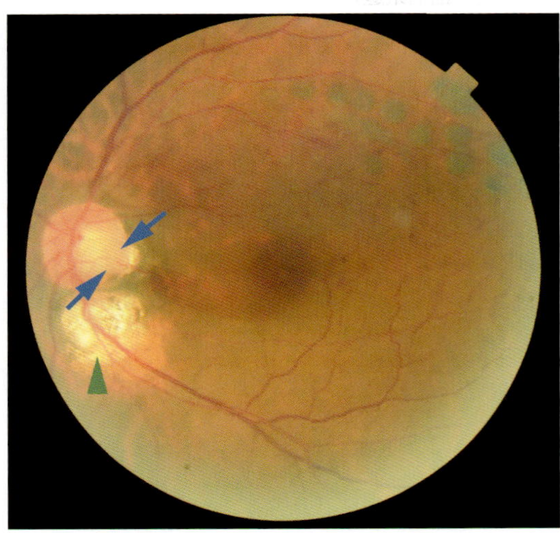

図6｜視神経乳頭小窩（ピット）のカラー眼底像
視神経乳頭内の耳側に小窩（⟶）を認める．この症例では視神経乳頭の下方にコロボーマ（►）を認め，胎生裂閉鎖不全の関与を疑う．

（文献4）より）

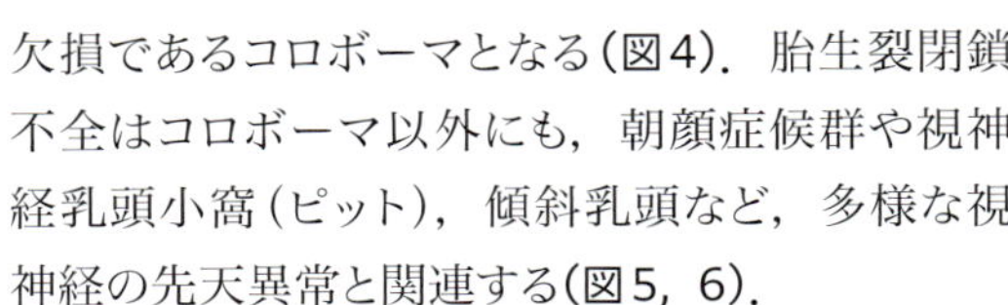

欠損であるコロボーマとなる（図4）．胎生裂閉鎖不全はコロボーマ以外にも，朝顔症候群や視神経乳頭小窩（ピット），傾斜乳頭など，多様な視神経の先天異常と関連する（図5，6）．

硝子体動脈は，胎齢7週には水晶体全体を覆う水晶体血管膜を形成するが，胎齢14週より萎縮しはじめる．このプロセスの不全を起こすと，胎生血管系遺残（第一次硝子体過形成遺残）を生じる（図7）．

胎齢7週には，神経節細胞の軸索が視神経乳頭に向かって伸長する．また，眼周囲組織である外眼筋や眼窩組織，眼窩骨も神経堤細胞から分化する．

器官形成期に薬物や感染症などの外的な障害を受けると，先天奇形や眼疾患の原因となる．先天風疹症候群による網膜症や白内障，胎児性アルコール症候群による小眼球などが知られている．これ以外にも，眼球形成の初期に発現する遺伝子の異常によって，単眼症や無眼球，小眼球を生じる．

Ⅳ 組織分化期

眼球は，器官形成期のあとに組織分化期を経て成熟していく（図1）．水晶体表面は，胎齢7週以降に水晶体血管膜が瞳孔膜に置き換わる．胎齢3ヵ月には瞳孔膜と角膜の間に空隙を生じ，前房が形成される．胎齢4～6ヵ月頃に，眼杯外板由来の2層の毛様体上皮細胞から房水が産生される．房水の産生とともに線維柱帯やシュレム管が形成され，房水の眼外への排出路が形成され

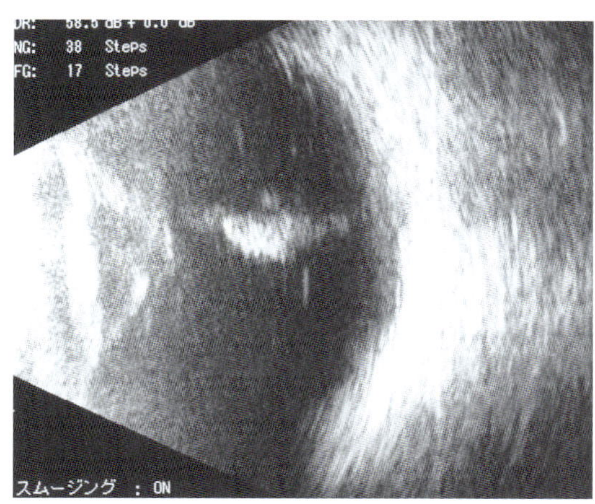

図7｜胎生血管系遺残の超音波Bモード所見
視神経乳頭から水晶体後面に向かう索状組織が観察される.

る. 出生後は房水産生と隅角からの房水の排出とのバランスで眼圧が維持されるが, 隅角の完成は遅く, 胎齢8ヵ月で完成する. 隅角の形成不全があれば, 房水の流出抵抗が増大し眼圧が上昇し, 先天緑内障を起こす.

瞳孔膜が消失するのは胎齢9ヵ月であり, この退縮過程の障害によって瞳孔膜遺残となる(図8).

眼杯の内板と外板の間隙は, 神経管の内腔である第三脳室と連続している. 神経網膜である内板の分化は眼杯形成期より始まり, 1層の細胞層が核層と辺縁層に分かれる. 胎齢6週に核層は2層の神経母細胞層に分かれ, その間にChiewitz層が形成される. 内神経母細胞層から神経節細胞やミューラー細胞, アマクリン細胞が分化し, 外神経母細胞層から視細胞の前駆細胞と双極細胞, 水平細胞が分化する. 胎齢15週に内外の神経母細胞層を構成する細胞のなかから, 第2ニューロンを形成するミューラー細胞やアマクリン細胞, 双極細胞, 水平細胞が融合して内顆粒層を形成する. 胎齢6ヵ月までに錐体が形成され, 錐体から杆体が分化する. このような視細胞の分化には, 網膜特異的に発現する転写因子などの蛋白質が関与し, このような蛋白質をコードする遺伝子の異常によってLeber先天黒内障などの網膜ジストロフィを引き起こす.

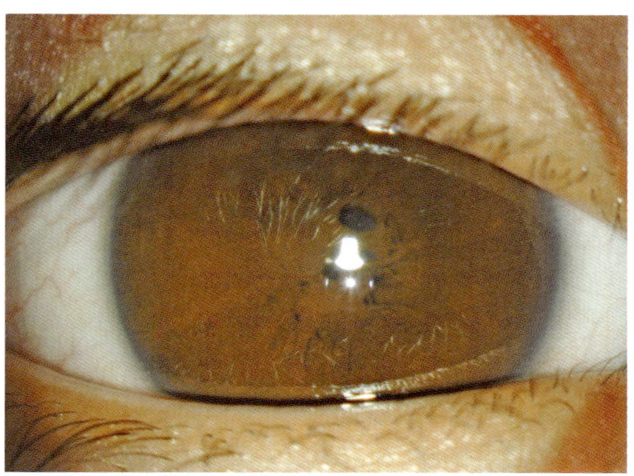

図8｜瞳孔膜遺残の前眼部所見

黄斑部の形成は胎齢7ヵ月より始まる. 中心窩は, 網膜の内層である神経線維層と内顆粒層が遠心性に移動することで生じる. 同時に, 錐体細胞は求心性に移動して細胞密度が上昇し, 視力の向上に寄与する. 中心窩の形成は出生後6〜12ヵ月で完了するが, 視細胞層の発達は4〜6歳まで続く.

網膜血管ははじめ硝子体動脈によって栄養されるが, 胎齢14週から硝子体動脈が萎縮しはじめ, 胎齢15週より視神経から網膜血管が形成される. その後4ヵ月かけて網膜血管は網膜の最周辺部に到達する. 網膜の無血管領域の虚血によって血管内皮増殖因子が産生され, 網膜血管は周辺部へ伸長する. 早産による網膜への酸素分圧の変化は網膜血管の形成を阻害し, 血管内皮増殖因子の過剰産生を引き起こして未熟児網膜症を生じる.

文献

1) Azar N, et al：Embryology of the eye, “Ophthalmology” Yanoff M, et al (eds), Mosby, St Louis, 3.1-3. 6, 1999
2) 近藤寛之：視覚器の発生. 周産期医学 36：409-417, 2006
3) 近藤寛之：眼球の先天異常. 眼科学, 第3版, 大鹿哲郎ほか編, 文光堂, 東京, 643-644, 2020
4) 近藤寛之：視神経の先天異常. 眼科グラフィック 7：166-174, 2018

Topics

眼発生に関与する遺伝子

大阪大学医学系研究科幹細胞応用医学　**林　竜平**

眼球は主に外胚葉に由来する組織であるが，外胚葉のなかでも神経外胚葉(主に網膜)，表皮外胚葉(主に角結膜上皮，涙腺)，プラコード(水晶体)，神経堤(主に角膜実質，内皮，虹彩実質，強膜)の各細胞系譜の相互作用を経由して構成される複雑な器官である．眼発生にはさまざまな遺伝子が関与するが，本稿においてはなかでも初期に眼発生を上流で制御している転写因子と呼ばれる，ゲノムに結合し下流遺伝子の発現を直接制御する遺伝子について解説する．

網膜

眼発生は，神経外胚葉により発生した中枢神経系の前脳の一部が体表側に突出し，将来の網膜となる眼胞を形成することから始まる(ヒトで約4週，マウスで9.5日の時期：**図1a**)．突出した眼胞は，体表の表皮外胚葉(水晶体板予定領域：前プラコード)に接触することで生じる水晶体胞の陥入に伴い，眼胞側も腹側に陥入を生じ，網膜原基となる眼杯を形成する(**図1b**)．ここで生じる眼杯は，内層が神経網膜，外層が網膜色素上皮や虹彩上皮へと分化を開始するとともに増殖・拡大し，内胞に硝子体腔を形成する(**図1c・d**)．

この初期眼発生において特に重要な役割を果たしているのが*PAX6*遺伝子である．マウスにおいては，*pax6*遺伝子異常は小眼球症の表現型を示し，ショウジョウバエにおいてはその強制発現により異所性に複眼を発生させる．ヒトにおいても*PAX6*遺伝子のハプロ不全は無虹彩症，小眼球症，前眼部形成不全など眼発生に重大な影響を与えるため，*PAX6*は眼発生のマスターコントロール遺伝子とも呼ばれ，眼胞/眼杯発生のみならず眼組織発生全体を通じて最も重要な遺伝子である．眼胞/眼杯の発生においては，*PAX6*と協調して*OTX2*，*RAX*，*SIX3*，*SIX6*も重要な役割を果たしていることが知られている．さらに，神経網膜発生においは*VSX2*(*CHX10*)，*VAX2*，網膜色素上皮発生には*MITF*がその分化に重要な役割を果たしている．

水晶体

前述のように水晶体は，表皮外胚葉の一部である前プラコード(pre-placode)領域が，突出してきた神経外胚葉由来の眼胞と接触することで生じる，水晶体板に由来している(**図1a**)．さらに，水晶体板が陥入し水晶体窩を生じ(**図1b**)，陥入の進行とともに体表から完全に分離し水晶体胞が形成される(**図1c**)．初期の前プラコード形成についてはほとんどわかっていないが，*SIX1*や*DLX3*，*5*などが関与することが示唆されている．その後の一連の水晶体発生(水晶体板→水晶体窩→水晶体胞)には*PAX6*に加えて，*SIX3*，*SOX2*，*FOXE3*，*PITX3*，*PROX1*などが重要な役割を果たしている．

角結膜，涙腺

角結膜上皮や涙腺は，発生期に存在する眼原基外側を覆う表皮外胚葉である，眼表面上皮に由来する(**図1a・b**)．この眼表面上皮の発生機構の詳細は不明であるが，水晶体板陥入後に体表に残存した，周辺部の表皮外胚葉がその起源であると考えられる．角膜上皮の発生には網膜，水晶体原基と同様に，*PAX6*が関与することが知られている．*PAX6*遺伝子異常では無虹彩症に合併して，角膜上皮幹細胞疲弊症が生じることから，*PAX6*は角膜上皮発生だけではなく，角膜上皮幹細胞の維持機構，すなわち幹細胞ニッチの形成にも関与する可能性が示唆されている．*PAX6*のほかにも，*TP63*，*KLF4*，*SOX9*，*RUNX1*，*SAMD3*，*OVOL2*なども角膜上皮の発生や性質維持に寄与していることが示唆される．

一方，同一発生起源で隣接する結膜上皮については，角膜上皮同様*PAX6*がその発生に必要であると考えられるが，角膜上皮との発生分岐を含めその機構はほとんどわかっていない．また，涙腺は発生期の眼表面上皮円蓋部が肥厚・陥入し，さらに導管が伸長・分岐することにより生じるが(**図1d**)，その発生には*PAX6*，*SIX1*，*2*，*RUNX1*，*2*，*3*，*FOXC1*，*BARX2*などが重要な働きをしているとされる．

Topics

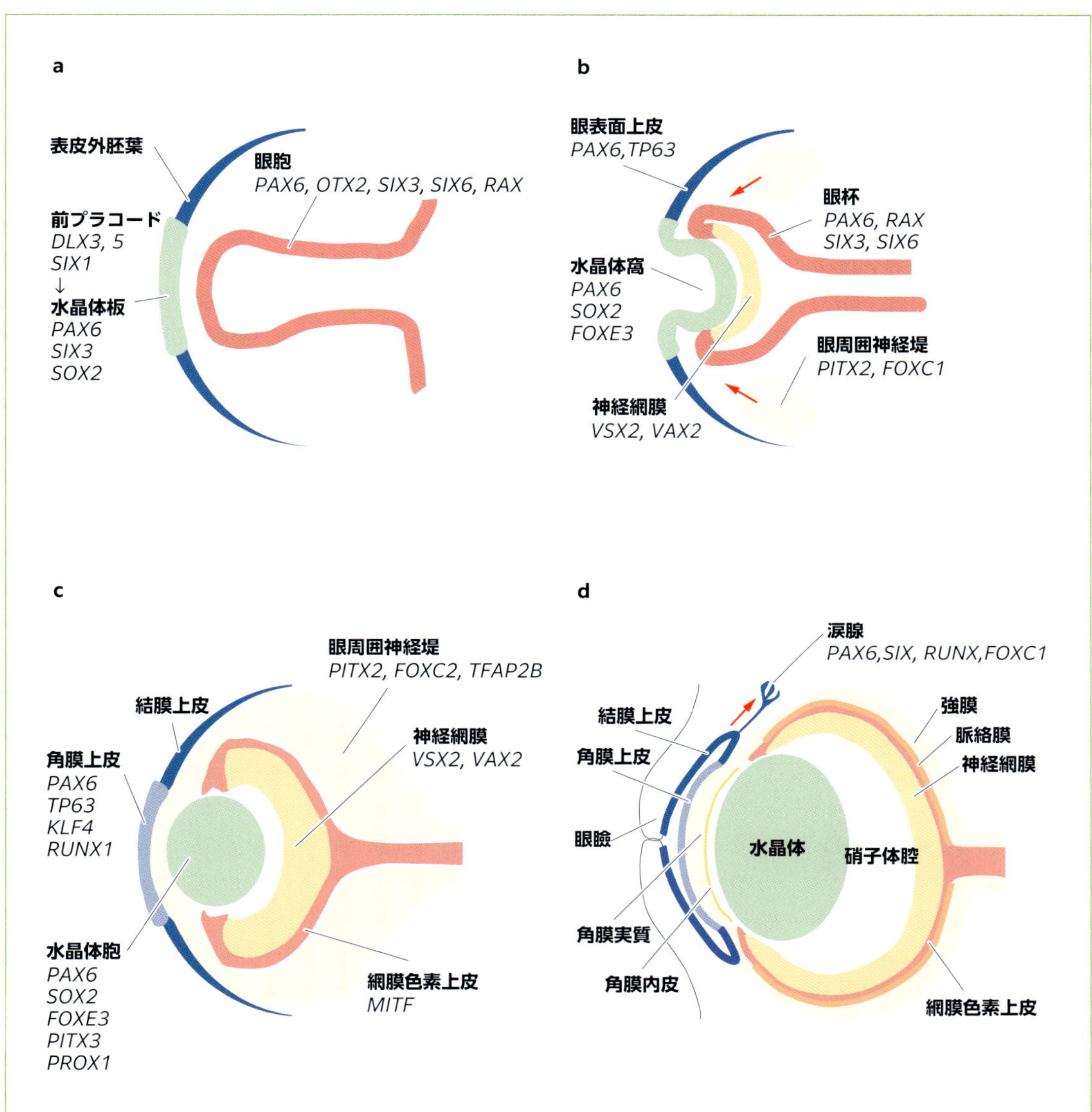

図1｜眼球の発生と転写因子

a　4週（マウス胎児のE9.5に相当）：中枢神経系の前脳の一部が体表側に突出し，眼胞が形成されることで眼発生が始まる．眼胞が，表皮外胚葉の一部である前プラコードと接触すると，その部分が肥厚し水晶体板を形成する．

b　5週（マウス胎児のE10.5に相当）：眼胞と水晶体板の接触により水晶体板が陥入し，水晶体窩が形成されるのに伴い，眼胞側も腹側に陥入を生じ，網膜原基となる眼杯を形成する．また，神経堤が眼周囲に遊走してくる．

c　6.5週（マウス胎児のE12.5に相当）：眼杯の内側が神経網膜，外側が網膜色素上皮へと分化する．水晶体窩が陥入とともに体表から完全に分離し，水晶体胞が形成される．この分離に伴い，眼表面上皮において角膜上皮，結膜上皮原基が発生する．また，眼周囲神経堤が分離した水晶体と眼表面上皮間に侵入し，角膜内皮原基を構成する．

d　8.5週（マウス胎児のE16.5に相当）：眼杯が網膜へと成熟分化するのに伴い拡大し，その内腔の血管退縮により硝子体腔が形成される．前眼部では眼瞼が形成され，結膜円蓋部の肥厚，陥入，分岐により涙腺原基が形成される．遊走したPOMにより角膜内皮，角膜実質，虹彩実質，強膜，脈絡膜などが形成され，眼構成組織の原基発生がほぼ完成する．

神経堤由来組織

上記以外の眼組織の多くは神経堤に由来する．神経堤は脊椎動物においてみられる，表皮外胚葉と神経管の間に一過的に生じる外胚葉系列の構造体で，全身に遊走し非常に多く組織を生み出すことから，外胚葉，中胚葉，内胚葉に続く第四の胚葉とも呼ばれる．眼の神経堤においては，特に眼周囲間充織（periocular mesenchyme：POM）と呼ばれ，眼杯を包み込むように遊走したあと（**図1c**），前眼部では角膜内皮，角膜実質，線維紐帯，虹彩実質から後眼部では脈絡膜，強膜など広範囲の眼組織の発生起源となる（**図1d**）．

眼組織のなかでは例外的にPOM由来眼組織自体は*PAX6*を発現せず，その発生において*PAX6*の直接的な関与は少ないはずだが，実際には*PAX6*遺伝子の異常において，主に神経堤発生の異常であるAxenfeld-Rieger症候群やPeters異常が生じる．これは*PAX6*異常により，POMの遊走や分化に必須である網膜，水晶体発生に異常が生じることで，間接的にPOMやPOM由来細胞の発生および分化に影響していると考えられる．一方で，POMに直接発現している転写因子である*PITX2*や*FOXC1*は，POMの遊走や発生に関わっており，それらの遺伝子異常もAxenfeld-Rieger症候群やPeters異常を引き起こすことが知られている．

今後の展望

眼球はさまざまな系列の細胞が相互作用し，陥入や肥厚などを繰り返しながら形成される複雑な組織である．その発生を上流で制御しているのが転写因子群であるが，なかでも*PAX6*遺伝子はほぼすべての眼構成組織の発生に関与しており，ほかの遺伝子と比べても特別にその関与が大きい．しかし，その*PAX6*遺伝子ですら，長年にわたり研究が行われているにもかかわらず，いまだその機能については明らかではない．これら眼発生の上流に位置する転写因子の役割を理解することは，遺伝疾患などの理解を深めるうえで重要であることはいうまでもないが，これらの遺伝子発現を適切に制御することで，例えば遺伝子治療への応用やiPS細胞を用いた眼発生の再現による再生医療への利用などに活用されることが期待される．

I. 小児の視機能の発達と障害

2. 眼球の形態の発達

浜松医科大学眼科 荒川あかり
佐藤美保

眼球の形態は胎生期だけでなく，出生後も変化・発達する[1)]．眼軸長，角膜，水晶体の形態が大きく変化することによって屈折も変化することから，本稿では眼球組織の発達，形態の変化と屈折の変化をあわせて述べる．また，外眼筋の発達についても触れる．

I 眼球

胎生期の眼球は胎生29週頃までは非球形であるが，硝子体動脈の消退に伴い球形に変化し，胎生30週頃に眼軸長は約15 mmとなる[2)]．眼軸長約17 mmで出生し，生後1年で21 mmへ急速に伸長する．その後，2〜5歳で1.1 mm，5〜13歳で1.3 mm程度伸長し，13〜15歳頃に成人と同様の24 mmになる[3〜6)]（図1，2）．

II 角膜

角膜の平均径は胎生34週で8.5 mm，新生児で9.5 mm，成人で11 mmである．平均中心角膜厚は新生児で0.53〜0.55 mm，5歳頃に成人と同じ0.52 mmになる[3, 7)]．角膜曲率半径は新生児で約6.8 mmであるが，生後2〜4週で急速に増加し，生後4週で約7.3 mm，生後8週まで緩徐に増加し，生後12週頃には小児期と同様の7.6 mmとなる[1, 8)]（図3）．角膜曲率半径の増加に伴い，角膜屈折力は新生児で約48D (diopter)であるが，生後2〜4週で急激に減少し，2歳頃に44D，4〜9歳までには成人と同様の約43Dとなる[1, 3)]（図4）．

III 水晶体

水晶体は新生児では球状に近い楕円形で，屈折力は約36〜40Dである．眼球の成長によりZinn小帯による水晶体の牽引が強くなり，水晶体は平坦化していく．これに伴い生後12週で32D，5，6歳で成人と同等の20Dまで減少する[1, 5, 9)]（図5）．

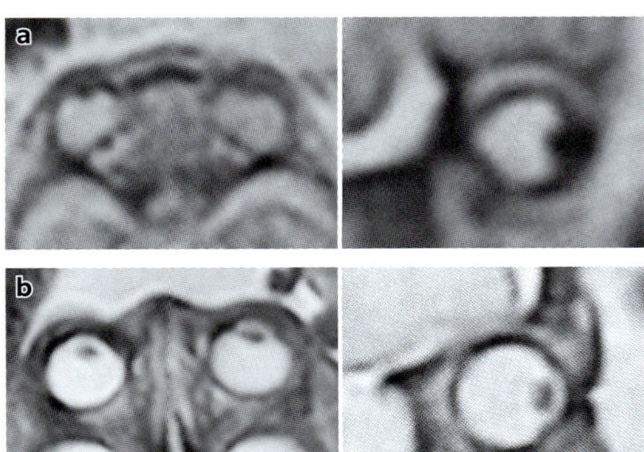

図1｜胎生期のMRI画像
a 胎生19週，b 胎生33週． （画像提供：武田優先生）

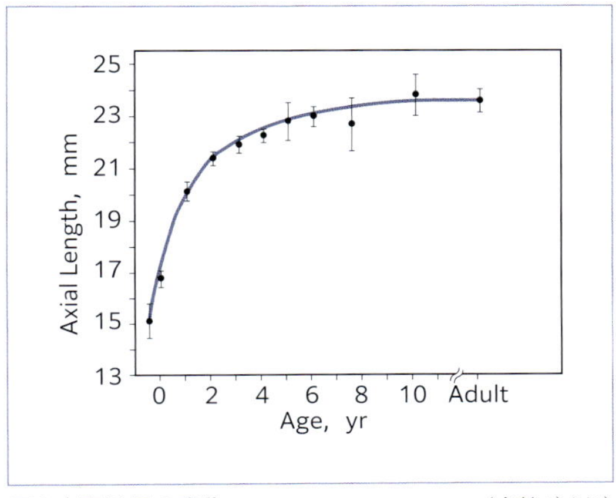

図2｜眼軸長の変化 （文献1）より）

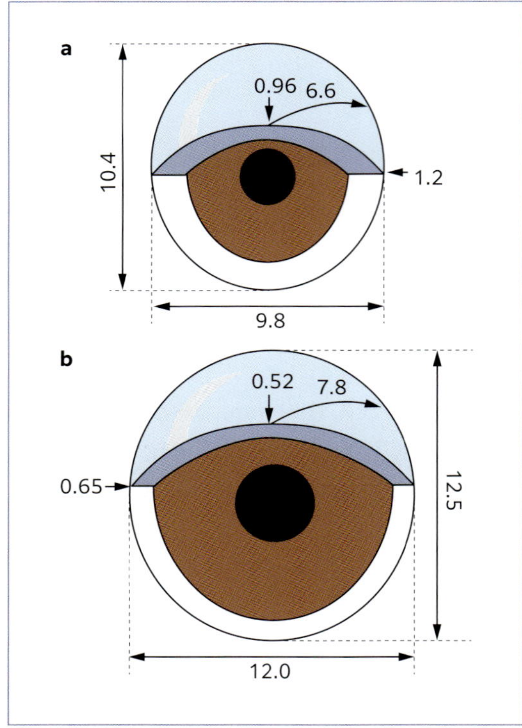

図3｜新生児と成人の角膜の比較
a 新生児，b 成人．単位はmm．　（文献3）より）

IV 屈折の変化

眼球全体の屈折値は生後3ヵ月をピークに3歳前後まで遠視化し，以降正視化する[6]．眼軸長が増加することは近視化への変化につながるが，水晶体の菲薄化によってバランスがとられて正視化へ向かう[5]（図6）．

V 強膜

強膜は胎生5ヵ月で構造としては完成している[4]が，出生後も眼軸長の伸長に伴い形態的に大きく変化していく．新生児では平均強膜面積が812 mm^{2}と成人の1/3程度である．眼軸長の伸長により生後6ヵ月で約1,600 mm^{2}まで拡大し，13歳で成人とほぼ同様の面積となる．幼少期の強膜の伸長には，強膜内の細胞が成人より多いこと[3]，プロテオグリカンなどの強膜コラーゲンの合成・蓄積が関与している[5]．

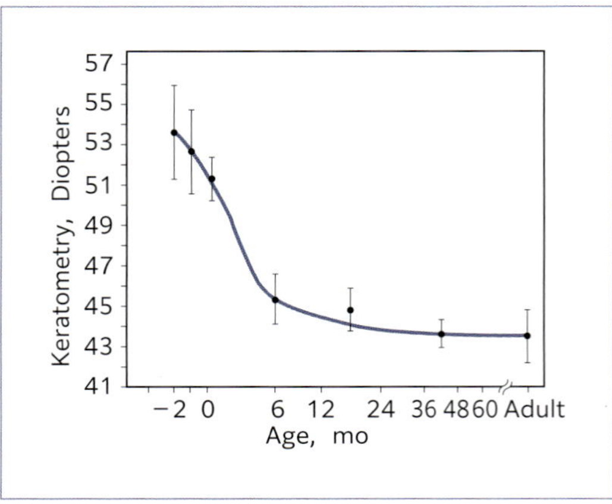

図4｜角膜屈折力の変化
（文献1）より）

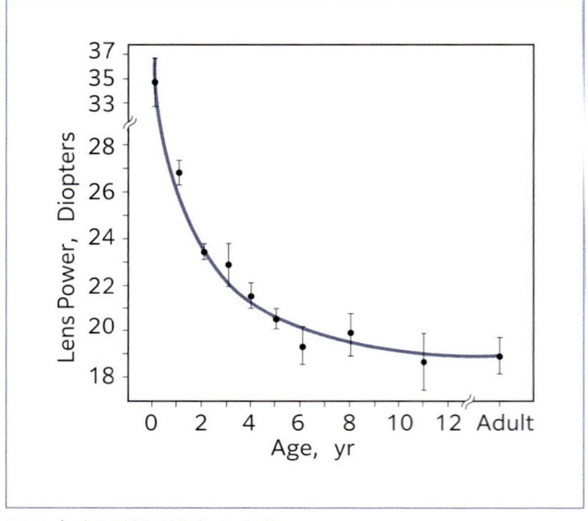

図5｜水晶体屈折力の変化
（文献1）より）

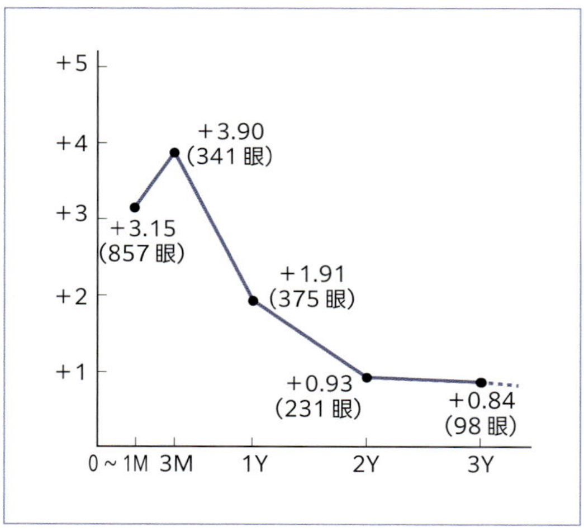

図6｜屈折値の経年的変化
（文献6）より）

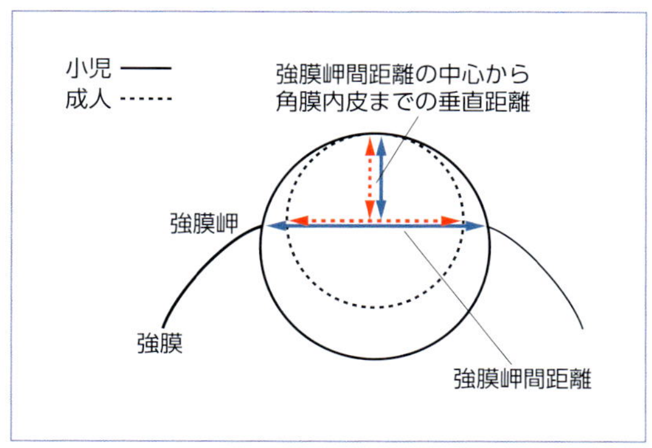

図7 | 新生児と成人における隅角の比較 （文献10)より）

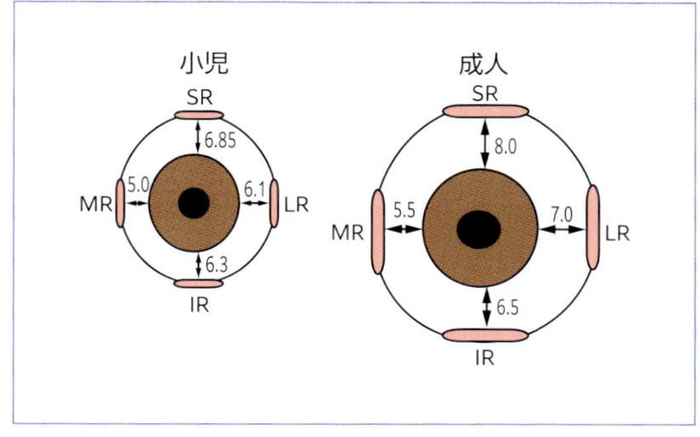

図8 | 角膜から筋付着部の距離の比較
SR, IR, MR, LR, 単位はmm. （文献3)より）

VI 結膜

結膜は，新生児では上皮細胞数が多く，丈が高いため成人よりも分厚く，円蓋部の大きさは狭い（横18 mm×縦15 mm）．瞼裂幅の拡大により10歳頃に成人と同様の円蓋部の大きさ（横25 mm×縦29 mm）に達する[3)]．

VII 隅角・眼圧値

新生児では隅角底が狭く，中胚葉由来の間葉細胞が隅角を膜のように覆っている．虹彩と毛様体の後方移動，間葉細胞の線維柱帯への分化が起こり，生後1年前後で成人とほぼ同様の隅角の構造となる．眼圧値は新生児では8～11 mmHgと低く，1年に1 mmHgずつ上昇し5歳までに成人とほぼ同様となる[3, 4)]．小児は短眼軸で浅前房だが，成人と比較して角膜曲率半径が大きく，強膜岬間が長いため，隅角が広く閉塞隅角緑内障発作を起こさない[10)]（図7）．

VIII 網膜

網膜の層構造は胎生9ヵ月でほぼ完成し，網膜血管も胎生30～40週までには成長を完了している．一方，黄斑は生後4ヵ月頃まで成長する[4)]．新生児の黄斑部はキサントフィルが少ないため中心窩がはっきりせず，錐体細胞が太く短い円柱形をしているため，黄斑径は1,100 μmと成人より広い．カロテノイドの代謝と蓄積，錐体細胞の細長い紡錘形への変化が起き，4歳前後で成人と同様の構造となる[3)]．網膜血管は後極部では出生時には成人と同様の形態をしているが，周辺部血管，特に耳側の血管は生後1週まで未完成である[3, 4)]．

IX 外眼筋

外眼筋は新生児では筋幅が成人と比較して2.5～3 mm細く，筋付着部は角膜輪部から2 mm程度前方に位置する．生後20ヵ月で成人とほぼ同様になる（図8）．外眼筋のなかでも斜筋は新生児と成人で大きく異なり，新生児では視神経の1 mm周囲以内に下斜筋の付着部が存在し，上斜筋の付着部ともかなり近い．生後2年で上斜筋と下斜筋の付着部の間は4～5 mm変動し，成人と同様の斜筋の位置となる[3)]．

文献

1) Gordon RA, et al：Arch Ophthalmol 103：785-789, 1985
2) Whitehead MT, et al：AJNR Am J Neuroradiol 37：1733-1737, 2016
3) Eustis HS：Postnatal Development. Pediatric Ophthalmology and Strabismus, Kenneth W, et al (eds). Mosby, 1995
4) 東　範行：第5章 眼の発生．小児眼科学，東　範行編．三輪書店，2015
5) Edelhauser HF, et al：The cornea and the sclera. Adler's Physiology of the Eye Clinical Application, 10th ed, Kaufman PL (ed). Mosby, 2002
6) 山本　節：眼紀 35：1707-1710, 1984
7) Hikoya A, et al：Jpn J Ophthalmol 53：7-11, 2009
8) Inagaki Y：Arch Ophthalmol 104：1026-1027, 1986
9) 榊原七重：日視能訓練士協誌 42：41-49, 2013
10) Shimizu Y, et al：J AAPOS 21：57-62, 2017

I. 小児の視機能の発達と障害

3. 小児の視力の発達

川崎医療福祉大学視能療法学科 荒木俊介
川崎医科大学眼科 三木淳司

I 生後まもなくの視反応

新生児は，眼前20～40cmの距離にある光，縞模様，人の顔などによく反応する．ただし，これらは反射的な反応であり，認知を伴う固視や追視とは異なる性質のものであると考えられている．生後2ヵ月頃に両眼での固視や追視が可能となり，生後4ヵ月になると安定した眼位，輻湊運動，正確な調節反応がみられる．

II 小児の視力評価

視力(visual acuity)は，基本的にはLandolt環で最小分離閾を測定して表すが，3歳未満の乳幼児には困難である．そのため，小児の視力評価では，年齢や理解度に応じた検査法が用いられる(表1)．臨床では，0～2歳までは縞視標による他覚的視力検査，2～3歳頃は点視標や絵視標による自覚的視力検査を用いることが多い．そして，3歳前後からLandolt環を用いた視力検査が可能となる．小児の視力発達を考えるうえで，これらの検査法は検査条件や識別閾値がそれぞれ異なっているため，異なる検査法による測定値を同等に扱うことはできない．したがって，検査法に応じた視力の正常発達(基準値)を理解しておくことが重要である．なお，小児の視力検査では，基準値のみにとらわれず視力の左右差を評価することが，眼疾患を早期発見するうえで大切である．

III 検査法に応じた視力発達の基準値

1. 縞視力

縞視力の測定法として，選択視法(preferential looking：PL)や縞視力カード(grating acuity cards)が挙げられる．PLは，1962年のFantzらの報告以来，広く用いられてきた乳幼児の視力検

表1 | 年齢に応じた小児の視力検査法

対象年齢	検査法	測定方法
0歳～	視運動性眼振(OKN)	OKN誘発視標の縦縞黒線の太さから視力を算出する方法(OKN誘発法)と，太い縦縞黒線で誘発したOKNをかろうじて見える程度の点視標によって抑制停止しようとする方法(OKN抑制法)がある
	視覚誘発電位(VEP)	視覚刺激で誘発される大脳皮質視覚野の反応を記録する．視力値の推定には，市松模様や縞模様によるパターン反転刺激を用いる
	縞視力カード	乳幼児に無地の面と縞模様の面を同時に提示すると縞模様を好んで注視する特性を利用し，反応がある最小の縞幅を測定する．2歳以上では指さしによる自覚的検査が可能となる
2歳～	ドットカード	点視標を用いて，最小視認閾を測定する
	絵視標，図形視標	動物などの視標を用いて，その絵の名称を答えさせる
3歳～	Landolt環	Landolt環の切れ目の方向を答えさせる．7～8歳頃までは，読み分け困難の影響を考慮して字ひとつ視力を測定する

OKN：optokinetic nystagmus, VEP：visual evoked potential

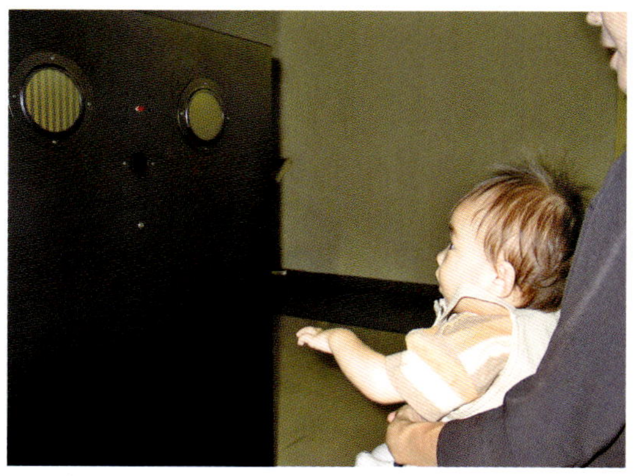

図1｜選択視法による視力検査

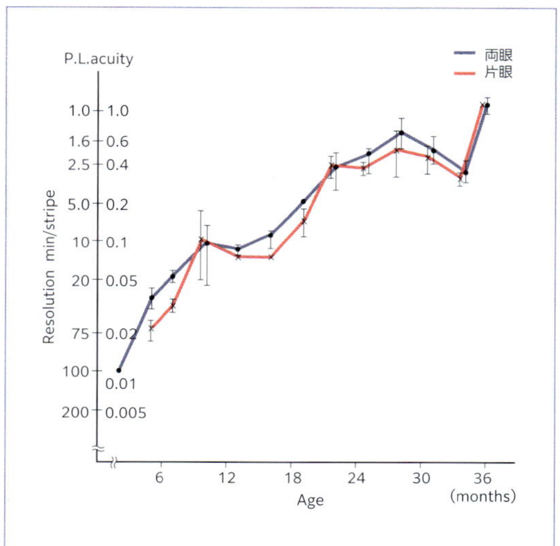

図2｜選択視法による視力発達曲線

PLによる縞視力は，3歳で1.0前後となる.

（文献1）より）

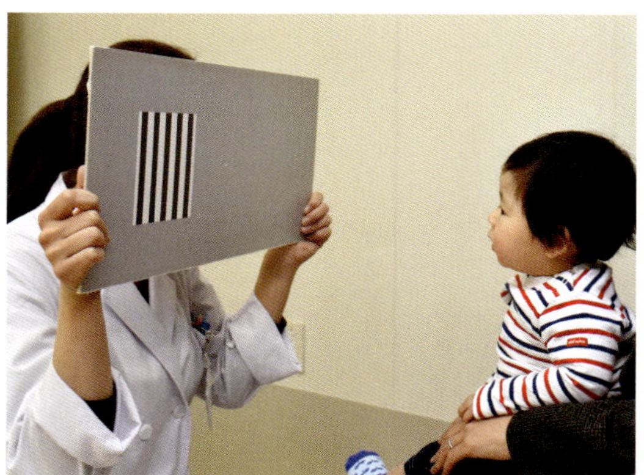

図3｜Teller Acuity Cards®による視力検査

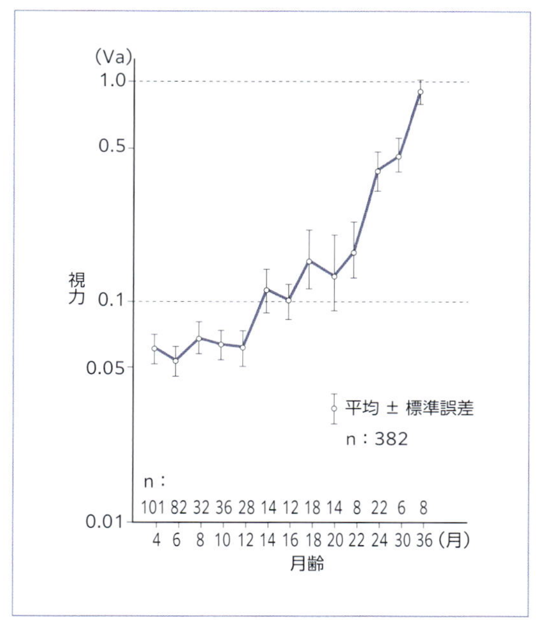

図4｜Teller Acuity Cards®による片眼の月齢別平均視力

（文献2）より）

査法であり（図1），わが国では1980年代にPLを用いた乳幼児の視力発達に関する研究が盛んに行われた．報告者により多少の差はみられるが，得られた空間周波数（cycle/degree）を小数視力に換算すると，生後6ヵ月で0.05前後，生後12ヵ月で0.1前後，生後24ヵ月で0.3前後，生後36ヵ月で1.0前後の発達がみられる[1]（図2）.

現在は，PLの原理を応用して開発された縞視力カードが普及しており，代表的なものにTeller Acuity Cards®（TAC）がある（図3）．TACを用いた検討でも，PLで得られた発達曲線とほぼ同様の結果が報告されている[2]（図4）．ただし，低月齢児ではPLよりもTACが高値を示す傾向があり，検査距離や照明といった測定環境の違いの影響と考えられている．正常児の視力発達曲線において，1歳〜1歳半頃に視力の停滞もしくは低下がみられるが，心理的発達段階における検査への拒否反応の影響とされる．正常児における視力の左右差は1オクターブ以内とされ，それ以上の差がみられる場合は片眼の視力障害を疑う.

近年，検者の主観や熟練を必要としない視線解析装置を用いた自動縞視力測定に関する研究が進んでおり，現代の乳幼児におけるデータベースの蓄積が期待される.

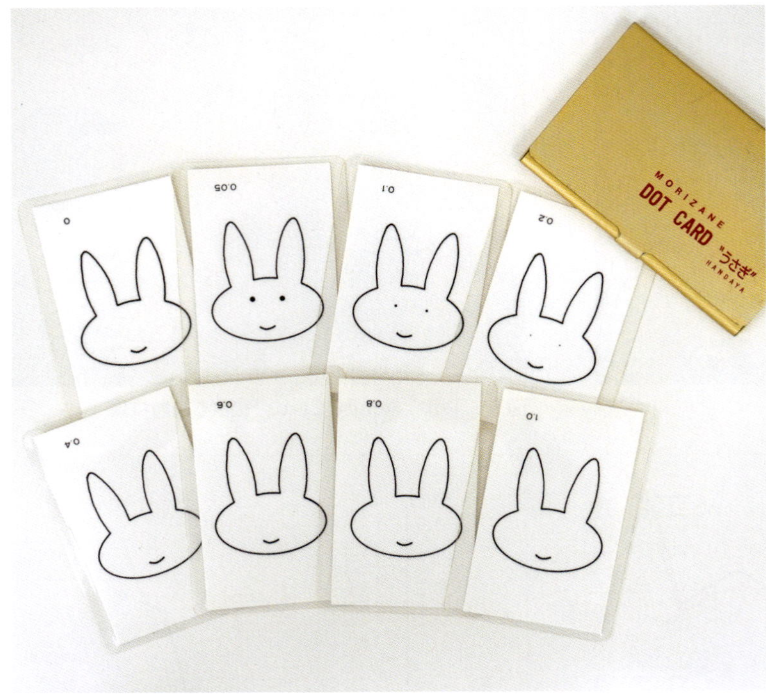

図5｜森実式ドットカード

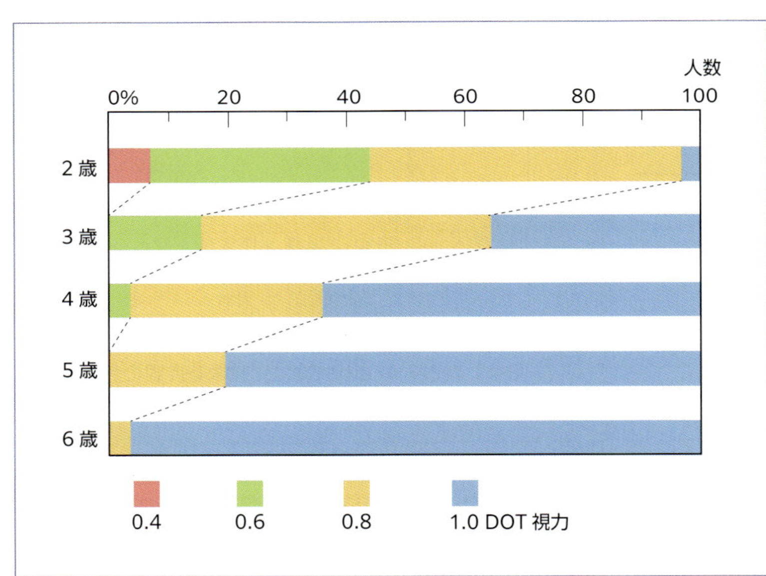

図6｜森実式ドットカードによる裸眼視力の分布

(文献3)より)

2. 点視力

わが国では，森実式ドットカード(図5)が普及している．本法は，視距離30cmにおける最小視認閾を評価することを目的としている．カードに描かれた7種類の点の直径に対する視角の逆数から，点視力(0.05, 0.1, 0.2, 0.4, 0.6, 0.8, 1.0)が求められる．森実式ドットカードによる屈折異常のない正常発達児における裸眼視力の基準値は，2〜3歳児で0.6以上，4〜5歳児で0.8以上，6歳児以上で1.0とされる[3)](図6)．

3. Landolt環

Landolt環(検査距離5m，字ひとつ視標)を用いて3〜4歳児の月齢別の視力を検討した報告[4)]によると，平均視力は3歳0ヵ月で0.55，3歳6ヵ

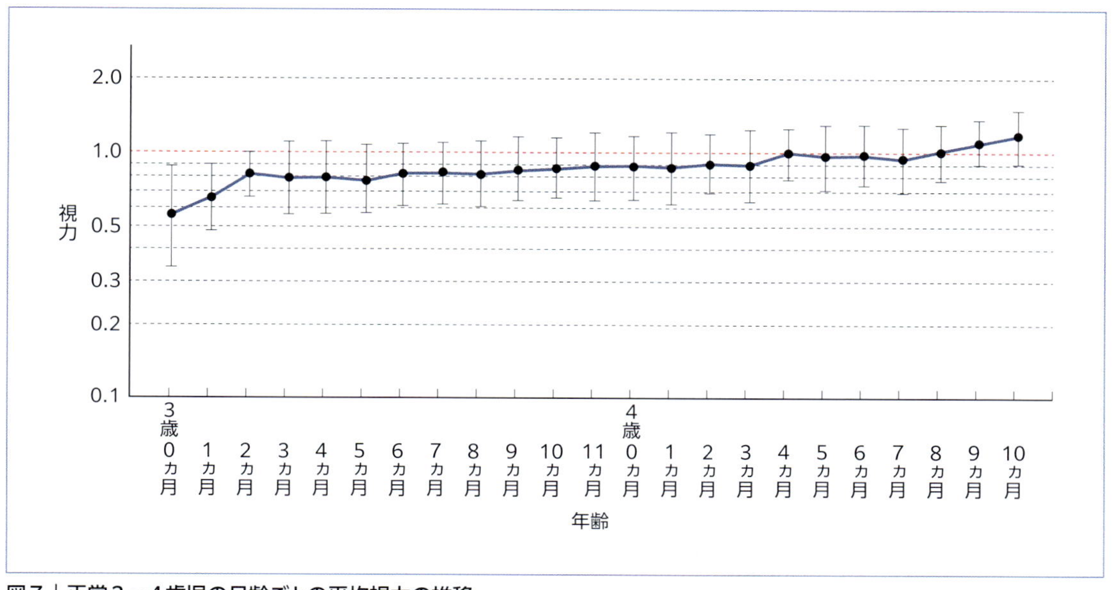

図7｜正常3～4歳児の月齢ごとの平均視力の推移
Landolt環による字ひとつ視力は，4歳後半で1.0に達する.

（文献4）より）

月で0.82，4歳0ヵ月で0.88，4歳6ヵ月で0.97と月齢とともに視力が上昇し，4歳後半で1.0に達する（図7）．また，月齢別の視力1.0以上の出現率は，3歳0～1ヵ月では10%以下，3歳終わり頃にほぼ50%，4歳終わり頃に80%を超える．3歳児では月齢によって視力発達の程度に大きな差がみられる点に注意が必要である．

なお，幼児期の視力は，視覚発達の未熟性から検査距離や視標配列といった測定条件の影響を受けやすい．幼年型視覚の特性として，近見視力が遠見視力よりも先行して発達する現象や，字づまり視力が字ひとつ視力より低値を示す現象（読み分け困難）が知られており（図8）[5]，視力が成人と同等のレベルに達するのは7～8歳以降と考えられている．

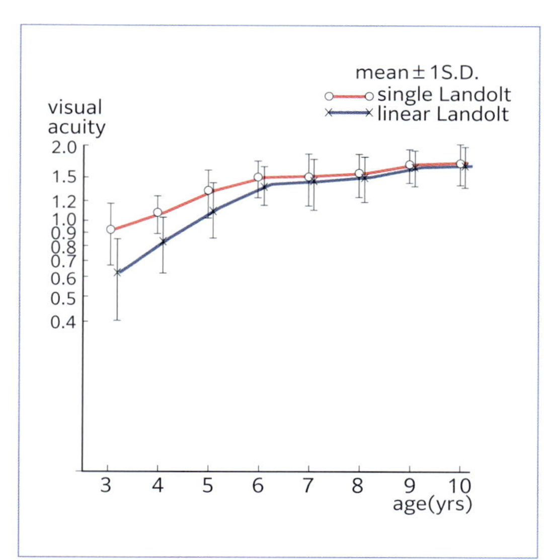

図8｜字ひとつ視力と字づまり視力の年齢別平均値
3歳児では字ひとつ視力が0.9程度であるのに対し，字づまり視力は0.6程度にとどまっている．8歳までは字づまり視力が字ひとつ視力に比して有意に低い（危険率1%）．

（文献5）より）

文献

1）Yamamoto M, et al：Preferential looking visual acuity of infants and younger children. Afro-Asian J Ophthalmol 3：52-55, 1984
2）佐藤美保ほか：乳幼児の視力発達と屈折変化の関係．日眼会誌 97：861-867，1993
3）森実秀子ほか：DOT VISUAL ACUITY CARDの臨床への応用 その1．正視眼の標準値とDOT視力の意味するもの．眼臨医報 84：632-634，1990
4）神田孝子ほか：保育園における3，4歳児の視力検査．眼臨医報 87：288-295，1993
5）菅原美雪ほか：幼児視力の読み分け困難からみた弱視の感受性期間の検討．日眼紀 35：1257-1262，1984

I. 小児の視機能の発達と障害

4. さまざまな視機能の発達

福島県立医科大学眼科　森　隆史

視機能は生後の視覚入力を受けながら発達し，選択的に注意を向けて絶え間なく変化する環境を観察しながら，重要な視覚情報を抽出して認知する能力が習得される．物体の大きさ（視覚サイズ），コントラスト，輝度，色，動きなどの特徴が視覚的注意の手がかりとなる．

出生後の発育には臓器ごとに特徴がある（図1）．視機能は神経型であり，出生後から両眼への視覚情報の入力を得て，さまざまな視機能が相互に関連し強化し合いながら急速な成長を示す．また，出生後早期に発達する視機能により得られる乳幼児期の視覚情報は，概念の形成や協調運動など身体の発育にも影響を与える．

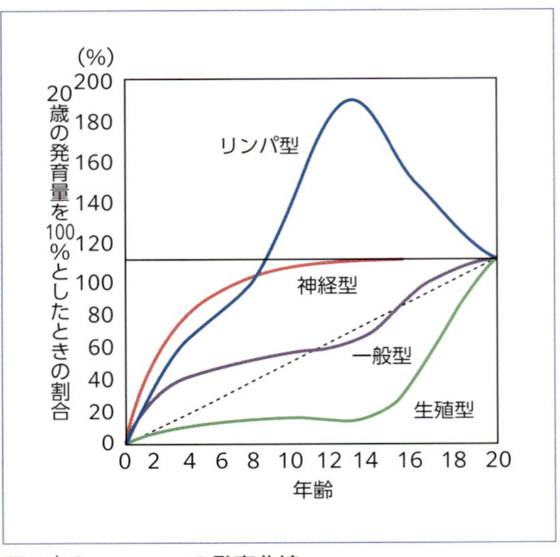

図1｜Scammonの発育曲線
視機能は神経型に属し，5歳までに成人の80%にまで達する．
（文献1）より）

I　コントラスト感度

乳幼児では，コントラスト感度が低空間周波数領域で高空間周波数領域よりも相対的に高く，低空間周波数領域と高空間周波数領域で発達の時間経過に差がある（図2）[2]．コントラスト感度は，低空間周波数領域からすべての空間周波数領域で増加を示し，その後，高空間周波数領域に限定されてゆっくりと増加する．これは，コントラスト感度そのものよりも空間分解能の向上を表しており，生後の中心窩の形態的発達に影響されていると考えられる．

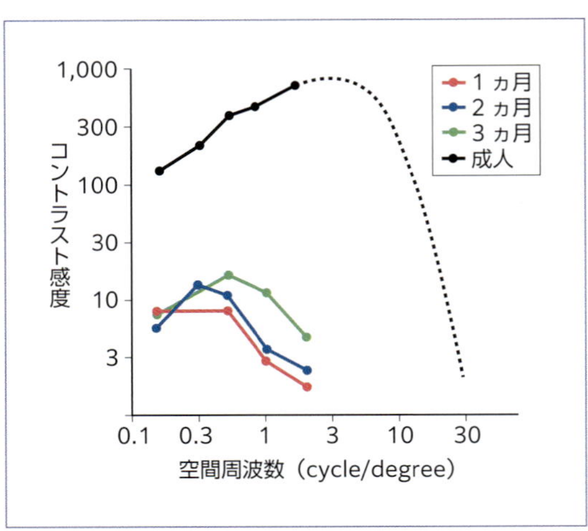

図2｜乳児期のコントラスト感度・空間周波数閾値の発達
コントラスト感度は低空間周波数領域から発達する．
（文献2）より改変）

II　色覚

新生児では中心窩に錐体細胞が密集しておらず，また，視細胞が未熟で外節が短く，とらえられる光子が少ない．そのため，新生児の色覚で識別できるのは特定の色相（赤など）で彩度が高く，比較的大きな視標に限られている．網膜と視覚皮質の発達に伴って，はじめに赤－緑の色のメカニズムが発達し，4～8週間遅れて青－黄色のメカニズムが発達することで，生後3ヵ月までに3色型色覚が備わる．色知覚は生後6ヵ月までの乳児期に急速な発達をとげ，照明光の色が変わっても同じ色と知覚できる色の恒常性が備わる．一方で，識別可能な色を赤，緑，青，黄，紫の基本色にほぼ対応する5つの色カテゴリに分類して識別する知覚的スキルを獲得することで，物体や身の回りの世界を理解するようになる[3]．乳児期に3色型色覚が得られても，彩度の低い色を検出する能力は低く，彩度閾値が成人レベルに達するのは思春期後期である．

III 限界フリッカ値

乳児の限界フリッカ値は，4週齢で成人の75%の処理能力となる40Hzのちらつき（光の点滅）を検出することができ，12週齢で成人と同等の感度となる[4]．空間周波数閾値（視力）が生後に時間をかけて発達する形態覚であるのに対し，時間周波数閾値はパターン認識のためではなく視覚を安定させるための機能（ちらつき）であるため，早くに発達をとげると考えられている．

IV 視野

出生後からの視野の広がりについて，定位反射の観察により周辺視野での視標の見える限界点の評価が行われているが，成人と同等の範囲に達する時期は報告によって異なる．視角3°と6°の点滅視標3Hzの提示による単眼視での水平視野は，生後から徐々に拡大して6ヵ月までに成人と同等となるが，鼻側視野の拡大は耳側視野に遅れる（図3）[5]．LED点滅視標5Hzの提示では，両眼開放での水平視野は3歳代で成人域に近づき5歳代で成人同等の広がりを示す[6]．

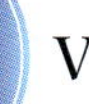

V 眼位・輻湊と両眼視の発現

両眼視機能が発達するためには，顕性の斜視がなく網膜正常対応であること，視力の左右差や不等像視がないこと，視覚中枢に両眼視細胞が存在することが条件である．立体視は両眼視差を手がかりとして感覚される空間知覚である．したがって，視差を正確に検出し感受するためには，網膜中心窩，視路・視覚中枢における視覚伝達系となる神経機構の形態的な発育とともに，視力，屈折・調節，輻湊運動などの機能的な発達が必要である．

両眼視は出生時には認められず，大まかな両眼視は生後2ヵ月頃に始まる．両眼での立体視は，視覚刺激に対する行動反応を観察する心理物理実験から4～6月齢に発現するとされ（図4），乳

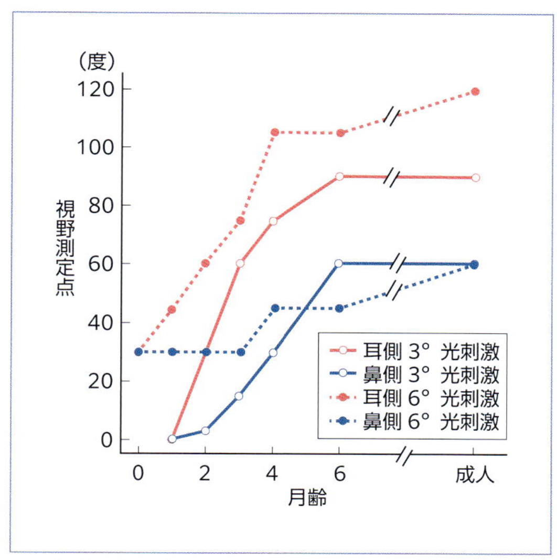

図3｜乳児期の視野の発達

視野の拡大は鼻側より耳側が先行する．

（文献5）より改変）

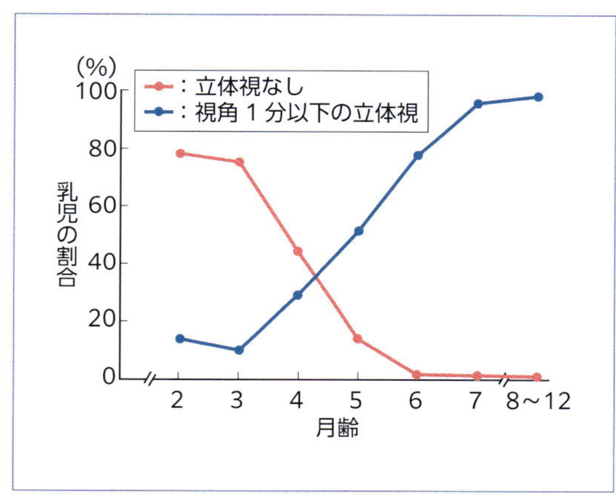

図4｜立体視の発現

生後4～6ヵ月に両眼視機能は発現する．

（文献7）より改変）

児は交差視差刺激に対する反応が非交差視差刺激よりも先行して発達する[7]．その後の発達期間が立体視の感受性期である．生後8～9週までに，両眼の網膜像を中心窩に合わせて両眼単一視する輻湊運動が調節機能と連動して出現する．網膜黄斑部の中心窩の形態的な発達に追随して，感受できる両眼視差は，視力（単眼で知覚できる空間周波数閾値）の向上とともに詳細となる．立体視は生後3～4ヵ月に芽生え，乳幼児期に急速に発達し，中心立体視は3歳で100秒，5歳で60秒，7歳で40秒となり，10歳代までさらなる向上がみられる[8]．

新生児期には外斜視がみられる．また，新生児から生後2ヵ月までの乳児では，一過性に間欠的な内斜視がみられることがある．出生後の眼球運動は，耳側から鼻側に向かう運動のほうが鼻側から耳側に向かう運動よりも早く発達する．それに加えて，この時期はまだ両眼視が確立されておらず，近見反応は正確な視差や網膜像のぼやけではなく，近接によって生じる単眼で知覚される網膜像の拡大や運動視差がトリガーとなり不正確に発動されるため，過剰な輻湊が起こるのが一過性の内斜視の要因と考えられる．眼位は生後4ヵ月までに正位となる．

VI 調節の発達

生後の数週間における調節は，注視する対象物との距離にかかわらず，あらかじめプログラムされている一定量が生じ近視化しているため，乳児が関心を示す身近な範囲には比較的焦点が合っている．輻湊とともに生後8～9週までに距離に応じた調節反応が認められるようになるが，初期には“all or nothing”の調節反応を示し，輻湊に比較して正確でない[9]．視力の発達とともに網膜像のぼやけの入力が詳細となり，視距離に応じて正確な調節反応が生じるようになることで，乳児の世界は広がっていく．

文献

1) Scammon RE : The meaurement of the body in childhood, The Measurement of Man, 1930
2) Banks MS, et al : Acuity and contrast sensitivity in 1-, 2-, and 3-month-old human infants. Invest Ophthalmol Vis Sci 17 : 361–365, 1978
3) Skelton AE, et al : Infant color perception : Insight into perceptual development. Child Dev Perspect 16 : 90–95, 2022
4) Regal DM : Development of Critical flicker frequency in human infants. Vision Res 21 : 549-555, 1981
5) Lewis TL, et al : The development of the temporal and nasal visual fields during infancy. Vision Res 32 : 903-911, 1992
6) 藤原篤之ほか：乳幼児視野測定装置の開発．神経眼科 26：145-154，2009
7) Birch EE, et al : Stereoacuity development for crossed and uncrossed disparities in human infants. Vision Res 22 : 507-513, 1982
8) Birch EE, et al : Randot Preschool Stereoacuity Test : normative data and validity. J AAPOS 12 : 23-26, 2008
9) Hainline L, et al : Development of accommodation and convergence in infancy. Behav Brain Res 49 : 33-50, 1992

I. 小児の視機能の発達と障害

5. 視覚の感受性期間と弱視

川崎医療福祉大学視能療法学科 荒木俊介
川崎医科大学眼科 三木淳司

I 弱視の定義

「弱視」という用語には，社会的・教育的弱視（low vision）と医学的弱視（amblyopia）の2つの意味が含まれるが，本稿では後者を扱う．医学的弱視は機能弱視（functional amblyopia）とも呼ばれ，眼球や視路の明らかな構造的異常がないにもかかわらず視覚障害がある状態を指し，視覚の感受性が高い幼少期における形態覚遮断（disuse），網膜中心窩への不鮮明な像の投影（defocus），異常な両眼干渉（misuse）のいずれかもしくは複数が原因となり生じた視覚の発達障害である．

II 視覚の発達と感受性期間

脳は生後発達の一時期において神経回路を大幅に変化させることができ（可塑性），その限られた時期のことを感受性期（sensitive period）あるいは臨界期（critical period）という．感受性期に片眼遮閉を行うと，一次視覚野の神経細胞は遮閉眼に対する反応を失い，非遮閉眼に対する反応を獲得する（眼優位可塑性）．このような神経回路の異常構築が弱視発症のメカニズムと考えられている．

視力と眼優位性の発達について，3つの時期を考えることができる[1]．1つ目は視力の発達期間で，生直後0.1未満の視力は3～5歳までに1.0程度に発達する．2つ目は弱視を引き起こす期間で，ヒトでは生後1ヵ月までは感受性が低く弱視になりにくいが，その後，生後18ヵ月頃までが弱視発生の危険性が最も高く，8歳の終わり頃まで続くと考えられている．3つ目は弱視治療に反応する期間で，弱視の種類や重症度によって異なるが，不同視弱視や屈折異常弱視では10代でも治療に反応を示し，ときに成人でも効果がみられる．

III 弱視の原因別分類

弱視は原因から病態を限定する分類が一般に用いられる（表1）．その原因は①形態覚遮断，②屈折異常，③斜視に大別され，弱視の種類によって重症度や治療戦略，予後が異なる[2]．

IV 形態覚遮断弱視

形態覚遮断が原因で生じる片眼性もしくは両眼性の弱視である．形態覚遮断の原因として，角膜混濁，白内障，乳児血管腫や重度の眼瞼下垂に伴う瞼裂閉鎖などが挙げられる（図1）．また，乳幼児期の眼帯装用によって生じる医原性の遮閉弱視に注意が必要である．生後1ヵ月～1歳6ヵ月の乳幼児では，わずか1週間の形態覚遮断でも弱視を惹起する可能性がある．両眼性に比べて，両眼相互作用の異常を伴う片眼性の形態覚遮断

表1｜弱視の原因別分類

原因	形態覚遮断	屈折異常		斜視	
分類	形態覚遮断弱視	屈折異常弱視	不同視弱視	斜視弱視	微小斜視弱視
障害眼	両眼，片眼	両眼	片眼	片眼	片眼

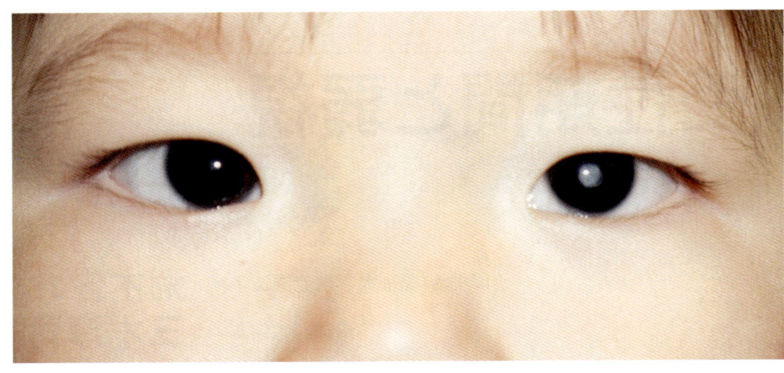

図1｜先天白内障に伴った形態覚遮断弱視
10ヵ月男児. 小児科で白色瞳孔を指摘され, 近医眼科から紹介受診. 初診時の視力は測定不能で, 左眼に嫌悪反射がみられた. 左眼の白内障術後にコンタクトレンズ装用で経過観察となり(健眼遮閉は実施困難), 4歳3ヵ月での視力は右眼(1.0), 左眼(0.03)と重度の弱視がみられる.

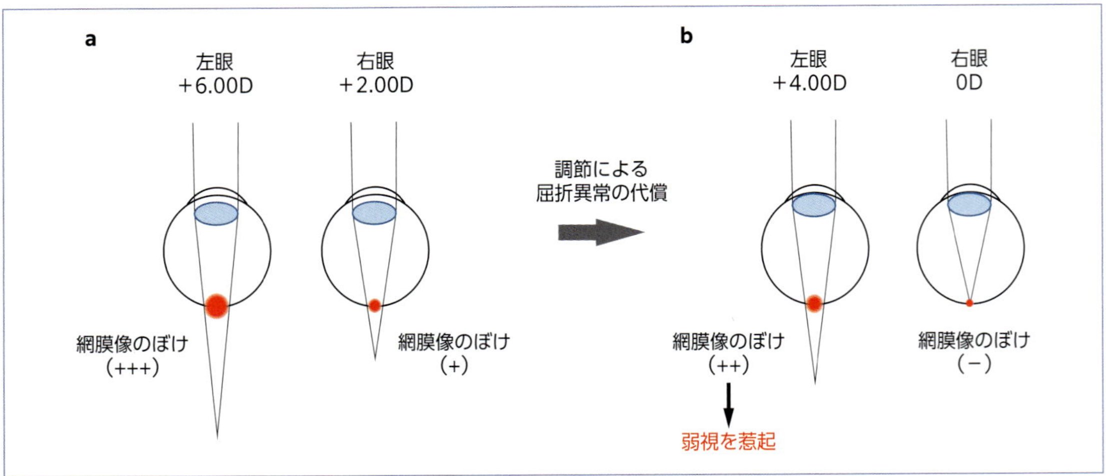

図2｜遠視性不同視弱視の発生機転
a 調節介入前, b 調節介入後. 遠視が弱い右眼に, 調節による屈折異常の代償(網膜像の鮮明化)が起こるが, 調節は両眼等量に働くため, 遠視の強い左眼では調節後も遠視が残存し, 中心窩での網膜像のぼけが生じるために弱視が惹起される.

弱視のほうが重症であり, 治療予後も不良である.

V 不同視弱視

屈折異常の左右差があり, 屈折異常が強いほうの眼に生じる片眼性の弱視である. 片眼の網膜像のデフォーカスが原因で, 正常な視覚発達に必要となる形態覚が遮断されることで弱視が生じる. 遠視性不同視で発症しやすく, 不同視が大きいほど重症度が高い. 遠視性不同視の場合, 遠方視・近方視ともに遠視が弱いほうの眼では, 調節が働くことで屈折異常が代償され鮮明な網膜像が得られる. しかし, 調節は両眼等量に働くため, 遠視が強いほうの眼は調節が不十分となり, 網膜像がデフォーカスとなるために弱視を惹起する(図2). 他覚的所見がなく, 片眼の視力が良好であるため, 家族や本人が症状に気づかず発見が遅れる場合がある. 固視異常はなく, 視力や両眼視機能の治療予後は形態覚遮断弱視や斜視弱視よりも良好だが, 片眼性のため両眼相互作用の異常を伴うと考えられており, 屈折異常弱視よりも治療に時間を要する.

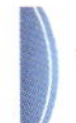

VI 斜視弱視

斜視が原因で生じる片眼性の弱視である(図3). 斜視による複視や混乱視を避けるために斜視眼からの視覚情報が抑制され, その抑制が習慣化することで弱視を惹起すると考えられている. 原因となる斜視は内斜視の頻度が高く, 特に早期発症かつ恒常性である乳児内斜視に多い. 一方, 斜視があっても間欠性の場合や交代視が可能な場合は弱視を惹起しにくい. 両眼相互作用の異常を伴い, 視力の治療予後は屈折異常弱視や不同視弱視よりもやや不良である．また，不同視を合併する症例（不同視と斜視の混合弱視）では治療に対する反応が不良となる．両眼視機能は不良である．

8～10⊿以下のわずかな顕性斜視（微小斜視）に随伴する片眼性の弱視は微小斜視弱視と呼ばれ，上述の斜視弱視とは区別される．臨床的特徴として，遠視性不同視を伴う症例が多いこと，弱視眼の中心窩付近に抑制暗点を伴うこと，偏心固視（傍中心窩固視）が多いこと，調和性網膜異常対応を示すこと，周辺融像による大まかな立体視が存在することなどが挙げられる．不同視弱視と比較すると，治療に対する反応は不良である．

Ⅶ 屈折異常弱視

中等度以上の屈折異常を原因とする両眼性の弱視である．眼位異常や固視異常は伴わない．遠視もしくは乱視に起因して発症することが多く，両眼の網膜像のデフォーカスが原因で，正常な視覚発達に必要となる形態覚が遮断されることで弱視が生じる．中等度以上の遠視を有するすべての小児が弱視を発症するわけではなく，調節による明視が得られない場合に弱視が発症する．一方で，明視を得ようと過大な調節が行われた場合には調節性輻湊が過剰となり，屈折性調節性内斜視の発生機転となる．両眼相互作用の異常はなく，弱視の程度は軽度である．視力予後は良好だが，正常立体視の獲得は困難な症例が多い．

なお，屈折異常弱視や不同視弱視は鮮明な形態覚の遮断が原因であるので，広義には形態覚遮断弱視の範囲に含まれるが，一般に形態覚遮断弱視とは区別して分類される．

Ⅷ 経線弱視

実験動物モデルとして，視覚の感受性期に縦縞もしくは横縞といった特定方向のみの視覚刺激を与えられた状態で飼育されたネコは，剝奪された方向の視覚刺激に対する反応が障害されることが示され，経線弱視という概念が生まれた．ヒトでは，高度の乱視を原因とする弱視として知られているが，経線弱視は動物実験で認められるものとする意見もあり，臨床では屈折異常弱視や不同視弱視として扱われることが多い．

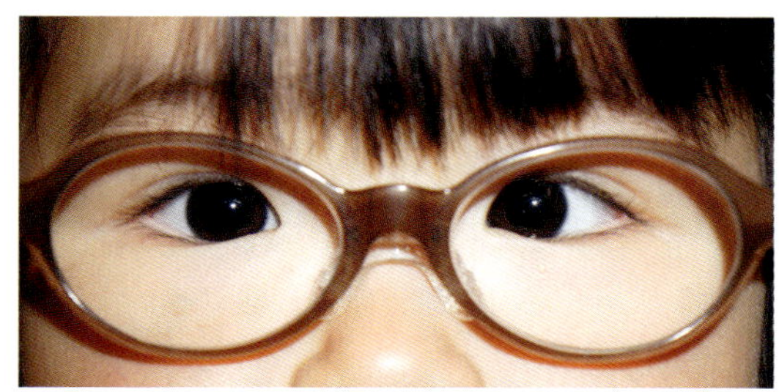

図3｜部分調節性内斜視に伴った斜視弱視
1歳7ヵ月女児．1歳頃から内斜視が出現し，近医眼科から紹介受診．矯正視力はTeller Acuity Cards®で右眼(20/80)，左眼(20/300)であった．その後，プリズム眼鏡と健眼遮閉による治療を行い，4歳6ヵ月での視力は右眼(1.0)，左眼(0.6)である．

Ⅸ 弱視の種類による感受性の違い

弱視治療は感受性の鋭敏な時期に行わなければ奏効しないが，治療に反応する期間は弱視の種類によって異なる(図4)[3]．感受性の違いから，形態覚遮断弱視は生後ごく早期，斜視弱視は2歳頃までが至適治療時期であり，不同視弱視や屈折異常弱視は6～8歳頃までが治療に反応しやすい．ただし，弱視治療に反応する年齢の上限は明確ではなく，年齢は治療反応性を決定する複数の要因の一つに過ぎないため，年齢のみで治療の中止時期や治療の限界を判断することは適切ではない．しかし，治療開始年齢が高くなるほど治療効果は低下するため，弱視は早期発見，早期治療が重要である．

Ⅹ 弱視の治療

弱視の治療戦略は，①視覚を遮断する原因を取り除くこと，②屈折異常を矯正すること，③健眼遮閉やペナリゼーションなどで弱視眼の使用を促進することである[4]．屈折異常の矯正は，調節麻痺下屈折検査の結果に基づいて行うことが重要である．

形態覚遮断弱視では，先天性もしくは生後早期からの形態覚遮断が存在する場合には，弱視がいったん形成されるとその予後は不良な場合が多く，できるだけ早期に視覚を遮断する原因を取

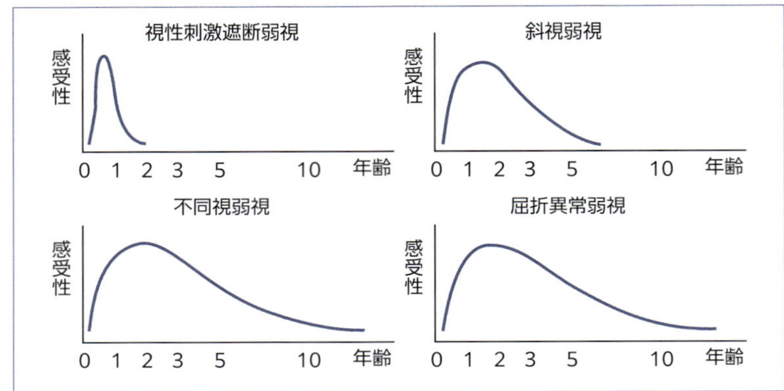

図4｜弱視の種類と感受性期間
視性刺激遮断弱視：現在は，形態覚遮断弱視という名称が一般に用いられる．

（文献3）より）

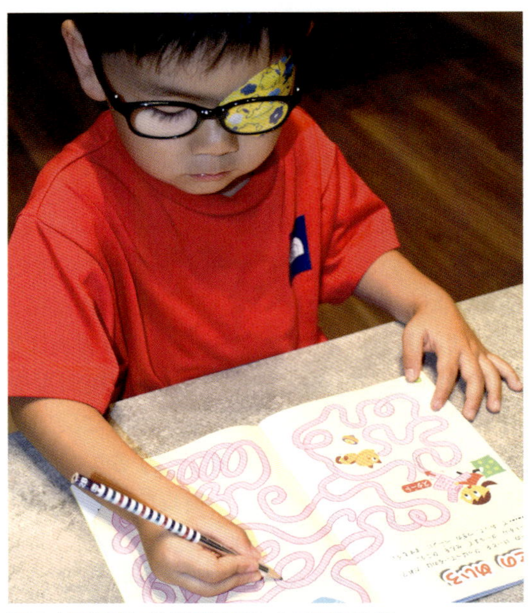

図5｜屈折矯正と健眼遮閉による弱視治療
健眼の形態覚を遮断して，弱視眼だけを使用させることで，弱視眼からの視覚経路の発達を促す．左眼（健眼）を絆創膏型遮閉具で遮閉し，右眼（弱視眼）で近見作業による弱視訓練を行っている．

り除く必要がある．遮断の原因を取り除けない疾患に対しては，必要に応じて屈折矯正と健眼遮閉を行う．

中等度（小数視力0.2～0.5）の不同視弱視や斜視弱視では，まずは眼鏡による屈折矯正を行う．屈折矯正による治療への反応が停滞し，弱視が残存する場合は，2～3時間/日の健眼遮閉などの治療を追加する（図5）．それでも弱視が残存する場合には，健眼遮閉の時間を増やし治療を強化する．重度の弱視（小数視力0.1以下）や治療開始年齢が高い場合には，6時間/日の健眼遮閉を早期から開始することが多い[5)]．

屈折異常弱視は両眼性の弱視であり，通常は眼鏡による屈折矯正のみで良好な視力を獲得する．治療効果が不良な場合は，器質的疾患の見落としに注意する．黄斑部や視神経の異常をスクリーニングするにはOCTが有用であり，2～3歳頃には撮影可能であることが多い．

XI 治療後のフォローアップ

片眼弱視の治療が成功した小児の約25%が，治療後1年以内に弱視の再発を経験する[4)]．弱視の再発がみられた場合には，感受性期間内に治療を再開することで，多くの症例が再発前の最高視力を再獲得することができる．弱視再発の可能性を考慮して，治療後は少なくとも2年間は慎重な経過観察を行う必要がある．

文献

1) Daw NW：Critical periods and amblyopia. Arch Ophthalmol 116：502-505, 1998
2) 荒木俊介ほか：弱視の分類．小児の弱視と視機能発達，三木淳司ほか編，三輪書店，東京，29-46，2020
3) 初川嘉一：弱視治療における問題点について．眼紀 42：1279-1284，1991
4) Cruz OA, et al：Amblyopia Preferred Practice Pattern. Ophthalmology 130：136-178, 2023
5) Yoneda T, et al：National survey of amblyopia treatment in Japan：comparison with amblyopia treatment study results of the pediatric eye disease investigator group. Jpn J Ophthalmol 67：97-108, 2023

1. 小児の視機能の発達と障害

6. 斜視による視機能障害

眼科やがさき医院 **矢ヶ﨑悌司**

I 概説

斜視は小児の約2%に認められ，基本的には眼球運動に異常はなくいずれの視方向でも一定の斜視角である共同性斜視(comitant strabismus)と，むき眼位で斜視角に差が認められる非共同性斜視(incomitant strabismus)に分類される．非共同性斜視は麻痺性斜視(paretic strabismus)とも表現される．また，斜視は眼位ずれの方向によって，外方向の外斜視，内方向の内斜視，垂直方向の上下斜視に分類される．

II 斜視に起因する視機能障害

斜視に起因する視機能障害には，両眼性の両眼視障害と片眼性の斜視弱視がある．

固視は新生児期には未発達であるが，生後1～1ヵ月半頃から可能になり，生後2ヵ月頃より追視もできるようになり，輻湊，開散も認められる．正確な輻湊反応は4ヵ月頃までに獲得され，物を立体的にとらえる両眼視（立体視)は生後3～5ヵ月頃に急速に発達しはじめる．2歳頃には正常値の80%，4～5歳頃には成人と同じレベルに到達する．

両眼視情報を処理する視覚中枢のニューロンの正常発達には，生後早期から斜視がなく両眼の視線は視標に向かい，両眼の視力に差がないことが必須である．両眼視の萌芽期にこのニューロンができなければ，その後に斜視が矯正されても両眼視は獲得されることはほぼない[1]．立体視発達の感受性は，乳児内斜視(infantile esotropia)では生後4.3ヵ月，調節性内斜視(accommodative esotropia)では生後20ヵ月にピークがあるが，この感受性期間に8～10⊿以内の斜視角に矯正がなされないと，正常な立体視を獲得することは困難となる．

出生直後の視力は光覚弁程度であるが，生後3ヵ月には0.02～0.03，1歳には0.1，2歳には0.2～0.3，3歳には0.5～0.8，4歳頃には1.0程度まで発達する．視力発達の感受性期は8歳から9歳末まで続くため，交代固視できていれば視力は正常に発達する[2]．しかし，斜視が発症すると両眼の視線はずれるため右眼と左眼は別のものを視認して，視覚中枢では混乱が生じる．この混乱を避けるために，斜視眼の像を消して固視眼のみで視認する抑制が代償的に生じて，斜視眼の視力発達を損なう斜視弱視となる．斜視弱視は，遮閉治療によって12～13歳頃まで視力改善は可能ではあるが，遮閉治療の効果は2歳半くらいが最も高い．

III 新生児期の眼位異常

新生児の眼位は，約70%の頻度で間欠性または恒常性外斜視であり，視力が発達しはじめる生後2～3ヵ月頃から眼位は正位化しはじめて生後6ヵ月にはほぼ正位となる．内斜視は一過性にまれに認められるが，新生時期の内斜視は麻痺性，先天白内障や未熟児網膜症などの続発性症例がほとんどであり，頭部MRIを含めた神経学的・眼科的精密検査を行う．

IV 乳児期の内斜視

生後20週までの乳児期の内斜視は不安定で，

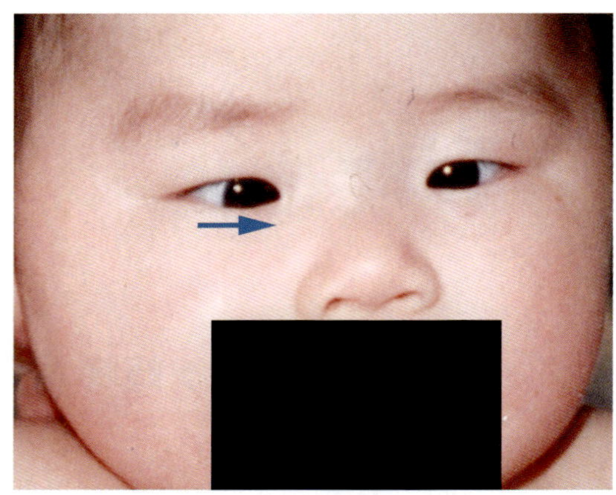

図1｜乳児内斜視
生後6ヵ月以内に発症した内斜視であり，右眼が内斜している.

斜視角が小さい場合には内斜視が消失する場合もある. しかし, 斜視角の変動が認められるものの, 多くは内斜視角の増大であり，斜視角の減少を示したものは約10%に過ぎない．生後6ヵ月以内に発症した内斜視を乳児内斜視と呼ぶ.

1. 乳児内斜視(図1)

乳児内斜視は生後2～3ヵ月頃から発症する. 遠視度が+3.0 D以下で40⊿より大きい恒常性内斜視では自然治癒する可能性はほとんどなく, 早急に眼位矯正をしなければ両眼視の発達は期待できない[3, 4]．適切な時期に眼位矯正すると正常立体視も獲得可能である．乳児内斜視の病因はいまだ明確にはなっていない．わが国での乳児内斜視の発症頻度は不明であるが，海外の報告では10,000出生に約25例であり, 性差はない[4]. 乳児内斜視の特徴を主症状と随伴症状に分けると表1のようになる[4].

1)乳児内斜視の診断

乳児内斜視の診断は，発症時期，大きな斜視角，軽度～中等度の遠視などによって行い，診断自体は難しくはない．しかし，正確な斜視角の測定は手術を想定した治療方針を立てるうえで非常に重要である．調節力も生後6ヵ月までに，眼位に影響するまでに発達する．正常調節性輻湊/調節比は4±2⊿/Dであるが，+1.50 D以上の遠視や乱視でも8～10⊿を超える内斜視角の増加を生じる可能性もあり，必ずアトロピン硫酸塩点眼液による調節麻痺下屈折検査を行って，完全屈折矯正したうえで眼位を測定する.

2)乳児内斜視の眼位測定

交代プリズム遮閉試験は，最も正確に斜視角計測ができる検査方法である．乳児を対象とした斜視角測定にも安定した固視が必要であるが，おもちゃや絵などの固視標では安定した固視の持続は難しい．多くの成書では，ペンライトなどの非調節性視標を用いた交代プリズム遮閉試験はすべきでないと説明されているが，ペンライトでも電球以外の外筒や手指が調節を誘発するため，ペンライトによる交代プリズム遮閉試験でも信頼できる測定は可能である．しかし，角膜反射を利用したHirschberg法やKrimsky法は検者の主観が強く関与するため, 正確な眼位測定には不向きである.

3)乳児期の内斜視の鑑別診断

乳児期の内斜視の鑑別疾患には，乳児内斜視のほかに中枢神経系の疾患である外転神経麻痺, Duane症候群，Möbius症候群などがある．そのほか，脳性麻痺，脳梁欠損，小頭症，種々の脳症に合併する内斜視もあるが，新生児期や乳児期に診断が確定しにくいものもある．そのために，乳児内斜視の早期診断の際には必ず小児神経科医に相談する.

調節性内斜視の発症時期は2～3歳頃と考えられているが，生後6ヵ月以内の早期に発症する症例もある(後述).

4)乳児内斜視の手術時期と両眼視の予後

乳児内斜視治療の目的も，眼位の正位化と良好な両眼視予後の獲得である．先にも述べたように，立体視は生後2～4ヵ月頃から発達しはじめるが，この立体視の萌芽期から早期に眼位を矯正しなければ立体視の発達は期待できない[3, 4]. 図2は，自験例76例の手術時期と立体視の予後の関係について示したものである．縦軸は立体視(対数表示)，横軸は手術時期を示している．図内の曲線は，手術時期と立体視の予後の間に有意な関連(r＝0.5210)があり，より早い時期の手術により立体視予後は改善することを示している. 60秒未満の正常立体視の獲得も可能であるが,

表1｜乳児内斜視の特徴

主所見	随伴所見
● 生後6ヵ月未満の発症 ● 35～40⊿以上の大きな内斜視角 ● 変動のない内斜視角 ● 発症初期は交代固視可能 ● 正常な中枢神経系所見 ● 非対称性視運動性眼振	● 弱視 ● 見かけ上の外転制限 ● 過度な内転運動(Ciancia症候群) ● 下斜筋過動による内転時の上方偏位 ● 交代性上斜位 ● A-V型斜視(V型が多い) ● 眼振 ● 内斜視と外斜視の混在(分離性水平偏位の合併) ● 異常頭位

(文献4)より)

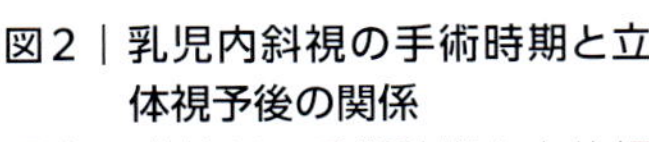

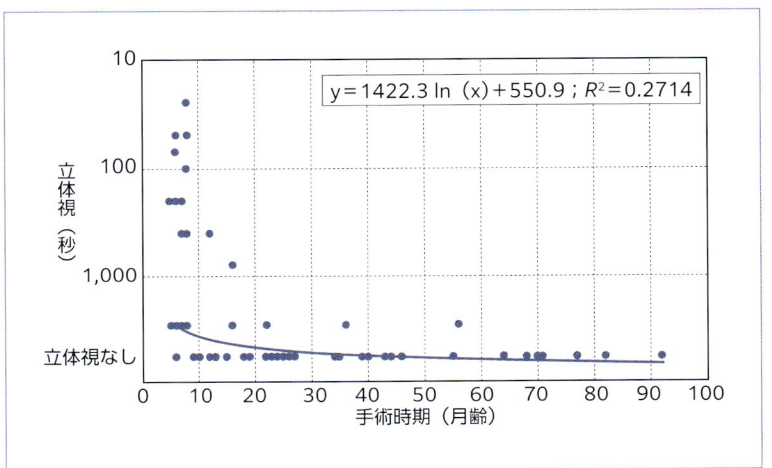

図2｜乳児内斜視の手術時期と立体視予後の関係

図内の曲線は，手術時期と立体視の予後の間に有意な関連(r＝0.5210)を示しており，より早い時期の手術により立体視予後は良好となる．60秒未満の正常立体視の獲得も可能であるが，生後8ヵ月以内の超早期に手術を行うことが必要である．

(文献3)より改変)

生後8ヵ月以内の超早期に手術を行うことが必要である[3]．

5)乳児内斜視の合併症とその対策

乳児内斜視の随伴症状として，交代性上斜位が46～90%，下斜筋過動が33～78%，潜伏眼振が30～50%に認められる(表1)．これらの合併症は，両眼視発達の不良の結果として発症してくる．特に交代性上斜位では両眼視が発達すると手術が不必要となる症例が増えるため，発症頻度を減少させるためにも早期に手術を行う[4]．

2. 早期発症の調節性内斜視

調節力も生後6ヵ月までに，眼位に影響するまでに発達するため，乳児期でも調節性内斜視は発症する（図3)．必ず調節麻痺下屈折検査を行い，遠視度の測定と同時に調節麻痺下での斜視角の変化を観察する．調節性内斜視の立体視感受性は生後20ヵ月にピークがあり，発症から4ヵ月以内に眼位矯正すれば調節性内斜視の立体視予後は良好になる．2歳以後に発症した症例でも，80%で立体視が獲得されている．乳児期発症の症例でも，発症から平均5ヵ月以内に眼位が矯正されれば88%に立体視が獲得されており，乳児期発症の調節性内斜視でも早期発見，早期治療が立体視予後の鍵である．

3. 偽内斜視

内眼角贅皮により角膜鼻側の結膜が隠されて，眼が内側に寄っているように見えるものを偽内斜視(pseudoesotropia)という．実際には両眼の視線がそろっているため病的意味はない．しかし，正常小児の斜視の発生率は約2%であるのに対し，偽内斜視と診断された幼児のなかでの斜視発症率は9%と有意に高く，偽内斜視と診断されてもその後の眼位について留意する[5]．

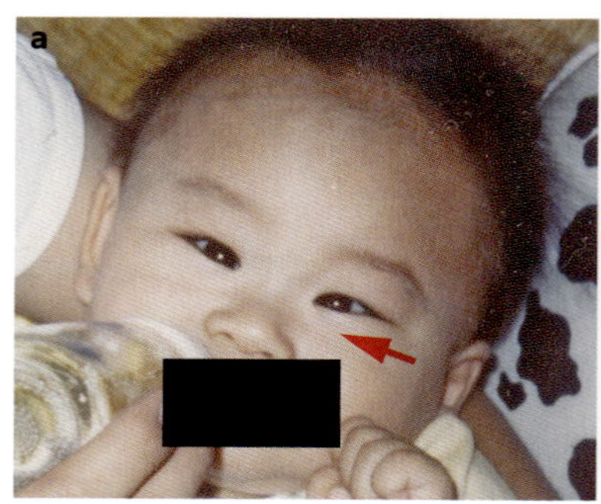

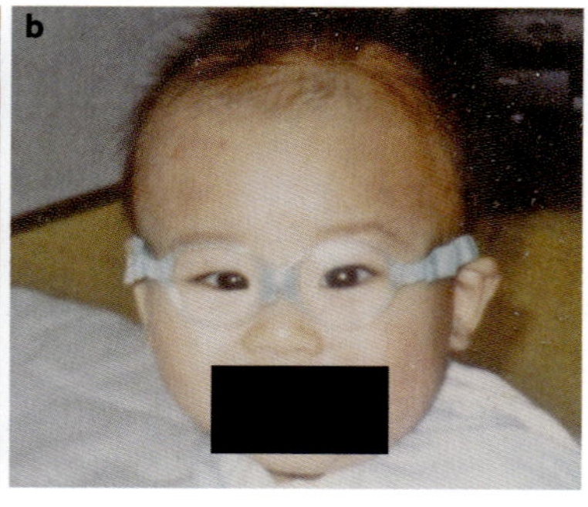

図3｜早期発症の調節性内斜視
a 左眼が内斜している.
b 完全矯正眼鏡装用で正位となっている.

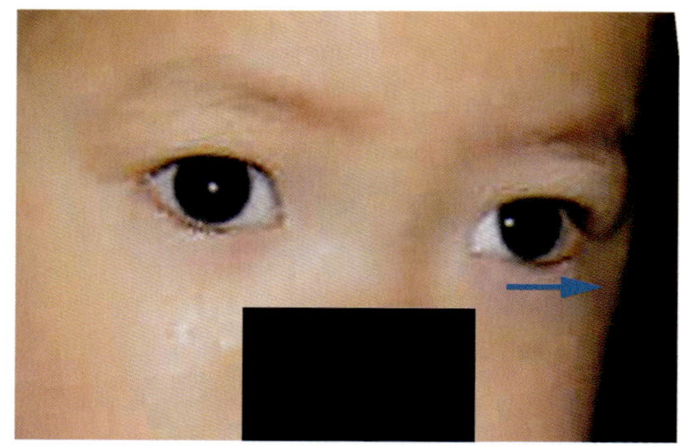

図4｜乳児外斜視
生後1歳以内に発症した外斜視で，左眼が外斜している.

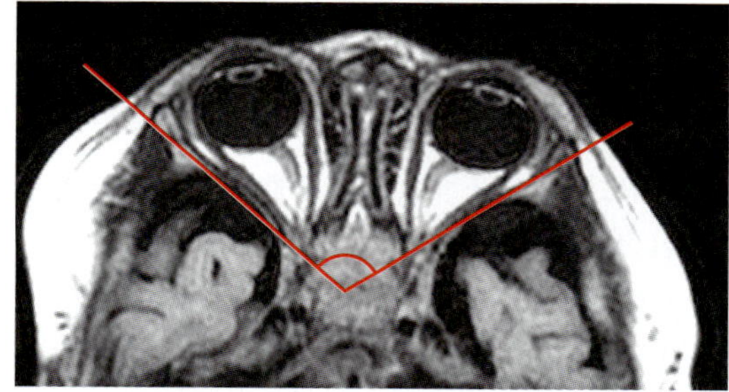

図5｜乳児外斜視の眼窩角
両眼の眼窩外側がなす眼窩角が107°と大きい.

V 乳児期の外斜視

約70%の新生児の眼位は外斜視であるが，生後6ヵ月までにはほとんど正位に改善する．しかし，1歳までに正位化せず外斜視が残存したものは乳児外斜視（infantile exotropia）と分類する（図4）．生直後の両眼の眼窩外側がなす眼窩角は平均105°と開いているが，その後急速に成人の正常値である90°に近づく．しかし，乳児外斜視の眼窩角は大きく開いたままで，眼窩外側に沿って走行する両眼の外直筋のなす角度も大きいことに起因して発症すると考えられる（図5）[6]．

1. 乳児外斜視

乳児外斜視も間欠性（intermittent）と恒常性（constant）の2つに分類される．間欠性の場合には眼位が正位であることもあり，視力だけでなく両眼視も発達することが可能である．手術は急ぐ必要はなく経過観察でもよい．しかし，恒常性の場合には乳児内斜視と同様に早急に眼位矯正を行う．頭部，眼窩の成長とともに眼窩角が小さくなり斜視角も減少することもあるため，矯正方法はプリズム療法を第一選択とする．眼位変化がなくなった時期に両内直筋短縮術を行って眼位を矯正する[6]．

文献

1) Birch EE：Stereopsis in infants and its developmental relationship to visual acuity. Early Visual Development：Normal and Abnormal, Simons K, ed. Oxford University Press, New York, 224-236, 1993
2) 粟屋 忍：形態覚遮断弱視. 日眼会誌 91：519-544, 1987
3) Yagasaki T, et al：Relationship between stereopsis outcome and timing of surgical alignment in infantile esotropia. J AAPOS 24：78.e1-5, 2020
4) Bhate M, et al：Timing of surgery in essential infantile esotropia—What more do we know since the turn of the century? Indian J Ophthalmol 70：386-395, 2022
5) Ryu WY, et al：Incidence of strabismus and amblyopia among children initially diagnosed with pseudostrabismus using the Optum® dataset. Am J Ophthalmol 211：98-104, 2020
6) Yagasaki T, et al：Effects of bilateral medial rectus resection on motor outcomes in infantile exotropia. Clin Ophthalmol 16：2047-2056, 2022

Topics

社会環境の変化と斜視

国立成育医療研究センター眼科 吉田朋世

小児を取り巻く環境は日々目まぐるしく変化している．外遊びの機会が減り，近業が増加し，ICT機器の利用が増え，多数の習い事を行うなど，以前は想定されていなかったような小児にさまざまなストレスを与える環境は，後天的な急性内斜視の増加につながっている可能性がある．

急性後天内斜視（acute acquired concomitant esotropia：AACE）

生後6ヵ月以降に，急性または亜急性に発症する内斜視である．眼球運動制限のない共同性斜視で，遠視の完全矯正を行っても内斜視が治癒しないものを指す．Burianらはこれらの症例をまとめて原因別に，Type Ⅰは融像の遮断によるもの，Type Ⅱは心身のストレスによるもの，Type Ⅲは低矯正・未矯正の近視によるものとして3つに分類した．その後，頭蓋内疾患によるものや，monofixation syndrome（単眼固視症候群）あるいは内斜位の代償不全によるものなども報告されており，まだすべての病態は明らかになっていない状態である（**表1**）．

主訴は急性もしくは亜急性の複視が最も多いが，低年齢では複視の症状を訴えることができず，保護者が眼位異常に気づいて来院するケースもある（**図1**）．診断するには，まず急性もしくは亜急性の発症を問診や写真で確認する．屈折要因がないかどうか調節麻痺下屈折検査で確認し，頭蓋内疾患を頭部CT・MRIなどの画像検査によって除外する．治療としては，斜視手術やプリズム眼鏡，ボツリヌス毒素注射などが有効で，良好な予後が得られることが知られている．

ICT機器の過剰使用により生じるAACE

AACEは古来より世界中から多くの報告があったが，いずれも既存の分類に基づいた報告であった．ところが2016年，韓国から新しいAACEのタイプが報告された[1]．この報告によると，7～16歳の小児がスマートフォンを1日4時間以上，少なくとも4ヵ月以上にわたり使用したあとにAACEを発症した．これらの症例は，Burianらの分類にある原因のうち，融像の遮断歴や心身のストレスを認めず，また近視はあるものの適矯正であった．その他報告されているほかの原因のいずれも認めず，さらにスマートフォンの使用を制限することにより斜視角の減弱を認めたことから，スマートフォンの過剰使用がAACEの原因ではないかと推測した．これ以降，わが国を含め同様の報告が世界中から寄せられるようになった．症例の多くは学童～青年期であったが，一方で，5歳以下で発症する者や，成人になってから発症する症例もあった．多くはこれまでのAACEと同様に治療によって良好な眼位・両眼視機能を得られたが，両眼視機能が未発達な低年齢で発症すると，良好な眼位であっても両眼視機能が得られにくいこともあることがわかっている．

表1｜急性後天内斜視の分類

種類	発症機序
Type Ⅰ (Swan type)	融像の遮断によって発症
Type Ⅱ (Burian-Franceschetti type)	疾患や心身のストレスによって発症
Type Ⅲ (Bielschowsky type)	低矯正もしくは未矯正の近視によって発症
その他	• 頭蓋内疾患 • Monofixationsyndrome あるいは内斜位の代償不全 • 周期性内斜視の恒常化 • 輻湊けいれん

なぜICT機器の過剰使用でAACEを発症するのか

現在多くの症例が報告されている一方で，その明確な分類や原因についてはまだ明らかになっていない．発症の原因としては，調節けいれんから発症する説，過度の近業により調節・輻湊システムが疲弊する説，近見反応の過剰な順応かつ遠方視の減少に付随する開散不全説，潜在的な内斜位や両眼視機能低下の存在説，先天的解剖学的異常の存在説などが考

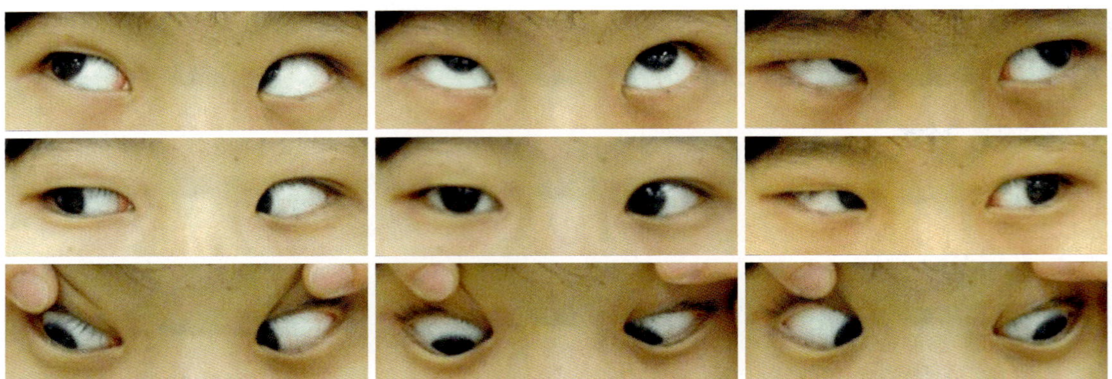

図1｜急性後天内斜視の術前9方向眼位
9歳頃よりICT機器を使用しはじめ，10歳頃より1日3時間以上，4ヵ月以上にわたって使用し続けたあと，複視を自覚して受診した.
（文献2）より）

目と画面との距離は
30 cm以上離す
目線は画面に
直交する角度
に近づける
背中を
伸ばす
画面の角度
を傾ける
お尻を後ろにして
深く腰掛ける
床に両足を
つける

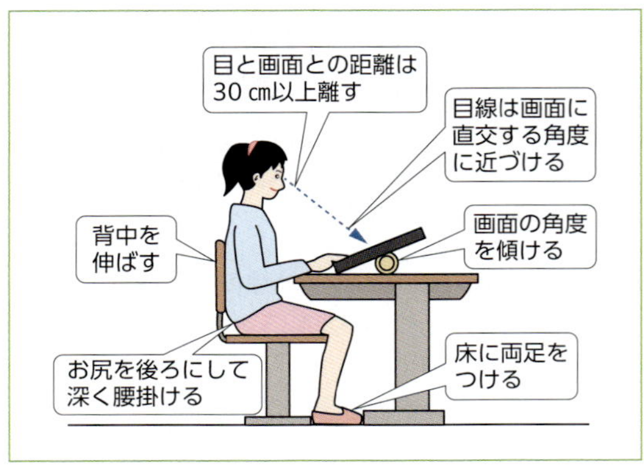

図2｜タブレットPCを使うときのポイント
良い姿勢をとり，明るい環境で見るように心がけることを指導する.
（文献3）より）

えられているが，いずれもすべての症例に当てはまるものではなく，複数の要因がかかわっている可能性がある．特に疑わしいと考えられる調節・輻湊システムの疲弊については，健康な成人に対しさまざまな方法で過度な近業をさせ調節・輻湊能を測定しているものの，いまだ結論は出ていない．発症時期も成人より学童～青年期に多いことから，この時期特有の調節・輻湊能のアンバランスがあるのかもしれない．さらなる研究が待たれるところである．

ICT機器使用の指導

前述のとおり，AACEはICT機器の使用に限らず過度な近業によっても起こると考えられる．しかしながら，ここまで問題が顕在化したのは，学習・娯楽両面において，小児のICT機器の使用が爆発的に増えているからにほかならない．ICT機器の過剰使用によるAACEをいかに指導して予防するべきか，これについてはまだ確実なことはいえないものの，使用時間の減少により症状改善がみられたとの報告があることから，使用時間や使用方法の指導はある程度効果があると思われる．我々は，0～2歳にはなるべくICT機器を使わないよう，そして，3歳～就学までは1日1時間，就学後は勉強のための時間を除いて2時間以内にするよう指導している．使用方法は文部科学省が作成したガイドブック[3]をもとに，良い環境，良い姿勢に気をつけるよう指導する（**図2**）．さらに，ICT機器を過剰使用しなければならない小児の環境にも踏み込み，保護者を含めた指導を行うべきである．

ICT機器の使用は完全な悪ではなく，短時間の使用に関しては健康を含めてよい結果がでていることも報告されている．保護者と小児がICT機器の使用の利点と欠点について話し合い，ルール作りをすること，そして節度を保った使用ができるように，両者とも心がけることを指導する．小児にとって過剰使用をしなくともよい環境作りが，小児の眼を守る一助となる．我々眼科医も常に最新の情報を取り入れ，適切な指導をしていかなければならない．

文献

1）Lee HS, et al：BMC Ophthalmology 16：37, 2016
2）吉田朋世ほか：Information and communication technology機器の使用が契機と思われた小児斜視症例．眼臨紀 11：61-66，2018
3）文部科学省：児童生徒の健康に留意してICTを活用するためのガイドブック．令和4年度3月改訂版
https://www.mext.go.jp/a_menu/shotou/zyouhou/detail/20220329-mxt_kouhou02-1.pdf（2024年10月閲覧）

Ⅱ. 視覚異常の早期発見

Ⅱ. 視覚異常の早期発見

1. 0歳から始める視覚スクリーニング

山形大学眼科 林 思音

Ⅰ 小児の視覚障害を来す眼疾患の8割は0歳児に発症

視覚障害を来す小児の眼疾患は，先天性眼疾患，全身疾患に伴うものが多い．視覚特別支援学校の統計結果[1)]によると，小児の視覚障害の原因は先天素因が64.7%，次いで未熟児網膜症が14.3%で，0歳児での発症が8割を占める．また，先天白内障，先天緑内障，先天網膜硝子体疾患(家族性滲出性硝子体網膜症，色素失調症など)や網膜芽細胞腫は頻度が1〜2万人に1〜3人と少ないが，視覚の感受性がピークとなる0〜2歳に起こる重症眼疾患であるため，早期発見が視力予後を決定するといっても過言ではない．

Ⅱ 乳幼児に発見される疾患とその頻度

生後1年に罹患する眼疾患とその発生頻度について，ミネソタ州オルムステッド郡における調査結果を表1に示す[2)]．頻度が多いのは結膜炎や鼻涙管閉塞だが，斜視，白内障，視神経低形成など早期治療・介入が必要な疾患も含まれる．また，近年は乳児健診でフォトスクリーナーを使用する場合も増えており，屈折異常の頻度は増加していると考えられる．偽斜視の割合が高いが，偽斜視と診断された乳幼児も，将来斜視を発症するリスクは一般集団と同じであることから，定期スクリーニングは継続する．

表1｜生後1年に罹患する眼疾患とその発生頻度(ミネソタ州オルムステッド郡，2005〜2014年)

眼疾患	(%)	10万出生あたりの頻度
結膜炎	51.5	10,425
鼻涙管閉塞	33.9	6,864
偽斜視	4.1	829
斜視	2.4	494
未熟児網膜症	1.8	364
眼瞼下垂	0.9	187
眼窩蜂巣炎	0.8	168
結膜下出血	0.7	139
生理的瞳孔不同	0.5	110
屈折異常	0.4	81
眼振	0.4	72
血管腫	0.3	67
白内障	0.3	58
先天性眼瞼異常	0.2	43
視覚発達の遅れ	0.2	43
霰粒腫・麦粒腫	0.2	38
視神経低形成	0.2	38
CVI	0.2	34

CVI(cortical visual impairment)：脳機能障害に関連する視覚異常

(文献1)より)

Ⅲ 乳幼児眼科スクリーニングの時期と検査方法

年齢別の視覚スクリーニング方法を表2に示す．ポイントは，すべての年齢で問診と家族歴の聴取，眼瞼・顔表面の観察，瞳孔反射の確認，red reflex法を行うことである．なお，フォトスクリーナーは生後6ヵ月以降から使用可能だが，3歳未満では屈折異常の精度が確立していないことに留意する．

1. 問診・家族歴の聴取

問診内容を表3に示す．乳幼児に対する問診では，小児・若年期に白内障，緑内障，網膜芽細

表2｜年齢別の視覚スクリーニング方法

スクリーニング法	新生児～1ヵ月	乳児 2～12ヵ月	1～2歳	3歳	4～5歳
問診・家族歴の聴取	→	→	→	→	→
眼瞼・眼表面の観察	→	→	→	→	→
瞳孔反射	→	→	→	→	→
red reflex法	→	→	→	→	→
眼位・眼球運動検査	→	→	→	→	→
屈折検査（フォトスクリーナーなど）		→（検査可能）	→（検査可能）	→	→

→：推奨する検査項目，→：検査可能（6ヵ月以降）

胞腫，網膜剝離を発症した家族歴を聴取することが重要である．1つでも該当する項目がある場合は，生後1ヵ月頃までに眼科での精査を勧める．また，Down症候群など眼疾患を合併しやすい全身疾患・症候群の場合は，小児科と連携して精査を進める．

2. 視覚異常の徴候を見逃さない

乳児期の視覚異常を発見するためには，特徴的な視反応に注目する（表4）．新生児期は，眼の大きさや形の異常などをよく観察する．生後2ヵ月頃から左右眼の固視・追視がみられ，両眼の視線がそろってくるが，この時期に眼振，片眼の斜視，嫌悪反射（後述）などの視反応不良のサインを認めた場合は，重症眼疾患がある可能性が高い．また，目押し（指眼徴候）も視覚異常を疑う徴候である．

3. 固視・追視検査は生後2ヵ月から

ペンライトや興味を引くおもちゃを使用して固視と追視を観察する．固視・追視がみられるのは生後2ヵ月頃からであるが，両親の顔を見ない，視線が合わない，表情や反応が乏しいなどの徴候があれば，両眼性の眼疾患や中枢神経疾患を疑う．一眼だけが常に斜視であり，斜視でないほうの眼を遮閉すると，他眼では固視できずに視線が定まらない場合には，重症眼疾患があって二次的に斜視となっている可能性が高い．早急に精査を勧めるべきである．

表3｜乳幼児の眼に関する問診

新生児の問診チェックリスト
● 瞳が白く見えたり，光って見えることはないですか ● 目の大きさや形がおかしいと思ったことがありませんか ● 子どもの頃に，白内障，緑内障，網膜剝離，網膜芽細胞腫などの目の病気になったことのある家族・親戚はいますか
乳児期以降に追加する項目
● 視線が合いますか ● 動くものを目で追いますか ● 目が揺れることはありますか ● 目つきや目の動きがおかしいと思ったことがありますか ● 極端にまぶしがることはありますか ● 片眼を隠すと嫌がりますか

（文献3）より改変）

4. 嫌悪反射で乳児の視力差を評価する

上述の固視・追視の観察時に続けて行う．嫌悪反射は，乳幼児の視力の左右差を評価する重要な診察方法である．視力の発達は個人差が大きいが，正常では両眼同等に発達する．すなわち，左右で視反応に差がある場合，疾患の存在を疑う．事前の問診で明らかに見えていなそうな眼がわかる場合，視標（おもちゃなど）を見せたのち，最初に見えていないと思われる眼を手などで隠すと，児は気にせずおもちゃを見続けられる．しかし，次に反対の眼，つまり見えていると思われる眼を隠すと，片方の眼に頼って見ている児は，突然視界をふさがれるので不機嫌になる．このように，児が明らかに嫌がる反応を示し，その反応が先に隠した眼のときのものとは異なる場合，視力不良を疑う．

表4｜眼疾患を疑う異常所見

異常所見	眼疾患
白色瞳孔	網膜芽細胞腫，網膜硝子体疾患，網膜剝離，硝子体出血，眼内炎
羞明・流涙・充血	先天緑内障，前眼部形成不全，睫毛内反，眼内炎
角膜混濁	先天緑内障，分娩時外傷，角膜デルモイド，前眼部形成不全
眼球・角膜の左右差	先天緑内障(大きい)，小眼球・小角膜(小さい)
眼瞼の異常	眼瞼下垂，動眼神経麻痺，眼瞼欠損，小眼球
瞳孔の形の異常	先天無虹彩症，前眼部形成不全，瞳孔膜遺残
瞳孔領白濁	先天白内障
眼位の異常	斜視，動眼神経麻痺，外転神経麻痺

(文献3)より改変)

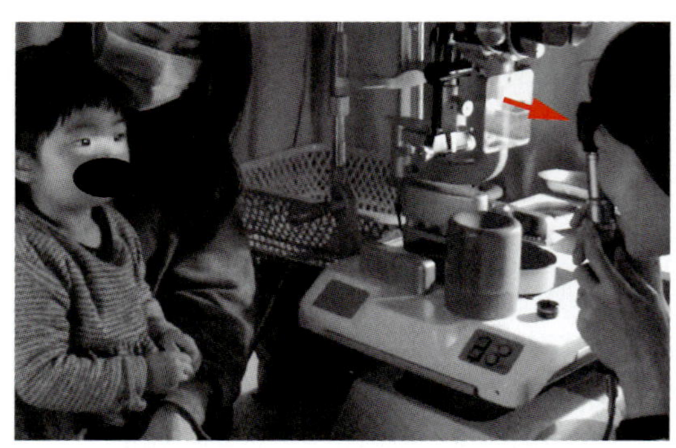

図1｜red reflex法
→：直像鏡

5. red reflex法で網膜反射を観察する

直像鏡もしくはレチノスコープを使用して，網膜からの反射を観察する検査法である．検査に協力が得にくい乳児にも施行でき，ベッドサイドでも多くの情報を得ることができるため，海外では乳幼児の視覚スクリーニングとして一般的に用いられている方法である．

方法は，直像鏡を覗いて約50cm(腕の長さ程度)離れた児の眼に光を当て，瞳孔内の反射光を確認する(図1)．反射光の色調は，日本人のようなアジア人では赤色より黄色～橙赤色を呈する．半暗室～暗室で行うとより観察しやすい．red reflex法で得られる所見を図2に示す．異常がない場合，反射光は均質でむらがなく，左右差を認めない．先天白内障は水晶体の濁りを光の影の部分として認めたり，片眼性では反射光の強さに左右差を認めたりと，見え方はさまざまである．

6. 眼位検査・眼球運動検査

ペンライトの光を両眼に当てて角膜からの反射を観察する(角膜反射法)．左右眼ともに瞳孔の中心に反射光が観察されれば正位，反射光が瞳孔中心からずれていれば内・外・上・下斜視が疑われる(図3)．前述のred reflex法でも，角膜反射を観察し斜視の有無を確認することができる(図2d)．red reflex法はペンライトでの観察に比べて，瞳孔との位置関係がより明確にわかる．続いて，ペンライトやおもちゃを使用して，眼球運動障害や眼振，異常眼球運動の有無をみる．

正常な乳児では生後4ヵ月で約85%，生後6ヵ月になると95%以上が正位となる．一過性の斜視をみることもあるが，生後2ヵ月以降に大角度の斜視がある場合には自然軽快はない．

一方，日本人の乳幼児は，内眼角贅皮のために内側の白目(強膜)が隠れて，見かけ上の内斜視(偽内斜視)を呈することがある．角膜からの反射を観察すれば真の斜視かどうか判別できる．しかし，両親が“視線が合わない”と訴えるときには，診ていないときに斜視になっている場合がある．改善がない場合は眼科を再受診するよう保護者に説明する．

7. フォトスクリーナー

生後6ヵ月の乳児から使用可能で，迅速に測定できること，発達の遅れや全身疾患のある児でも検査成功率が高いなどの特徴がある．また，操作が簡便で，異常判定基準が搭載されており検

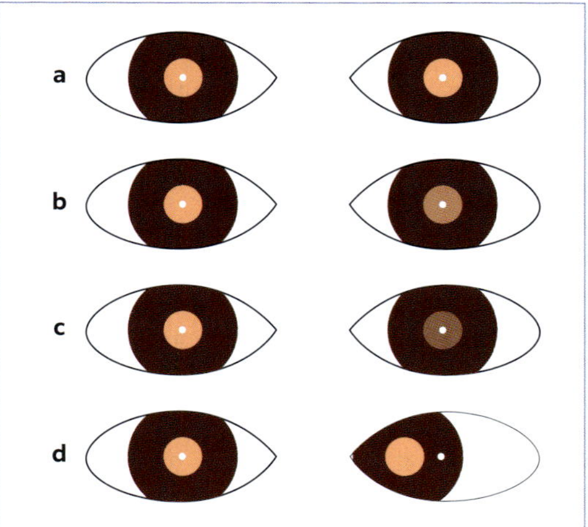

図2｜red reflex 法の所見
a 正常．両眼から同等の反射．
b 左眼の強度屈折異常．左眼の反射が弱い．
c 左眼の白内障．左眼の反射がない．
d 左眼の内斜視．左眼の角膜反射は角膜中央より外方に偏位．

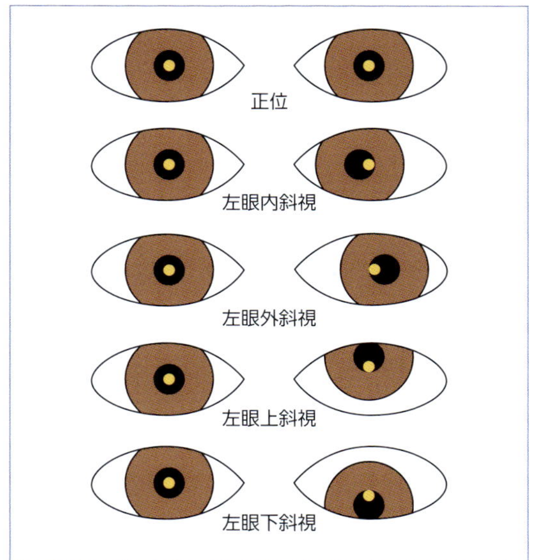

図3｜眼位検査：角膜反射による眼位の診察所見
ペンライトまたは直像鏡を用いて診察する．
（文献3）より）

査後すぐに判定結果が表示されることから，眼科検査の経験が少ない検者でも比較的容易に実施可能である．低年齢児での屈折異常判定は偽陽性や早急な治療を要さない場合が多いが，斜視判定の精度は高く，斜視と偽斜視の鑑別に有用である．また，フォトスクリーナーの検査が終了しない場合，斜視が検出された場合は重症眼疾患の可能性を疑い，積極的に前眼部・眼底検査を行う必要がある．

IV 0歳からの視覚スクリーニングの課題

1. 重症眼疾患発見の遅れ

異常に気づいてから国立成育医療研究センターを初診するまでの期間を調べた報告[4]では，緑内障群は平均0.7ヵ月，白内障群は平均1.4ヵ月，網膜芽細胞腫群は2.6ヵ月であった．特に網膜芽細胞腫は，異常に気づいてから初診まで3ヵ月以上を要した例が33%にのぼっており，発見が遅れているといわざるを得ない．乳児健診で異常なしと診断され眼科受診に至らなかった例，健診で眼科受診を促されたが受診せず放置してしまった例，眼科受診歴があるが診断に至らなかった例があった．前眼部疾患より眼底疾患の発見が遅れる傾向があり，乳幼児の眼底疾患の知識の普及，眼底疾患の検出・診断法の習得，眼底検査の重要性についての啓蒙が課題である．

2. 小児科と眼科の連携

近年，フォトスクリーナーの普及により，小児科から眼科へ乳幼児の精査依頼のための紹介が多くなった．重症眼疾患発見のためには喜ばしいことだが，一方で受け入れる眼科医の負担が増えている．これに対して，日本弱視斜視学会および日本小児眼科学会は「小児科医向けSpot Vision Screener運用マニュアル　Ver.1」を作成し，小児科医に対して適切な使用方法と検査後の対応について具体的な指針を公表している[5]．

文献

1) 柿澤敏文：全国視覚特別支援学校及び小・中学校弱視学級児童生徒の視覚障害原因等に関する調査研究：2015年調査，2016
2) Mansukhani SA, et al：J AAPOS 27：80.e1–80.e5, 2023
3) 国立成育医療研究センター：改訂版乳幼児健康診査身体診察マニュアル，2018
4) 仁科幸子ほか：眼臨紀 3：172-177，2010
5) 日本弱視斜視学会，日本小児眼科学会：小児科医向け Spot Vision Screener 運用マニュアル Ver 1．2018.

Topics

諸外国における乳幼児の視覚スクリーニング

りんごの木こどもクリニック 阪下和美

諸外国における乳幼児期の視覚スクリーニングのあり方を紹介する.

米国

国民皆保険制度はなく，各人の医療保険によるプライマリケア医制度である．乳幼児健診（health supervision visit)は，プライマリケア医が自身の診療所（クリニック）で個別に行う．子どものプライマリケアを担うのは，小児科医または家庭医療医（および両領域のナースプラクティショナー）である．健診の頻度は高く，発育・発達の評価，傷病スクリーニング，保健指導，予防接種が提供される．健診の際に小児科医や家庭医療医が視覚スクリーニングを実施する[1]．

米国眼科学会は，すべての月齢・年齢で，眼の症状に関する問診，家族歴の確認，眼瞼・眼窩の視診，ペンライトを用いた外眼部･前眼部の視診，眼球運動･眼輪筋のバランス・red reflex・瞳孔反射・瞬目反射の評価を行うことを推奨している．3ヵ月で固視ができることを確認し，それ以降の月齢で固視がしっかりできるようになったら遮閉試験による嫌悪反射の有無を評価する．12～36ヵ月には，前述の視覚評価と，機器があればフォトスクリーナーによる屈折検査を行う．3～5歳の時期には視力と眼位を評価する．3歳児健診では初めての視力検査を行う[2]．検査にはHOTV文字視標（H，O，T，Vの4つのアルファベットの視標）またはLEAシンボル視標（正方形，丸，家，下部が凹んだハートの4つの形の視標）を利用する．いずれもマッチングカード（各視標が大きく描かれているカード）を児に渡して回答してもらう，または口頭で文字やシンボルの名前を回答してもらう．3歳以降は，年に1回視力検査を行う.

米国小児科学会は「小児科医は視覚検査のエキスパートであるべき」とし，プライマリケア医が健診時の評価必須項目として眼の診察を行うという認識は定着している.

英国

英国は公的医療保険制度が敷かれ，NHS（National Health Service）により医療が提供されている．地域ごとに登録されたGP（general physician）がかかりつけ医として地域住民の健康を支援する．乳幼児の健康を評価するためにhealth and development reviewsという機会があり，health visitorと呼ばれる看護師・助産師が発育・発達の評価や保健指導を行う．家庭訪問や診療所での個別健診の形式で行われる．一般的な頻度は，生後6ヵ月までは毎月，6～12ヵ月は隔月，12ヵ月～2歳は3ヵ月ごとである．これとは別に，newborn and infant physical examination（NIPE）プログラムとして，出生時（生後72時間以内）および生後6～8週時にGPの診察によるスクリーニングが行われている[3]．スクリーニング対象疾患は先天性心疾患，発育性股関節形成不全，停留精巣，先天白内障である．出生時には，眼瞼・眼球（サイズや左右の対称性）の評価，角膜の対称性と透過性の評価，red reflex法による診察が義務付けられ，異常がある場合，スクリーニングの2週間以内に眼科医診察が定められている．生後6～8週の時期には，眼の症状に関する問診，固視と追視の評価，眼位の評価，red reflex法による診察が義務付けられ，異常がある場合には，生後11週までの眼科診察が定められている．視力検査はuniversal vision screeningプログラムとして4～5歳に行われる．視能訓練士が行い，LogMAR Crowded test（Keeler社）という視標が用いられる.

カナダ

プライマリケア医制度であり，乳幼児健診はプライマリケア医（小児科医または家庭医療医）によって行われ，健診時にプライマリケア医による視覚スクリーニングが実施される．推奨される診察項目・診察方法は米国と同様で，生後6～9ヵ月に最初の眼の診察，2～5歳では年1回の診察が推奨されている．さらに，5歳まで（理想的には3歳まで）には視力検査，眼球運動の評価，散瞳による眼底検査，細隙灯顕微鏡検査，屈折検査を眼科専門医から受けることを推奨している[4]．

欧州

欧州では各国の経済状況や医療体制が大きく異なり，視覚・聴覚スクリーニングの内容や実施体制もさまざまである．標準的な視覚・聴覚スクリーニングの導入を目指し，「EUSCREEN study」という大規模な調査が行われている．EUSCREENでは，各EU加盟国における人口統計，既存の医療制度，スクリーニング実施状況および検査内容，診断や治療の現状などの項目が調査され，各国からの報告はEUSCREENのウェブサイトで閲覧できる[5]．ここでは例として，フランス，ドイツからの視覚スクリーニングについての報告を紹介する．

►フランス

妊娠期～6歳を対象に公的ヘルスサービスを提供する母子保護センター（protection maternelle et infantile）により，全国で視覚スクリーニングが実施されている．眼科医，視能訓練士，小児科医，GP，看護師などが担当し，費用は健康保険ならびに各地方自治体等が負担する．出生時･2ヵ月時に眼の視診，瞳孔反射，固視，追視，red reflex，Hirschberg法，眼底検査を含むスクリーニングを受ける．生後4ヵ月，9ヵ月時に前述の検査に加えて遮閉試験，交代遮閉試験を行う．24ヵ月時以降は視力，立体視（Lang法），色覚の検査も加えて行う．視力は24ヵ月時に初めて測定し，以降3歳，4歳でHOTV文字視標，Numbers，CADETテスト，STYCARなどを用いて測定する．3～7歳ではさらに自動測定機器による屈折検査が行われる．

►ドイツ

1970年代から全国で視覚スクリーニングが実施されている．州が費用を負担し，小児科医，医療助手，または看護師が担当する．屈折検査は一般的なスクリーニングには含まれないが，人口の約10%がプライベートの健康保険を持ち，保険によっては屈折検査を受けられる．保険では受けられないが検査を希望する場合には，有料で受けることもできる．2008年以降は3歳時に視力検査が行われるようになった．就学時には医療助手が視覚スクリーニングを実施する．出生体重1,500 g以下・在胎32週以下の早期産児に対しては，正常の出生体重に至るまで2週間ごとに眼底検査を行い，日齢3・日齢10・生後1ヵ月時にred reflexを行う．正期産児では日齢3・日齢10・生後3ヵ月時に眼の視診を，生後1ヵ月・3ヵ月時にred reflexを行う．以降は下記のごとく視覚スクリーニングを行う．

- 生後3～4ヵ月時：眼の視診，red reflex，固視．
- 生後6ヵ月時：眼の視診，red reflex，固視，追視．
- 1歳・2歳・3歳：眼の視診，red reflex，固視，追視，瞳孔反射．
- 1歳・3歳：保険によっては自動測定器による評価．
- 4歳・5歳・6歳（就学前）：眼の視診，Hirschberg法，瞳孔反射，視力，Lang法による立体視．

わが国の視覚スクリーニングのこれから

諸外国では小児科医，家庭医療医，GPなど小児プライマリケア医が，乳幼児健診時に問診・視診以上の視覚スクリーニングを実施していることが多い．わが国においても，小児科医が基本的な視覚スクリーニングのスキルを習得し，外眼部・前眼部の視診（ペンライトも用いる），瞳孔反射の評価，眼位・眼球運動の評価，red reflex法，固視・追視の評価を診察時にルーチンで行うことが望ましいと考える．小児科医と眼科医が協働し，適切なフォロー体制を構築すること，さらに，地域社会へ向けて眼疾患の早期診断の重要性に関する情報を積極的に発信していくことが重要であろう．

文献

1) American Academy of Ophthalmology. Eye Screening for Children.
https://www.aao.org/eye-health/tips-prevention/children-eye-screening（2025年1月閲覧）

2) Hagan JF, et al (eds)：Guidelines for Health Supervision of Infants, Children, and Adolescents, 4th ed. American Academy of Pediatrics, Elk Grove Village, 609, 2017

3) GOV. UK. Newborn and infant physical examination: programme handbook.
https://www.gov.uk/government/publications/newborn-and-infant-physical-examination-programme-handbook（2025年1月閲覧）

4) Joint Clinical Practice Guideline Expert Committee of the Canadian Association of Optometrists and the Canadian Ophthalmological Society：Evidence-based clinical practice guidelines for the periodic eye examination in children aged 0-5 years in Canada. Can J Ophthalmol 54：751-759, 2019

5) EUSCREEN vision and hearing
https://www.euscreen.org/（2025年1月閲覧）

One Point Advice

眼症状を伴う全身疾患に注意

ら(羅)眼科 羅 秀玉

	疾患名	眼症状	全身症状
神経・筋疾患	筋ジストロフィ	眼瞼下垂，眼球運動障害	運動機能低下
	重症筋無力症	眼瞼下垂，眼球運動障害	易疲労性，筋力低下，呼吸筋麻痺
	Möbius症候群	先天性外転神経麻痺，ドライアイ	先天性顔面神経麻痺，他の脳神経麻痺
	Aicardi症候群	網脈絡膜症	脳梁欠損，点頭てんかん
	De Morsier症候群・中隔視神経形成異常症	視神経低形成，視力障害，眼振	透明中隔欠損，下垂体機能低下症
	Dandy-Walker症候群	落陽現象，白内障	第四脳室の嚢胞状拡大，水頭症，小脳虫部形成不全
	先天性水頭症	落陽現象，視神経萎縮，眼球運動障害，うっ血乳頭	頭囲拡大，大泉門緊満，頭囲静脈怒張，精神運動発達遅滞
	Sturge-Weber症候群	緑内障，脈絡膜血管腫，視力低下，視野欠損	頭蓋内血管奇形，顔面ポートワイン母斑，てんかん，精神発達遅滞
	Klippel-Trenaunay-Weber症候群	緑内障	四肢の混合型脈管奇形，片側肥大
	von Hippel-Lindau病	網膜血管腫，網膜剝離	脳・脊髄の血管芽腫，腎細胞癌，褐色細胞腫，膵腫瘍
	神経線維腫症1型(von Recklinghausen病)	視神経膠腫，虹彩小結節	カフェ・オレ斑，神経線維腫，骨病変，多臓器病変
	結節性硬化症(Bourneville-Pringle病)	網膜過誤腫，網膜無色素斑	てんかん，発達障害，皮膚病変，腎腫瘍
皮膚疾患	眼皮膚白皮症	弱視，眼振，虹彩低色素，眼底低色素，黄斑低形成	メラニン合成低下，色白，出血傾向，免疫不全
	Bloch-Sulzberger症候群・色素失調症	網膜血管の閉塞性変化，新生血管，硝子体出血，牽引性網膜剝離	皮疹，色素沈着，てんかん，歯欠損
腎・泌尿器・生殖器疾患	Lowe症候群	両眼性先天白内障，先天緑内障，角膜変性，斜視，眼振，小眼球症	中枢神経症状，腎尿細管機能障害
	Alport症候群	白内障，円錐水晶体，角膜変性	慢性腎炎，難聴，びまん性平滑筋腫
消化器疾患	Alagille症候群	後部胎生環，網膜色素変性	胆汁うっ滞，心血管奇形，骨格奇形，特異顔貌
耳疾患	Waardenburg症候群	虹彩異色症，内眼角解離，脈絡膜低色素	先天性感音性難聴，色素異常症
奇形症候群	頭蓋骨縫合早期癒合症	視力障害，眼球突出，斜視，眼振	頭蓋顔面縫合早期癒合，水頭症，顔面低形成，睡眠時無呼吸
	CHARGE症候群	コロボーマ(虹彩，網膜，脈絡膜，乳頭)，小眼球症，網膜剝離，白内障	成長障害，精神運動発達遅滞，心奇形，顔面非対称，耳介奇形，難聴
	Treacher Collins症候群	下眼瞼欠損，眼瞼裂斜下，鼻涙管閉塞，コロボーマ，角膜炎，斜視，屈折異常	頬部低形成，下顎低形成，歯牙異常，耳の形成異常，難聴
	Goldenhar症候群	眼瞼下垂，上眼瞼欠損，鼻涙管閉塞，デルモイド，コロボーマ，斜視，皮様脂肪腫	下顎低形成，小耳，脊椎異常
	Rubinstein-Taybi症候群	斜視，屈折異常，鼻涙管閉塞，白内障，緑内障	精神運動発達遅滞，特異顔貌，広い拇指趾

One Point Advice

乳児期から眼科的管理を要する主要な全身疾患・症候群を**表**にまとめた．症例報告になりうるような希少疾患は除いた．

文献

1）難病情報センターホームページ https://www.nanbyou.or.jp/（2025年1月参照）
2）小児慢性特定疾病情報センターホームページ https://www.shouman.jp/（2025年1月参照）

	概要	原因	頻度
	骨格筋の壊死・再生を主病変とする遺伝性疾患	50以上の原因遺伝子	17-20/10万，25,400人
	神経筋接合部のシナプス後膜上の分子に対する臓器特異的自己免疫疾患	遺伝しない	23.1/10万，5歳未満にピーク
	脳幹の発生障害	不明	1/8万，約1,000人
	神経発生異常	不明	1/10万，100人未満
	透明中隔欠損と視神経低形成に下垂体機能低下を併発する難治性疾患	HESX1，SOX2，孤発例が多い	1/1万，500人
	後頭蓋窩正中の嚢胞と小脳虫部の完全あるいは部分欠損	孤発例が多い	1/25,000
	頭蓋内に髄液が過剰に貯留して，頭蓋内圧が高くなった状態	さまざま	3/1万出生
	神経皮膚症候群 胎生初期の原始静脈叢の退縮不全	不明	1/5-10万出生，約1,000人
	胎生期における脈管形成異常により生じた病変	不明	1,500人
	多発腫瘍性疾患 血流が豊富な腫瘍が多臓器に発生	AD，*VHL*	3-4歳〜さまざま 1/36,000
	神経皮膚症候群	AD，*NF1*	1/3,000
	神経皮膚症候群	AD，*TSC1*，*TSC2*	1/1万，約1万人
	メラニン合成が低下ないし消失する	AR，*TYR*，*OCA2*，*TYRP1*，*SLC45A2*など	1/17,000-20,000，約5,000人
	外胚葉の異常	XD，*IKBKG*	0.7/10万，2,500人
	イノシトールリン脂質が蓄積	XR，*OCRL1*	数人/男児10万人
	糸球体基底膜を構成するIV型コラーゲンの遺伝子変異	X-linked，*COL4A5*，AD，AR，*COL4A3*，*COL4A4*	1,200人
	遺伝性肝内胆汁うっ滞症	AD，*JAG1*，*NOTCH2*	200-300人
	さまざまな程度の難聴と神経堤由来組織の軽微な異常を特徴とする疾患	AD，*PAX3*，*SOX10*など	1/5万
	頭蓋縫合が早期に癒合	AD，*FGFR1*，*FGFR2*，*FGFR3*など	1/2,500
	多発奇形症候群．ヒストンメチル化異常症． C-コロボーマ，H-心奇形，A-後鼻孔閉鎖 R-成長障害，G-外陰部低形成，E-耳奇形	CHD7	1/2万
	第一第二鰓弓の異常，両側対称性	AD，AR，突然変異，*TCOF1*，*POLR1C*など	1/5万
	第一第二鰓弓の異常，左右差あり	不明	1/3,500-5,600
	ヒストンアセチル化異常症	*CREBBP*，*CBP*	1/1-2万，200人

	疾患名	眼症状	全身症状
奇形症候群	歌舞伎症候群	下眼瞼外側1/3外反，切れ長の眼瞼裂，屈折異常	精神発達遅滞，指短縮，脊柱側弯，特異顔貌
	Sotos症候群	斜視，眼瞼裂斜下，眼間解離	大頭，過成長，骨年齢促進，精神発達遅滞，てんかん
	Wolfram症候群	視神経萎縮	糖尿病，難聴，尿路異常，神経症状，精神症状
	Stickler症候群	強度近視，硝子体変性，裂孔原性網膜剝離，白内障，緑内障	特異顔貌，口蓋裂，難聴，進行性関節症
	Pierre-Robin症候群	強度近視，緑内障	小顎，気道閉塞，口蓋裂
	Marfan症候群	水晶体偏位，近視，網膜剝離，円錐角膜，青色強膜	大動脈基部病変，高身長，側弯
	Weill-Marchesani症候群	水晶体偏位，球状水晶体，近視	低身長，短頚，関節硬直
	Ehlers-Danlos症候群	内眼角贅皮，円錐角膜，屈折異常，斜視，網膜剝離，薄い角膜，角膜混濁，緑内障	皮膚・関節の過伸展，組織脆弱性
	Axenfeld-Rieger症候群	後部胎生環，虹彩隅角形成異常，緑内障	歯牙異常，顔面骨異常，臍異常，下垂体病変，難聴
	Peters plus症候群	角膜混濁，白内障，緑内障	口唇口蓋裂，精神発達遅滞，成長障害，心奇形，腎奇形
染色体異常	21トリソミー(Down症候群)	屈折異常，円錐角膜，白内障，内眼角贅皮，睫毛内反，眼瞼下垂，斜視	筋緊張低下，心疾患，甲状腺機能低下症，特異顔貌
	18トリソミー	眼瞼下垂，虹彩コロボーマ，白内障，小眼球	先天性心疾患，手指異常
	13トリソミー	小眼球，コロボーマ，白内障，角膜混濁，緑内障，網膜異形成	呼吸障害，発達障害，てんかん，難聴
	5p欠失症候群	内眼角間解離，内眼角贅皮，斜視，視神経萎縮，網膜血管蛇行	甲高い啼泣，小頭症，成長障害，精神発達遅滞
	Turner症候群	斜視，弱視	心奇形，翼状頚，性腺形成不全
	11p13欠失症候群(WAGR症候群)	無虹彩症(虹彩欠損，黄斑低形成，白内障，角膜混濁，緑内障)	Wilms腫瘍，泌尿生殖器異常，精神発達遅滞
腫瘍	三側性網膜芽細胞腫	網膜芽細胞腫	松果体腫瘍
	神経芽腫	眼窩転移性腫瘍，Horner症候群，瞳孔緊張症，オプソクローヌス	腹部腫瘤
	白血病	網膜症，硝子体出血，網膜剝離	出血傾向，貧血，感染症状
内分泌・代謝疾患	糖尿病	白内障，網膜症，黄斑浮腫，硝子体出血，牽引性網膜剝離，虹彩新生血管	腎不全，神経障害
免疫疾患	Behçet病	虹彩毛様体炎，網脈絡膜炎	口腔粘膜潰瘍，皮膚症状，外陰部潰瘍
	Blau症候群	ぶどう膜炎(サルコイドーシスに似ている)	皮疹，関節症状
	若年性特発性関節炎	ぶどう膜炎	関節炎
	川崎病	ぶどう膜炎，結膜炎	血管炎，発熱，発疹，リンパ節腫脹，口唇発赤，膜様落屑
	Stevens-Johnson症候群	角結膜炎，偽膜形成，角膜上皮欠損，ドライアイ	粘膜疹，表皮壊死，紅斑，発熱
	慢性移植片対宿主病(GVHD)	ドライアイ	高熱，皮疹，肝障害，粘膜障害
感染症	先天風疹症候群	白内障，網膜症，小眼球症	先天性心疾患，難聴
その他	ミトコンドリア病	視神経萎縮，外眼筋麻痺，網膜色素変性	けいれん，知能低下，筋力低下，糖尿病，心伝導障害

AD(autosomal dominant)：常染色体顕性遺伝，AR(autosomal recessive)：常染色体潜性遺伝，XD(X-linked dominant)：X連鎖顕性遺伝，XR(X-linked recessive)：X連鎖潜性遺伝

One Point Advice

	概要	原因	頻度
	ヒストンメチル化異常症	AD, *KMT2D*, *KDM6A*	1/32,000, 4,000人
	過成長疾患	AD, *NSD1*	約2,500人
	細胞内小胞体の脆弱性	AR, *WFS1*	200人, 10歳前後に発症
	遺伝性のコラーゲン形成異常による結合組織疾患	AD, *COL2A1*, *COL11A1*, AR, *COL9A1*など	1/7,500-9,000
	不明	AD, *SOX9*	1/2,000-30,000
	全身の結合組織が脆弱になる遺伝性疾患	AD, *FBN1*	1/5,000-10,000, 推定2万人
	全身性結合組織障害	AR, *ADAMTS10*, AD, *FBN1*	1/10万
	皮膚, 関節, 血管など全身の結合組織が脆弱になる遺伝性疾患	AD, *COL5A1*, *COL5A2*など	1/5,000
	前眼部の発生異常	AD, *PITX2*, *FOXC1*	不明
	前眼部の発生異常	AR, *B3GLCT*	不明
	最も頻度が高い染色体異常の1つ	21番染色体全長あるいは一部の重複	1/1,000
		18番染色体全長あるいは一部の重複	1/3,500-8,500
		13番染色体全長あるいは一部の重複	1/5,000-12,000
		5p15領域の欠失	1/5万, 1,000人以下
		45,X	女児1,000人に1人
	W-Wilms腫瘍, A-無虹彩, G-泌尿生殖器異常, R-精神発達遅滞	*PAX6*と*WT1*が隣接している11p13領域の欠失	1/10万
	網膜芽細胞腫のうち遺伝性例に発症する	AD, *RB1*	不明
	体幹の交感神経節や副腎髄質などから発生	不明	1/7,000
	骨髄における白血病細胞の異常増殖により, 正常な造血機能が阻害され, 白血球減少や貧血, 血小板減少に伴う症状を呈する	さまざま	11/10万
	インスリンの不足や抵抗性などにより, 高血糖状態が続く	多因子	5年以上経過後症状出現 小児は6,200人
	慢性再発性の全身性炎症性疾患	不明, 多因子	14,736人
	全身性肉芽腫性疾患	AD, *NOD2*	100人未満, 4歳以前に発症
	活性化T細胞やマクロファージが関わると推測されている	不明	1/1万, 16歳未満
	全身の血管炎		毎年1万人発症, 0〜4歳
	免疫学的機序により皮膚, 粘膜に壊死性病変が生じる		1,500人
	ドナー由来の細胞が宿主を攻撃		1万人
	風疹ウイルスの胎児感染		1.8-7.7/10万
	ミトコンドリア機能障害	200以上の遺伝子変異	1,452人

Ⅱ. 視覚異常の早期発見

2. “3歳児健診”における視覚検査

筑波大学眼科　**森田由香**

Ⅰ　屈折検査導入の背景

3歳児健診における屈折検査の導入は，幼児期の視覚発達を適切に支えるための重要な取り組みである．幼少期における視覚発達は，3歳までに急速に進み，6～8歳頃にはほぼ完成する(図1)．この時期に屈折異常を早期に発見し，適切な治療を行うことが，視力の正常な発達に不可欠である．3歳児健診で見逃されやすい弱視として，不同視による片眼不同視弱視がある．片眼の弱視は本人が見づらそうにするなどの症状が少なく，周囲が気づきにくい．屈折検査を導入することで，従来の視力検査では見逃されがちだった弱視を早期に発見し，効果的な治療につなげることが可能となる．

ただし，屈折検査機器によりすべての視覚異常を検出することはできず，視覚異常の検出には視力検査が最も重要である．つまり，屈折検査機器はあくまでも視力検査と併用する必要があり，視力検査を省略してはならない．

Ⅱ　屈折検査導入の普及

3歳児健診での屈折検査導入前は，主に家庭で行う視力検査の結果を用いて弱視の判定を行っていたが，自宅での正確な視力の測定が難しい，保護者が「見えている」と思い込み検査を実施していなかったなどが原因で，多くの弱視が見逃されていた．

そうしたなか，スクリーニング用の屈折検査機器であるフォトスクリーナーを3歳児健診視覚検査で使用した自治体では，簡便に屈折異常を検出することにより，弱視の発見率が著しく向上したと報告された[1]．2021年には日本眼科医会が「3歳児健診における視覚検査マニュアル～屈折検査の導入に向けて～」を作成した[2]．同時に，厚生労働省に屈折検査導入を要望し，2022年度から自治体の屈折検査機器購入費用の半額を国が補助する制度が導入された．その結果，全国の市町村3歳児健診における屈折検査導入率は，2021年度の28.4%から2023年度には85.7%へ

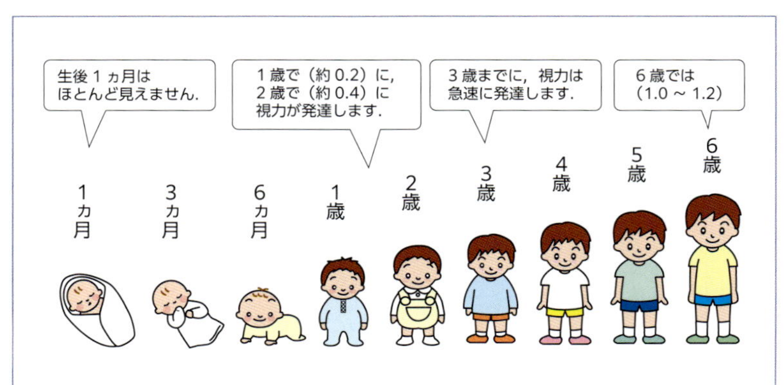

図1｜視機能の発達

（文献2）より）

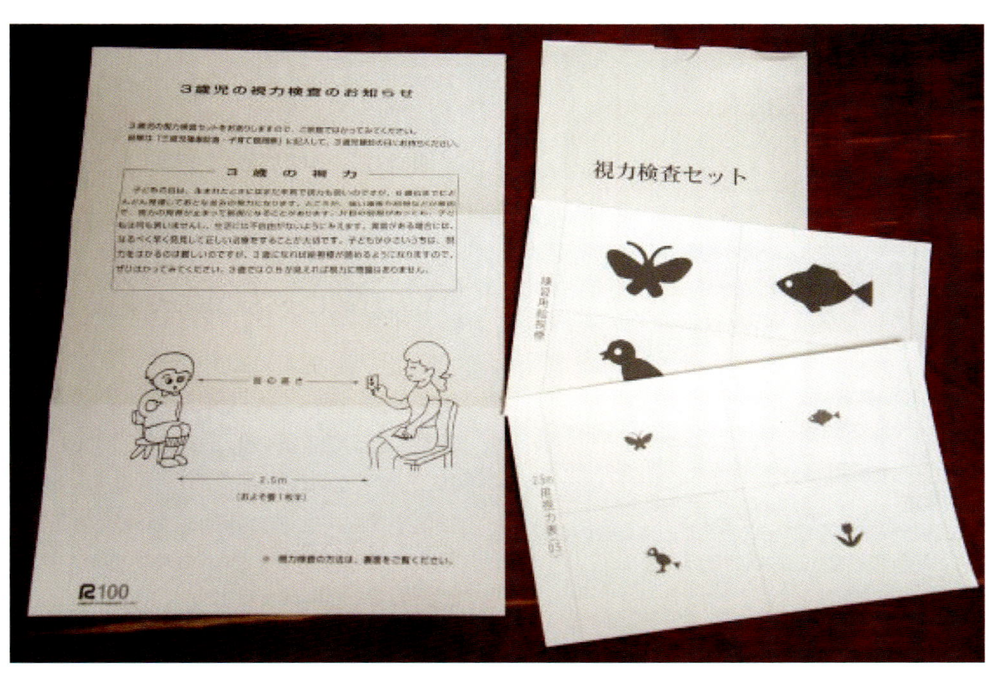

1）	目つきや目の動きがおかしいですか
2）	まぶしがりますか
3）	目を細めて見ますか
4）	物に近付いて見ますか
5）	頭を傾けたり、横目で見たりしますか
6）	明るい戸外で片目をつぶりますか
7）	目が揺れていますか
8）	まぶたがさがっていますか
9）	黒目の大きさが左右で違いますか
10）	瞳孔（黒目の中央）が白っぽく見えることがありますか
11）	近くのものを見るときに、目が内側に寄ることがありますか
12）	親、兄弟姉妹に弱視、斜視、生まれつきの目の病気の人がいますか

図2｜一次検査
家庭で実施する問診表と視力検査セット.

と飛躍的に増加し，母子健康手帳の3歳児健診の記録欄に屈折検査項目が追記されるなど，3歳児健診視覚検査の内容に目覚ましい進展がみられた.

III　3歳児健診視覚検査の流れ

3歳児健診の視覚検査は，自宅で行う一次検査(図2)，保健センターなどで行う二次検査，眼科精密検査から構成される．保健センターなどで行われる二次検査では全員に屈折検査を行い，そのうえで一次検査の結果確認，および健診医による診察を行う(図3)．一次検査または二次検査で1項目でも異常が認められた場合，要精密検査として眼科医療機関での精密検査が指示される(表1).

屈折検査機器であるフォトスクリーナーは，子どもが保護者に抱っこされた状態でも施行可能であり，3歳児に適した他覚的検査である．自覚的検査である従来の視力検査で，屈折異常があるにもかかわらず，ギリギリで正答してしまったり，偶然正答できてしまった症例などを発見しやす

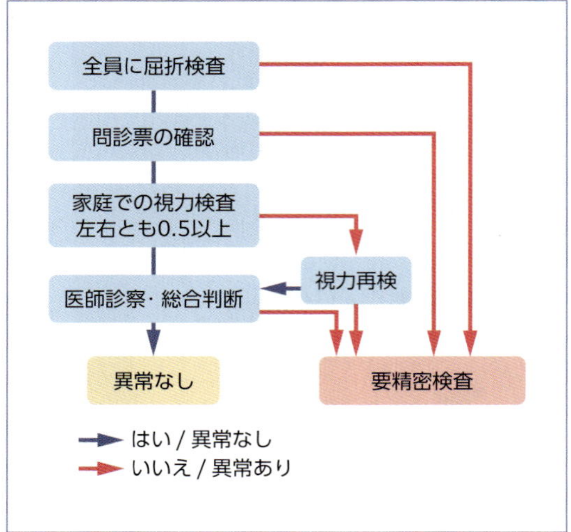

図3｜二次検査
まず全員に屈折検査を行う．そのうえで一次検査の結果を確認して，医師の診察，総合判断を行う．

表1｜精密検査受診勧告の基準

1. 視診にて異常所見がある
2. 固視の異常がある
3. 斜視がある，あるいはその疑いがある
4. 眼球運動異常がある
5. 問診表に1つでも該当項目がある
6. 二次検査で視力の再検査を実施した結果，左右いずれかでも視力が0.5に満たない，もしくは検査不能
7. 屈折検査を導入している場合
   a. 異常判定基準に該当する
   b. 検査ができない
   c. 検査に協力的でも測定不能

1つでも異常項目があれば精密検査受診勧告に該当する．
（文献2）より）

い．屈折検査の導入に際しては，屈折検査機器の確保，検査を担当する保健師や視能訓練士の研修，適切な運用とデータの管理を行うための人員確保，スタッフへの定期的な研修が必要となる．検査方法や報告書，精検対象集計表の記入例などは，すべて「3歳児健診における視覚検査マニュアル」[2]に記載されている（図4）．

要精密検査となり眼科医療機関を受診した場合に行うべき検査を表2に示す．子どもの機嫌によっては，複数回に分けて受診してもらうことが多い．そのうえで，さらなる精査が必要となる症例については，速やかに小児科・小児眼科専門施設へ紹介することが求められる．

精密検査対象となった保護者への保健指導・事後措置も重要である[3]（表3）．3歳児健診で要精密検査と指示された3歳児の25%は，眼科を未受診であることが報告されている．保護者が子どもの視覚発達や弱視のリスクについて理解し，早期発見・早期治療につなげるためには，視覚検査に関する資料を配布するなど，保護者に対する啓発活動も重要である．

Ⅳ 行政による機器購入支援などの補助

厚生労働省は2022年度から，自治体が屈折検査機器を導入する際に，「母子保健対策強化事業」として経費の1/2を補助している．さらに2023年度からは，都道府県が実施する広域支援強化事業に対して，市町村の健診事業の精度管理や機器整備に対する経費の補助を開始した．市町村が健診事業を委託した場合にも，この補助は適応される．これらの支援により，自治体は必要な屈折検査機器を導入・維持し，データを適切に管理することで，子どもの視覚発達を守るための体制を強化できると考えられる．

また，厚生労働省は子育て支援推進調査研究事業「3歳児健康診査における視覚検査の実施体制に関する実態調査研究」において，「市区町村及び都道府県担当者のための3歳児健康診査における視覚検査の円滑な実施と精度管理のための手引書」[4]および「市区町村及び都道府県担当者のための3歳児健康診査における視覚検査の円滑な実施と精度管理のための手引書（別冊）事例集」[5]を作成した．これらの資料はWebで公開されており，さまざまな自治体での取り組みも事例集で紹介されるなど，非常にわかりやすい内容となっている．

Ⅴ 今後の課題

一般眼科の患者は高齢者が多く，小児眼科を専門とする施設は限られている．小児診療には成人診療と異なり，落ち着いて検査のできる専用の空間，時間，そして小児検査の経験をもつ視能訓練士が必要である．特に発達障害をもつ子どもの診療は，一般診療と同時に行うことが難しい場合が多い．小児患者の診療を引き受ける眼科医

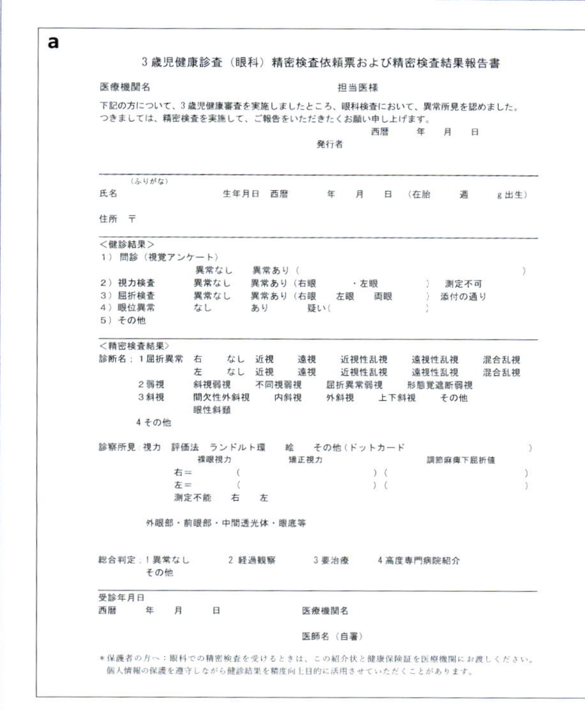

a

3 歳児健康診査（眼科）精密検査依頼票および精密検査結果報告書

医療機関名　　　　　　　　　　　　　担当医様

下記の方について、3 歳児健康審査を実施しましたところ、眼科検査において、異常所見を認めました。
つきましては、精密検査を実施して、ご報告をいただきたくお願い申し上げます。

西暦　　年　　月　　日

発行者

（ふりがな）
氏名　　　　　生年月日　西暦　　年　　月　　日（在胎　　週　　g 出生）

住所　〒

＜健診結果＞
1）問診（視覚アンケート）
　　異常なし　異常あり（　　　　）
2）視力検査　異常なし　異常あり（右眼　　・左眼　　）　測定不可
3）屈折検査　異常なし　異常あり（右眼　左眼　両眼　）　添付の通り
4）眼位異常　なし　あり　疑い（　　）
5）その他

＜精密検査結果＞
診断名：1 屈折異常　右　なし　近視　遠視　近視性乱視　遠視性乱視　混合乱視
　　　　　　　　　　左　なし　近視　遠視　近視性乱視　遠視性乱視　混合乱視
　　　　2 弱視　斜視弱視　不同視弱視　屈折異常弱視　形態覚遮断弱視
　　　　3 斜視　間欠性外斜視　内斜視　外斜視　上下斜視　その他
　　　　　　　　眼性斜頸
　　　　4 その他

診察所見：視力　評価法　ランドルト環　絵　その他（ドットカード　　）
　　　　裸眼視力　　矯正視力　　調節麻痺下屈折値
　　右＝　　（　　　　）（　　　　）
　　左＝　　（　　　　）（　　　　）
　　測定不能　右　左

　　外眼部・前眼部・中間透光体・眼底等

総合判定：1 異常なし　2 経過観察　3 要治療　4 高度専門病院紹介
　　　　　その他

受診年月日
西暦　　年　　月　　日　　　医療機関名

　　　　　　　　　　　　　　医師名（自署）

＊保護者の方へ：眼科での精密検査を受けるときは、この紹介状と健康保険証を医療機関にお渡しください。
個人情報の保護を遵守しながら健診結果を精度向上目的に活用させていただくことがあります。

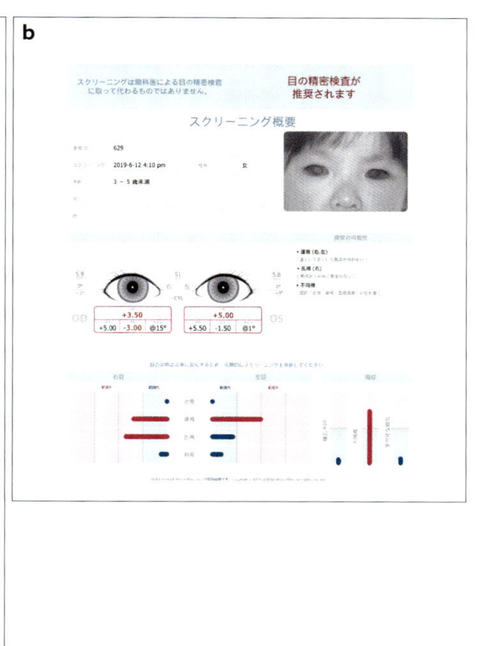

図4｜精密検査依頼票および精密検査結果報告書(a)と屈折検査の結果票(b)

屈折検査の結果票は必ず添付する．様式が統一されていると行政は統計を取りやすく，医療機関は記入がしやすい．

（文献 2）より）

療機関は多くある一方で，小児診療が専門外であることや，検査を行うスタッフがいないといった理由で，小児患者の診療ができない医療機関も特に郊外で少なくない．適切な時期に受診ができないという状況を防ぐためには，均質な治療体制の強化が望まれる．

さらに，全自治体での屈折検査の導入率を高め，検査後のフォローアップ体制を充実させるためには，行政と眼科・小児科・視能訓練士との連携を強化し，問題点を共有することが重要である．3 歳児健診の視覚検査における屈折検査の導入および検討委員会の設置を義務化し，精度管理の強化が期待される．

VI　弱視や斜視の子どもの眼鏡装用等に関する園へのお願い

小児が眼鏡を常用するためには周囲のサポートが不可欠であり，幼稚園や保育所の職員などからの声かけは非常に有効である．実際，「園のおか

表2｜眼科精密検査における検査内容

1. 問診	7. 屈折検査
2. 視診	8. 視力検査
3. 固視検査	9. 調節麻痺下屈折検査
4. 眼位検査	10. 細隙灯顕微鏡検査
5. 眼球運動検査	11. 眼底検査
6. 立体視検査	

瞳孔不同，眼筋麻痺など脳病変の疑い例
➡小児科があり頭部 MRI の施行できる施設へ
原因不明の視力不良例
➡小児眼科専門の施設へ

（文献 2）より）

表3｜精密検査対象となった保護者への保健指導・事後措置

- わかりやすい説明文を渡し弱視の啓発を行う
- 保健師や視能訓練士は，健診医の指示なしに診断的な内容に触れる発言をしてはならない
- 精密検査依頼票に屈折検査の結果票を添付したものを渡し，速やかな眼科受診を勧める
- 3ヵ月を目安に受診の有無を確認し，未受診の場合は再度眼科受診を勧める
- 提出された精密検査結果報告書は内容を確認のうえ，健診の精度向上のためにデータを管理する

幼稚園、保育所、認定こども園の皆様へ

～　弱視や斜視の子どもの眼鏡装用等に関するお願い　～

令和5年10月12日

日本眼科学会
日本眼科医会
日本小児眼科学会
日本弱視斜視学会
日本視能訓練士協会

●　子どもの目が発達する時期には限りがあります

子どもの目の機能（視力など）は、生後から3歳までに急速に発達し、6歳～8歳頃までにほぼ完成します。ところがこの時期に視力の成長を妨げる要因があると視力の発達が停止し、その後いくら眼鏡をかけても十分な視力が得られません。これを「弱視」と言い、約50人に1人程度と言われています。

●　眼鏡装用は弱視や斜視の子どもにとって大事な治療です

弱視には様々な原因はありますが、網膜へのピントがずれている「屈折異常」（特に強い遠視や乱視）が原因となっていることが多いです。視力が発達する時期に眼鏡を常用するなどの治療で多くの場合、就学時までに良い視力を獲得できます。また、斜視（両眼の視線があっていない状態）の治療に眼鏡装用が必要な場合があり、眼鏡をかけることにより目の位置が安定し、両眼で物を立体的にみる機能（両眼視機能）も育ちます。

●　治療用眼鏡を装用し続けるには周りの協力が必要です

このように、園にお通いのお子さんの眼鏡は将来にわたって良い視機能を得る大切な治療用具です。眼鏡装用によって目の怪我や危険が多くなるという報告はありません。かえって目の怪我を防ぐことができる場合もあります。医師や保護者は子どもに眼鏡を一日中かけるよう指導をしています*。園にいる間に眼鏡をかけないと、その子どもは「眼鏡はかけなくてもよいもの」と思ってしまい、治療中断につながることもあり得ます。
子どもが、治療用眼鏡をしっかりかけることにより将来にわたり良い視機能を維持できるよう、園の皆様にもご理解いただき、保護者を含め周りの方が協力できるようお願い申し上げます。

＊屋内活動だけでなく、外あそびなどの時も眼鏡装用をお願いします。ただし、プールやマット運動などの場合は除きます。詳細については眼科主治医にご相談ください。

〈 参考資料 〉
※厚生労働省令和4年度子ども・子育て支援推進調査研究事業「3歳児健康診査における視覚検査の実施体制に関する実態調査研究」リーフレットより抜粋

3歳から治療することを、
強くおすすめする理由。
弱視の治療って何するの?
異常を放置すると、脳の見る機能の発達も止まってしまいます。
弱視のほとんどは、治療用めがねをかけてピントが合った
状態にすることで、脳が刺激され、視力が発達していきます。
3歳で治療を開始したこどもの多くが、小学校入学までに
めがねを常用すれば十分な視力を得ています。
治療にはタイムリミットがあります
成長するにつれて視力の発達はスローダウンして6～8歳で完了します。治療開始のタイミングを逃すと、
思うように効果が上がらず、めがねやコンタクトレンズを使っても生涯十分な視力を得られないことがあります。
発達が途中で停滞していても、今なら再スタートできます。
視力 0.02
視力 0.5
視力 1.0
これ以降、脳は視覚刺激を受けてもあまり反応せず視力が発達しにくくなります。
生まれた直後
視力の発達
6～8歳

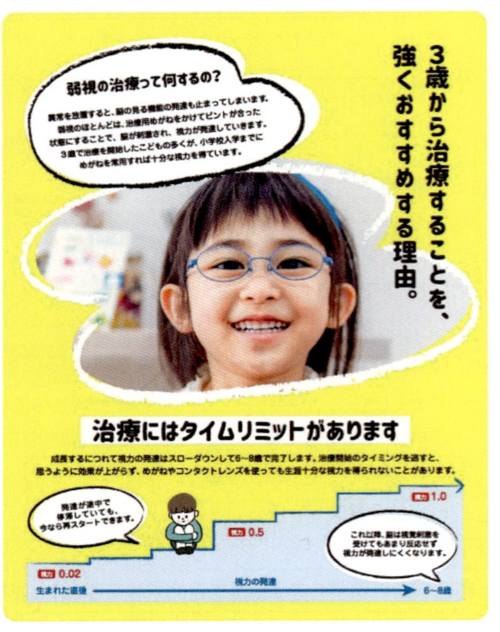

図5｜園への眼鏡装用等に関するお願い文
学会が正式に通知した文書であり，保護者が園へ眼鏡装用を依頼しやすくなった．

（文献6）より）

げで早く眼鏡に慣れた」という声も多い．一方で，外遊びの際などは「危ないから」と眼鏡を外すなど，不適切な指導も散見される．通園する子どもたちが正しく眼鏡を装用することができるよう，日本眼科学会，日本眼科医会など5つの学会が，園に対して適切な眼鏡装用についてのお願い文を作成した（図5）[6]．この文書では，眼鏡装用の必要性について説明するとともに，屋内活動だけでなく，プールやマット運動などを除き，外遊びの際も眼鏡を装用するように明記している．子どもの眼鏡装用に不安を抱く保護者や園の職員の両方にとって非常に有効であり，積極的に活用していただきたい．

文献

1）林　思音ほか：三歳児眼科健診における屈折検査の有用性 システマティックレビュー．眼臨紀 12：373-377，2019
2）日本眼科医会：3歳児健診における視覚検査マニュアル～屈折検査の導入に向けて～．2021
https://www.gankaikai.or.jp/school-health/2021_sansaijimanual.pdf（2024年10月閲覧）
3）板倉麻理子：3歳時健診にまつわる知っておきたい知識．眼科グラフィック 13：344-354，2024
4）厚生労働省 令和4年度子ども・子育て支援推進調査研究事業「3歳児健康診査における視覚検査の実施体制に関する実態調査研究」：市区町村及び都道府県担当者のための3歳児健康診査における視覚検査の円滑な実施と精度管理のための手引書．2023
5）厚生労働省 令和4年度子ども・子育て支援推進調査研究事業「3歳児健康診査における視覚検査の実施体制に関する実態調査研究」：市区町村及び都道府県担当者のための3歳児健康診査における視覚検査の円滑な実施と精度管理のための手引書（別冊）事例集．2023
6）日本眼科医会ほか：幼稚園，保育所，認定こども園の皆様へ～弱視や斜視の子どもの眼鏡装用等に関するお願い～．2023
https://www.gankaikai.or.jp/school-health/detail2/__icsFiles/afieldfile/2023/10/12/20231013_glasses.pdf（2024年10月閲覧）

One Point Advice

視覚スクリーニング機器の使用方法

国立成育医療研究センター眼科　**松岡真未**

乳幼児健診と視覚スクリーニング

視覚の感受性期は生後から大きなピークを迎えるため，重篤な眼器質疾患の見逃しは恒久的な視覚障害の原因となりうる．早期発見，早期治療が視覚予後に非常に重要であるが，3歳児健診が行われるまでの3～4ヵ月健診・1歳6ヵ月健診の眼科的精査は小児科医の視診のみが主流であり，精査が行われているとは言い難いのが現状である．

視覚スクリーニング機器の発展

1990年代に視覚スクリーニング機器が販売されるようになり，ごく一部の健診現場で用いられていた．2015年に発売された視覚スクリーニング機器のSpot™ Vision Screener（以下，SVS）は眼科に先立ち小児科で急速に普及した．また，2022年から3歳児健診に屈折検査が導入されたことにより，70%以上の自治体が屈折検査を行うようになり，弱視の検出率が上がったと報告されている．

SVSの特徴

対象年齢は生後6ヵ月以降とされている．検査距離1 mの離れた位置から，近視，遠視，乱視，不同視，斜視，瞳孔径を数秒で検知でき，ハンディタイプで省スペースな製品である．内部固視灯がキラキラと光り，鳥のさえずりのような音が聞こえるため，小児でも恐怖感を覚えることなく検査が可能である．また，タッチパネルで操作でき，対象患者の年齢を選択するのみの，非常に簡便な検査機器である（**図1**）．

▶斜視の判定

SVSは斜視の検出精度に優れ，0歳児の斜視の検出精度は感度100%，特異度93%と高率である[1]との報告がある．また，3歳以下の眼疾患のある患児を対象とした検討において，92%がSVSで斜視と判断された[2]と報告されており，SVSは斜視の検出精度が高いだけでなく，SVSにより斜視と判定されたなかに眼疾患が含まれる可能性が高いことがうかがえる．

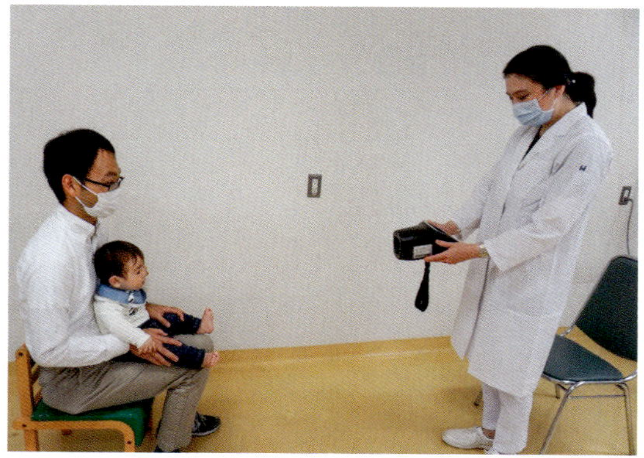

図1｜乳児に対するSVSによる検査風景

▶屈折異常の判定

SVSは屈折値の検出が可能であるが，ほかの屈折検査機器と比較して円柱度数が強く出る[3]といわれている．また，斜視があった場合，斜視眼の屈折は当てにならず[4]，大きな異常値を示した場合以外の屈折値に関しては参考程度に留める必要がある．

0歳児での使用

先述のとおり，眼器質疾患は早期発見が非常に重要である．乳幼児の眼疾患の発見契機は，未熟児網膜症以外の網膜硝子体疾患で斜視が34%と最多であり，網膜芽細胞腫では斜視が28%と白色瞳孔に次いで多い[5]といわれている．SVSの対象年齢は6ヵ月以上であるが，首が座りはじめる2～3ヵ月頃から使用可能[1,4]であり，眼器質疾患の検出を目的とした使用は非常に有用であると考えられる．

SVSの適切な使用方法

6ヵ月以下を含む0歳児にSVSで検査する際は，機器の出荷時の設定ではなく，日本弱視斜視学会・日本小児眼科学会推奨基準値（**表1**）へと設定を変更するとよい．そのうえで，①両眼で測定が完了しない

表1｜出荷時の屈折異常判定基準値と学会推奨値の基準値

【現行におけるSVS屈折異常判定の基準値≦(D：ジオプター)】

年齢(月齢)	不同視	乱視	近視(等価球面値)	遠視(等価球面値)
6～12	1.5	2.25	2	3.5
12～36	1	2	2	3
36～72	1	1.75	1.25	2.5

【推奨する基準値(検討中)】

年齢(月齢)	不同視	乱視	近視(等価球面値)	遠視(等価球面値)
6～12未満	5	スケールオーバー	スケールオーバー	スケールオーバー
12～36未満	1.5	3	5	3
36～72	1.5	2	2	2.5

(文献6)より)

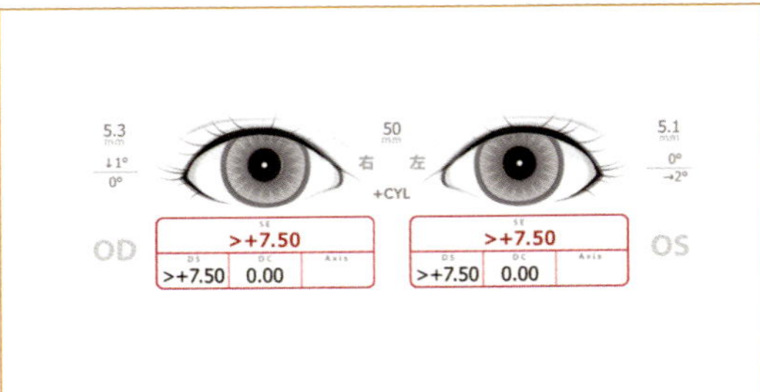

図2｜スケールオーバーの屈折値

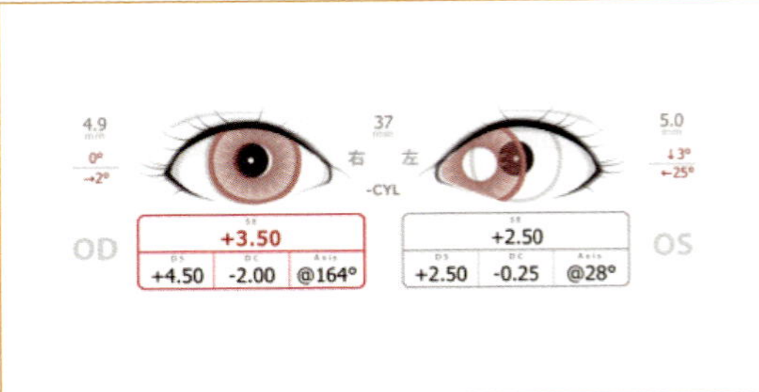

図3｜斜視判定

場合，②斜視判定と出た場合(少なくとも2回以上検査を行う)，③スケールオーバー(±7.50 D以上)の屈折値を検出した場合は早急に精査を行う必要がある[6)](**図2，3**).

屈折異常に関しては，スケールオーバー以外の屈折値は先述のとおり参考程度に留め，SVSで検出した数値を用いて眼鏡処方などの治療を行うべきではない．外眼部の異常や中間透光体の混濁に対する検出率は高いといえるが，過去にはSVSでスクリーニング完了と判定された症例のなかに，手術適応となる白内障の症例，両眼視神経萎縮による視力不良症例，色素失調症，視神経乳頭の先天異常があったと報告されている[2,7)]．SVSは簡便であり，視覚スクリーニングの一部を補完できると考えられるが，SVSの結果のみならず，視診での外眼部・眼振の有無・視反応の確認，身体の診察など，総合的に判断することが重要である．

文献

1) 松岡真未ほか：6か月以下の乳児に対するSpot Vision Screenerの使用経験．眼臨紀 15：42-46，2022
2) 石井杏奈ほか：眼器質疾患をもつ低年齢児に対するSpot™ Vision Screener．日視能訓練士協誌 48：73-80，2019
3) 鈴木美加ほか：3歳児健康診査でのSpot™ Vision Screenerの使用経験．日視能訓練士協誌 46：147-153，2017
4) 萬東恭子ほか：斜視を伴う小児に対するSpot™ Vision Screenerの使用経験．日視能訓練士協誌 46：167-174，2017
5) 仁科幸子ほか：乳幼児眼疾患の発見・受診経路と初診時期．眼臨紀 3：172-177，2010
6) 日本弱視斜視学会ほか：小児科医向けSpot Vision Screener運用マニュアルVer.1．2018 http://www.japo-web.jp/_pdf/svs.pdf(2024年8月閲覧)
7) 新井慎司ほか：Spot™ Vision Screenerで異常が検出されなかった小児白内障の1例．日視能訓練士協誌 49：39-44，2020

Ⅱ. 視覚異常の早期発見

3. 小児科・保健師と眼科の連携

前橋ミナミ眼科　**板倉麻理子**

乳幼児健康診査（乳幼児健診）において視覚異常の子どもを早期に発見し，早期治療につなげていくためには，小児科医，眼科医，保健師，視能訓練士などの健診従事者が小児の眼疾患について知識を共有し，さまざまな課題を分析することが必要となる．さらに，市町村間における健診精度の地域格差をなくすためには，都道府県レベルの分析結果を各地域にフィードバックし，地域全体で健診精度の向上を目指すシステムを構築することが極めて重要である．

Ⅰ　健診従事者が共有すべき知識（図1）[1]

- 弱視の子どもは，約50人に1人の割合である．
- 弱視とは眼鏡やコンタクトレンズで矯正しても視力（1.0）以上がでない状態をいう．
- 弱視は単なる近視や遠視とは異なり，脳の見る機能の発達が妨げられて，視力の成長が途中で止まっている状態である．
- 弱視の原因には，屈折異常弱視・不同視弱視・斜視弱視・形態覚遮断弱視がある．
- 家庭での視力検査とアンケートだけでは，視覚障害の発見に限界がある．

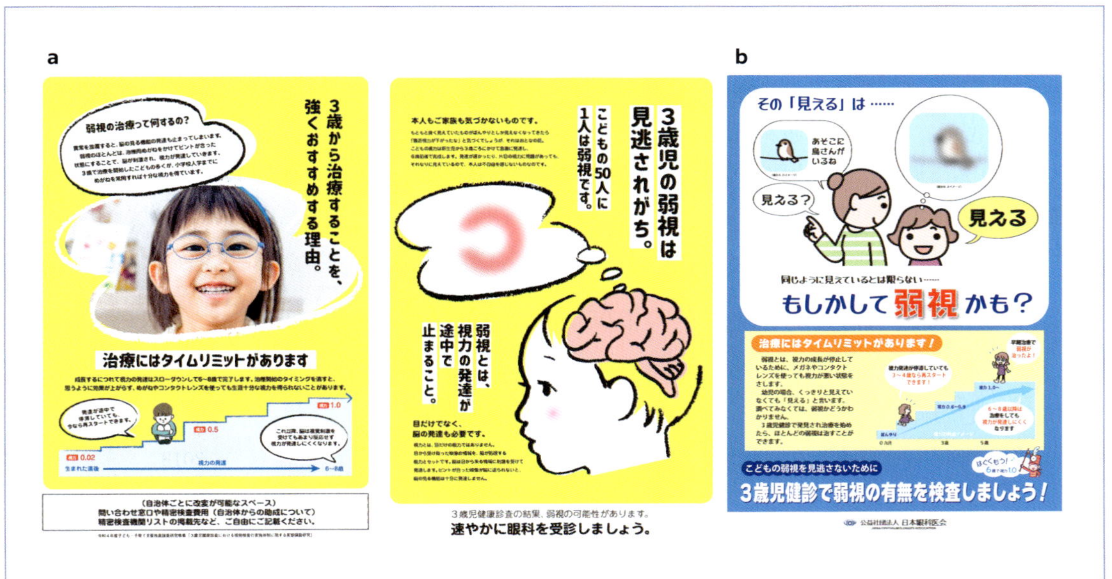

図1｜啓発チラシ
a 厚労省令和４年度子ども・子育て支援推進調査研究事業「３歳児健康診査における視覚検査の実施体制に関する実態調査研究」
b 日本眼科医会

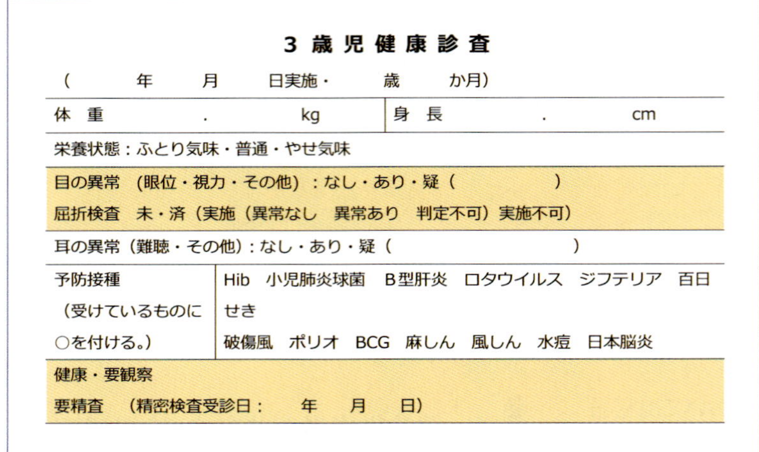

3 歳 児 健 康 診 査

（　　年　　月　　日実施・　　歳　　か月）

体　重　　　.　　　kg	身　長　　　.　　　cm
栄養状態：ふとり気味・普通・やせ気味	
目の異常（眼位・視力・その他）：なし・あり・疑（　　　　）	
屈折検査　未・済（実施（異常なし　異常あり　判定不可）実施不可）	
耳の異常（難聴・その他）：なし・あり・疑（　　　　　）	
予防接種 （受けているものに○を付ける。）	Hib　小児肺炎球菌　B型肝炎　ロタウイルス　ジフテリア　百日せき 破傷風　ポリオ　BCG　麻しん　風しん　水痘　日本脳炎
健康・要観察 要精査（精密検査受診日：　　年　　月　　日）	

図2｜母子健康手帳（省令様式）

・視覚異常を早期発見するには，屈折検査が有用である．

・3歳児健診で弱視を発見すれば，治療用眼鏡をかけることなどで脳の見る機能の発達を促すことができ，ほとんどの場合良好な視力を得ることができる．

・弱視治療の開始が遅れると手遅れになり，あとになって眼鏡で矯正しても良好な視力がでない．

・3歳頃の子どもは視力が0.3程度あれば，見え方に不自由なく生活できるため，本人も保護者も気づかないことが多い．

健診従事者が子どもの視覚発達や弱視についての知識を獲得することで，眼科医が健診に参加していなくても，適切な保健指導や眼科精密検査受診勧奨を行うことが可能になり，精密検査未受診児を減らすことにつながる．

II　3歳児健診における眼科検査の精度管理

2023年度に母子保健対策強化事業が拡充され，都道府県における3歳児眼科健診協議会の設置や研修会の実施などに対し，国の予算から半額補助されることになった．市町村健診の精度管理を広域で支援することが目的である．

2022年度に実施された日本眼科医会の調査では，屈折検査導入自治体の割合は72.6%となっており，2021年度調査の28.4%と比べて飛躍的に増加した．2023年度以降では，90%以上の自治体が3歳児健診に屈折検査を導入していると考えられる[2]．群馬県では，全県で屈折検査導入後，3歳児健診で要眼科精密検査となった子どもの割合が13.0%に増加したと報告されており[3]，2022年度以降，全国的に精密検査で眼科医療機関を受診する子どもが急増している．

また，2023年に母子健康手帳が改訂され，3歳児健診の結果を記入するページの「目の異常」欄に屈折検査（受検状況および結果）項目が追加された（図2）．精密検査受診日を記載する欄も新設されたため，眼科医療機関に母子健康手帳を持参するケースも想定される．

今後は，行政や関係団体が連携・協働して，健診結果データを蓄積し，補助制度を活用して精度管理や手引きの見直しなどを目的とした検討会議を開催するなど，持続可能な体制を整備することで，子どもの健やかな目の成長を地域社会全体で守っていくことが大切である．

III　市町村における多職種連携

1. 小児科医との連携

乳幼児健診については，母子保健法により，市町村において「1歳6ヵ月児」および「3歳児」に対する実施が義務付けられているが，眼科医が健診医として参加している自治体は極めて少なく，健診で異常を指摘された児に対する精密検査で

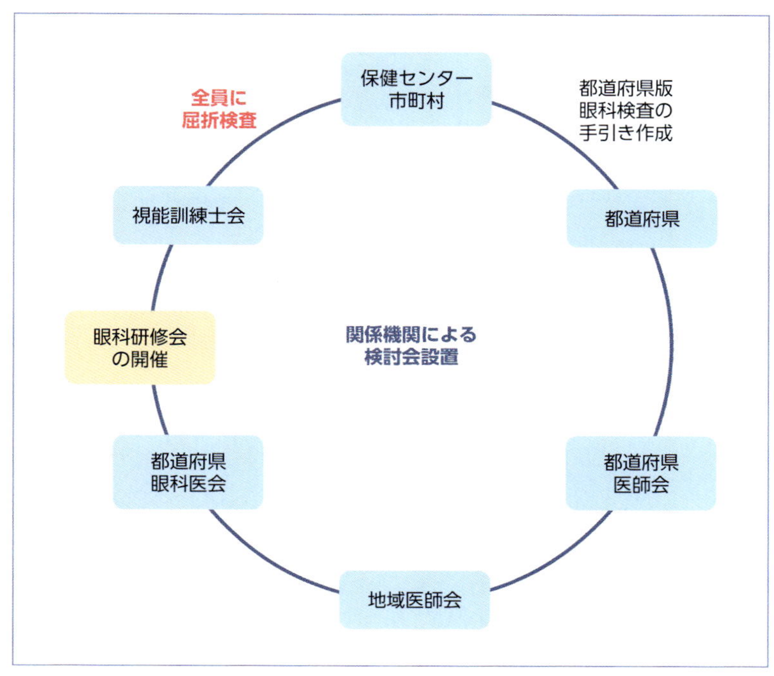

図3｜都道府県レベルの検討会の設置例

関わるケースがほとんどである．市町村では，地域医師会等と連携して乳幼児健診委員会を設置しており，受診率，未受診者数，要精密検査率，精密検査受診率，精密検査結果などを自治体の担当者が報告し，委員で情報を共有し分析している．健診を実施する小児科医や内科医だけでなく，眼科医が乳幼児健診委員会等に参加することで，より高度な眼科検査結果の分析が可能となり，健診の精度向上が期待できる[1]．

2. 保健師との連携

市町村において，子どもの弱視に関する知識や視力検査・屈折検査などの眼科検査について，保健師など健診従事者が学ぶ機会は限られており，眼科研修会の提供には高いニーズがある．視覚の発達や視覚異常について知識を獲得し，精度管理や支援結果などの評価方法を理解するための眼科研修会の実施は，地域格差をなくし高い精度管理を維持するために不可欠である．

IV 都道府県における多職種連携

1. 検討会等の設置

群馬県では毎年7月に，各市町村の3歳児健診における視覚検査の結果と要精密検査となった児の眼科精密検査結果の一覧表を取りまとめ，県医師会・県眼科医会・市町村保健師・県小児科医会・地域医師会・県視能訓練士会の代表から構成される検討会議(図3)を開催している．ここでは，視力検査や屈折検査の検査可能率や異常判定の割合，要精密検査児・要治療児・弱視児の割合，眼科精密検査未受診の割合などを市町村ごとに比較し，市町村だけでなく地域医師会や眼科医会など関係機関に分析結果をフィードバックしている(図4)．加えて，要精密検査となった児の眼科精密検査結果を分析して，屈折検査の判定基準変更の要否を検討している．また，眼科研修会の実施が困難な市町村もあるため，2018年から継続して，全市町村の担当者を対象に眼科研修会を行っている．

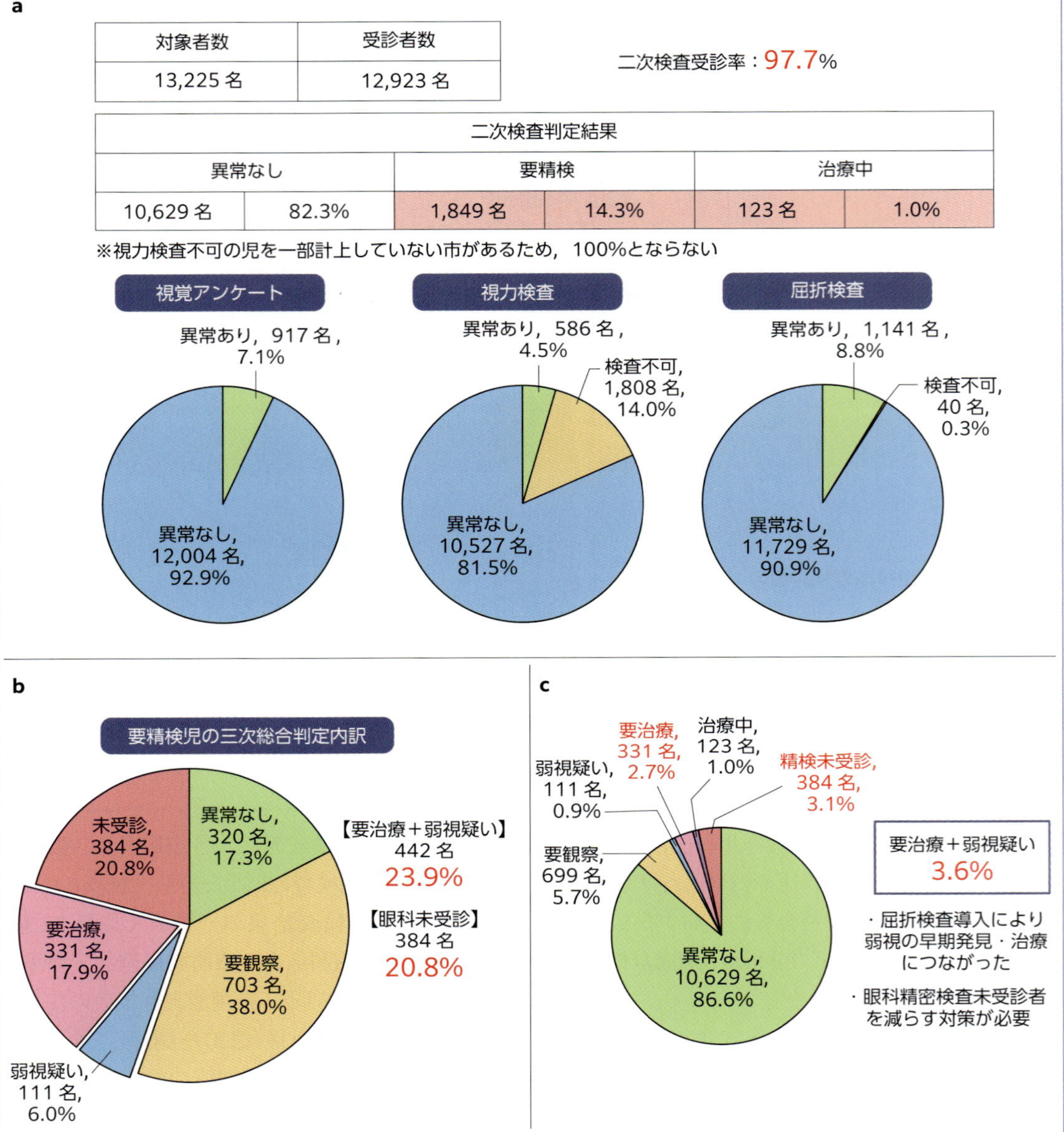

図4｜2022年度 群馬県3歳児眼科健診結果まとめ
a 一次・二次検査結果，b 眼科精密検査結果，c 最終結果

文献

1）板倉麻理子：3歳児健診にまつわる知っておきたい知識．眼科グラフィック 13：344-354，2024
2）柏井真理子ほか：令和4年度「3歳児眼科健康診査の現状に関するアンケート調査」報告．日本の眼科 94：328-340，2023
3）板倉麻理子ほか：群馬県3歳児眼科健診における手引きに準じた屈折検査導入の成果．臨眼 75：891-897，2021

II. 視覚異常の早期発見

4. 園医・学校医による健診

柏井眼科医院 **柏井真理子**

乳幼児は心身の発達とともに視機能がしっかりと発達する時期である．視覚の発達を確認する意味で，視機能の感受性時期を考慮した各時期に健診が実施されている．母子保健法で実施が義務付けられている1歳6ヵ月や3歳児健診をはじめ，節目での眼の健診は非常に大切であるが，実際は小児科医等によって実施されており，眼科医が健診に出務することはほとんどない．また，3歳児健診で「弱視の疑い」などで眼科での精密検査が必要とされた児のうち，約1/4が眼科未受診である[1]．よって，幼稚園や保育所，認定こども園での視力検査や眼科健診，就学時健診は，弱視をはじめそれまでに見逃されている眼科疾患を見つけるために非常に重要である．また，小学校入学後も毎年学校現場では眼科健診が実施されており，子どもたちと対面で眼の健康管理・健康教育が実施できることは世界に誇れる学校保健のシステムであり，健康のセーフティーネットでもある．

I 園での視力検査

幼稚園，就学時健診，そして小学校以降の各学校では，学校保健安全法にのっとり視力検査を実施すべきことになっている．また保育所に関しては，児童福祉法・児童福祉施設の設備及び運営に関する基準， 認定こども園は，就学前の子どもに関する教育，保育等の総合的な提供の推進に関する法律において，学校保健安全法に準じると定められている．

しかし，日本眼科医会の調査[2]では，視力検査実施率は幼稚園59.5%，保育所30.5%，認定こども園47.2%となっており，まだまだ不十分である（図1）．園での視力検査の実施が十分でない理由として図2のようになっており，また弱視の認知・理解も不十分であることがうかがえる（図3）．今後園関係者には，「幼児の視力検査の大切さ」「弱視」についての周知が必要であると考える．

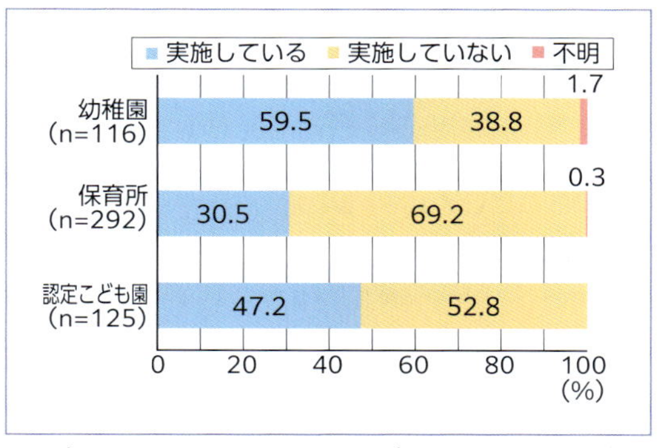

図1｜園における視力検査実施率（日本眼科医会調べ）

日本眼科医会では「園医のための眼科健診マニュアル」[3]（図4）を発行し，Web上でも公開している．そのなかで「園での視力検査の実施方法」も掲載しているので関係者は参考にされたい（文献欄の2次元コード参照）．

なお，園での視力検査は原則年少児から実施可能と考える．判定は表1のように行い，年少（3歳児）・年中（4歳児）は0.7未満，そして年長児（5歳児）・就学時健診・学校健診では1.0未満を事後措置として眼科への受診勧奨としている．幼児の弱視の発見はもちろん，最近低年齢化している近視の早期発見についても大切である．眼科園医や学校医は視力検査の結果について園・学校関係者と検討し，要精密検査の対象者に対して受診勧奨をしっかりと促すことが大切である．

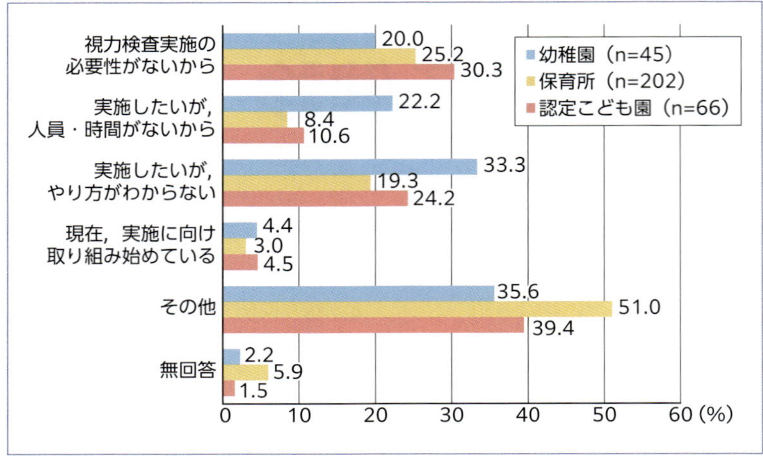

図2｜園での視力検査の実施が十分でない理由(日本眼科医会調べ)

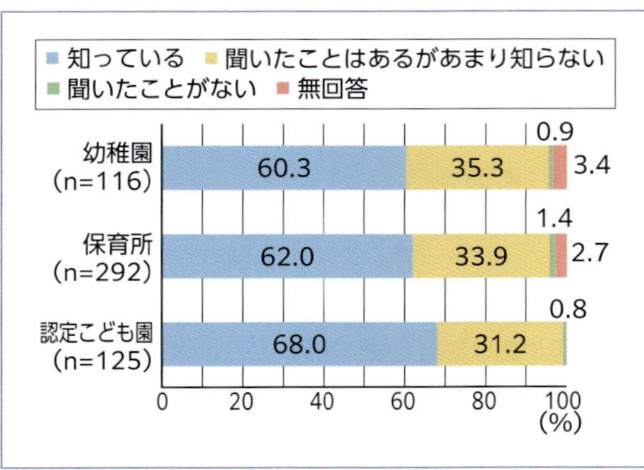

図3｜弱視の認知度(日本眼科医会調べ)

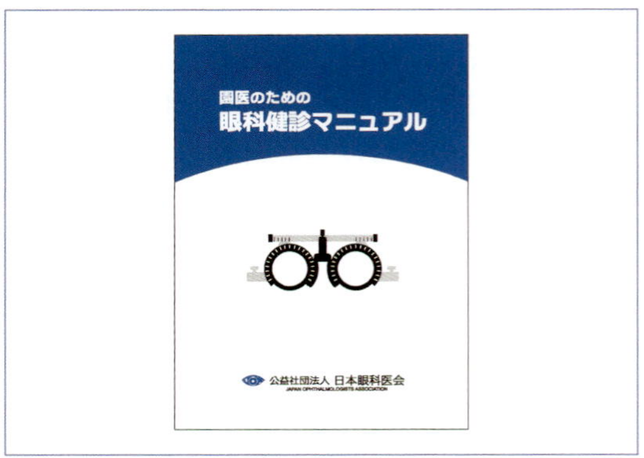

図4｜日本眼科医会「園医のための眼科健診マニュアル」

表1｜視力の判定

【視力測定の表示・区分】

視力測定の表示	A	B	C	D
区分	1.0以上	0.9～0.7	0.6～0.3	0.3未満

【視力判定表】

	使用視標	判定の可否	判定結果	次の手順	備考(事後措置等)
視力の判定	0.3	判別できない	D	終了	視力C, Dの場合は眼科専門医の受診を勧め，その指示に従うように指導する
		正しく判別	−	0.7で検査	
	0.7	判別できない	C	終了	
		正しく判別	−	1.0で検査	
	1.0	判別できない	B	終了	幼稚園の年長児及びその同年代に相当する場合，眼科専門医の受診を勧め，その指示に従うように指導する(年中・年少児は受診の勧めは不要)
		正しく判別	A	終了	不要

※「正しく判別」とは，上下左右4方向のうち3方向以上を正答した場合をいう.

※「判別できない」とは上下左右4方向のうち2方向以下しか正答できない場合をいう.

(文献3)より)

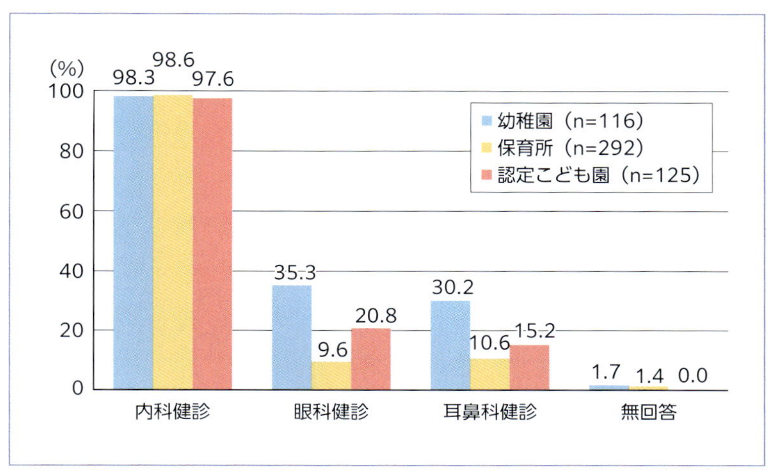

図5｜園における各科の健診実施率（日本眼科医会調べ）

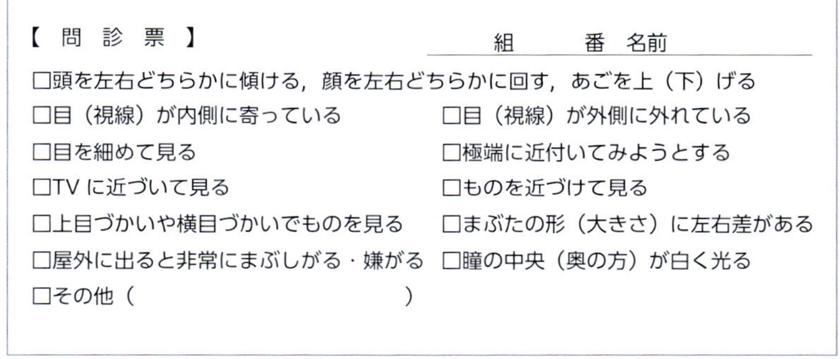

【 問 診 票 】　　組　　番　名前

□頭を左右どちらかに傾ける，顔を左右どちらかに回す，あごを上（下）げる
□目（視線）が内側に寄っている　　□目（視線）が外側に外れている
□目を細めて見る　　□極端に近付いてみようとする
□TV に近づいて見る　　□ものを近づけて見る
□上目づかいや横目づかいでものを見る　　□まぶたの形（大きさ）に左右差がある
□屋外に出ると非常にまぶしがる・嫌がる　　□瞳の中央（奥の方）が白く光る
□その他（　　　　　　　　　　）

図6｜問診票

（文献3）より）

II　園での眼科健診

眼科健診となると，眼科医のマンパワー不足や園関係者の理解不足などが重なり，残念ながら現在眼科医による眼科健診実施率は，日本眼科医会調べ[2]では幼稚園35.3％，保育所9.6％，認定こども園20.8％となっている（図5）．

眼科健診は後述する学校保健安全法に準じるが，日本学校保健会「児童生徒等の健診マニュアル 平成27年度改訂」（https://www.gakkohoken.jp/books/archives/187）を参照されたい．

一方，保育所や認定こども園の一部では，0歳児から6歳児まで幅広い乳幼児が在園しているので，年齢に応じて対応する必要がある．眼科健診の前に保護者へ問診（図6）を行うことが非常に有効で，問診票に指摘されている箇所を意識して丁寧に健診することが求められる．また，多くの時間，園児と過ごしている園関係者からの気づきや指摘も非常に重要であり，それらを確認したうえで健診することが大切である．

眼科医による眼科健診は，事情が許せば積極的に実施していただきたい．眼科健診が難しい場合でも前述の問診票を活用し，内科系園医による健診で確認をお願いしたいところである．

III　屈折検査の活用

幼児は0.3ぐらいの視力があれば不自由なく生活しているので，本人や周囲の者は弱視や視力障害には気づきにくい．筆者は，現在全国の自治体での3歳児健診で導入が進んでいる手持ち屈折検査機器であるフォトスクリーナー「Spot™ Vision Screener」を持参し，幼稚園・保育所で眼科健診を行っている．健診で屈折検査を活用することにより，3歳児健診で漏れた弱視の幼児に遭遇することがある．また，園関係者にも屈折検査を通し，「屈折」や「弱視」などについて関心をもってもらうよい機会でもあり，さらに弱視の子どもの眼鏡装用に対して理解が得られやすくなると考え

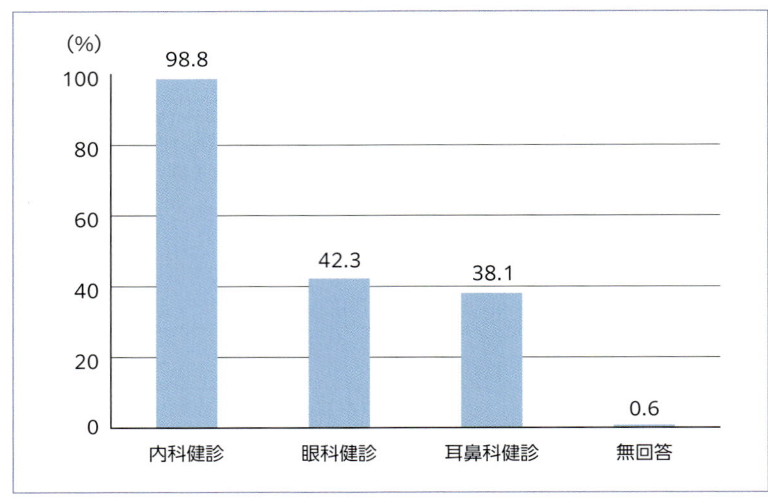

図7｜就学時健診における各科の健診実施率(日本眼科医会調べ)

る．熱意ある小児科医が園での屈折検査を実施し，弱視を発見したなどの報告を目にすることがあるが，やはり可能であれば，眼科医が屈折検査機器を持参して園での健診に従事していただきたい．

また，現在多くの自治体で屈折検査機器を所有しているので，3歳児健診のみならず，5歳児健診，また次に述べる就学時健診でも屈折検査が実施されることは有効である．地域の眼科医が屈折検査機器の積極的な活用を行政に要望していくことは非常に大切である．

IV 就学時健診

3歳児健診以降就学時までに，すべての幼児が視力検査を受けられる機会は，現在では就学時健診だけである．学校保健安全法によると，就学時健診の実施時期は「学齢簿が作成された後翌学年の初めから4ヵ月前までの間に行うこと」となっているため，多くの地域では就学前の秋に実施されていることがほとんどである．就学時健診の実施主体は各地域の教育委員会である．現在，視力検査不良の幼児に対して，つまりB以下(0.9以下)の者には眼科への受診勧奨を行うことが原則とされているが，事後措置が徹底しているとは言い難く，小学校入学後に弱視が散見されることがある．就学時健診は弱視スクリーニングの最後の砦といっても過言ではない．視力不良の幼児の眼科受診を徹底するためには，内科系学校医や学校関係者の理解や協力が必須である．なお，就学時健診における眼科医の出務は，日本眼科医会調べ[4]では42.3%であるが(図7)，今後より多くの眼科医の出務が望まれる．

V 学校保健安全法に準じた眼科健診の実際

眼科健診は学校保健安全法施行令に基づき，幼稚園から毎学年「感染性眼疾患に注意し，眼瞼，睫毛，結膜，角膜など外眼部疾患の疾病および眼位の異常の有無を検査する」ことになっている．事前に実施している視力検査結果や問診票などを個々に確認しながら健診することが重要である．現在以下のような健診が主な内容であるが，乳幼児に関しては先天性の眼疾患などの可能性もあるため，よりいっそうの注意を要する．必要に応じてペンライトで瞳孔反射を確認したり，red reflex法を実施することが有効である．

なお，具体的にはプール学習前の眼疾患の検出やアレルギー眼疾患への指導をはじめ，視機能を適切に保つための近視進行予防および対面での保健指導的なかかわりが大切である．

1. 眼の周囲

睫毛，眼瞼，結膜，角膜，前房および水晶体の一部を視診により検査する．

2. 眼位検査

角膜反射や遮閉試験などで確認する．

眼位検査では，斜視・斜位を検出する．幼少時期の斜視は，両眼視機能の獲得のため早期発見・治療が求められる．また，乳幼児の斜視は重篤な眼疾患が潜んでいる可能性もあり，注意を要す．就学後であれば，外斜位は学習時やタブレットを見るとき，眼精疲労を生じやすい．また，最近は中高生で急性内斜視などを発症する報告が全国から上がっている．

3. 眼球運動と輻湊

上下左右斜めの８方向の眼球運動を確認する．

視標等を両眼で見せながら顔に近づけ輻湊の検査をする．眼前10 cmまで輻湊できれば正常である．眼球運動や輻湊に異常がある場合は，斜視ばかりではなく眼および頭部の疾患の可能性もある．

出生時から各節目での眼科健診は大切であり，関係者の理解を得てしっかりと実践していく必要がある．そのためにも日本眼科医会は，関係省庁や関係者に眼科健診の実施をしっかりと要望していくこと，さらに６月10日「こどもの目の日」[5]を活用してこどもの目を守るための啓発を社会に推進していきたい．

文献

1）柏井真理子ほか：令和４年度「３歳児眼科健康診査の現状に関するアンケート調査」報告．日本の眼科 94：328-340, 2023

2）西村知久：令和２年度全国の幼稚園・保育所・認定こども園の健康診断における「目の保健に関わるアンケート調査」報告．日本の眼科 92：1-9，2021

3）日本眼科医会：園医のための眼科健診マニュアル，2019 https://www.gankaikai.or.jp/school-health/20191015_eni_manual.pdf（2024年８月閲覧）

4）西村知久ほか：令和２年度全国の就学時の健康診断における「目の保健に関わるアンケート調査」報告．日本の眼科 92：1394-1399，2021

5）日本眼科医会：６月10日『こどもの目の日』記念日制定 https://www.gankaikai.or.jp/school-health/detail/kodomonome_610.html（2024年８月閲覧）

Ⅲ. 小児眼科診療の第一歩

Ⅲ. 小児眼科診療の第一歩

1. 小児の検査の進め方

浜松医科大学眼科 彦谷明子

Ⅰ 問診

小児の検査への集中力は長く続かないため，検査の優先順位を決め，手早く進める必要がある．必要な検査を効率よく組み立てるために，あらかじめ問診票で情報を集めておく．問診票には，年齢，性別，主訴，現病歴，既往歴，家族歴，アレルギー歴のほか，愛称や身長・体重，発達の状態，周産期の状態を記入する欄も設けておくとよい．愛称は小児との精神的な距離を縮めるのに有用である．低身長から発達遅滞や偏食，ネグレクトが発覚することもある．小児においては，年齢ごとに可能な検査が変わってくるが，精神発達遅滞があらかじめわかっていれば，発達年齢に合わせた適切な方法での検査を選択することができる．周産期の情報からは，早産児であれば修正年齢で発達の状態を考えたり，早産児に合併しやすい眼疾患に留意することができる．

問診票からの情報をもとに，診察室で診察を行う．成人であれば，診察室で問診票を補うようにさらに口頭での問診を行うが，未就学児に同じ手順で保護者からの問診を行うと，小児が待ちくたびれて検査・診察への協力が得られにくくなることがある．そのため，特に診察内容に関わるような項目のみ補足的に問診し，小児の診察を先に行うことが多い．必要であれば，診察後に再度保護者や本人から問診する．全身疾患に合併しやすい眼所見であれば，全身状態について系統的に問診し，さらに小児科での詳しい評価を依頼する．患児に遺伝性の先天疾患が疑われるときでも，保護者は遺伝性であることを意識していないこともあるので，「血縁者に網膜剥離になった人はいないか」「若いときから白内障と診断された人はいないか」「緑内障の治療をしている人はいないか」などと具体的に質問する．

Ⅱ 視診

視診では，入室時に体格，姿勢，頭位（図1）をみる．定頚しているか，座位がとれるか，歩いて入室してきたかなどで年齢相当の運動機能を確認する．眼の状態としては，外眼部，角結膜・虹彩・瞳孔の色調，角膜・瞳孔のサイズ，おおまかな眼位は肉眼的にも判断できる．次いで，皮膚の状態，頭のサイズ，耳の位置，鼻や顎の造りなど，頭部・顔面の大きなアンバランスがないかも含めて評価できれば，全身合併症の診断にも有用である．頭部や顔面の観察は，正面からだけでなく，必要に応じて側方や上方からも行う（図2）．

Ⅲ 眼科検査・診察の順番と注意点

入室時には部屋は明るくしておく．保護者に自己紹介したあと，小児にも挨拶をする．まだ会話ができない年齢の小児にも笑顔と声かけは，和やかな雰囲気づくり，小児および保護者の緊張を解くために必要である．室内には小児に親しみのあるキャラクターやおもちゃも備えておく．白衣やマスクが苦手な小児に対しては，あらかじめ外しておく．

検査・診察は，小児に苦痛の少ない検査から行う．すなわち，明るいところでできる検査，離れた距離からできる検査，まぶしさや痛みのない

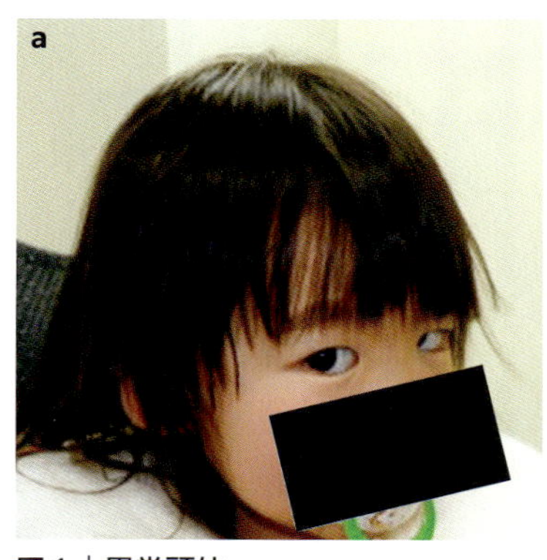
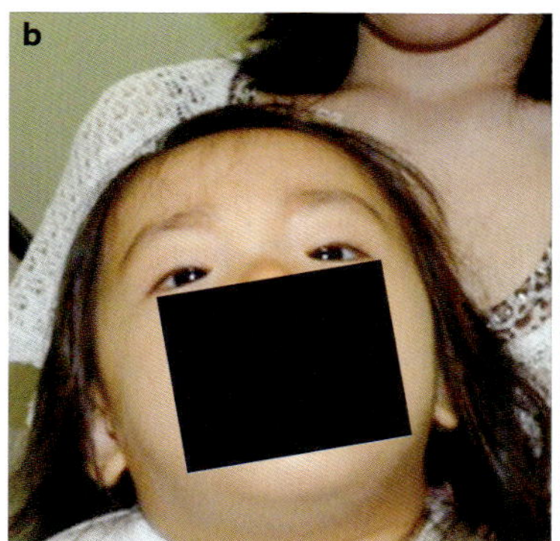
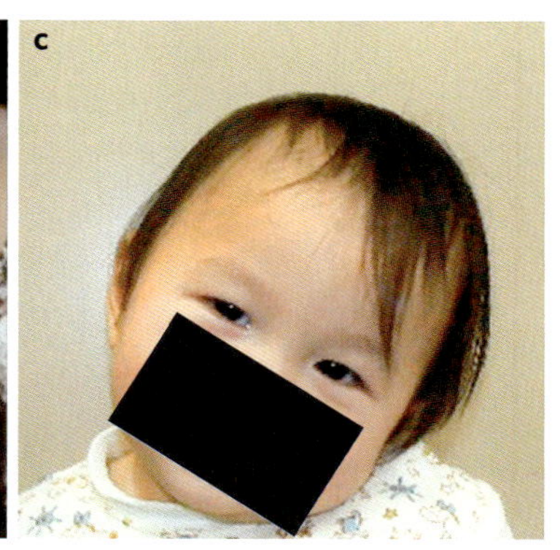

図1｜異常頭位
a 左への顔回し，b 顎上げ，c 左への斜頚.
眼球運動障害，斜視，眼振，視野障害を代償するために異常頭位をとることがある.

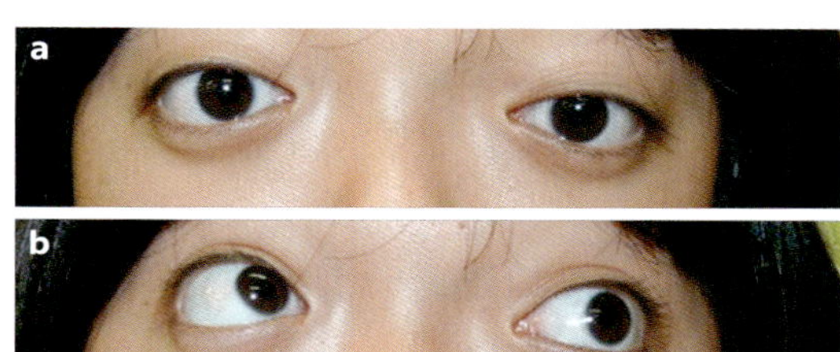
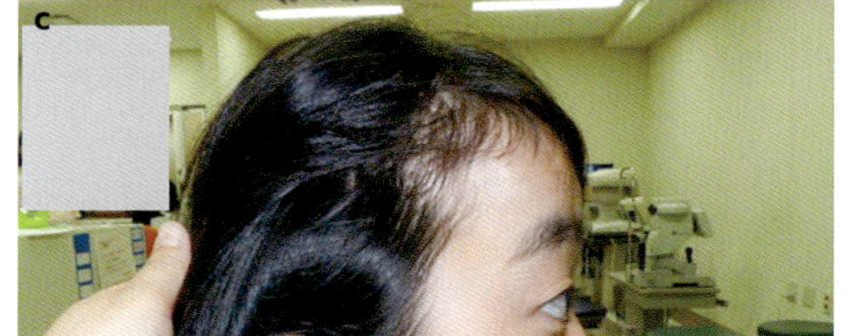

図2｜頭蓋骨縫合早期癒合症に伴う斜視
a 左下斜視
b 右下斜筋過動
c 側方から観察すると，頭蓋骨の変形や眼球突出を発見しやすい.

検査から，暗いところで行う検査，距離の近い検査，まぶしさや痛みのある検査の順に組み立てる．また，眼圧検査や眼位検査は啼泣中には正確に測定できないが，細隙灯顕微鏡検査や眼底検査は啼泣していてもできる．万が一泣いてしまってもできる検査の前に，泣いてしまったらできない検査を優先的に行う．通常暗室で行う検査も，暗室を怖がるような小児に対して行う場合は，半暗室にしたり，ときには明室でできる範囲で行うこともある．例えば，粗大病変の有無をみる場合は泣かせないことを優先して明室～半暗室で（図3），泣かせてしまっても詳細にみたい場合は固定して暗室でみるなど，必要に応じて行う．幼小児には据え置き型の機器ではなく，手持ち式の機器を用いることも多い（図4）．手持ち式の機器を用いる際には，小児との距離が近い場合に機器の安定のために小児の頭部などに手を添えて固定することがあるが，頭部や顔面に触られることを嫌う小児には可能なら触れずに検査する．

語りかけたり，おもちゃであやしたり，小児が安心するよう保護者が抱っこをしても検査・診察ができない場合には，小児をベッドに固定して行う．小児の体を包み込めるようなサイズのタオルなど1枚の布を体の下に敷き，両腕を体幹に沿わせた状態でタオルを巻き込み，手が顔のほうへ出ないように包んだ状態で肩と頭部を介助者に固定してもらう（図5）．検者は頭側から検査・診察を行う．固定して診察する際には，保護者に付き添い希望の有無を尋ね，そばにいたい場合は付き添わせる．開瞼が難しい場合は，点眼麻酔薬を点眼したあとに，開瞼器をかけて診察する．眼球制御が必要な場合は未熟児鈎や圧迫子を用いる．付き添いの有無にかかわらず，診察時に開瞼器や未熟児鈎などの器具や点眼麻酔薬を使用すること，開瞼して診察することにより眼瞼皮膚や結膜が充血・腫脹したり，固定後に顔面や頚の辺りの皮膚の発赤が一時的にみられることをあらかじめ説明しておく．全力で抵抗はしないものの，顔を背けて診察できない場合は，保護者の膝の上に前向きに抱いてもらい，小児の肩から頭部を手

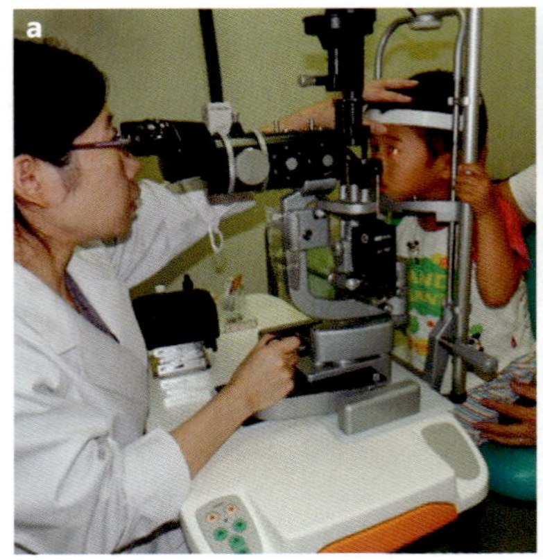
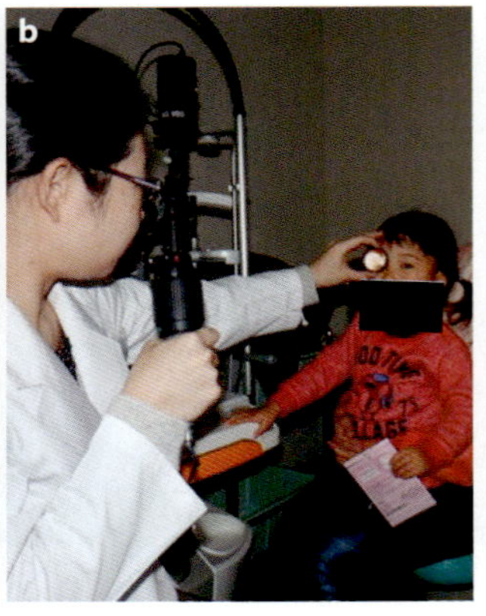

図3｜半暗室での検査
a 暗室を嫌がったため半暗室下での検査とした.
b 暗室でもできれば暗室で行う.

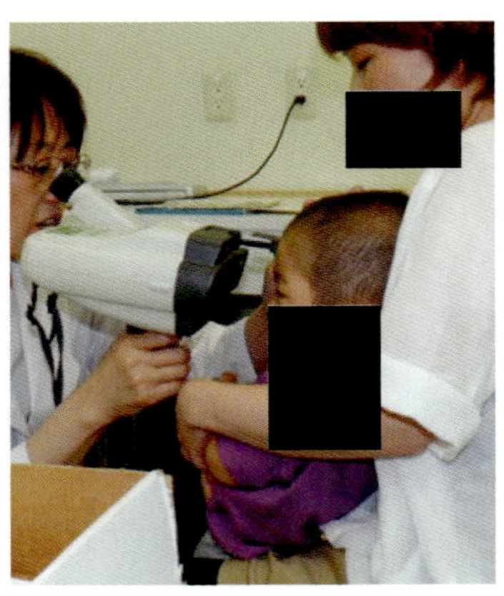

図4｜手持ち式の検査機器
レフラクトメータは距離が近く圧迫感を伴う検査なので，最初のほうで行わないほうがよい.

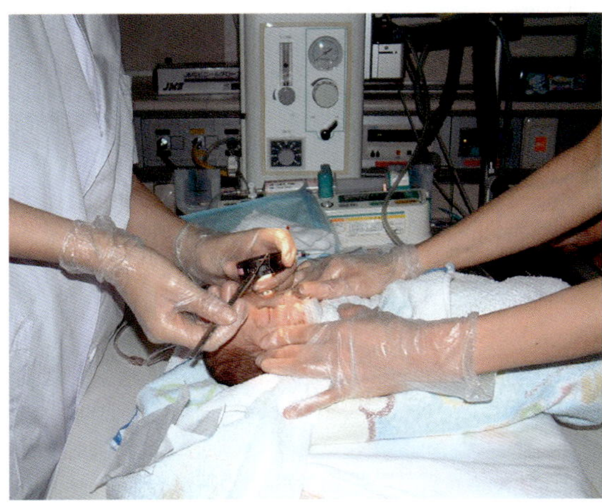
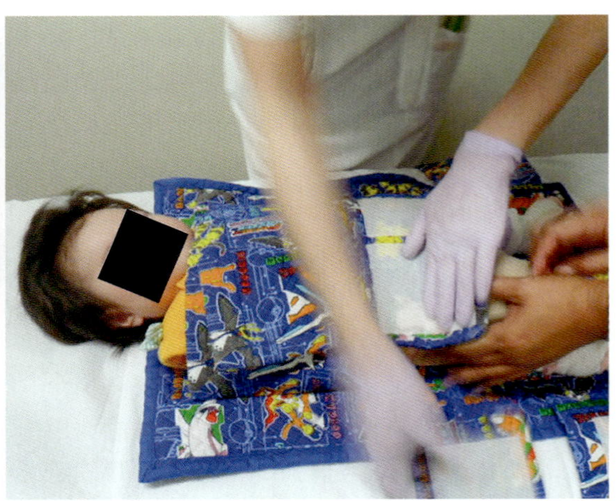

図5｜ベッドに固定しての診察
a タオルで体を包み，介助者が足側から肩と頭を固定する.
b 力の強い小児を固定するための固定用布．キルト生地をマジックテープで固定できるようにした手作りのものである.

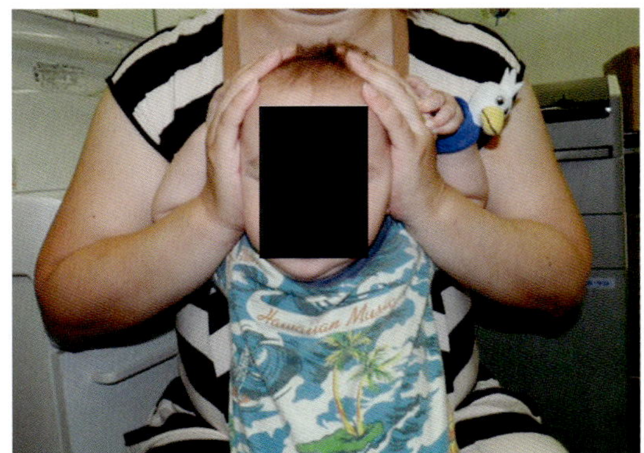

図6｜保護者に抱いてもらい固定する方法

で，足を膝に挟んで固定してもらって検査する(図6).

検査への協力が得られない小児には，昼寝をする時間帯がだいたい決まっている場合はその時間に来院してもらい，自然睡眠中に検査を行う．場所があれば，待合室ではなく照明を落とした別室で寝るのを待ち，寝たらその場所で検査を行えるとよい．自然睡眠が得られない場合は，内服や座薬，静注での鎮静，全身麻酔下での検査を検討する．内服はトリクロホスナトリウムシロップ，座薬は抱水クロラールが用いられる．たくさん寝たあとでは鎮静薬も効きにくいため，早起きして昼寝なしで眠い状態で来院してもらう．内服や座薬での鎮静が得られなければ，静注での鎮静や全身麻酔下検査(図7)になるが，静注や全身麻酔は小児科や麻酔科の管理下に入院で行われることが多く，小児専門施設への紹介となる．

Ⅳ 年齢に応じた視反応の確認

新生児は生後4週頃に単眼固視ができるようになるので，顔を見つめることができなかったり，眼振がみられれば異常であるが，眼位が不安定でも問題はない．正面での眼位を角膜反射で評価する．出生直後の眼位は正位か外斜視が多い．生後4週で追視ができるようになり，生後8週で両眼固視するようになる．生後12週以降の大角度の斜視は異常である．ただし，間欠性斜視や小角度の斜視は自然消失することもある．両眼固視が安定してくれば，眼位は角膜反射だけでなく，遮閉試験で評価する．嫌悪反射で視力の左右差がないかが定性的にわかる．眼振や斜視は視力不良のサインとして見逃してはならない．診察室で用いる視標としては，小児の興味を引くようなおもちゃ，特に光るものや動くもの，音の鳴るものを備えておくとよい．動くものの風圧による触覚や音の鳴るものによる聴覚など，視覚以外の感覚を利用する可能性もあるため，見えているかどうかの確認には視覚以外の感覚を刺激しないものを用いるのがよい．眼が動くかどうかの確認には，動くものや音の鳴るものも視標として有用である．

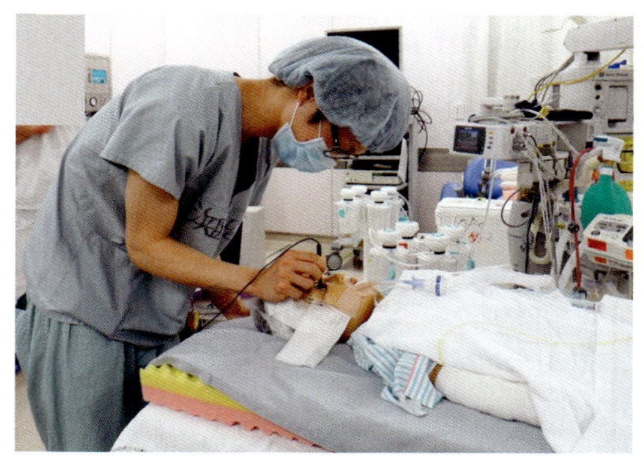

図7｜全身麻酔下での眼科検査

視力の定量的な評価は，0～2歳までは他覚的検査で行い，2，3歳頃からは自覚的検査で行う．他覚的検査としては，選択視法(preferential looking：PL)，視運動性眼振(optokinetic nystagmus：OKN)，視覚誘発電位(visual evoked potential：VEP)がある．自覚的検査としては，絵視標，森実式ドットカード，Landolt環を用いた視力検査がある．2歳頃から絵視標，森実式ドットカード，3歳頃から字ひとつ視力検査，6歳頃から字づまり視力検査で測れるようになることが多いが，年齢だけでなく，個々の発達状況を判断して検査法を選択する．

One Point Advice

0歳児をどう診るか

富山大学眼科 **三原美晴**

固視による視機能評価

月齢相応の視機能発達は，固視，追視，視対象に手を伸ばすといった視覚が関与する行動に現れる[1]．視力検査ができなくても，生後2ヵ月以降であれば固視の状態を観察する．機嫌の良い状態で観察することが望ましい．片眼ずつ遮閉して，近見で乳児の興味を引くおもちゃや光などを見せ，5秒以上の固視持続があれば視力不良の可能性は低い．あるいは，片眼ずつ遮閉したときの嫌がり方（嫌悪反射）に明らかな左右差があれば，片眼の視力不良の可能性がある．また，眼振は重度の両眼視力不良を示唆する所見のことがある．

プリズムを使用した固視検査

明らかな顕性斜視がない場合に，固視眼や弱視の有無を確認する検査であり，10D fixation test あるいは10-prism base-down testと呼ばれる[2]．片眼に10⊿のプリズムを基底下方で当てる（**図1b**）．視力に左右差がある乳児で，プリズムを当てた眼が健眼の場合，固視を健眼で行うため健眼が上方に偏位する．このとき，Heringの法則により反対眼も上方偏位する（**図1c**）．プリズムを当てた眼が弱視眼の場合は，健眼で固視し続けるため上方偏位は起こらない．視力の左右差がない場合，どちらの眼にプリズムを当てても固視交代が起こりやすく，眼球の上方偏位が起こる頻度の左右差は少ない．固視がalternatesやhold wellなら正常，hold briefly，hold momentarily，will not holdのときは弱視の存在を疑う．もし10⊿で眼球運動がわかりにくければ，16⊿や20⊿のプリズムを使用するとよい．

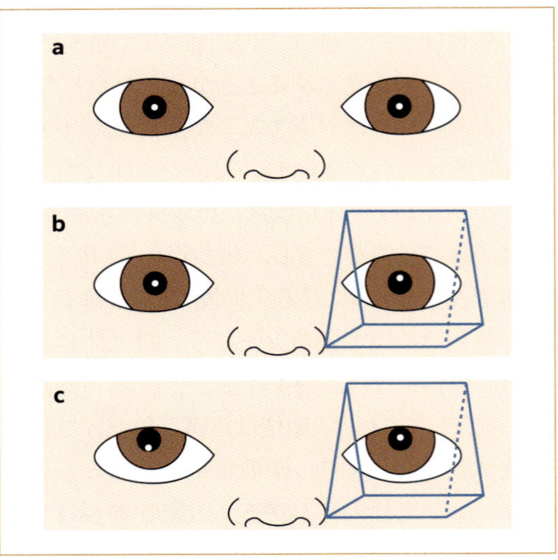

図1｜10D fixation testの例
a 検査前．
b 左眼に基底下方でプリズムを当てたところ．もし左眼が弱視眼で右眼が健眼の場合は，右眼で固視し続けるため眼球運動は起こらない．
c 右眼が弱視眼で左眼が健眼の場合は，左眼で固視するため，両眼が上方偏位する（Heringの法則による）．

検影法による重症眼疾患のスクリーニング

検影法は屈折検査という認識が強いが，屈折検査と同時に徹照を使って透光体の混濁などを簡便に判断できる有用な検査でもある．乳児は月齢が大きくなるにつれ，ハンディスリットが近づくと顔を背け検査しづらくなる．一方，検影法は児に接近しないため警戒されにくい．レチノスコープや直像鏡を用い，眼底からの反射による橙色の反射光（**図2a**）と，その左右差の有無を観察する（red reflex法）．角膜や水晶体の混濁があれば混濁が影に見えるため，混濁の位置・範囲・程度を簡便に判断できる（**図2c・d**）．非散瞳であれば，混濁が視軸に及んでいるのか判断しやすい．眼底の後極に広範な網膜変性や網膜芽細胞腫があると，反射光は明るい黄白色となる（**図2e**）．高度の屈折異常があれば反射全体が暗くなるため（**図2f**），屈折異常の目安となる．また，1 mほどの距離から両眼同時にみると，角膜反射の位置で明らかな斜視の有無を判定することもできる．

非散瞳下の検影法で異常がある場合は重症眼疾患の可能性があり，必ず散瞳下で細隙灯顕微鏡検査，眼底検査，調節麻痺下屈折検査などを綿密に行う．

One Point Advice

眼底検査のスキル

視機能に強く影響する眼疾患の多くは，視神経乳頭・黄斑から後極の網膜の観察で発見されるが，最周辺部まで観察する必要があるときは，散瞳薬を1時間前から複数回点眼し十分に散瞳させる．

覚醒下で検査するときは，抑制が必要な場合に備え介助を依頼しておく．開瞼は，顔が小さい新生児に実施するときや未熟児鈎を使うときは，点眼麻酔をして開瞼器をかける．指で開瞼する場合は，眼瞼皮膚を上下に開くのではなく瞼縁に指をかけ，眼球に沿わせて開くと眼瞼の翻転を防ぐことができる．倒像鏡（単眼あるいは双眼）を使い，レンズは広角観察には28D，詳細をみるときは20Dを使う．

まず観察すべきは視神経乳頭と黄斑である．覚醒下では，乳児の多くは啼泣していたり視線が動きやすいため眼底をよく観察することが難しいが，明らかな視神経乳頭や黄斑の先天異常，隆起した網膜芽細胞腫はみつけやすい．周辺部の観察は，検査者が自ら移動したり，児の頭部を動かして観察角度を変えて診察し，必要であれば未熟児鈎を使う．なお，覚醒下で抑制して検査する際，呼吸状態や抑制が過度でないか，検査中の児の様子を適宜観察する．鎮静下では比較的じっくり観察ができるので軽度の異常もみつけられるが，覚醒下・鎮静下いずれにおいても可能であれば眼底写真を残しておくと，何度でも見直すことができる．

重症眼疾患を見逃さないコツ

乳児は自ら検査に協力することが難しいため，診察で思うように所見が取れず焦ってしまうことがある．鎮静や抑制をすれば眼底検査などはできるが，固視や眼球運動など児の覚醒状態や機嫌に影響される所見を診ることはできない．診察室で所見を診させてもらうというより，待合室や入室時から児の視反応や行動を観察しはじめ，「所見をこちらから取りにいく」という心構えで診察すると思った以上に所見が得られる．

「保護者からの情報は重要」であり，問診は詳細に行う．もし診察時，児の入眠や啼泣により保護者が訴える症状を診られなければ，児が覚醒し機嫌が良くなるまで待ってもらうか，症状を撮った写真や動画があればそれを確認する．

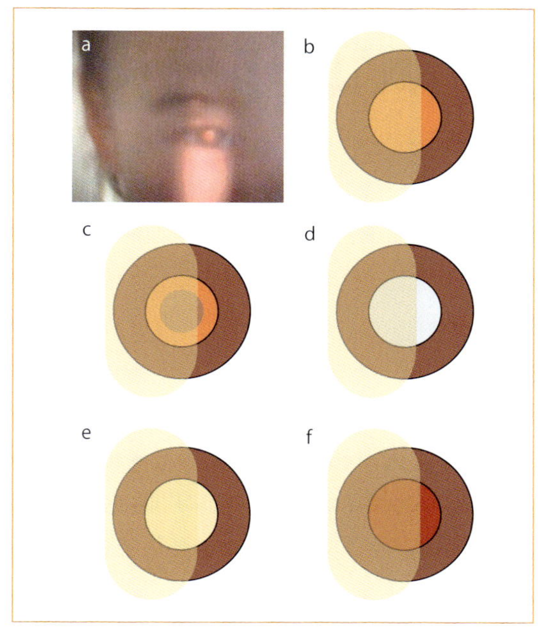

図2｜直像鏡やレチノスコープによるred reflex法
a 実際の反射の写真．
b 正常な反射．
c 黄斑変性など後極に及ぶ眼底病変があるときの反射．
d 強度の遠視もしくは近視があるときの反射．
e 視軸にかかる部分的な白内障があるときの反射．
f 白内障（反射なし）．

固視不良，眼球運動異常，顕性斜視，眼振，嫌悪反射の左右差，白色瞳孔，角膜混濁，角膜径拡大，red reflexでの反射の異常などがあれば，重症眼疾患の可能性を考えて直ちに精査する．特に進行性で失明の可能性が高い緑内障や活動性の網膜血管増殖疾患，生命予後を左右する網膜芽細胞腫，視機能発達を強く妨げる重症の先天性眼疾患は見逃してはならない．また，網脈絡膜コロボーマや視神経低形成，小眼球などは全身疾患の一所見でもあるため，小児科との連携が必要である．もし，初診で明らかな異常がなくても視反応が乏しい，軽微な眼病変があるなど，このまま経過観察でよいか判断に困れば，「遅くとも1ヵ月以内には再検査」として，病変の進行の有無や他科連携の必要性を判断すべきである．

文献

1）仁科幸子：検査一般．眼科プラクティス20 小児眼科診療，樋田哲夫編．文光堂，東京，28-33，2008
2）Wright KW, et al：10-Diopter fixation test for amblyopia. Arch Ophthalmol 99：1242-1246, 1981

Ⅲ. 小児眼科診療の第一歩

2. 眼位・眼球運動・両眼視機能検査

やさしい目のクリニック 木村亜紀子

I 眼位の診方[1)]

診察室に入ってくるときから眼位を観察する．診察室に入ってきたときにすでに片眼がずれており，視標を見せて眼位が正位となれば斜位，ずれたままなら斜視である．ただし，多くの小児は斜位を保っていること，上下斜視・内斜視は外観上あまり目立たないことから，外観だけで眼位の診断はできない．

1. 交代固視の確認（図1a）

この検査は幼少であればあるほど重要であり，中心固視できない場合は，眼球を含めた精密検査に進む必要がある．まず，右眼を遮閉し左眼で固視可能かを確認する．次いで左眼に遮閉を移し，右眼が固視可能であれば交代固視可能として，斜位か斜視かの判定に進む．

2. 斜位か斜視かの判定（図1a）

右眼遮閉を外したときに，すぐに両眼視が可能であれば斜位（正位の場合は全く眼球が動かない），斜位に持ち込めずずれた状態のままなら斜視と判定する．

3. 交代遮閉試験（図1b）

右眼を2秒ほど遮閉し，融像させないように素早く左眼に遮閉を移す．これを繰り返すうちに隠れていた斜視が顕性化する．遮閉を外したほうの眼が外から内に動いて固視すれば外斜視，内から外に動けば内斜視である．右眼が上斜視の場合は，遮閉を外すと右眼は上から下に，下斜視では下から上に動く．片眼遮閉を交互に外したとき，両眼とも上から下へ動く場合は交代性上斜位（dissociated vertical deviation：DVD）と判定する（図2）．

4. 斜視角の測定

1）Hirschberg法（図3）

大まかな眼位の角度がわかる．被検者の眼前（33 cm）からペンライトで眼球を照らし，角膜反射光の位置を観察する．必ず片眼が固視していることが条件である．反射が瞳孔縁にあれば15°，瞳孔と角膜縁の間にあれば30°，角膜縁にあれば45°と判定する．

2）Krimsky法

通常は固視ができない視力不良例に行うが，小児では優位眼が決まっている恒常性斜視で用いることが多い．斜視眼にプリズムを入れ，角膜反射が瞳孔中心にきた値を斜視角とする．実際の臨床ではKrimsky変法が有用で，優位眼にプリズムを入れ，斜視眼の瞳孔中心に角膜反射がきた値を斜視角とする．

3）交代プリズム遮閉試験

プリズムバー（図4）を用いて行う．外斜視の場合は基底内方に，内斜視なら基底外方に，上斜視眼には基底下方に，下斜視眼には基底上方に，プリズムを眼前12 mmの位置に置き交代遮閉試験を行う．プリズムは小さい値から大きいほうへ動かし，眼の動きが止まった（中和した）プリズムの値が斜視角である．共同性斜視では通常，右眼固視と左眼固視での斜視角はほぼ同等である．斜視角が異なる場合は非共同性斜視と考える必

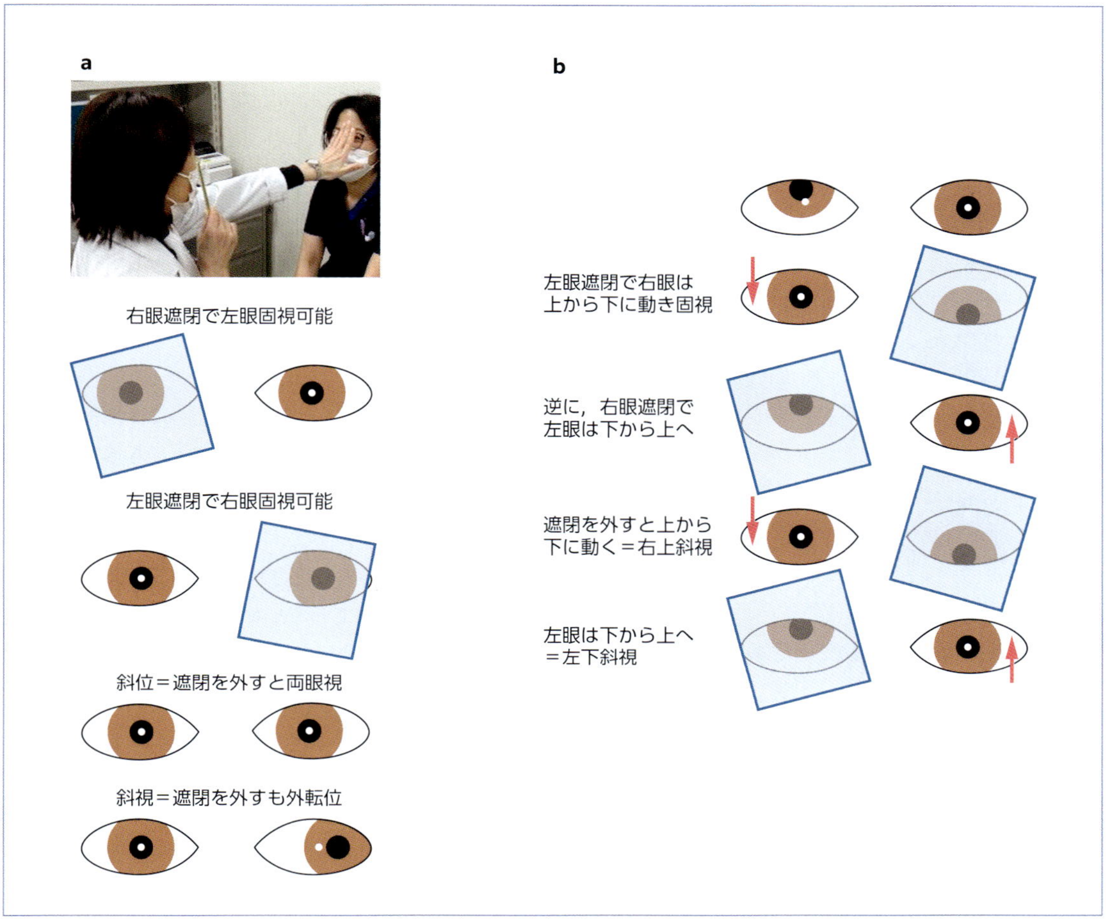

a

右眼遮閉で左眼固視可能

左眼遮閉で右眼固視可能

斜位＝遮閉を外すと両眼視

斜視＝遮閉を外すも外転位

b

左眼遮閉で右眼は
上から下に動き固視

逆に，右眼遮閉で
左眼は下から上へ

遮閉を外すと上から
下に動く＝右上斜視

左眼は下から上へ
＝左下斜視

図1｜眼位の診方

a 交代固視の確認：外斜視の場合．検者は自分の瞳孔間の真ん中に視標を持ち，患児に固視させ片眼を遮閉する．小児の場合，オクルーダーより手で遮閉したほうがよい．遮閉すると遮閉眼は外転位をとる．非遮閉眼が中心固視しているのを確認する．遮閉を外したときに両眼視すれば斜位，ずれたままなら斜視と判定する．

b 交代遮閉試験：右上斜視の場合．

要がある．

II　眼球運動の診方[1, 2)]

小児の眼球運動障害を伴う非共同性斜視は，先天性でなければ重篤な疾患が潜んでいる危険性が高く見逃すわけにはいかない．しかし，小児で正確な眼球運動をみるのは難しいため，保護者がスマートフォンで撮影した写真を活用するのも有用である．例えば，外転ができている写真が確認できれば外転制限なしと判定する．眼球運動はまずむき運動で行い，眼球運動制限が疑われればひき運動でも確認する．眼位・眼球運動はなるべく記録に残す(スマートフォンを用いるとよい)．

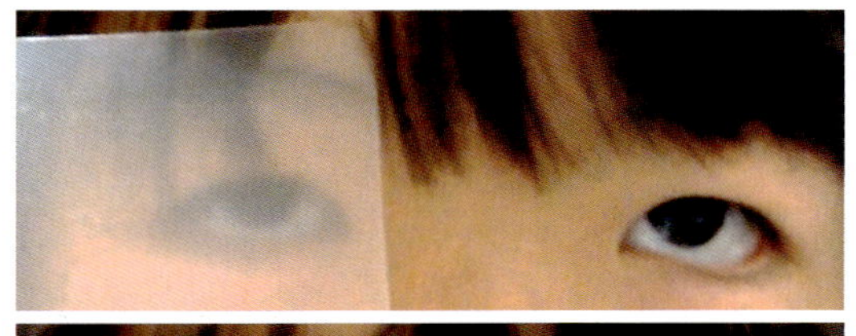

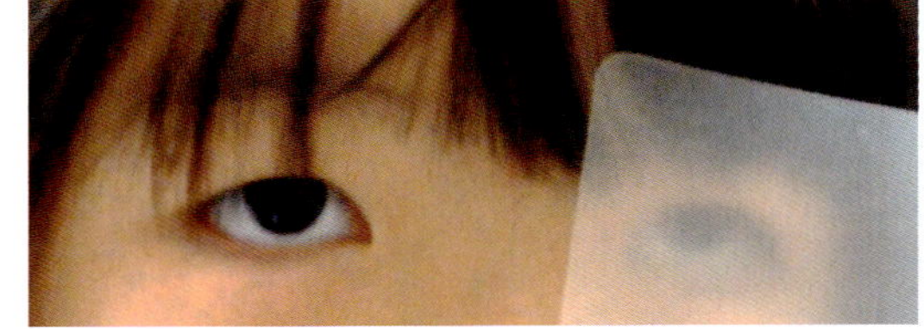

図2｜交代性上斜位の交代遮閉試験

右眼遮閉により右眼上転，左眼遮閉により左眼上転がみられる．そのため，遮閉を外すと両眼とも上から下に動く．

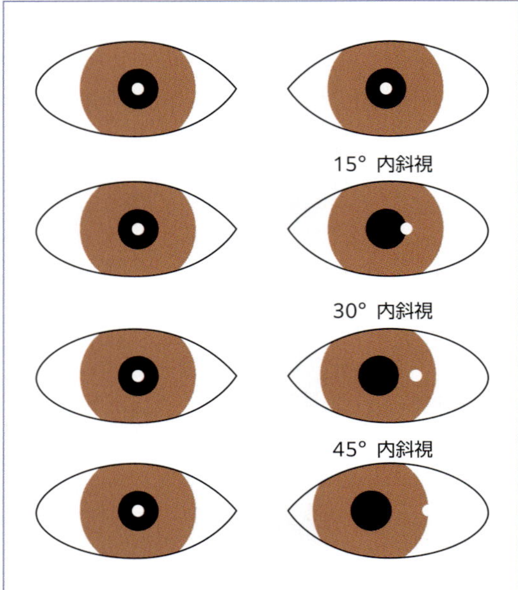

図3｜Hirschberg法
角膜反射が瞳孔縁～角膜縁のどこでみられるかで斜視角を判定する.

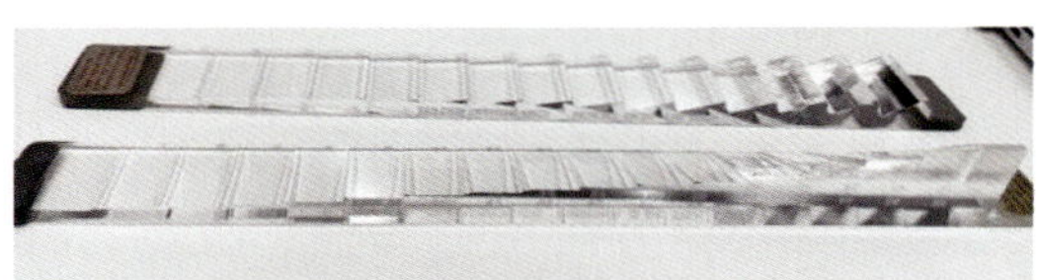

図4｜プリズムバー
三角の底辺の部分が基底と呼ばれ，水平面は前額面と呼ばれる. 水平斜視用（写真下），上下斜視用（写真上）の2種類がある. 測定時は, 眼前12 mmの位置（眼鏡と一緒）に，水平斜視用は前額面が，上下斜視用はプリズム側が眼前にくるようにして用いる.

1. 水平方向（図5a）

右方視では右眼が固視眼となるように，左方視では左眼が固視眼となるように眼球運動を確認すると，反対眼の下斜筋過動症や上斜筋遅動がわかりやすい. 原発性下斜筋過動症と交代性上斜位は程度の差はあっても両眼性である.

2. 垂直・斜め方向（図5b・c）

上斜筋，下斜筋，上直筋，下直筋，それぞれの動きを念頭に眼球運動をみる（図5b）. まず垂直方向から観察し，斜め方向に入る. 水平斜視ではパターン斜視（A・Vパターン）に注意を払う. 第3眼位は，例えば片眼性の下斜筋過動症がある場合は患眼の上斜筋麻痺を一番に考え，患眼の内下転に眼球運動制限がないかを確認する（図5c）.

3. Hess赤緑試験

小学生になれば施行可能である. 非共同性斜視では麻痺筋の同定に有用である.

Ⅲ　両眼視機能検査[3)]

立体視は，両眼の中心窩網膜にほぼ同じ像が同時に投影され，その情報が正しく視覚中枢まで到達していれば，3歳頃には完成しているといわれている. 立体視検査は両眼おおよそ0.3の視力がなければできないとされ，乳幼児では大まかな視力検査も兼ねていると考えられる. どの検査も，検査の最後に片眼ではできないことを確認する.

1. 近見立体視（図6）

1）two-pencil法，輪通し（図6a）

2歳以下の幼少児に行う. 互いに視線を合わせ，視線上に沿って前後に動かして行う. two-pencil法はペンの上端と下端をトントンと重ね合わせる. 輪通しはわっかの中に鍵を通す.

2）Lang stereotest（図6b）

特殊な眼鏡を必要としないことから，日常視に近い立体視検査といえる. 2歳前後から可能. ⅠとⅡがあるが，Ⅱは片眼でも答えがわかる星が設けられており，星を答えられないケースは検査ができていないと判断でき，児の負担も少ない. ほかに象（600″），車（400″），月（200″）がある.

3）Stereo Fly Test（図6c）

偏光眼鏡を装用する. 3歳頃から可能. 3,000″の視標（Fly）がハエのため，怖くて触れない児もいる. Animalは3段階（400～100″），Circleは9段階（800～40″）からなる. 正常値は100″以下で，中心窩立体視は60″以下とされる.

4）TNO stereo test

赤緑眼鏡を装用し，両眼分離での検査のため難しい. 1,980″～60″まで検査可能.

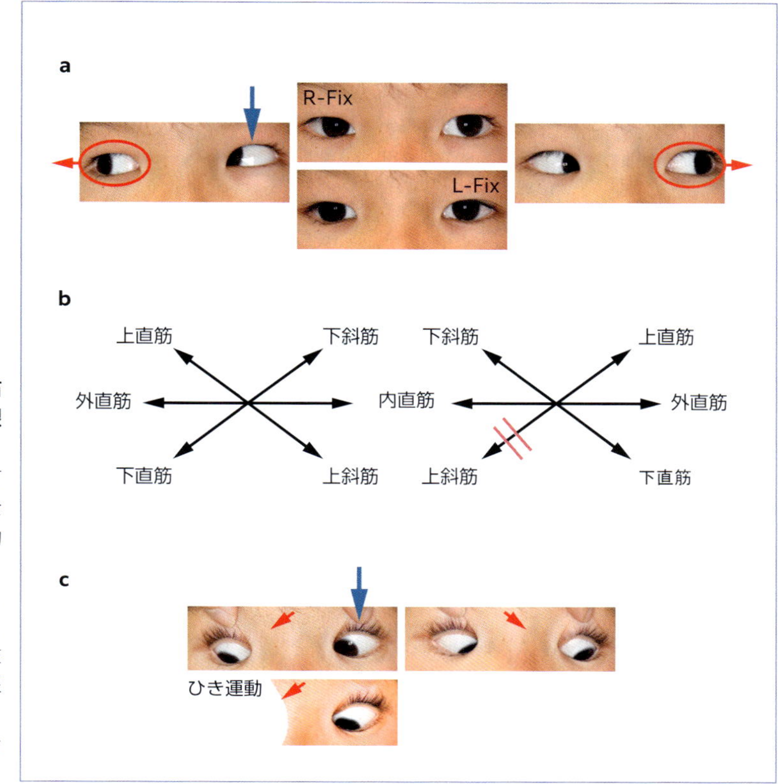

図5｜6歳男児：左上斜筋麻痺（右眼固視で左外上斜視，左眼固視で右外下斜視）

a 水平方向：右方視は右眼が，左方視は左眼が側方視するように注意を払う．そうすると左眼に下斜筋過動症があるのがわかる．

b 外眼筋の働き：外上転は上直筋，外下転は下直筋，内上転は下斜筋，内下転は上斜筋が作用している．左上斜筋麻痺では左内下転方向の眼球運動が悪くなる．

c 左眼に内下転制限を認める．ひき運動でも内下転制限を確かめる．

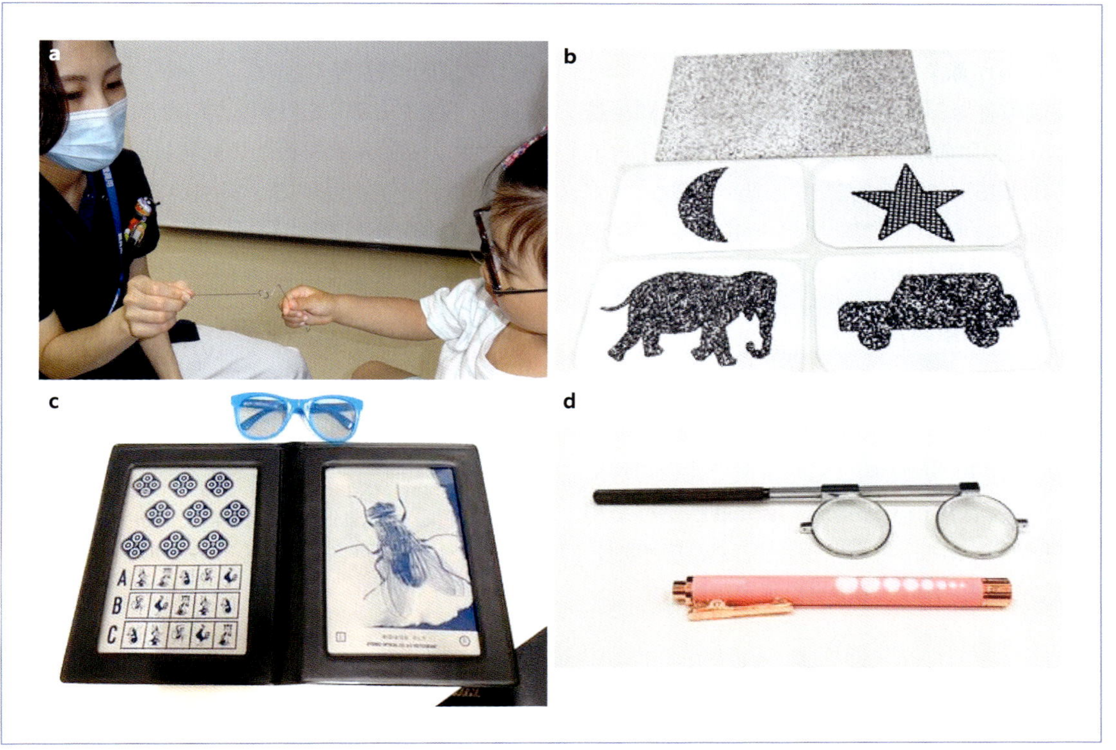

図6｜近見立体視検査

a 輪通し，**b** Lang stereotest，**c** Stereo Fly Test，**d** Bagolini 線条ガラス試験．

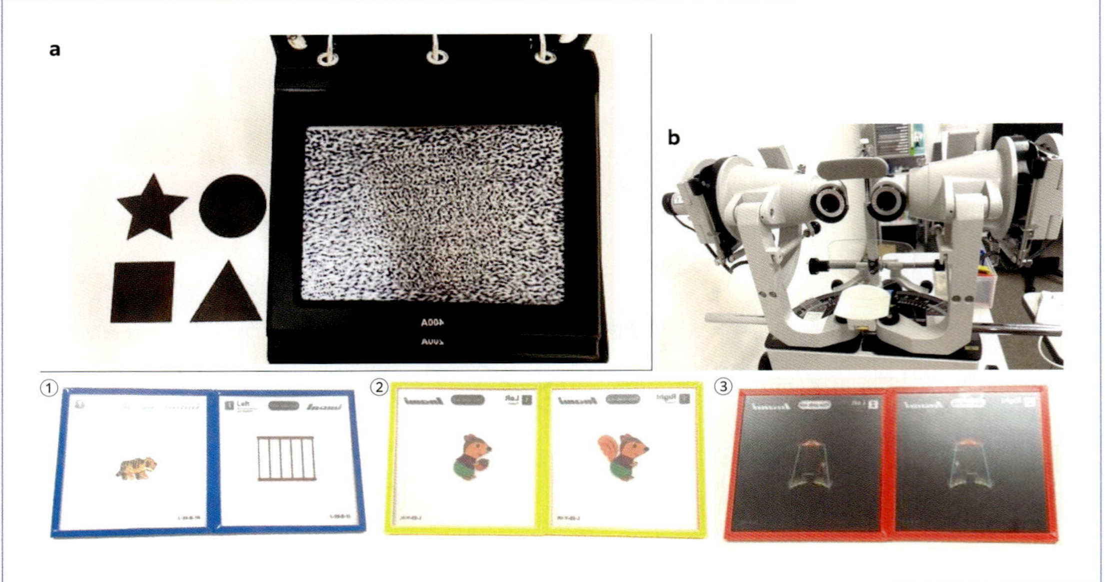

図7｜遠見立体視検査
a Distance Randot® Stereotest (DRST)
b 大型弱視鏡
①同時視スライド：右眼にトラ，左眼に柵のスライドを用いて，柵の中にトラがいれば同時視ありと判定する．
②融像スライド：両眼でドングリを持ったしっぽのあるリスに見えれば融像ありと判定する．
③立体視スライド：視差の異なる相似図形を用いて行う．前に飛び出して見えれば立体視ありと判定する．奥行きの測定もできる．

5) Bagolini線条ガラス試験（図6d）

抑制の有無と網膜対応がわかる．瞳孔間距離を合わせ，眼前から光を当てると，網膜正常対応であれば45°と135°で直交する光が見える．1本しか見えない場合は抑制がかかっており，抑制がかかっている眼もわかる．

2. 遠見立体視（図7）

1) Distance Randot® Stereotest（DRST）（図7a）

Stereo Fly testと同じ偏光眼鏡で検査可能である．距離は3 m．Stereo Fly testとセットで用いると便利である．視標は☆，○，△，□であり，400″，200″，100″，60″まで測定可能．

2) 大型弱視鏡（図7b）

左右眼を分離して行うため，検査自体ができない児もいる．両眼視機能の同時視，融像，立体視の測定が可能である．斜視がある場合は，その斜視角に応じて鏡筒を動かし自覚的斜視角の測定もできる．

文献

1) 丸尾敏夫，久保田伸江：斜視と眼球運動異常．文光堂，東京，2002
2) von Noorden GK：Alras of Strabismus. Mosby, St Louis/Tronto/London, 1983
3) Anthony MN：Development of vision in infancy. In "Adller's Physiology of The Eye, 11th ed" Levin LA, et al (eds). Philadelphia, Saounders, 2011

Ⅲ. 小児眼科診療の第一歩

3. 視力検査

金沢市立病院眼科 **大和良輔**
金沢大学眼科 **杉山能子**

小児の視力検査では，年齢によって検査方法が異なる．そのため，小児眼科診療において各年齢の視力検査方法を理解することは重要である．

Ⅰ 新生児

1. 対光反射

半暗室で児の瞳孔に光を当て，直接対光反射と間接対光反射を確認する．

2. 視運動性眼振（optokinetic nystagmus：OKN）

児の眼前で縞模様が描かれたドラムを回転させ，視運動性眼振が生じるか確認する．

3. 視覚誘発電位（visual evoked potential：VEP）

児の後頭部に電極を設置し，視覚刺激を行うことで誘発される脳波波形を確認する．

Ⅱ 乳児

1. 固視・追視

生後4ヵ月以上の乳児は固視と追視が可能である．そのため，乳児の眼前に大きなおもちゃやぬいぐるみを提示して動かし，固視と追視が可能か確認する．

2. 嫌悪反射

乳児は検眼枠やアイパッチなどの道具を使用した片眼遮閉を嫌がることが多いため，保護者の手による片眼遮閉下で視力検査を行う．その際に，乳児に嫌悪反射が生じるか必ず確認する（図1）．嫌悪反射とは，乳児の視力に左右差がある場合に健眼を遮閉されると，遮閉を嫌がる行動をとることである（遮閉している手を払う，泣くなどの行動）．嫌悪反射が確認されれば視力の左右差が疑われるため，重要な所見となる．また，乳児の視力発達には個人差があるため，この時期の視力検査においては視力の左右差を確認することが最優先である．

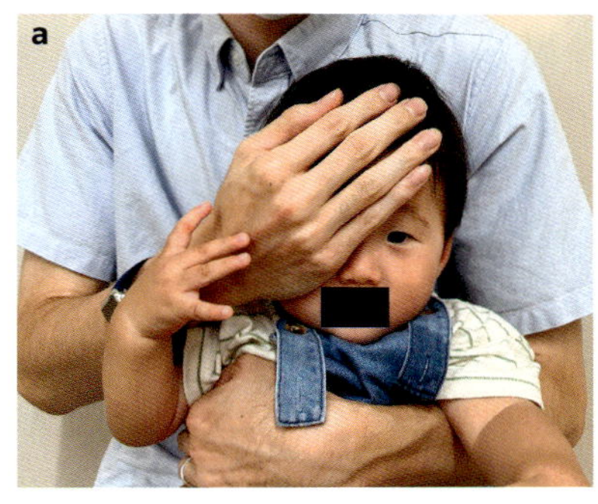

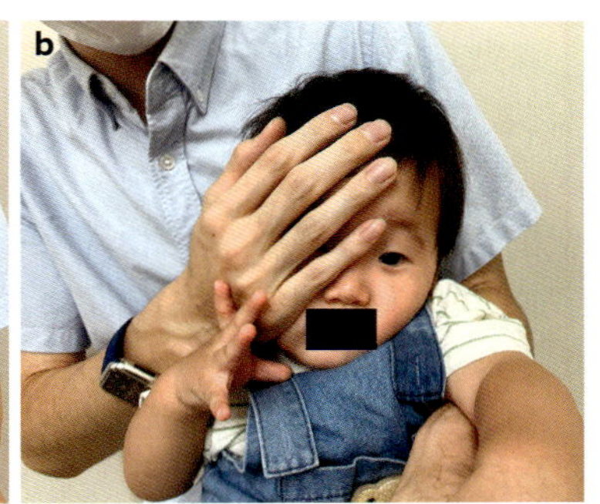

図1｜保護者の手の遮閉による嫌悪反射の確認
a 遮閉ができている状態（手の平で確実に右眼の遮閉ができている）．
b 遮閉ができていない状態（指の隙間から右眼が見えているため，確実な遮閉を要する）．

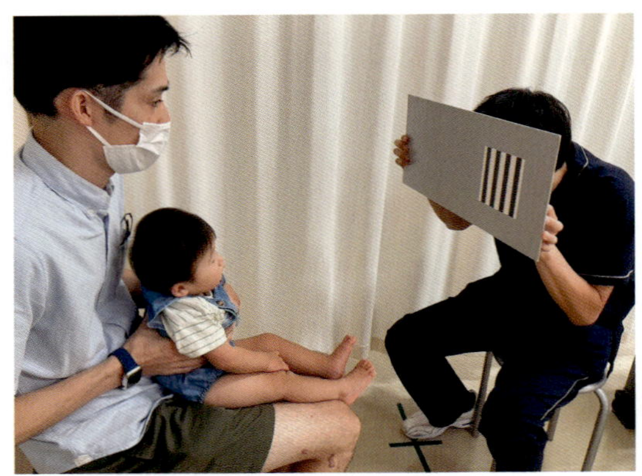

図2｜TACによる視力検査
検者は視標を提示し，覗き穴から乳児が縞模様を見ているか確認する．

3. Teller Acuity Cards®

Teller Acuity Cards®（TAC）は，乳児が均一な画面よりも縞模様を好んで注視する特性を利用した検査法[1]である．

検査方法は，縞模様が描かれたカードと無地のカードを提示し，覗き穴から乳児の眼の動きを観察する（図2）．縞模様が見えていればその方向に顔や眼が動くため，その反応を見逃さないように注意する．そして，乳児に反応が生じる最小の縞模様の幅（cycles/degree）が視力値となる．また，乳児が検査に興味を示していない状態で視標を提示しても，眼の動きの判断が難しいため，乳児に集中力のある時間帯かつ十分に視標に興味をもたせてから検査を行うようにする．検査はまず両眼開放下で行い，次に片眼遮閉下で行う．

III　1歳6ヵ月児～2歳児

1. 森実式ドットカード

森実式ドットカードは2歳前後の小児が対象となる視力検査に用いられる．視標のカードは「うさぎ」と「くま」の2種類があり，描かれている目の位置を小児に答えてもらう検査であるため，小児は顔，目，口などの体の各部位について理解している必要がある．また，30 cmの距離で最小視認閾の測定を行う検査である（図3）．検査を始める前に，まずはぬいぐるみや人形の目に触れてもらい練習をする．次に両眼開放下で検査を行い，その後片眼遮閉下で検査を行う．

検査方法は2種類あり，指差しで動物の目の位置を答えてもらう方法と，目が描かれているカードと目が描かれていないブランクカードの2つを提示して，目が描かれているカードを選んでもらう二者択一の方法がある．

指差しによる方法では，視標を提示して「目はどこにあるかな？」と問いかけ，動物の目を2つとも指差しするように指示をする．検査中は，小児が指差しするときに視標に近づきすぎないように注意する．また，ブランクカードを時折提示して検査の信頼性の確認も行う．そして，指差しと二者択一による検査方法を組み合わせて行うことで，より精度の高い視力検査が可能となる（図4）．

IV　2～3歳児

1. 絵視標

Landolt環を使用した視力検査がまだ行えない2～3歳の小児に使用し，「魚」「蝶」「花」「車」などの絵を提示し小児に答えてもらう検査である．まず提示する絵を口頭で答えることができるか練習を行う．その際に「車」のことを「ブーブー」など正式名称で答えることができなくても，提示する視標の区別ができる表現であればよく，小児の理解度に合わせて検査を行う．口頭での検査が行えない場合は提示する絵と同じ絵のカードを手元に用意し，絵合わせで答えてもらう（図5）．

絵視標は最小視認閾の測定を行う視力検査であるため，形態覚の発達過程である小児は，Landolt環を使用した視力検査のほうが良い結果が得られる傾向にあることが報告されている[2]．そのため，測定された視力値と年齢別の正常値を比較することも重要であるが，視力の左右差を確認することがさらに重要である．

V　3歳6ヵ月以降の児

1. Landolt環

Landolt環による視力検査では，検査が可能と

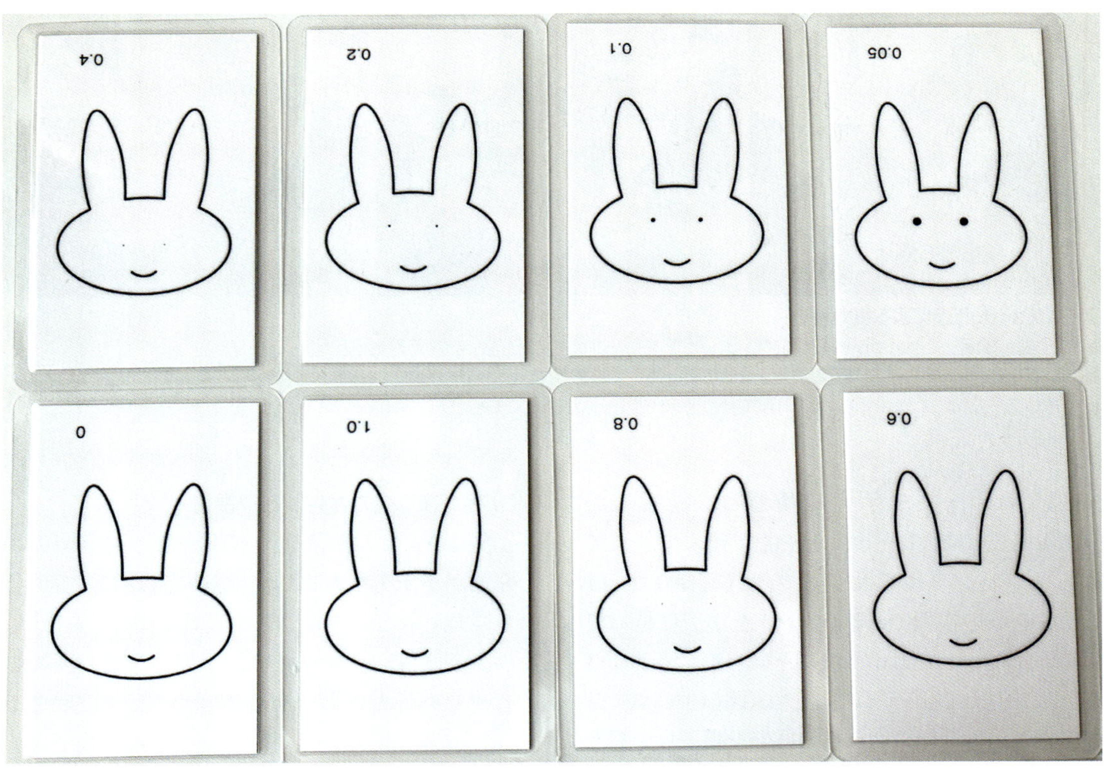

図3｜森実式ドットカード
カードは0.05，0.1，0.2，0.4，0.6，0.8，1.0，0（ブランクカード）の８種類がある．カードの種類によって目の大きさや位置が変化している．

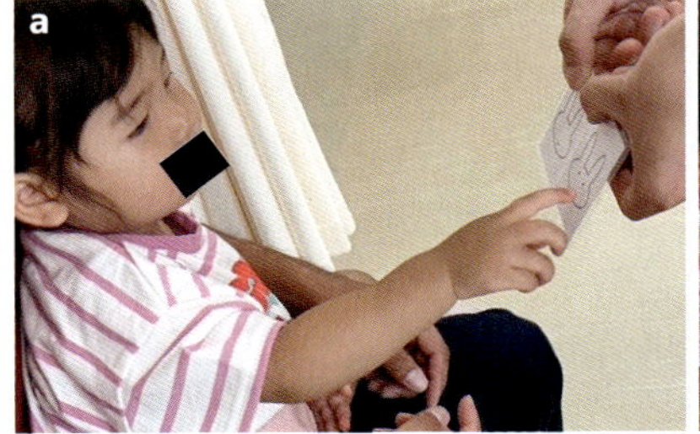

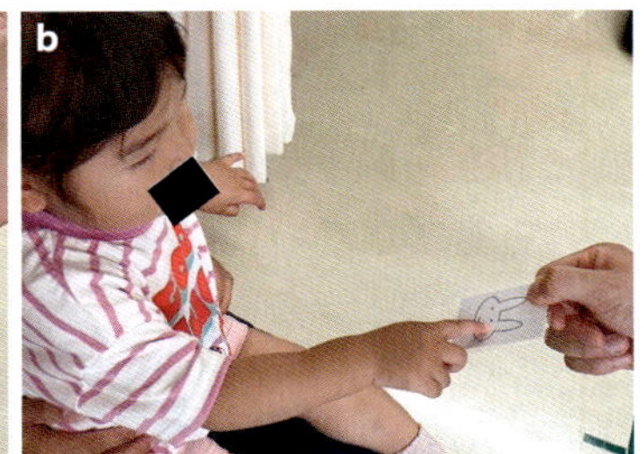

図4｜森実式ドットカードによる視力検査
a 二者択一による方法：カードを2枚提示し，目が描かれているカードを指差ししてもらう．
b 指差しによる方法：カードを１枚提示し，描かれている目を指差ししてもらう．

なる３歳６ヵ月以降の小児が対象となる．また，字ひとつ視力表による視力測定成功率は３歳０ヵ月児で73%，３歳６ヵ月児で94%であることが報告されている[3]．小児にLandolt環の切れ目の方向を答えてもらい，最小分離閾の測定を行う検査である．

1）選択，ハンドル，指差し，言葉による検査方法

Landolt環による視力検査では，選択法，ハンドルを用いた方法，指差し法，言葉による方法の４種類の回答方法があり，後者になるほど難易度は高くなる．選択法（図6a）では，Landolt環が

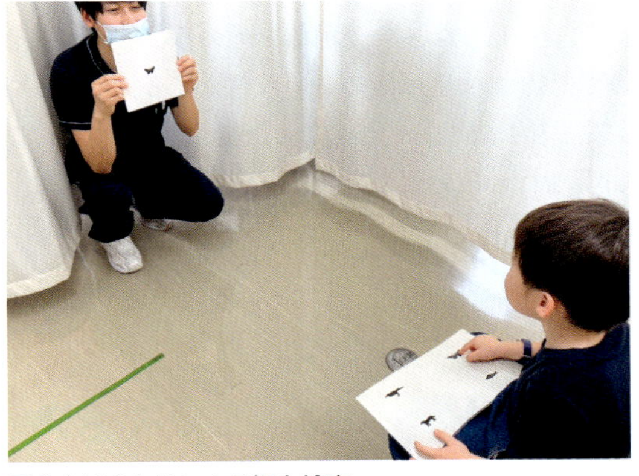

図5｜絵合わせによる視力検査
提示した絵と同じ絵をカードの中から選んで答えてもらう．

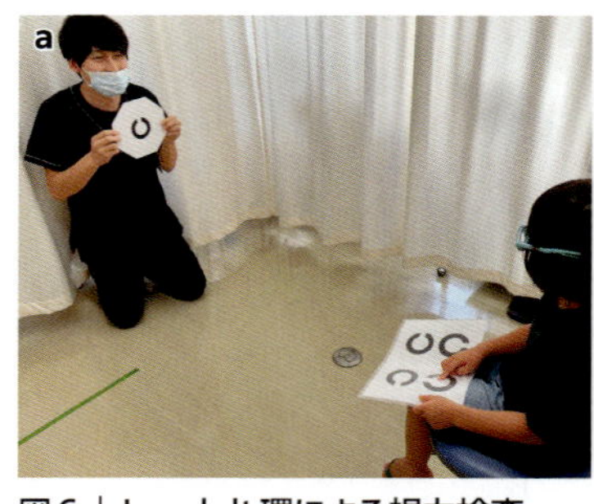
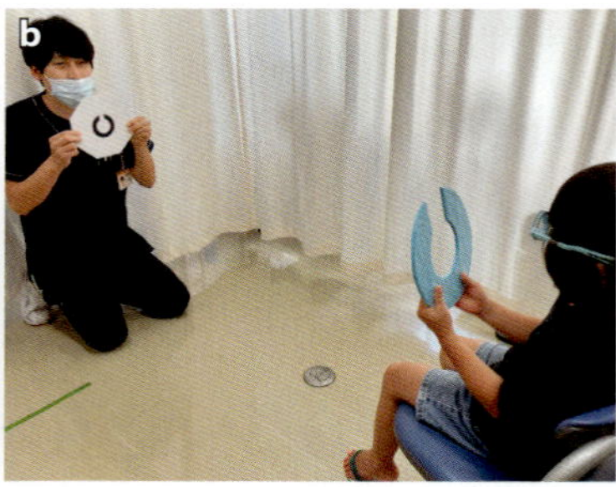
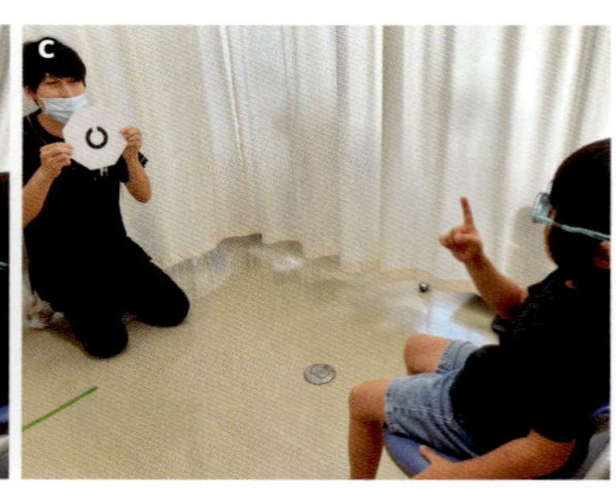

図6｜Landolt環による視力検査
a 選択法：提示したLandolt環と同じLandolt環をカードの中から選んで答えてもらう．
b ハンドルを用いた方法：提示したLandolt環とハンドルの切れ目の方向が同じになるように回して答えてもらう．
c 指差し法：提示したLandolt環の切れ目の方向を指差しで答えてもらう．

並列したカードを手元に用意し，提示したLandolt環と同じLandolt環を指で選んで答えてもらう．ハンドルを用いた方法（図6b）では，Landolt環の模型であるハンドルを小児に持ってもらい，提示したLandolt環と同じ形になるように回して答えてもらう．指差し法（図6c）では，提示したLandolt環の切れ目の方向を指差しで答えてもらう．言葉による方法では，提示したLandolt環の切れ目の方向を言葉で答えてもらう．

すべての検査方法において，まずは両眼開放下で上下左右方向の回答を正確に行えるか確認する．そして，小児の理解度に応じて検査方法を選択することが重要である．

2）検査距離の工夫

Landolt環による視力検査は，通常5 mの距離で行う．しかし，小児によっては5 mの距離では集中力が続かず，正確な検査ができないことがある．そのような場合は，半分の2.5 mの距離での検査を行うなど検査距離を縮めることで，小児が集中して検査に臨める可能性がある．このように意図的に検査距離を変えた場合は，次の式で計算を行い視力値を換算する必要がある．

$$\frac{\text{実際に検査した距離(m)}}{5} \times \text{視標に記載されている視力値}$$

3）字づまり視力と字ひとつ視力

8歳頃までの健常児や弱視眼では視覚機能の発達が不十分であるため，読み分け困難（字ひとつ視力が字づまり視力よりも良好となる現象）が生じることがある．そのため，小児の年齢や弱視の有無を考慮して視標を選択することが重要である．

4）視力検査の注意点

小児は成人とは異なり検査に集中できる時間が短いため，視力検査は短時間かつ優先順位を決めて行う必要がある．例えば，レンズ交換法で交換するレンズの枚数は最小限にする，矯正視力→裸眼視力の順番で検査を行う，弱視眼→健眼の順番で検査を行う，などである．

文献

1）Teller, DY et al：Visual acuity for vertical and diagonal gratings in human infants. Vision Res 14：1433-1439, 1974
2）塩野未祐紀ほか：システムチャートSC-2000における絵視標の評価―ラ環単独視標との比較―．日視能訓練士協誌 39：147-151，2010
3）神田孝子ほか：保育園における3，4歳児の視力検査．眼臨医報 87：288-295，1993

One Point Advice

小児の視力検査の注意点

井上眼科病院　南雲　幹

小児の視力検査では，年齢や発達状態など一人ひとりの児に応じた検査方法を選択する．特に幼少児は集中力が限られるため，できる限り短時間で有用な結果が得られるよう心がけ，共感的態度で検査に臨むことが重要である．

行動による定性的視力検査

▶固視・追視

生後2～3ヵ月頃から固視や追視が可能となる．おもちゃやペンライトなど児の興味を引くような視標を用い，固視や追視ができているかを評価する[1]．固視の検査は両眼，片眼ずつをそれぞれ行い，中心固視や固視の持続が可能かを判断する．追視の検査では音が出ない視標を用い，ゆっくり動かして観察する．

▶嫌悪反射

児の片眼を遮閉したときの嫌悪反射に左右差がないかどうかを評価する．どちらか一方の眼を検者の手などで遮閉したときに，手を払いのけようとしたり嫌がる様子がみられた場合には視力差があると推測される．遮閉自体を嫌がることが多いため，何回か繰り返して反応の左右差を観察し比較する．

Teller Acuity Cards®Ⅱ(TACⅡ)による縞視力検査

2歳6ヵ月くらいまでの児が対象となる．PL(preferential looking)法の原理に基づき，無地画面と白黒の縞模様を見せたときに縞模様を好んで見る乳幼児の特性を利用した検査方法である．児を保護者の膝に座らせて，声をかけたり音やおもちゃで注意を引いて，視線をまっすぐ前方の視標に向けている状態にする．縞の幅を変えていき，検者は覗き穴から眼の動きなどを観察し，どちらを見たかを判定する．他覚的視力検査であるため，検者の主観が入らないよう留意する．

森実式ドットカードによる近見視力検査

絵視標での検査ができない2歳児でも，大まかな視力値や左右差がないかを評価することができる．検査の前には0.05のカードを用い，「おめめはどこかな」など興味を持たせながら目を指で指すことができるかどうか試す．また，偽陽性を除外するために目(点視標)のないブランクカードを用い，「目がない」ことも答えられるようにしてから行う．検査距離は30 cmに保つように心がけるが，どうしても近づいてしまう場合には，その距離を記載する．

絵視標による視力検査

Landolt環での視力測定が難しい2歳児でも検査が可能である．対面して絵が何かを答えてもらうが，犬を「ワンワン」と答えるなど，その児が好む呼び方で構わない．口頭で答えるのが難しい場合には，全種類の絵を貼った回答用のカードを作製し，検者が提示した絵と同じ絵を指さす「絵合わせ」の方法で行う．児の視線の高さに視標を持ち，大きい視標から提示し，確実に答えられることを確認しながら視標を小さくしていく．5 mの距離での測定が難しい場合は距離を近くし，結果を換算する．

遠見視力検査

幼少児の視覚特性により，並列視標を用いる字づまり視標では，側方抑制がきかず読み分け困難が生じてしまう．そのため，7～8歳以下の小児では，偽陰性が生じにくい単一Landolt環を用いた視力検査を行う．

▶3～5歳の場合

3歳前後で切れている方向を口頭で答えられない場合，指さしやハンドル型のLandolt環で同じ方向に合わせて答えられるか確認する．片眼を遮閉する際には，鼻側や下方から覗かないように注意する(**図1**)．事前に4方向を指すことができるか確認し，数回練習する．提示する距離は原則5 mであるが，5 mでは気が散ってしまう場合には，距離を2.5 mに変えて結果を換算する．同じ方向の視標を続けて提示したり，

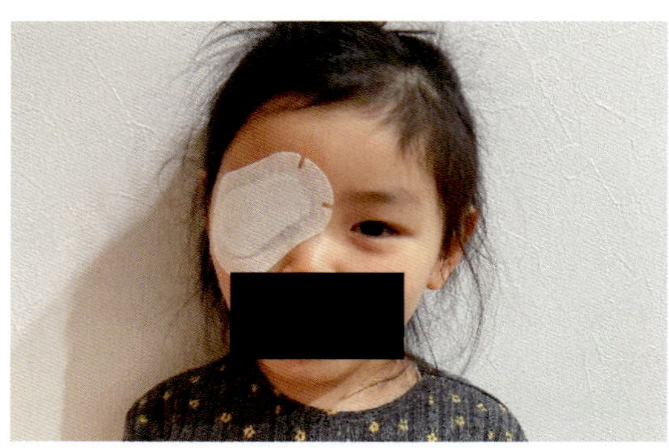

図1｜視力検査時の遮閉方法
片眼の遮閉にはガーゼや絆創膏型遮閉具を用いる．特に鼻側や下方から覗いてしまわないように注意する．

表1｜小児の視力検査のポイント

検査前のポイント
● 問診，他覚的屈折値や発達状態から，どこに重点を置いて検査を行うか考える ● 検査の説明はその児に応じた理解しやすい言葉で丁寧に行う ● 事前に練習し，きちんと理解できているか確認したうえで検査する
検査中のポイント
● 片眼の視力不良が疑われる場合には，視力不良が疑われる眼から検査する ● 片眼の視力不良が疑われる場合には，最高視力を知ることより左右差の有無について注目する ● 検査中は眼を細めて見ていないか，飽きていないかなど児の様子を常に観察する ● 励ましの言葉をかけ，うまくできたら褒めてあげる ● 飽きてしまったり，どうしても嫌がる場合には無理強いをしない ● どんな状態で終わっても「頑張ったね」と声をかけて次回の検査につなげる

提示する順番が決まってしまわないよう留意する．2.5 mの距離で測定する際には，視標を視線の高さに合わせて検者も姿勢を低くして測定する．「どこが切れてるかな」「運転できるかな」「ドーナツ食べたのどこかな」「上手にできるね」など飽きさせないよう，やる気を起こさせるように励ましながら検査する．年齢が低いほど集中力が限られ，時間がかかると正しい結果を得られない．検査の注意点を**表1**[2)]に示す．

低年齢ほど応答の様子や反応などが判断の一つとなるため，気になったことは結果とともに診療録に記載する．Landolt環での検査が難しい場合には絵視標での検査を行う．3歳児以降になると自覚的検査が可能になってくるが，未就学児は一般に集中力が限られるため，他覚的屈折値を参考にして必要に応じた最少枚数の矯正レンズで視力を測定する．初診時は病院の環境や検査に不慣れで不安や緊張もあるため，1回の検査結果だけで判断せず，何度か受診してもらい再現性を判断する．

▶学童期の視力検査

6歳以上の学童期になると集中力が持続するようになる．レンズ交換の刻みの間隔や提示する視標は，屈折度数，児の年齢，見え方や応答の様子，集中力などをみながら選択していく．乱視については，自覚的応答が可能な6歳以上であれば乱視表やクロスシリンダーを用いる．調節力が強い小児の場合，調節麻痺下での屈折検査を行う．

神経発達症(発達障害)児の視力検査

神経発達症(発達障害)のうち，自閉スペクトラム症，注意欠如·多動症，限局性学習症の3つは頻度が高く，また知的な遅れを伴うこともあり，それぞれの特性や程度はさまざまである．児のもつ特性を理解し，屈折異常や弱視を見逃さないように視機能を評価する．

診察や検査に過剰な恐れをもつ児も多く，無理強いは避け，その児に合わせた視力検査を試みる．触覚過敏があることも多いため，検眼枠をかける際に顔などに触れる場合には，事前に「お顔にめがねをかけるね」と声をかけるなどの配慮が必要である．自閉スペクトラム症の特性として，聴覚情報処理に比べ視覚情報処理のほうが優れていることが多く，口頭での説明では理解が難しい場合には，筆者の施設ではその日の検査を順番通りに示した絵カードを用い，検査の見通しを立てたうえで説明している．また，受診時には毎回同じ手順で検査を行い，同じ検者が担当することが望ましい．気が散らないよう落ち着いた，安心できる環境をできる限り工夫し，共感的な態度で検査に臨むことが大切である[3)]．

参考文献

1) 佐藤美保：わかりやすい臨床講座 小児の視力．日本の眼科 92：774-778，2021
2) 南雲 幹：視力検査・自覚的屈折検査(小児)．新篇眼科プラクティス6 視能訓練士スキルアップ，大鹿哲郎ほか編，文光堂，東京，20-23，2022
3) 富田 香：発達障害児の眼科診療のコツ．OCULISTA 40：19-25，2016

Ⅲ. 小児眼科診療の第一歩

4. 精密屈折検査

JCHO中京病院眼科 **横山吉美**

精密屈折検査は小児眼科診療を行ううえで必要不可欠な検査であるが，乳幼児においては成人と異なる点が2つある．1つは調節麻痺薬が必要であるということ，もう1つは年齢に応じて測定機器を選択する必要があるということである．

Ⅰ 調節麻痺薬の必要性と選択の仕方

小児，なかでも乳幼児は調節力が強いため，屈折値を正確に測定するためには調節麻痺薬が必要である．特に覗く必要がある検査機器で測定する場合は，調節が介入しやすく器械近視と呼ばれる[1]．実際の症例で，調節麻痺薬を使用した場合と使用していない場合との屈折値を示す(図1)．精密屈折検査を目的として使用する調節麻痺薬には，アトロピン硫酸塩点眼(以下，アトロピン)，シクロペントラート塩酸塩点眼(以下，サイプレジン)がある．アトロピンのほうがサイプレジンよりも0.79D強く遠視を検出したと報告されている[2]．このため，完全屈折矯正を要する調節性内斜視や不同視弱視が疑われる症例では，アトロピンによる調節麻痺下屈折検査を行うべきである[2]．

それぞれの特徴および代表的な使用法を表1に示す．アトロピンの濃度，点眼回数，点眼日数については施設により異なっているのが現状である[3]．当院では，内斜視がある場合と弱視患者の初回眼鏡処方の際には原則アトロピンを用い，年齢にかかわらず1%を使用し，1日1回(朝右眼，夕左眼)5日間点眼する．心疾患やイレウスの既往がある場合は，主治医にアトロピンの使用の可否について相談する．副作用としては，発汗抑制による顔面紅潮や発熱があり，5〜9月に生じやすいと報告されており[3]，アトロピン点眼中は室温管理に注意することも伝えるとよい．副作用予防のため，点眼後の涙嚢圧迫の必要性を十分に説明する．またサイプレジンは，まれではあるが異常行動を起こすことがあるため，院内で待機してもらい保護者による見守りをお願いする．

Ⅱ 年齢に応じた検査機器の選択

屈折検査には他覚的屈折検査と自覚的屈折検

図1｜調節麻痺下屈折検査の必要性
3歳男児の調節麻痺点眼薬使用時と，未使用時の屈折検査結果．点眼薬未使用時(下段)では，屈折値は近視を示し，かつ結果が安定していない．点眼薬使用時(上段)では，遠視を示し，結果も安定している．点眼薬未使用時では一見近視と思われるが，点眼使用により遠視であることがわかる．

点眼薬	R : SCA					Conf.	L : SCA					Conf.
アトロピン	＋2.30D	C	−0.15D	A	154°	9	＋3.10D	C	−0.66D	A	111°	9
	＋2.29D	C	−0.17D	A	144°	9	＋3.15D	C	−0.80D	A	106°	9
	＋2.30D	C	−0.16D	A	163°	9	＋3.13D	C	−0.76D	A	107°	9
点眼薬	R : SCA					Conf.	L : SCA					Conf.
なし	−2.79D	C	−0.24D	A	118°	9	−2.07D	C	−0.88D	A	76°	9
	−1.89D	C	−0.38D	A	104°	9	−1.05D	C	−0.81D	A	76°	9
	−0.33D	C	−0.36D	A	124°	9	−0.25D	C	−0.74D	A	84°	9
	−0.30D	C	−0.59D	A	160°	9	−1.94D	C	−0.90D	A	79°	8
	−0.08D	C	−0.25D	A	124°	9	−1.35D	C	−0.91D	A	75°	9

表1｜調節麻痺点眼薬

総称名	アトロピン	サイプレジン
一般名	アトロピン硫酸塩水和物	シクロペントラート塩酸塩
販売名	日点アトロピン点眼液1％	サイプレジン1％点眼液
使用方法	1日2回点眼を5～7日間	5分ごとに2回点眼し，60分後検査を実施
効果持続期間	7～12日間	2～3日間
副作用	顔面紅潮，発熱，嘔吐，口渇，便秘，頭痛，心悸亢進など	眠気，結膜充血，一過性の幻覚，情動錯乱，運動失調など
選択基準	内斜視，屈折異常弱視の初回眼鏡処方時，乳幼児	内斜視以外の斜視，屈折異常弱視のフォローアップ時，学童

調節麻痺点眼薬である，アトロピンとサイプレジンの違いを示す．調節麻痺効果はアトロピンのほうが強く，その分効果持続期間も長い．サイプレジンは添付文書に使用方法の記載があるが，アトロピンには記載がなく施設により多少異なる（表には一般的な使用方法を記載した）．

	オートレフラクトメータ		検影法
	据え置き型	手持ち型	
適用年齢	3歳頃～	0歳～	0歳～
利点	精度が高い	顎台が不要	年齢，体位を問わない
欠点	顎台が必要 器械が顔に近づく 調節が介入しやすい	器械が顔に近づく 調節が介入しやすい	検者のトレーニングを要する

据え置き型

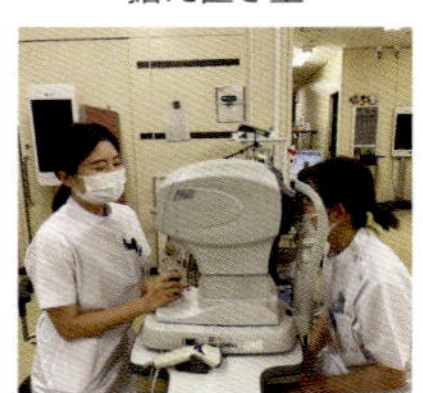

手持ち型

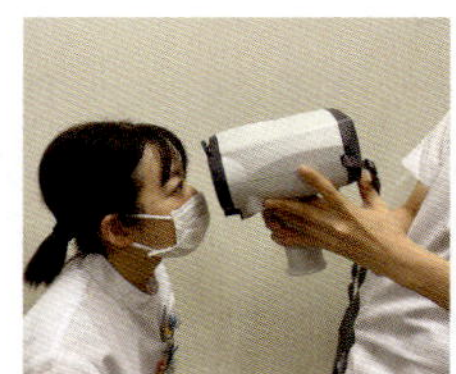

検影法

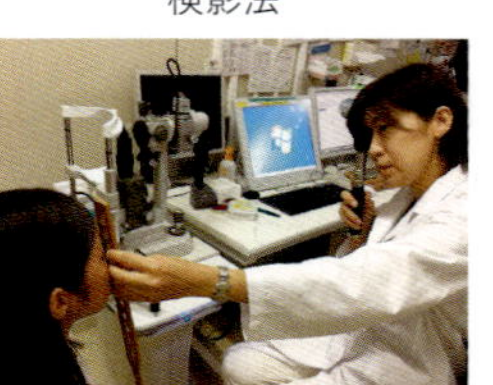

図2｜精密屈接検査
精密屈接検査の利点，欠点を示す．オートレフラクトメータおよび検影法があり，どちらも－20.0D前後～＋20.0D前後まで測定可能である．
※写真：オートレフラクトメータ据え置き型：TONOREF®Ⅱ（ニデック社），手持ち型：HandyRef-K（ニデック社），検影法の検影器：ナイツストリークレチノスコープRX-RC（ナイツ社），板付レンズ：畑式スキヤスコープ（テイエムアイ社）

査とがあるが，乳幼児においては自覚的屈折検査は難しい場合が多いため，他覚的屈折検査が重要となる．他覚的屈折検査には，精密屈折検査としてオートレフラクトメータと検影法がある．それぞれの特徴を図2に示す．

1. 精密屈折検査

オートレフラクトメータには，据え置き型と手持ち型とがある．据え置き型は器械に顔をのせる必要があり，手持ち型は器械に顔をのせる必要性はないが，据え置き型と同様に器械に顔を近づけないと測定できない．このため，乳幼児の場合はどちらも測定が困難である場合が多い．また，器械を覗き込む必要性があるため調節が介入しやすい（器械近視と呼ばれる）ことに注意が必要である．ただし，測定できた場合は，結果には信頼度数

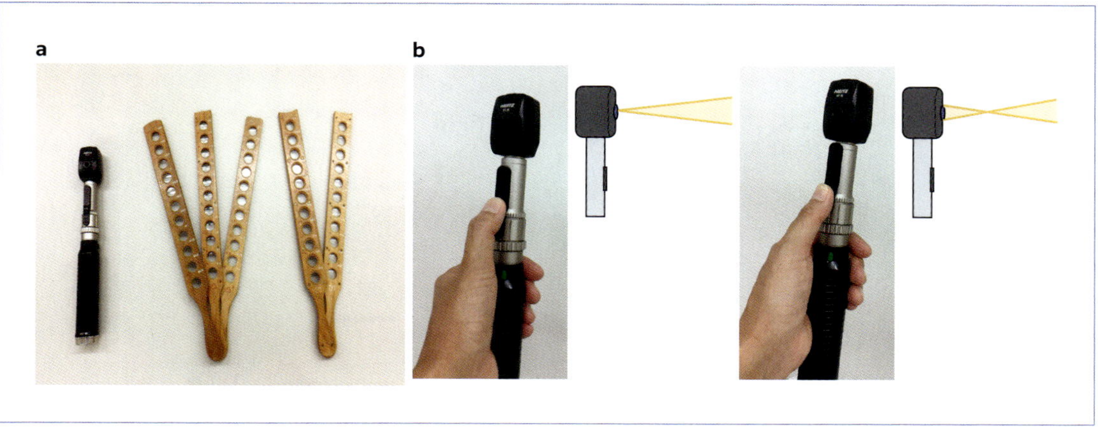

図3｜検影法
a 検影器(左)と板付レンズ(右)を用いて行う．畑式スキヤスコープ(テイエムアイ社)はプラスレンズの板が3枚，マイナスレンズの板が2枚あり，－18D～＋22Dまで測定可能である．
b 検影器には開散光(左)と収束光(右)とがあるが，前者を使用したほうが理解しやすい．

図4｜検影法の手順とポイント①
①まずは良好な徹照(red reflex)が得られるかを確認する．
②測定距離を一定に保つ(腕を伸ばして約50 cm)．
③頂点間距離も一定に保つ(人差し指1本分で約12 mm)．
④開散光と収束光とがあるが，検査は開散光で行ったほうが理解しやすい．

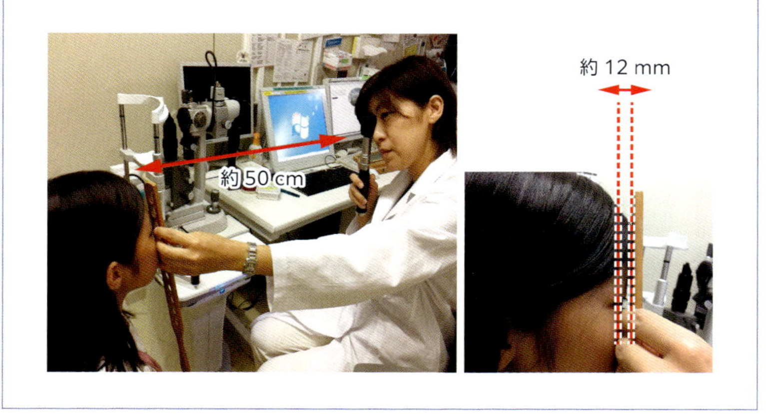

が表示されるため(図1)，信頼度数が高い結果については採用しやすいというメリットがある．

検影法は，患者の年齢や体位，協力性の有無にかかわらず施行できるのが最大のメリットである．ただし精度の高い結果を得るには，検者のトレーニングを要する．

III 検影法の理解とポイント

検影法はskiascopy，retinoscopyと呼ばれ，通称スキアと呼ばれる．検影法は検者のトレーニングを要するが，患者の年齢，体位，協力性の有無にかかわらず検査が可能であることが最大のメリットである．検影器とレンズを用いて屈折検査を行う(図3)．検者は患者に近づかないが，レンズを患者の眼前に置いて検査する必要がある．通常板付レンズを用いて行うが，患者が長い板が顔に近づくのを嫌がる場合は，より小さい検眼レンズを用いる．手順を図4，5に示す．

検影法の手技の習得については，まずは検影器を用いて徹照(red reflex)の確認を行うことから始める．この場合は，完全に患者から離れて検査が可能であるため，乳幼児でも検査は容易である．次に板付レンズを用いた屈折検査時のポイントは，まずは測定距離と頂点間距離を一定に保つことが重要である．また，非調節麻痺下では調節の介入を防ぐために，できるだけ遠方視させて行う．調節麻痺下でも同様に行うが，斜視眼を測定する際にも中心窩に投影できたほうが正確な屈折値が測定できるため，もう片眼を保護者または患者自身の手で遮閉し，斜視眼で遠方の視標を

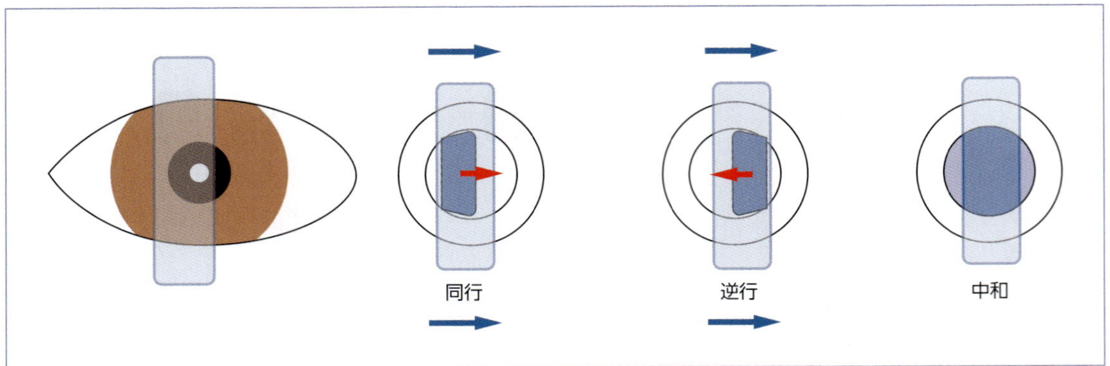

図5｜検影法の手順とポイント②

①まず板付レンズなしで，徹照の動きを判定する．
②検影器を動かした方向と，徹照の動く方向が同じ(同行)か，反対(逆行)か，動かない(中和)かを判定する．
③中和するために必要な度数のレンズを選ぶ．50 cmのところから計測して，レンズなしで中和→－2Dということ(50 cmのところから計測した場合は，結果から2D引く)．

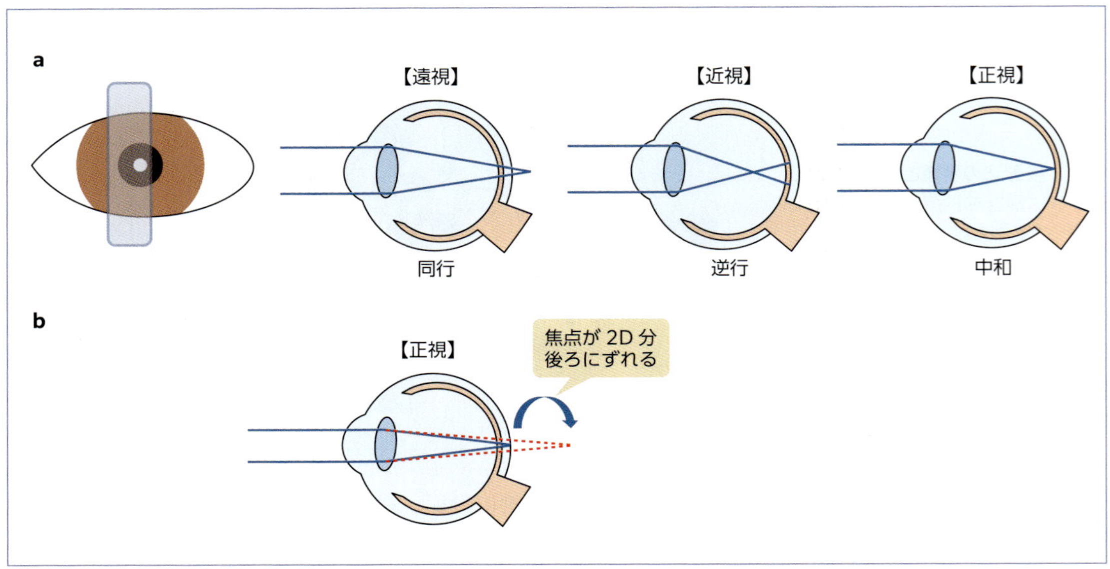

図6｜50 cmのところから計測時になぜ2D引くか

a 無限遠方から計測した場合：遠視であれば同行，近視であれば逆行，正視であれば中和する．
b 50 cmのところから計測した場合：正視の場合でも焦点が2D分後ろにずれる．このため，＋2Dのレンズを置いて中和したら正視である(つまり出た値から2D引く)．

見させるか，調節麻痺下であれば検者を見るように指示して行うとよい．結果の解釈については図6，7に示す．

検影法をオーバーレフとして使用する方法も有用である．測定距離を変えることで板付レンズを使用することなく大まかな屈折値の確認ができる．例えば先天白内障術後のハードコンタクトレンズ装用眼において，1 mの距離で中和すれば－1D，50 cmの距離で中和すれば－2D，33 cmの距離で中和すれば－3Dの状態になっていることが確認できる．

文献

1) 齋藤かおりほか：3歳児のレチノマックス®を用いた屈折検査での調節介入．眼臨紀 4：245-248，2011
2) 森　隆史ほか：乳幼児に対する1%アトロピン点眼液を用いた調節麻痺下の屈折検査．眼臨紀 1：157-160，2008
3) Wakayama A, et al：Incidence of side effects of topical atropine sulfate and cyclopentolate hydrochloride for cycloplegia in Japanese children：a multicenter

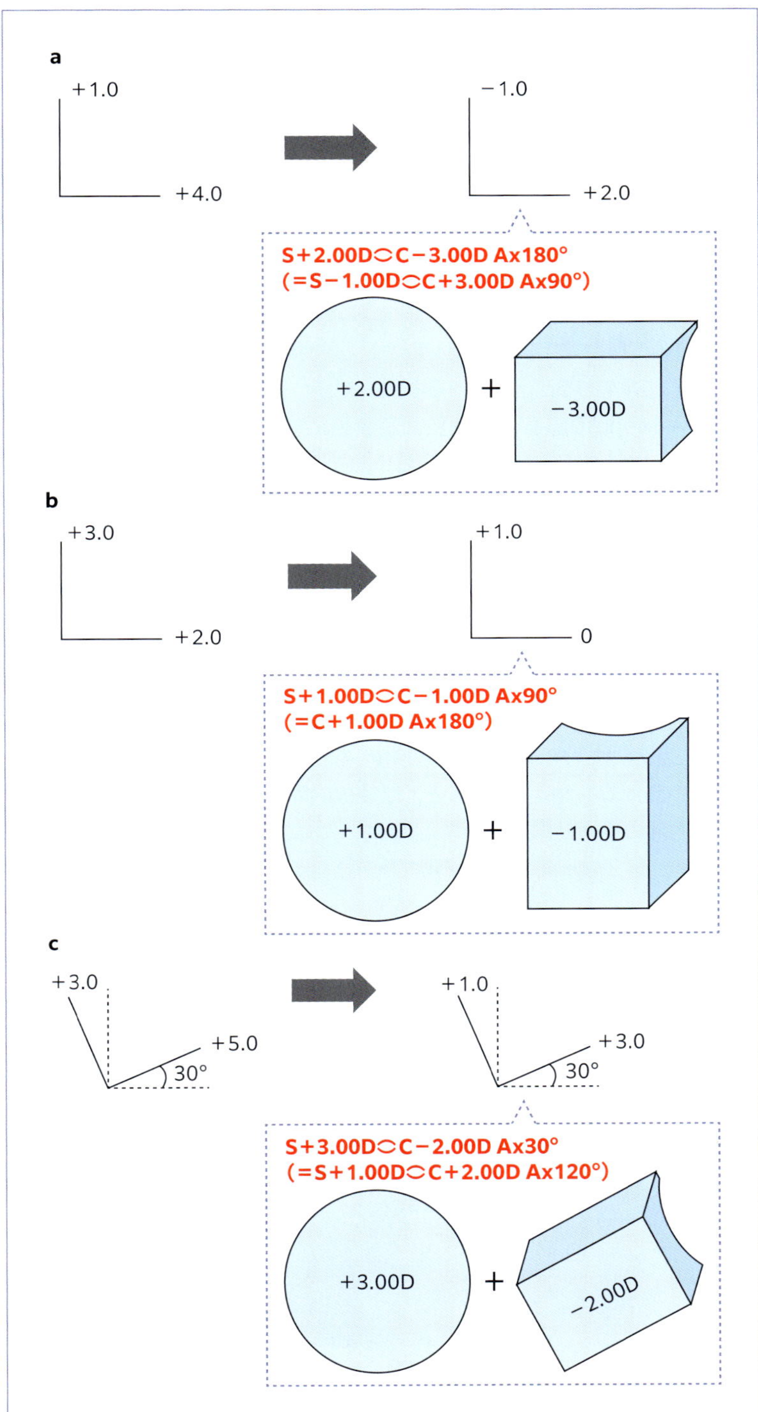

図7｜50 cmのところから計測した場合の例

a 直乱視
b 倒乱視
c 斜乱視

左図は中和するために必要なレンズ度数，右図は2D引いた値．点線で囲んだ図は，赤字の屈折値(上段)を球面レンズと円柱レンズに分けたものを示している．このように球面レンズと円柱レンズに分けて考えると理解しやすい．

study. Jpn J Ophthalmol 62：531–536, 2018

4) 魚里　博：フォトレフラクション法．眼科 33：1443-1455, 1991

5) 萬東恭子ほか：斜視を伴う小児に対するSpot™ Vision Screenerの使用経験．日視能訓練士協誌 46：167-174, 2017

One Point Advice

眼軸長の測定法

岩手医科大学眼科 田中三知子

この10年ほどで，成人の眼軸長の計測は角膜に直接触れる「超音波A-mode」から非接触で測定できる「光学式眼軸長測定」へと移り変わり，より精度の高い計測結果を得ることができるようになった．若い医師はA-modeの超音波眼軸長測定装置に触れた経験がないかもしれない．小児では，おおむね3歳以降では光学式眼軸長測定が可能である．光学式眼軸長測定は眼軸長のみならず，角膜曲率半径も測定できることが利点で，眼内レンズ（intraocular lens：IOL）度数の計算も容易である．

しかし，乳児の眼軸長は光学式では測定できないので，依然としてA-modeでの測定が必須である．乳児の眼軸長測定は，白内障手術におけるIOL度数の計算に必要なだけでなく，IOLを移植しない乳児や緑内障の乳児でも測定しておくと，術後緑内障の発症や緑内障の手術効果を評価する尺度の一つにすることができる．3歳未満の患児が緑内障を発症すると，眼軸長の異常な伸長がみられる．

全身麻酔下でのA-modeによる眼軸長測定

機器を顎台から外して手術室に持ち込み，患児には開瞼器をつけて測定する．プローブを角膜に垂直に当てること，角膜を圧迫しないようにすること，検者の手が震えないよう固定することが求められる．機器が対応していれば簡易な水浸式のプローブを装着して，先端にスコピゾルを載せて測定すると角膜への圧迫を軽減できる（**図1**）．眼軸長は両眼を複数回測定し，なるべくバラつきの少ないデータを信頼する（**図2**）．新生児の眼軸長はおよそ16 mmで，1歳までに20 mmとなる．これらの値から大きくずれる場合には，そこに合理的な理由（小眼球で短い，緑内障で長い，など）があるかどうかを見極める必要がある（**図3**）．

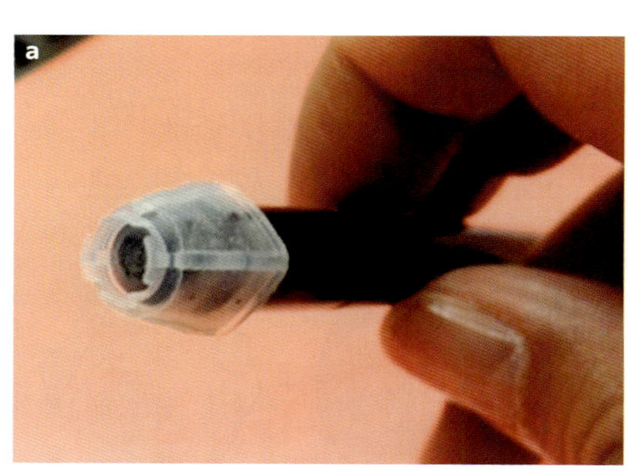

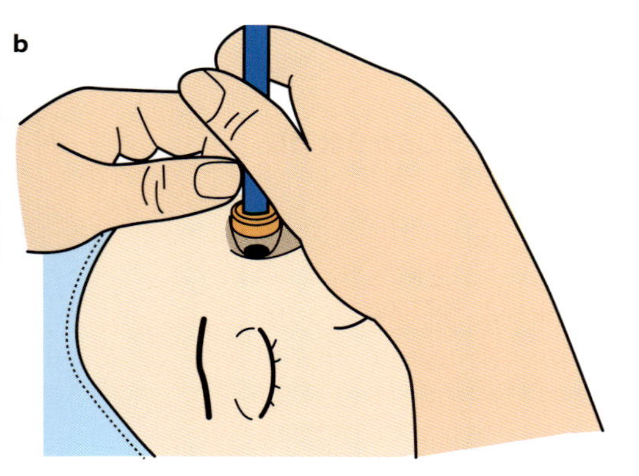

図1｜簡易な水浸式アタッチメント
a 計測モードも水浸式に切り替えてから測定する．
b 測定の様子．

One Point Advice

右眼
オート
コンタクト
有水晶体眼（M/V）

平均音速	：1550 m/S
前房音速	：1532 m/S
レンズ音速	：1641 m/S
ゲイン	：25 dB

平均眼軸長： 20.85 mm

SD：0.02 mm　RANGE：0.07 mm

平均前房深度	：3.18 mm
平均レンズ厚み	：4.19 mm

NO	眼軸長	前房	レンズ
1	20.82	3.18	4.13
2	20.84	3.19	4.14
3	20.86	3.16	4.28
4	20.86	3.16	4.27
5	20.86	3.16	4.23
6	20.89	3.19	4.22
7	20.82	3.16	4.18
8	20.83	3.18	4.17
9	20.83	3.19	4.16
10	20.84	3.20	4.16
* 平均	20.85	3.18	4.19

No.2

眼軸長	20.84
前房深度	3.19
レンズ	4.14

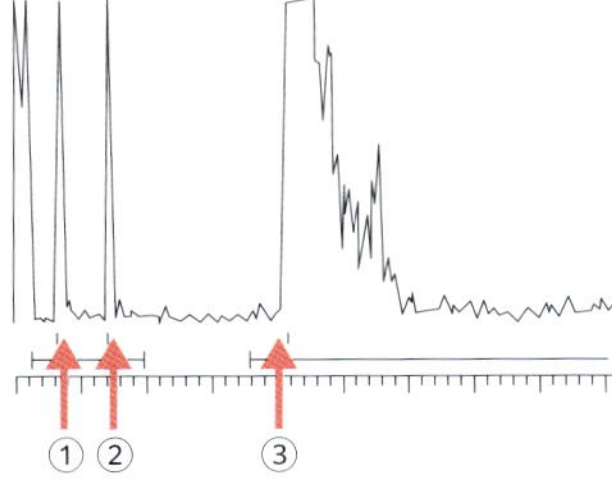

図2｜標準的な結果
計測時のrangeは少なくとも0.1未満にしたい．波形①は水晶体前面，②は後面，③は網膜・強膜である．いずれかの振幅が小さい場合には視軸ずれを疑う．

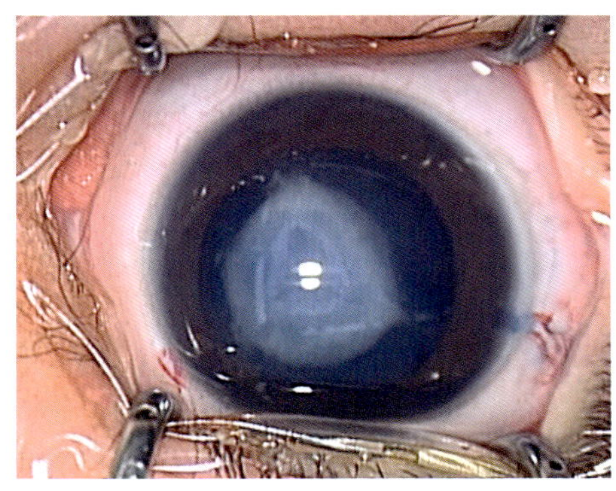

左眼
オート
コンタクト
過熱白内障眼

平均音速	：1548 m/S
前房音速	：1532 m/S
レンズ音速	：1629 m/S
ゲイン	：25 dB

平均眼軸長： 21.57 mm

SD：2.22 mm　RANGE：5.48 mm

平均前房深度	：2.47 mm
平均レンズ厚み	：5.52 mm

NO	眼軸長	前房	レンズ
1	18.61	2.43	＊
2	22.52	2.50	＊
＊ 3	22.28	2.45	＊
4	18.00	2.45	5.52
5	18.06	2.50	5.51
6	23.21	2.48	＊
7	23.17	2.44	＊
8	23.20	2.49	＊
9	23.20	2.47	＊
10	23.48	2.47	＊
平均	21.57	2.47	5.52

図3｜誤差が大きい計測結果
このような核白内障では測定値がばらつく．

Ⅲ. 小児眼科診療の第一歩

5. 前眼部の診かた

順天堂大学眼科 小岩千尋

Ⅰ 前眼部診察の重要性

前眼部は結膜，テノン囊，強膜，角膜，虹彩，毛様体，隅角，水晶体からなる．小児眼科における前眼部診察は，視力発達を妨げる疾患の発見，全身疾患に伴う合併症の評価，感染症や外傷の原因特定などにおいて不可欠である．

Ⅱ 検査機器

1. 細隙灯顕微鏡

眼科診察における基本検査装置といえる．比較的年長の患者は座位式の細隙灯顕微鏡での診察が可能であるが，顎台に顔をのせることができない乳幼児は手持ち式で診察を行う．座位式の細隙灯顕微鏡を用いる際は，顎台と前額バンドの高さを調整し，必要に応じて保護者の膝の上に乗せて座高を確保するなど工夫が必要である．また，手持ち式での診察では機器をいきなり顔に近づけるのではなく，まず手などに光を当てて痛みがないとわかってもらう，ゆっくり声かけをしながら行うなどの工夫を検討する．さらに，光ったり音が出たりするおもちゃで視線を誘導したり，器械にシールを貼り患者の興味を引くなどすると，患者の視線が安定しやすくなる(図1)．それでも啼泣することは少なくないため，細隙灯顕微鏡を使用する前に肉眼でも前眼部を観察し，明らかな異常や外傷の有無を確認することも重要である．

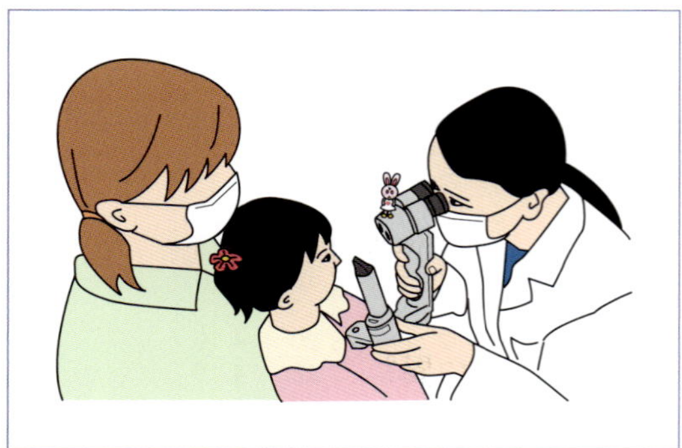

図1｜手持ち式の細隙灯顕微鏡を用いた前眼部診察
器械にキャラクターのおもちゃを貼り付け，患者の不安軽減と視線固定を図る．

2. 隅角鏡

角膜の屈折率および前房水の屈折力により，隅角の観察にはコンタクトレンズによる光路変更が必要である．隅角鏡検査には，直接型隅角鏡による直接法と間接型隅角鏡による間接法がある．直接型隅角鏡には，Koeppeレンズ，Hoskins-Barkanレンズ，Swan-Jacobレンズ，Hill レンズなどがあり，患者を仰臥位にして角膜に装着し，手持ち式細隙灯顕微鏡や手術用顕微鏡を用いて隅角を観察する．間接型隅角鏡にはGoldmann隅角鏡やZeiss四面鏡などがあり，患者を座位もしくは仰臥位にして角膜に装着し，同じく手持ち式細隙灯顕微鏡や手術用顕微鏡を用いて観察する．

3. 超音波生体顕微鏡

超音波生体顕微鏡(ultrasound biomicroscopy：UBM)は，隅角，虹彩，毛様体の一部を含めた前眼部組織の微細構造を断面として観察することができる．周波数50～75 MHz，解像度50 μm，深達度4～5 mm程度である．長らくアイカップを装着して水浸法で検査を行っていたが，機器の進歩によりアイカップが不要のタイプが販売され，検査の利便性が増した．直接角膜に接触する検査のため，少なくとも乳幼児は全身麻酔が必要となる．検査には熟練を要する．

4. OCT

非接触的に隅角部を観察できる診断機器である．近赤外光を用いているため羞明が少ない．眼底検査に用いるOCTに比べて長波長光源を用いているため，可視光では透過しない混濁した角膜や結膜，強膜などの不透明組織も描出可能である．解像度はUBMより優れるが，毛様体は観察できない．座位での検査であり児の協力も必要であるが，短時間で検査可能であり，撮影も比較的容易である．

III 前眼部に異常を来す疾患

1. 結膜

球結膜，瞼結膜，両者の移行部である円蓋結膜の3つに分けられる．結膜が炎症を起こすと，充血，濾胞，乳頭増殖（図2），出血，浮腫，偽膜などさまざまな所見を呈する．結膜炎や異物の存在が疑われる場合，可能な限り結膜を翻転して眼瞼結膜を観察する．眼脂があれば，性状や色調，量の観察が診断に役立つ．また，角結膜に発生する良性腫瘍として，結膜母斑，類皮腫（デルモイド）（図3），血管腫，リンパ管腫などがある．

2. 強膜

脈絡膜側から褐色板，強膜実質，上強膜の3層からなり，充血や色調を観察する．骨形成不全症やEhlers-Danlos症候群などでは青色強膜を呈し，強膜メラノーシスでは出生直後より強結膜のびまん性色素沈着を認める．

3. 角膜

主に直接照明法で角膜の透明度，形状，表層の状態を確認する．前眼部形成異常，原発先天緑内障，ムコ多糖症などの代謝異常疾患，分娩時外傷などで角膜混濁を来すことがある（図4）．角膜径は新生児ではおよそ9.5～10.5 mmであり，生後1年頃までに10.0～11.5 mmに増加する．World Glaucoma Associationにおける小

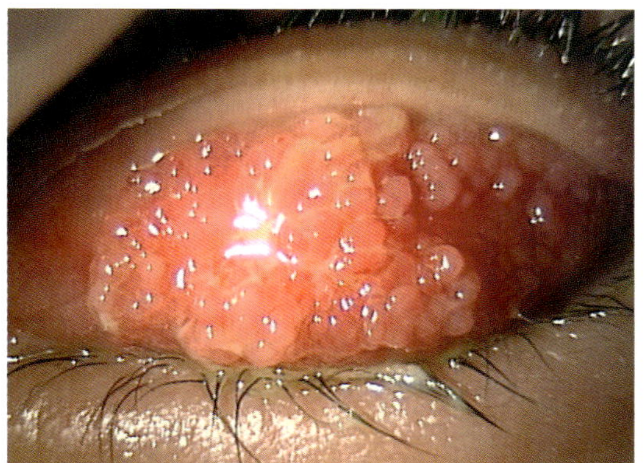

図2｜春季カタル
上眼瞼結膜に石垣状の乳頭増殖を認める．

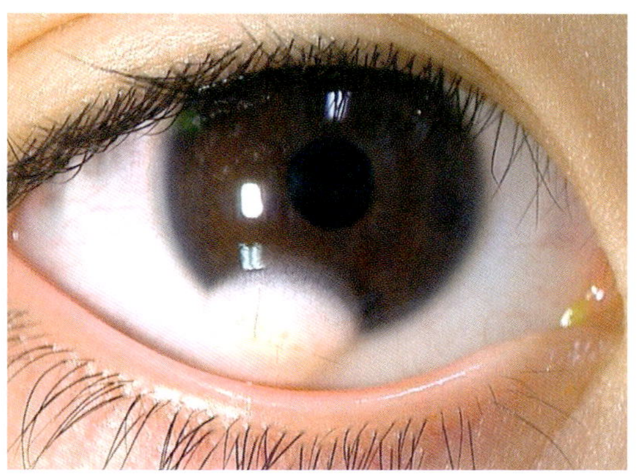

図3｜輪部デルモイド
右眼7時方向に輪部デルモイドを認める．数本の毛髪も確認できる．

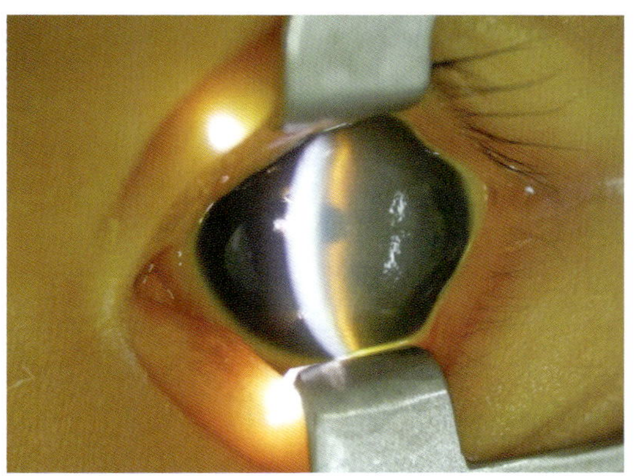

図4｜角膜混濁
鉗子分娩による角膜混濁を認める．

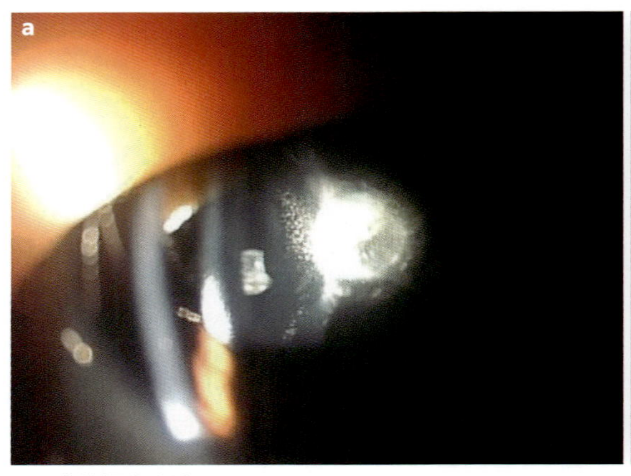

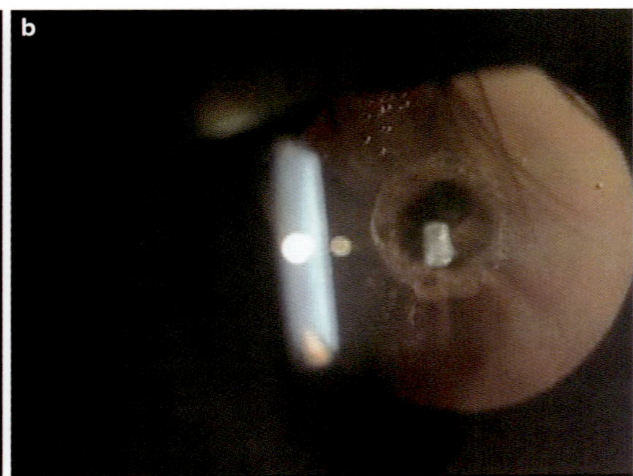

図5｜後極白内障
a 直接照明法．後嚢中央に円盤状の混濁を認める．
b 間接照明法(徹照法)．混濁の位置や範囲がより明瞭になる．

児緑内障の診断基準の一つに，Haab線または新生児で角膜径11 mm以上，1歳未満で12 mm以上，すべての年齢で13 mm以上であることが挙げられている．

● 前眼部形成異常

眼先天異常のうち，主な異常所見が前眼部(角膜・虹彩・隅角)に限局しているものである．後部胎生環，Axenfeld異常，Rieger異常，後部円錐角膜，Peters異常，強膜化角膜，前部ぶどう腫が含まれる．前眼部形成異常を示す代表所見として，①Schwalbe線の前方移動，②虹彩索状物，③虹彩実質の萎縮，④角膜後面陥凹，⑤角膜後部欠損・混濁，⑥角膜混濁部位への虹彩癒着，⑦角膜混濁部位への水晶体偏位が挙げられる．両眼性が3/4を占め，僚眼の観察も重要である．

4. 前房

中央および周辺部の前房深度，前房内の細胞やフレアを観察する．フレアは房水内の蛋白濃度の上昇であり，前眼部炎症に伴う血液房水関門の破綻を示唆する．レーザーフレアセルメーターにより定量的評価も可能である．

小児緑内障では，前房深度が深くなるといわれている．一方，網膜芽細胞腫などの腫瘍性病変や，家族性滲出性硝子体網膜症などに伴う網膜剥離の進展により，水晶体が前方に押し出されると浅前房を呈することがある．

5. 虹彩・瞳孔

虹彩の色素沈着，萎縮，癒着，結節の有無を観察する．神経線維腫症I型では虹彩小結節が80％の患者に合併する．ぶどう膜炎では虹彩結節や虹彩後癒着を認めることがある．瞳孔所見において，網膜芽細胞腫や先天白内障によって起こりうる白色瞳孔は見逃してはならない．そのほか，Horner症候群では患側の縮瞳や虹彩異色症を呈することがある．視神経症や頭蓋内病変を疑った際には，交互点滅対光反射試験(swinging flashlight test)で相対的瞳孔求心路障害(relative afferent pupillary defect：RAPD)の有無も確認する．

6. 水晶体

混濁の部位や範囲，水晶体の位置異常などを観察する．眼底からの反射光を利用する間接照明法(徹照法)を用いることで，水晶体の混濁はより明瞭に観察することができる(図5)．また，水晶体を支えるZinn小帯の断裂や脆弱性により，外傷性，Marfan症候群，ホモシスチン尿症，Weill-Marchesani症候群などで水晶体偏位を呈することがある(図6)．

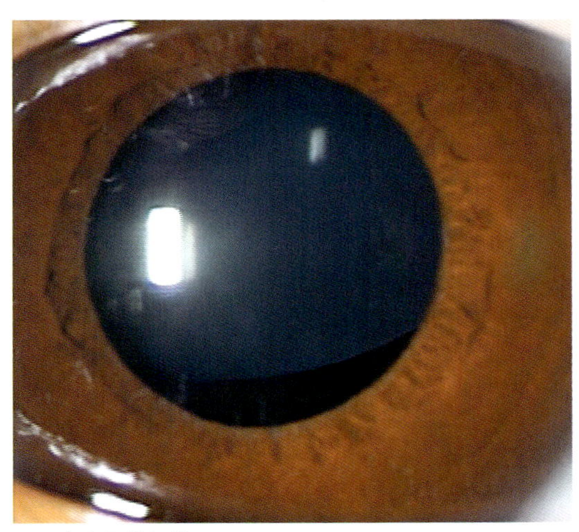

図6｜水晶体偏位
Marfan症候群に伴う上方への水晶体偏位を認める.

IV 義眼

小眼球症や無眼球症などの先天性疾患，網膜芽細胞腫などに対する眼球摘出術後，外傷後などの患者において，眼窩の発育や整容治療として義眼装用を要することがある．義眼装用患者の診察の際は，義眼を外して結膜囊の状態を確認することが重要である．また，実際に患者や親に付け外しをさせることで，日頃正しく取り扱いできているかの確認も可能である．義眼の表面がくすんでいる（図7），装用中に義眼が回転してしまう，義眼の不適合により慢性的もしくは局所的な結膜炎を認める，成長に伴い虹彩の位置が合わなくなったなど，装用状態に変化があれば，義眼のメンテナンスや作り直しを勧める．

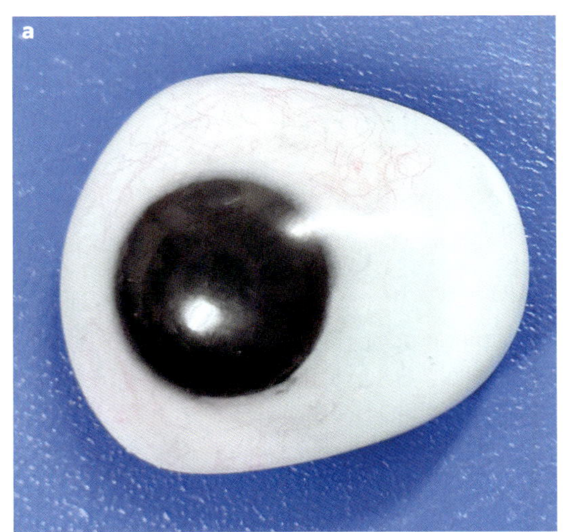

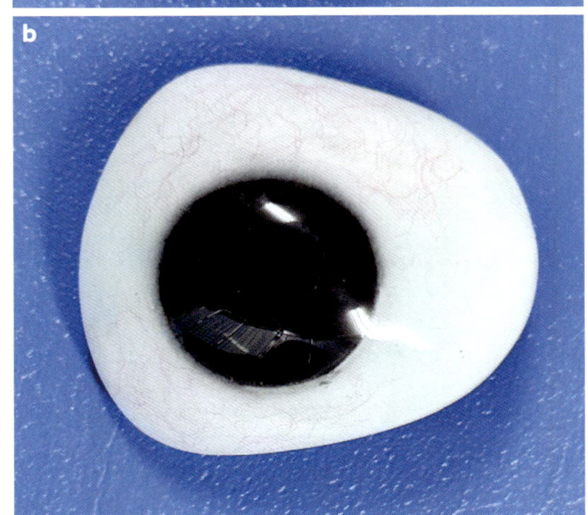

図7｜義眼
a 研磨前，b 研磨後.
義眼表面の傷や汚れによるくすみが改善している．日々の洗浄や手入れも重要だが，定期的な義眼師によるメンテナンスも必要である.

Advanced Techniques

眼圧測定法

杏林大学アイセンター **鈴木由美**

眼圧測定法として，座位でGoldmann圧平眼圧計(Goldmann applanation tonometer：GAT)を用いて測定をすることが，臨床的に最も精度が高く，一般的であることはいうまでもない．しかし，小児の眼圧評価は，局所麻酔点眼下でGATを用いて眼圧測定をすることが非常に難しく(ベノキシール®点眼の沁みる感覚により拒絶されることが多い)，特に就学前の小児では協力が得られないことをしばしば経験する．本稿では，小児期の年齢別に有用な眼圧測定法について述べる．

乳幼児(0～5歳頃まで)の眼圧検査

啼泣する患児を抑制し，開瞼器をかけた状態で眼圧測定を行っても，正確な眼圧値を得ることはできない．したがって，以前は鎮静下(トリクロリール®シロップやエスクレ®坐剤を使用)または麻酔下にて，圧平式手持眼圧計であるパーキンス眼圧計やシェッツ眼圧計などを用いて，眼圧評価を行うことが多かった．

しかし，反跳式眼圧計(rebound tonometer)の登場により，点眼麻酔なしの覚醒下にて乳幼児の眼圧測定が可能となっている．

反跳式眼圧計は，非接触型眼圧計(noncontact tonometer：NCT)のように眼前に空気を吹き付けられるような不快感もないため忍容性が高く，かつ再現性がよく[1]，また健常児の立位，座位および仰臥位によっても測定値に影響を及ぼさないとされる[2]．生後1ヵ月～3歳未満までの健常な乳幼児に対して，Icare Finland社のhand-held rebound tonometers(以下，アイケア手持眼圧計，**図1**)にて，容易に眼圧測定が可能であったことが報告されている[3]．実際，チップ(**図1a**)の角膜接触時の衝撃はほぼなく，眼前にプローブを近づけても恐怖心をもつことなく眼圧測定が可能な乳幼児を日常診療にてよく経験する(**図2**)．単回使用のチップは，感染症管理面でも利点がある．

また，アイケア手持眼圧計は，中心角膜厚(central corneal thickness：CCT)の影響を受けやすいとされるが，健常な小児の間ではCCTに極端な差がなく，眼圧測定値への影響は少ないとする報告[3]がある．一方で，健康な小児においてアイケア手持眼圧計(iCare IC200)とパーキンス眼圧計による眼圧測定値を比較すると，両者の測定値は中程度相関するが，

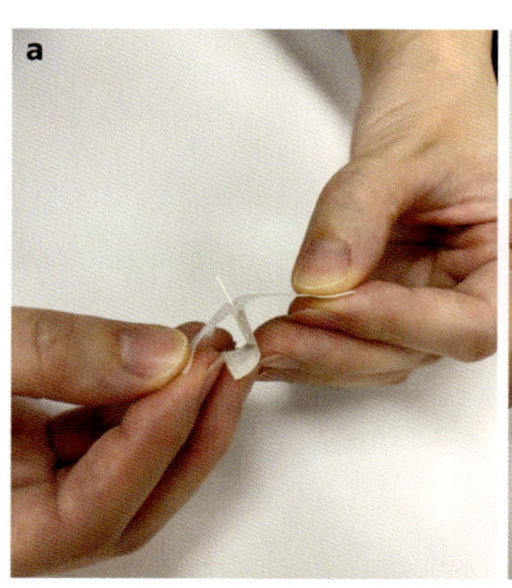
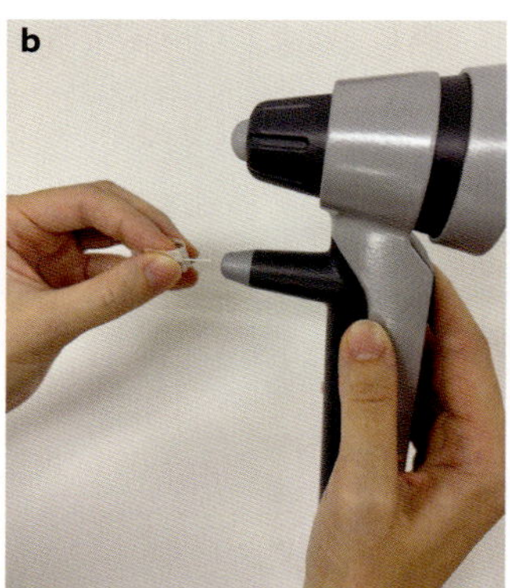
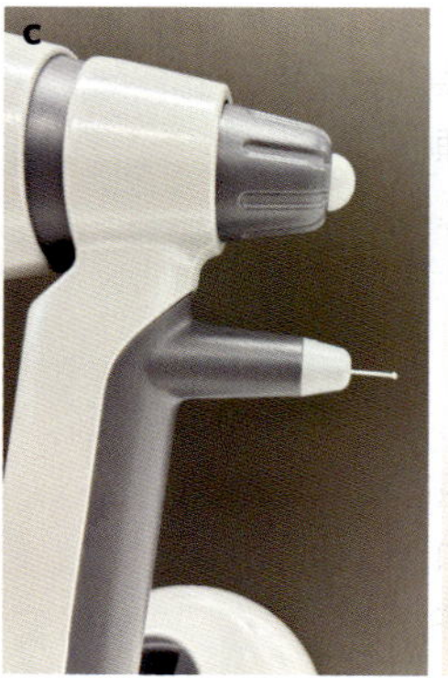
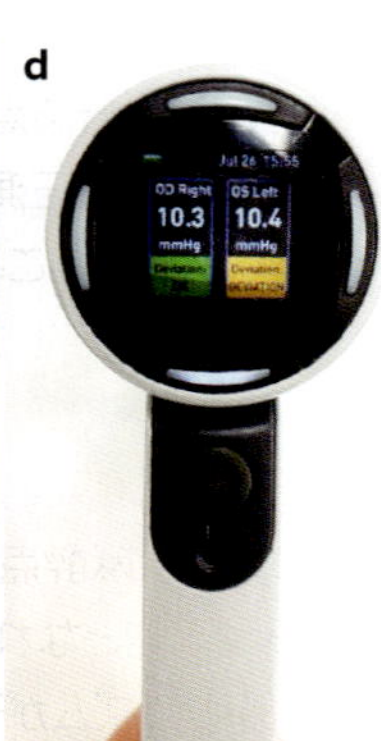

図1｜アイケアPRO手持眼圧計(icare tonometer PRO, モデル：TA03)
a ブリスターパックに入ったディスポーザブルプローブ.
b プローブに直接触らないようにパッケージの上から保持し，本体の充填部に軽く押し込みロックする.
c 機種にもよるが，傾斜センサーが組み込まれているため，通常の立位だけではなく仰臥位での測定も可能である.
d 測定終了画面.

Advanced Techniques

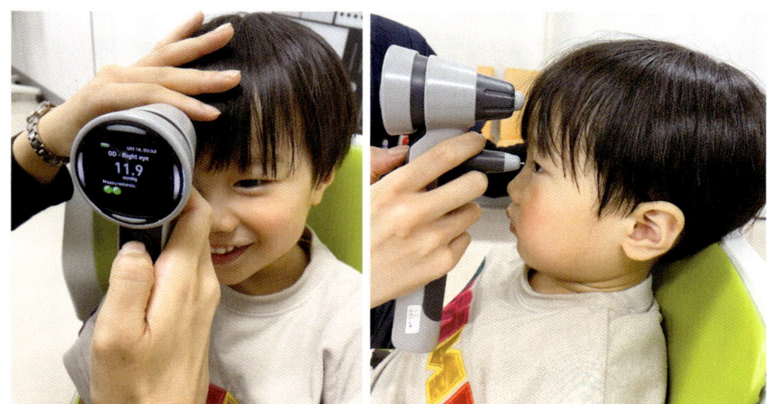

図2｜アイケア手持眼圧計の測定の様子（3歳幼児）
調整ダイヤルを回して額当ての長さを調整し，プローブ先端から角膜表面までの距離を3～7mmに保持し，測定する．

アイケア手持眼圧計のほうがパーキンス眼圧計より過大評価されるとの報告もある[4]．しかしながら，アイケア手持眼圧計は，測定方法の簡便さの点からも，小児，特に乳幼児における眼圧管理および眼圧測定のスクリーニングとしては，有用な眼圧測定機器（**図1b～d**）であるといえる．ただし，アイケア手持眼圧計にて眼圧が高値になる場合や，角膜所見（角膜径の増大，角膜混濁），眼軸長の伸展および眼底所見などで緑内障が疑われる場合は，全身麻酔下で複数の眼圧測定法にて眼圧を評価すべきである．

就学後児童（6歳前後）の眼圧検査

就学後の健常な児童であれば検査可能となることが多い眼圧測定法として，NCTが挙げられる（**図3**）．噴射された空気により角膜を圧平することで眼圧を測定するNCTは，非接触検査のため点眼麻酔なしの覚醒下にて測定可能であり，院内感染や角膜障害の可能性を回避できる点が有利な測定機器である．また，GATによる眼圧測定も，個人差はあるが10歳前後から可能になることが多い．筆者は，患児と患児家族との信頼関係をもとに，GATによる眼圧測定が可能となるように，アイケア手持眼圧計やNCTにて眼圧測定をすると同時に，ベノキシール®点眼に慣れるように，局所麻酔点眼薬の点眼練習から始めている．点眼が可能となれば，アプラネーショントノメーターコーンプリズムが近づくことの事前説明と声かけを怠らず，就学後の児童には徐々にGATによる眼圧測定を試みている．GATは，現在の眼圧測定機器のなかで精度および再現性に優れているため，眼圧管理の必要な患児には，年齢が上がり理解が深まれば可能な範囲でGATにて測定すべきと考える．

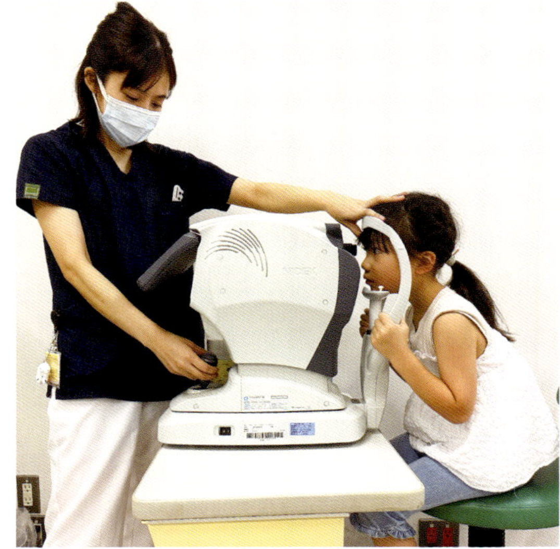

図3｜非接触型眼圧計（NCT）測定の様子（6歳児童）
測定前に「風（空気）が出てくるけど，大丈夫だよ」など，恐怖心を取り除くことで就学後の児童で測定可能となることが多い．

文献

1) Sahin A, et al：Reproducibility and tolerability of the ICare rebound tonometer in school children. J Glaucoma 16：185-188, 2007
2) Uzlu D, et al：Effect of body position on intraocular pressure measured by rebound tonometer in healthy children. Turk J Ophthalmol 50：271-274, 2020
3) Lundvall A, et al：Application of the ICare rebound tonometer in healthy infants. J Glaucoma 20：7-9, 2011
4) Stoddard-Bennett T, et al：Agreement of iCare IC200 tonometry with Perkins applanation tonometry in healthy children. J AAPOS 26：235.e1-235.e5, 2022

Ⅲ. 小児眼科診療の第一歩

6. 眼底の診かた

杏林アイセンター **横井 匡**

眼底検査が困難な年代は小学校低学年までの小児と，それ以降の年代では精神発達遅滞のある小児であり，特に精神発達遅滞があれば成人年齢となっても検査は容易でない．眼底検査の難しい小児において，いかに眼底所見を捉えるかについては診療にコツがあり，これについて解説したい．

I 小児における眼底検査の前提

小児における眼底疾患は，日常診療で目にする機会は極めて少なく，成人における眼底検査とは異なる視点で“どこの”“何を”“どのように”診察しなければならないかについては，あまり経験のない眼科医も少なくない．眼底検査を行うにあたっては，成人におけるそれと同様に，小児に発症する疾患を教科書等でレビューして，どういう疾患を想定しなければならないかの鑑別疾患を挙げられるようにしておくことが最低限の前提となる．

小児に起こる網膜硝子体疾患は，表1に示すように非常に多岐にわたる．未熟児網膜症においては当然のことながら，それぞれの疾患特有の患者背景や好発年齢もあり，特に小児においてはどのくらいの月齢・年齢で検査を行っていて，鑑別にどのような疾患が挙げられるかを想定し，眼底検査，また可能な年齢となれば眼底撮影を行う．

II どのような小児に対しても可能な眼底検査

子どもの年齢や検査理解度によって可能な検査は限定されるが，双眼倒像鏡を用いた眼底検査はいかなる小児に対しても施行可能である（図1）．必要物品は表2のとおりである．検者は子どもの頭側に立ち，タオルなどで巻かれ介助者に抑制された子どもに点眼麻酔薬を用いて開瞼器をかけ，眼底検査を行う．双眼倒像鏡を用いれば両手が自由になるため，片方の手にレンズを持ち，片方の手に未熟児鈎や強膜圧迫子を持てば，眼位の制御，周辺部の圧迫が可能である．介助者による子どもの抑制は，未熟児や新生児，乳児の場合には1人でも可能だが，幼児ともなれば力が強く，ときに2～3人がかりで手足を抑制して診察しなければならない．

注意が必要な点は，嫌がったり怖がったりする子どもに，無理に診察を受けさせているということを認識しておくことである．概ね3歳頃の会話ができる小児においては，できるだけ双眼倒像鏡を用いた眼底検査の必要性を子どもがわかるように説明し，座位もしくは臥位で診察する．それでも検査が不能な場合には，抑制して施行すべき検査である．また，強膜圧迫子による周辺部網膜の検査は，点眼麻酔を行っても相当の疼痛を伴うものであり，未熟児網膜症や家族性滲出性硝子体

表1｜小児で起こる網膜硝子体疾患

線維血管増殖に伴う網膜症
- 未熟児網膜症，家族性滲出性硝子体網膜症など

感染性疾患
- サイトメガロウイルス網膜炎，トキソプラズマ脈絡網膜炎，ヘルペスウイルス網膜症など

網膜ジストロフィ
- Leber先天黒内障，Stargardt病など

視神経乳頭部先天異常に伴う網膜症
- 視神経乳頭コロボーマ，朝顔症候群やピット黄斑症候群など

網膜症（familial exudative vitreoretinopathy：FEVR），網膜芽細胞腫など，周辺部まで必ず観察しなければならない疾患があると想定される場合において行う．

実際の診療では，3歳も過ぎれば結膜嚢は広くなり，必死に抵抗して眼球運動が止まらないため，無理に眼球を圧迫しても，成人で可能な周辺部網膜の検査は不能なことも多い．したがって，概ね1歳を過ぎて小学校低学年頃までに，強膜圧迫による周辺部網膜の精密検査が必要と考えられるような小児については，全身麻酔下検査が日常として行われているような小児病院等の専門施設に診察を依頼することを考慮する．

III 眼底異常のスクリーニングに有用なレチノスコープ（スキアスコープ）

多くの教科書に必ずしも触れられていないかもしれないが，レチノスコープを用いたred reflex法（徹照法）が，小児の眼底検査において非常に有用である．特に左右で徹照の程度を比較することは，眼底の重症疾患をスクリーニングするうえで有用である．小児の顔に機器を近づけることなく，検者は離れたところからレチノスコープを通して眼底の徹照を診るだけであり，子どもが恐怖を覚えず，多少動いても検査可能という点で非常に優れている．例えば徹照は，網膜剝離では暗く，高度の眼底出血では赤く，眼内腫瘍では明るく，硝子体混濁では暗く見えるなど，徹照の左右差が明らかである場合には，眼底を直ちに必ず診なければならない状況を示唆する．一方，均一で明るい徹照が両眼ともに返ってくるような場合，眼底疾患があったとしても急を要さないものであることがほとんどである．新生児から発達遅滞のある小児までほぼすべての患者に施行できることが最大の利点である．診察室をやや暗くして検査すると散瞳するため，より徹照が診やすくなる．

IV OCT，広角眼底撮影

近年，Optosに代表される広角眼底撮影が広く一般的に用いられるようになっており，眼底検査が難しい小児分野は最も恩恵を受けることに

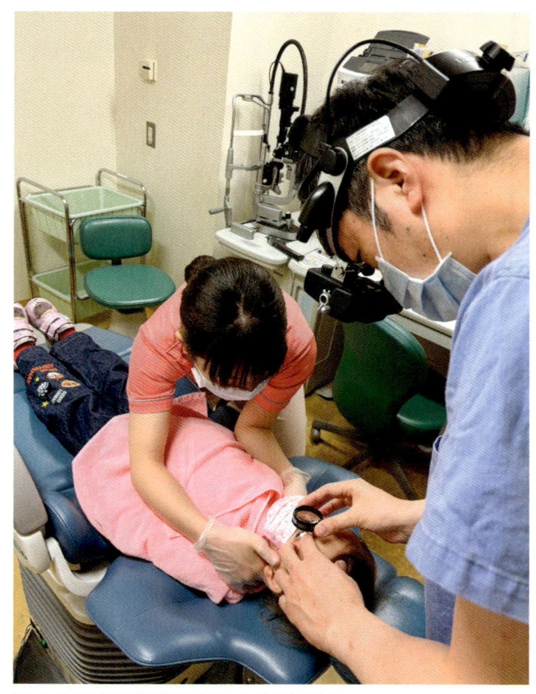

図1｜双眼倒像鏡を用いた眼底検査
ベッド，タオル，介助者，レンズが必要である．場合によっては点眼麻酔薬を用いて開瞼器をかける．この診察スタイルですべての患者の眼底を診察可能である．まずは28Dレンズを用いる．

表2｜双眼倒像鏡を用いた眼底検査における必要物品など

- 20Dまたは28Dレンズ
- ベッド（リクライニングできるシート）
- 大きく長いタオル
- 介助者（時に保護者にも協力してもらう）

〈場合によって必要なもの〉
- 開瞼器
- 強膜圧迫子（未熟児鈎を含む）
- 局所麻酔点眼薬
- 散瞳薬

なったといって過言ではない．小児の眼底検査では眼が動き続けるため，長年小児眼科に携わっている者でさえ外来で眼底を正確に診ることは容易ではなく，全身麻酔下検査で初めて病変を正確に，かつ詳細に捉えられることもしばしばであった．ところが，広角眼底撮影はさほど眩しくなく，時には1歳前後から撮影可能であり，一瞬にして広角に眼底を正確に捉えるため，いったん撮影ができれば，我々が外来で眼底検査を行うよりもさらに正確で多くの眼底に関する所見を捉えることが

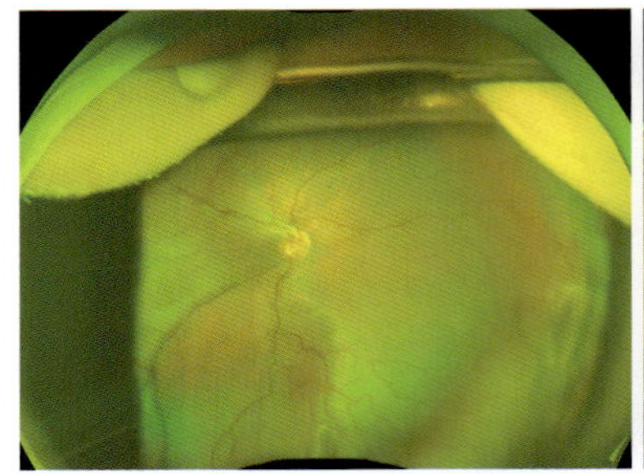
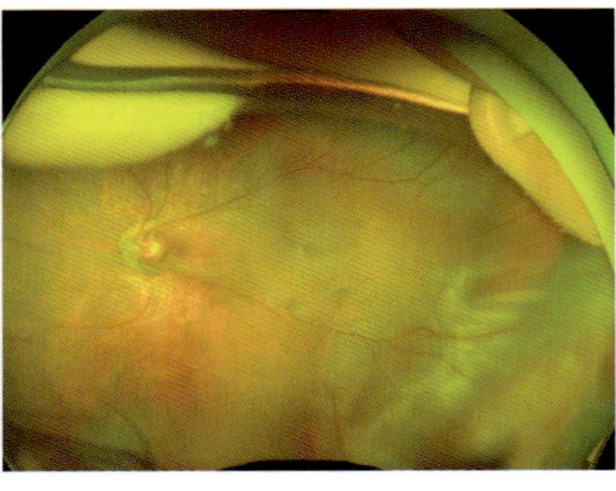

図2｜9ヵ月男児，家族性滲出性硝子体網膜症
Optosで両眼の牽引乳頭，周辺部網膜の網膜剝離を認める.

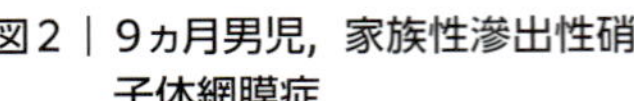

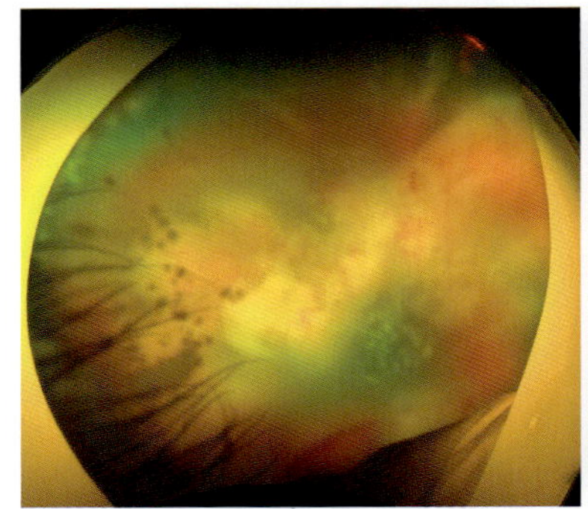
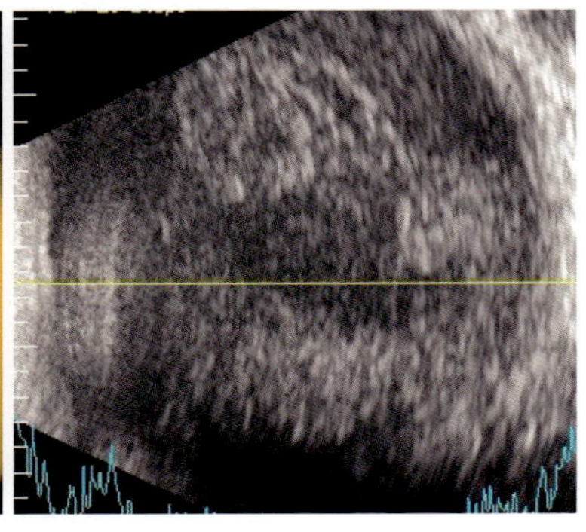

図3｜3歳男児，Coats病に見えたが，網膜芽細胞腫の硝子体播種だった症例
一見すると異常血管と網膜滲出性変化を伴う右眼のCoats病に見えるが，米粒大の網膜上の滲出斑に見える部分は，実際の眼底検査ではすべて網膜芽細胞腫の硝子体播種であることが鮮明にわかった症例.

できる(図2).

例えば，網膜芽細胞腫の小再発病変，眼底における小出血，網膜剝離術後の微小増殖性変化などについては，広角眼底撮影のほうが眼底検査より見落としが少なくなることは間違いない．ただし，Optosでは周辺部の網膜像が拡大されること，眼底が擬似カラーであること，また，立体の描写には優れず，特に硝子体病変と網膜病変の区別がつきにくいことなどの注意点がある(図3)．その点で，実際の眼底検査で得られる詳細な実態の質的情報には及ばないこともあるため，これら撮影像のみで診断がなされるべきでないことはいうまでもない.

近年はOCTの撮影速度も向上し，固視が持続しない小児においても一瞬で撮影可能であり，2歳半頃から検査可能となった．また広角OCTでは，人の目では検出できない程度の周辺部網膜における薄い網膜剝離も捉えられるなど(図4)，特に眼が動き診察が難しい小児においては非常に重要な検査となっている．小児にOCTを行うコツは，協力が得られなくなる可能性が高い散瞳後ではなく，視力検査が終わったあとに行うことである．眼底検査が最も重要であることはいうまでもないが，恐怖心の強い小児の検査においては，その精度のいかんによらず，どれだけ多くの情報を協力の得られない児から得るかが非常に重要であり，その観点から恐怖を伴わない検査をまず先に行うべきである.

V 何を診るべきか

成人においては，強膜圧迫による最周辺部網膜検査を除いて眼底を診ることは難しくないため，後極から周辺部まで観察することは比較的容易である．しかし，小児においては，先述の双眼倒像鏡を用いた眼底検査を行ったとしても，周辺部，最周辺部網膜までの検査は容易でない．ただし，眼科に来院する理由は，主に視力低下や斜視を検診で指摘された場合や，「生後から目線が合わない」「追視ができない」などを主訴とする場合が多い．言い換えれば，眼底検査の主要目的は，第一には視力を脅かす疾患が眼底にないかどうかを診察することである．視力を脅かす疾患は，必ずといってよいほど後極，特に黄斑と視神経に病変がある．家族歴のある小児例で網膜芽細胞腫の周辺部網膜の初期病変を見なければならない場合や，FEVRにおける周辺部網膜病変を見なけ

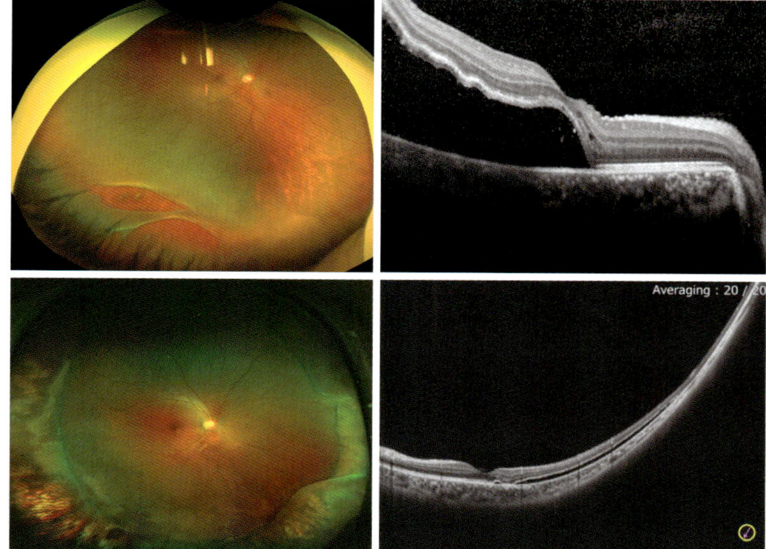

図4｜14歳男児，裂孔原性網膜剥離
右裂孔原性網膜剥離，黄斑剥離を伴う．網膜輪状締結術後，眼底は復位しているが，OCTではわずかに網膜下液が残存している．

ればならない場合などを除いては，スクリーニングの意味を兼ねて，せめて後極病変は的確に捉えたい．また，周辺部網膜を病変の首座とするFEVRや未熟児網膜症，Coats病などにおいても，特に視力低下に関わるような場合には必ず後極に何らかの病的変化を来している．

どういった所見に注目するかであるが，これは端的に解説することは難しい．先述のように，加齢に伴う疾患以外は小児期であっても，網膜ジストロフィ，網膜炎，視神経炎，腫瘍，網膜剥離，先天異常などの疾患はすべて起こりうる．繰り返しとなるが，まずはアトラスでもよいので，小児期に起こる眼底病変について総ざらいしたうえで，眼底を見ることが前提となる．

筆者自身の双眼倒像鏡を用いた眼底の診かたを参考までに紹介したい．まず，子どもをリクライニングシートに寝かせたうえで抑制し，28Dレンズを用いて眼底全体を俯瞰して診る（図1，表3上）．20Dレンズを用いてもよいが，俯瞰して眼底を診るには観察範囲が広い28Dレンズが適しており，また子どもの眼は激しく動くので，その点からも全体像が見渡せる28Dレンズのほうが使い勝手がよい．例えるなら，眼底像が目の前を横切る間に上記の所見を刹那に捉える，という具合である．特に網膜芽細胞腫が眼底全般にないかどうか，20Dレンズのみでは見落とす可能性がある．何らかの異常を指摘したら20Dレンズに持ち替えて，表3下に示した点について観察する．また，可能な年齢であれば，点眼麻酔を追加し，強膜圧迫検査を行う．例えば後極の血管が牽引乳頭を示しており，周辺部の増殖性病変が想定されるような場合である．ただし，ほとんどの周辺部病変は

表3｜双眼倒像鏡で確認すること

28Dレンズで確認すること
・明らかな眼底の色調変化 ・眼底反射の異常 ・黄斑輪状反射の有無 ・視神経乳頭部異常の有無 ・黄斑と視神経乳頭との距離 ・腫瘍性病変の有無 ・血管形態・太さの変化 ・白斑 ・出血 ・滲出の有無 ・脈絡膜の隆起・陥凹性変化 ・網膜変性の有無 ・網膜上の増殖性変化の有無 ・網膜剥離・裂孔の有無 ・硝子体混濁の有無 ・硝子体中の異常組織の有無
20Dレンズで確認すること
・出血のパターンや立体的な位置関係 ・血管先端の数珠状の血管拡張の有無 ・視神経乳頭部や黄斑部の詳細な形態変化 ・網膜剥離範囲 ・網膜剥離であるか ・分離所見であるか ・変性のなかに裂孔がないか

検者の体を傾けることによって観察可能であり，むやみに圧迫子で強膜を圧迫し，小児に苦痛を与えないようにする．

成人であれば前置レンズを用いてより詳細に眼底を観察するが，就学前の小児は体動が多く固視の持続が難しいため，接触・非接触にかかわらず前置レンズで赤道部付近まで詳細に診ることはほぼ不可能である．いずれにせよ，小児の眼底に異常を検出すれば，普段慣れない疾患を扱うことがほとんどであり，小児病院等の専門施設に紹介することが望ましい．また，小児病院等の専門施設においてでさえ，疾患の診断，治療方針等が確定的でない場合には，苦痛を与えることなく眼底を観察するため，全身麻酔下で周辺部の圧迫検査も含めた詳細な検査を行う．

VI 年齢に応じた眼底検査

1. 未熟児期

瞳孔散大筋が未熟であるため，検査の約1時間前から散瞳薬の点眼を開始し，数回点眼を繰り返し検査に備える．

先述の一般的な28Dレンズを用いた双眼倒像鏡検査を行う．基本的にクベースの横扉を開け，頭を検者側に向けて検者が頭側から眼底検査を行う．全身状態が不良な場合には，挿管されており，体位の変換のみでも徐脈や低酸素血症を来すことがあるため，クベースの中で体位を変えずに診察しなければならない場合がある．未熟児網膜症のスクリーニング検査のほか，トキソプラズマやサイトメガロウイルス感染（TORCH症候群）などの先天感染症の検査においても，網膜最周辺部までの血管成長や白斑，血管炎，出血の有無等の観察が必要とされ，未熟児鈎を用いた眼球制御・圧迫を要する．赤道部から周辺部網膜の観察は検者の顔を傾け，軽く未熟児鈎で眼球を制御・圧迫することで可能である．未熟児鈎で無理に制御したり圧迫したりすれば，結膜浮腫や裂傷，出血を引き起こすだけでなく，迷走神経反射による徐脈から低酸素血症，血圧低下などを誘発することとなるため，力任せに未熟児鈎を使用することは慎むべきである．クベースに入っている未熟児にとって室温・湿度が下がるクベース外は本来危険であり，可能な限り短時間で診察を終わらせるよう常に心がける．

眼底の撮影には広画角眼底カメラ（RetCam）が非常に有用である．患児の頭側に座り，撮影を行う．基本的に鎮静は必要ない．角膜にレンズが接触しながら，カメラの向きを傾けることで周辺部網膜までが詳細に観察できる．蛍光眼底造影も施行可能であり，感染症や未熟児網膜症においては，血管透過性亢進や新生血管の有無や活動性を評価できる．筆者の施設ではフルオレセイン0.1 mL/kgを目安に静脈注射する．

2. 新生児から乳児期（1歳まで）

OCTや広角眼底撮影は難しく，やはり一般的な双眼倒像鏡を用いた眼底検査を行う．新生児期や乳児期の患児の力は弱く，1人の介助者がいれば問題なく抑制して検査可能である．この頃までは未熟児鈎を用いて周辺部までの観察が可能であるが，1歳に近づくにつれて結膜嚢は深くなり，眼軸長も長くなるため，未熟児鈎での強膜圧迫による最周辺部の観察は難しくなることから，必要時は強膜圧迫子を用いる．ただし，長時間の苦痛を与えるべきではなく，また長時間検査したからといって必ずしも周辺部網膜所見が得られるとも限らない．FEVRのように網膜剥離へと急に進行する可能性があるため予断を許さず，より詳細な所見を得る必要がある場合には，全身麻酔下検査を選択する．

3. 幼児期

この時期が，外来での眼底検査が最も難しい，いわゆる“イヤイヤ期”である．あやしてもなかなか指示には従ってくれず，また，抑制して診察する場合には，力もついてきて全力の抵抗にあう．網膜周辺部までの観察は，外来では困難な時期である．この極めて難しい時期を乗り越えるべく，非常に強力なツールとなっているのがOptosをはじめとする広角眼底撮影技術である．機器にキャラクターのシールを貼るなどして安心させ，「○○

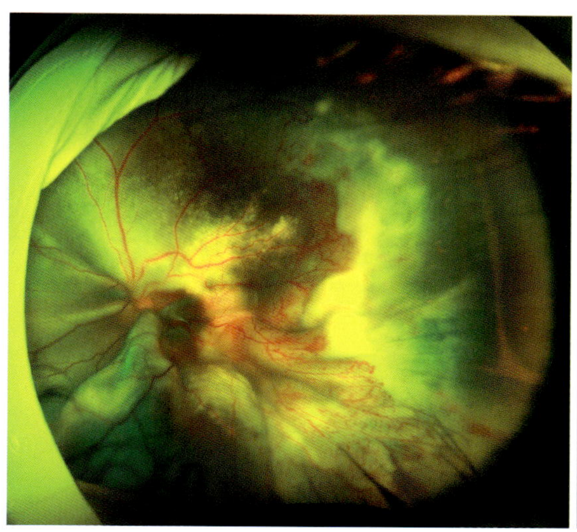
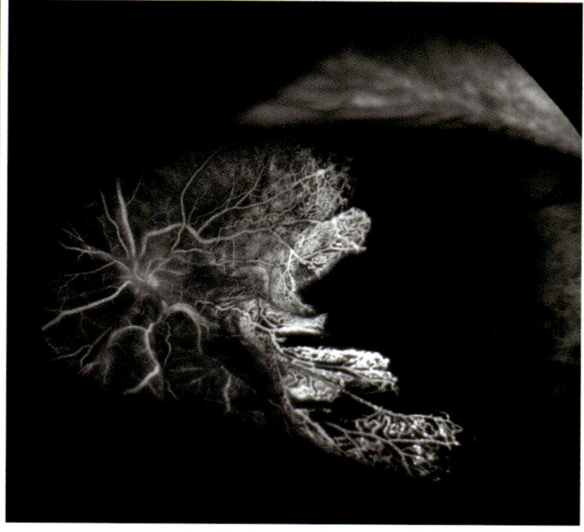

図5｜3歳男児，Coats病の幼児例
左眼の眼痛で眼が開けられず，叫んでいる状態で来院した．眼圧は55 mmHg．そのような状態でもOptos撮影は可能．眼底検査は詳細には不可能な状態だが，Optosによる眼底写真からはCoats病と診断でき，これによる新生血管緑内障を来していると診断できる．静脈ルートを確保し眼圧を下降させたあとには，蛍光眼底造影も可能であった．

は見えるかな？」などといって覗かせると比較的低年齢から撮影可能である．得られる情報は凄まじく，明らかな異常がないかどうかは一目瞭然となる(図5)．OCTもまた，集中や固視が持続しない幼児においても短時間で非常に精細な画像を得ることができる．もしこれらの機器があれば，散瞳薬点眼を行って機嫌を崩す前に，一度無散瞳の状態でこれらの検査を試すとよい．すべての診療所にOCTや広角眼底カメラがあるわけではないので，その際には保護者の膝の上に座らせるなど工夫して座位の状態で眼底検査を行い，難しければ抑制して双眼倒像鏡を用いた眼底検査を行う．

スクリーニング検査で網膜剝離や腫瘍性病変，網膜血管炎，原因不明の硝子体混濁など，視力を脅かす疾病が疑われる場合には，躊躇なく専門施設に紹介する．

4. 学童期

小学校低学年児はまだ幼児に似通っている．中学年から高学年になると，概ね説明の意味が理解できるようになり，また，左右，上下指示に従えるため，検査を一通り外来で行えるようになる．ただし，強膜圧迫子を用いた眼底周辺部までの観察は，よほど理解がないと恐怖心があるため難しい．蛍光眼底造影検査も，個人差はあるものの，しっかり説明すれば可能である．

5. 発達遅滞のある児に対して

高度な発達遅滞を伴う児に対する検査は困難を極める．特に学童期を過ぎると力は強くなり，暴れれば数人がかかりでようやく抑制できるが，それでも眼底の詳細な所見を取ることは難しい．自傷行為による網膜剝離の発症頻度も高く，また，Leber先天黒内障やFEVRに発達遅滞を合併する例も多い．この際にも，Optosなどの広角眼底撮影から非常に有用な所見を得ることができることが多い．ただし，発達遅滞が非常に高度でどの検査も不可能なこともあり，繰り返しとなるが，やはり双眼倒像鏡を用いた眼底検査を行えば，重症な疾患が隠れていないかは診察可能であるため，小児の眼底を診るうえで必ず身につけなければならない手技である．

Advanced Techniques

スマートフォンを用いた眼底撮影

筑波大学眼科 村上智哉

眼底撮影は，網膜所見を客観的に記録するために重要であり，網膜診療において欠かせない検査である．客観的な記録を残すことで，検査者間の評価のばらつきを減らし，繰り返し撮影することで経時的な所見の変化を追うことができる．また，眼底所見について専門医に相談する際にも非常に有用である．

小児網膜診療，特に未熟児網膜症（retinopathy of prematurity：ROP）診療などで往診で眼底撮影を行うには，RetCamなどの専用機器が必要であるが，これらの機器は非常に高額で，導入には大きなハードルがあるのが現状である．一方で，近年スマートフォンのカメラ機能の向上に伴い，スマートフォンで撮影した眼底画像の画質も向上している．ROPのスクリーニングにスマートフォンを用いた研究も複数報告されており[1～4]，スマートフォンを用いた眼底撮影は臨床において実用的なレベルに達している．RetCamなどの従来の方法と比較すると画質や画角においては劣るが，価格面や携帯性，簡便性において大きな利点をもっている．小児患者のみならず，成人患者の往診などでも有用であるが，本稿では実際に小児網膜診療において撮影した画像を示しながら，スマートフォンを用いた眼底撮影について概説する．

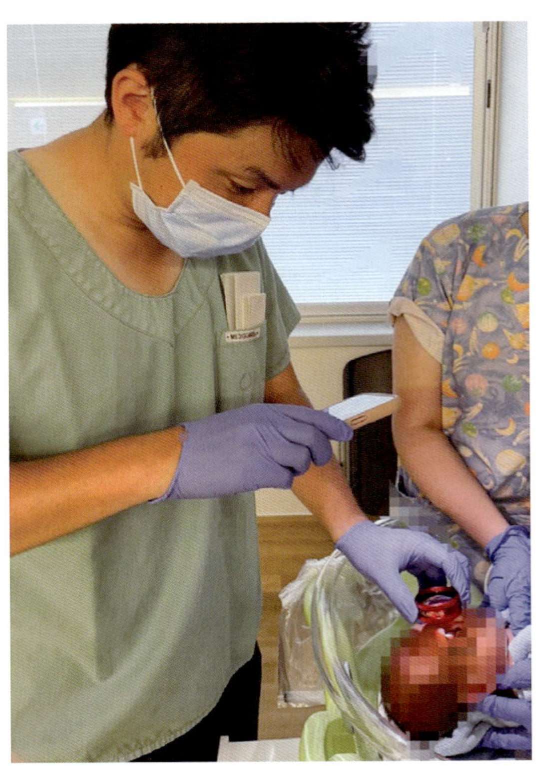

図1｜スマートフォンとレンズを用いた眼底撮影の様子
通常の単眼倒像鏡の眼底観察と同じ要領で被検者の眼とレンズ，スマートフォンカメラを同軸上に位置するように調整して動画撮影を行う．

スマートフォンとレンズを用いた撮影

特殊な機器を使わずに，スマートフォンとレンズを利用した眼底撮影の方法について概説する．まず，スマートフォンの動画撮影モードを起動し，ライトをオンにした状態で，通常の単眼倒像鏡を使用した眼底観察と同様に，被検者の眼，レンズ，スマートフォンカメラを同軸上に配置する．スマートフォンのモニターに網膜が映っているか確認し，必要に応じて画面をタッチしてピントを網膜に合わせ，撮影を行う（**図1**）．筆者の経験では，スマートフォンの光源とレンズの距離が離れている機種では撮影が難しい印象があり，その場合，スマートフォンと被検者の眼の距離を少し離すことで撮影が可能となることが多い．後極部の撮影は比較的容易であり，特にROP診療では，血管の拡張や蛇行の程度を記録する際に非常に有用である（**図2a**）．検者が適切に動くことで，中間周辺部までの撮影が可能となり，境界線や線維増殖の程度も記録できる（**図2b・c**）．また，介助者が未熟児鈎などを用いて眼球を適切に固定することで，周辺部の撮影も可能である．

Eyer

スマートフォン一体型の眼底カメラ（Eyer：アルム社，2022年に薬事認証）も市販されている．**図3**のように，レンズが内蔵された機器の先端を患者の眼

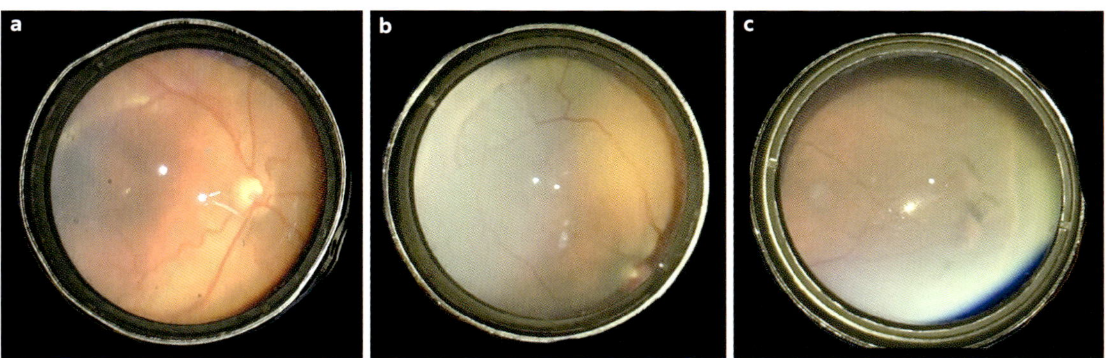

図2 | スマートフォンで撮影した未熟児網膜症の眼底写真
a pre-plus disease相当と考えられる血管の拡張と蛇行を認める.
b・c StageⅢのROP, 線維増殖を認める. 血管の拡張と蛇行の程度や, 線維増殖の色調や厚さを記録するのに有用である.

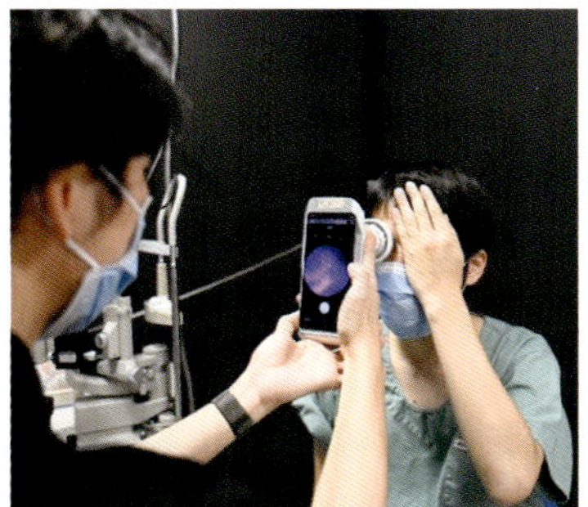

図3 | Eyerを用いた眼底撮影の様子
無散瞳で撮影する場合は, 対光反射を抑える目的で片側の眼を遮閉し撮影する.

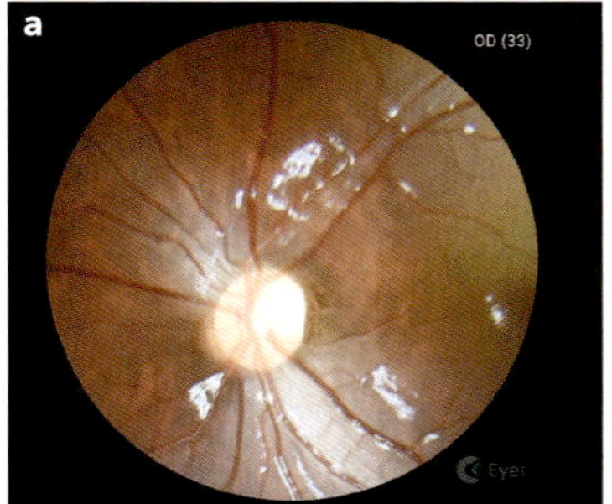

図4 | Eyerを用いて撮影した眼底写真
a 小児正常眼, b 乳頭コロボーマ

に近づけ, 眼底にピントを合わせて撮影を行う. スマートフォンとレンズを用いた撮影と同様, 後極部の撮影は比較的容易であるが (**図4**), 周辺部は検者が動きながら撮影する必要があり, 習熟に時間を要する印象である.

文献

1) Patel TP, et al : Smartphone-based fundus photography for screening of plus-disease retinopathy of prematurity. Graefes Arch Clin Exp Ophthalmol 257 : 2579-2585, 2019
2) Goyal A, et al : Smartphone guided wide-field imaging for retinopathy of prematurity in neonatal intensive care unit - a Smart ROP (SROP) initiative. Indian J Ophthalmol 67 : 840-845, 2019
3) Patil J, et al : Smartphone based ROP (S-ROP) screening-opportunities and challenges. Eye (Lond) 34 : 1512-1514, 2020
4) Chandrakanth P, et al : SMART (SMartphone-Assisted frugal Retinopathy of premaTurity screening). Indian J Ophthalmol 71 : 3571-3572, 2023

Ⅲ. 小児眼科診療の第一歩

7. 視野の測り方

国立障害者リハビリテーションセンター病院リハビリテーション部 松井孝子

成人の診療で視野検査は頻繁に行われている．小児に視野検査を行うとなると警戒されてしまうが，視野を測る方法は確立しており，成人も小児も変わらない．しかし，動的視野検査は一点を固視した状態で周辺から動いてきた光視標が見えた時点で応答するという，自覚検査のなかでも難易度が高い検査である．

診断・経過観察のためには定量的検査を行いたいところであるが，動的視野検査を行い，結果の信頼性，再現性が得られるのは，定型発達で小学1年生以降である．そのため，5歳頃から検査の練習を数回行うと，就学の頃にV-4eの測定ができ，大まかな視野の広さや形がイメージできるようになってくる．それより年齢の低い小児では，日常生活などの観察から視野を推察したり，定性検査ではあるが対座法が行われる．

I 対座法[1〜3)]

対座法は年齢の低い小児でも行うことができ，大まかな半盲の有無を調べる方法として実施される．まず成人に実施する対座法の検査の流れ（検査手順）は下記のとおりである．

①患者と向かい合って座り，患者の眼前50〜60 cmの距離にある固視点（検者の指先もしくは鼻先）を固視するよう指示する．

②患者の非検査眼は患者自身の手や眼帯で覆う．

③固視点を固視した状態で，検者の顔がぼやけていないか，または見えない所はないかを尋ねる．

④患者から見て右上（45°）と左上（135°）に同時に手指を出し，見え方に左右差がないか尋ね，左下（225°），右下（315°）も同様に行い4象限で見え方を確認する．

⑤先ほどの4象限それぞれに指（0〜3本）を提示し，指の本数を尋ねる．

⑥見えていない場合には垂直線，水平線に向けて手を斜めに動かし，指が見えたらすぐにその数を答えてもらう．

⑦反対側の眼も同様に検査する．

検査対象が小児である場合は，子どもにもわかる言葉で検査のポイントを説明する．

小児に実施する場合，年齢や理解度に合わせて固視目標，視標を選ぶ．固視目標の選択は重要である．好きな人形，きらきらするおもちゃを固視目標として提示すると，それに気をとられてしまうことがあるので注意する．筆者は，右眼検査時には右眼にアイパッチを貼り，患児と向かい合い，アイパッチを貼っていない左眼をにらめっこのように見続けてもらいながら検査を行っている（図1a）．

患児と検者の視線の高さを同じにすることを忘れないようにする．椅子が高く，足が床につかない患児は，足をぶらぶらさせ，椅子をくるくる動かしたくなる．それは検者の椅子の選択ミスが原因のため，患児を注意するようなことは避けたい．座ったときに床に足がつく高さの椅子を用い，検者が視線の高さを合わせる，もしくは保護者が患児を膝に乗せ，患児の視線の高さに検者が合わせるよう配慮する（図1b）．

4象限に手もしくは指を出した際，患児の年齢や理解に合わせ，その状況を説明もしくは模倣してもらうことで，見えたものを答えてもらう．模倣

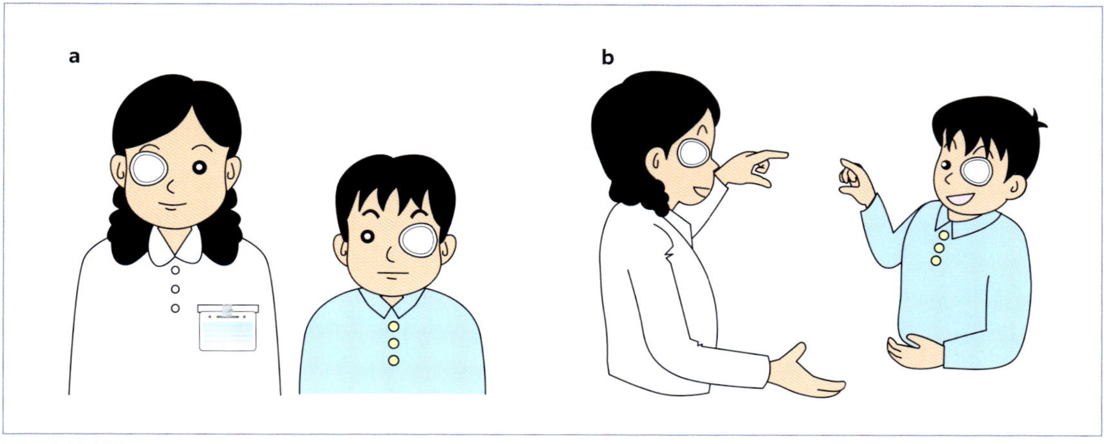

図1｜対座法

a 患児の右眼を検査する場合は左眼をアイパッチ（絆創膏型遮閉具）で遮閉する．検者は対面となるので右眼を遮閉する．患児と検者の視線の高さが同じになるような椅子を準備する．

b 初回は練習で，患児の耳側，鼻側で手指を提示し，患児に真似てもらう．実際の検査では4象限（右上，左上，右下，左下）に指を提示し，患児に指の本数を答えてもらう．

が難しい場合は，患児の年齢に合わせた指人形など形ある視標を提示し，その名前を答える，提示した方向を向く，提示したものを手で取るなどしてもらい，様子を観察する．提示した視標に興味を示さないこともある．その場合は光るおもちゃを用い同様に行うが，それでも反応がない場合は音の出るおもちゃを用い，音に反応するか確認をする．

固視がきちんとできているかの観察，患児が見えたことを伝えるもしくは，見えている行動を観察することが，検者にとって重要である．

対面で検査を行うため，患児と検者の視野は左右が逆転していることを考慮し記録する．

対座法により半盲など大きな視野異常は見つけられるが，軽度の視野障害などは定量的検査が必要である．

II 動的量的視野検査[4, 5]

Goldmann視野計を用いて行う，動的視野検査の検査の流れ（検査手順）は下記のとおりである．

1. 検査環境

成人でも集中力を要する．小児では注意が散漫にならない静かで快適な環境で行う．暗室には視野計のみならず，OCTなどの機器が置かれていることもある．多くの機器があるだけで患児にとって不安になることがあるため，声をかけながら移動する．

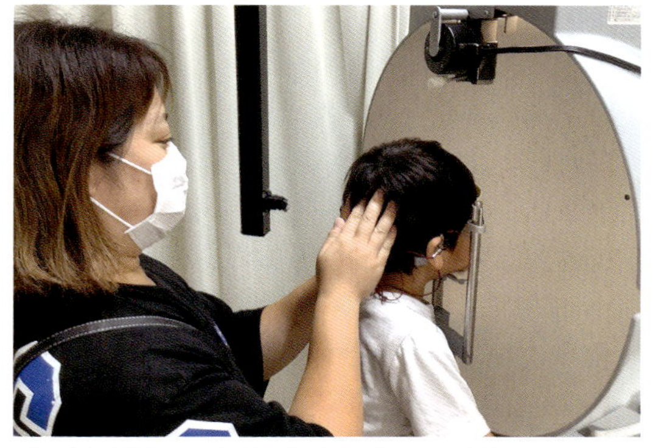

図2｜保護者には患児の後方に座ってもらう

保護者には患児の後方に座ってもらうことが多い（図2）．保護者がいることでそちらに注意が向いてしまう場合，再度説明をし，それでも難しい場合は保護者に退出してもらうこともある．

2. 機器の調整および準備

①検査開始前に，検査用紙，鉛筆，遮閉具，眼瞼挙上のテープ，掃除用クロス，誘導用ライトなど，必要なものを準備する．

②水準器は，気泡が中央になるよう視野計の左

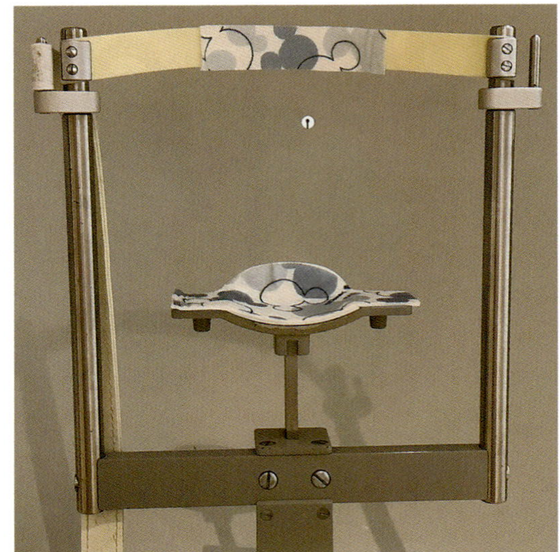

図3｜顎台・額あてが痛くないよう便座シートを活用

右にあるノブを回して水平を調整する．それによりアームの操作が左右均等となる．

③測定用紙は，縦軸と横軸の中心線を左右および上下にあるV字の溝に正確に合わせる．正確に行わなければ機器と測定結果に位置ずれが生じる．

④視標輝度合わせは，アームの先を検査用紙の右側70°に固定してシャッターを開放し，V-4e視標を輝度計に当て1,000 asbに合わせる．1,000 asbに満たないときは電球の光量が不足しているため，電球を交換する．

⑤背景輝度合わせは，白色板をセットしV-1e視標（31.5 asb）に変え，ドーム左側の切れ込みから覗き，白色板とドームが同じになるようにドーム上部のカバーを上下して調整する．

⑥ドーム内を汚さない，傷つけないように心がける．

3. 小児に向けた検者の準備

①小児の検査はある程度の時間を要する．患児が眠くない機嫌のよい時間帯に予約時間を設定し，来院後，待たせることなく検査を実施する．

②検査を開始する前に，カルテに記載されている内容（年齢・視力・疾患名など）をチェックし，予測される視野異常（狭窄，半盲，中心暗点など）を考える．

③小児は集中できる時間に限界がある．大まかでも両眼測定を目指し，測定点をどこに配置するか，検者はあらかじめ考えておく．

④検査中に足をぶらぶらさせないよう，足置きのある椅子を準備する．また，検者の姿勢が猫背になると固視の監視がしにくくなるため，検者の姿勢にも気をつけ準備を進める．

⑤患児の年齢・理解度に合わせ，わかりやすい言葉で説明を行う．事前に基本となる説明文を作っておくとよい．

⑥遮閉前に，両眼開放下で顎台に顔をのせてもらい，実際に視標を出して測定練習を2～3回行い，検査方法が理解できているか確認する（入室後，消灯し，検査の練習までの時間でドーム内の明るさに眼を順応させることができる）．

⑦非検査眼を乳白色ガーゼやアイパッチなどで遮閉する．睫毛が長い小児では，遮閉具に睫毛が当たらず瞬きできるよう膨らみをもたせて貼り，光が入る隙間ができないように注意する．

⑧成人では眼瞼挙上が基本だが，小児では絶対ではない．

⑨顎が痛いと嫌がることがある．当院では100円ショップにある便座シートをアレンジし，顎台・額当てに貼付することがある．柄・色，ふわふわが心をとらえるようで，顎が痛いと言われることがない（図3）．

4. 実際の計測方法

1）視標の選び方

視標は面積が大きいほうからV（64 mm^2），Ⅳ（16 mm^2），Ⅲ（4 mm^2），Ⅱ（1 mm^2），Ⅰ（1/4 mm^2），0（1/16 mm^2）の6種類，視標輝度は明るい4から1までのフィルターがあり，この組み合わせで視標を選択する．通常視標はV-4e，I-4e，I-3e，I-2e，I-1eを使用し測定する．

2）視標の提示方法と視標の速度

視標は周辺の見えないところから中心に向かって求心性に動かし測定する．動かす速度は，周辺部が1秒間に5°，中心は1秒間に2～3°である．水平・垂直経線は神経線維の走行から経線上を避けて両サイドを測定する.

3）視標の出し方とプロットの仕方

シャッターを押しているときに光が出るよう設定し，患児の応答があったらアームの動きを止めると同時にシャッターを上げ，光が消えている状況で先のV字の溝にプロットすることで応答とプロットが一致し，正しい位置でのプロットが可能となる．測定時以外にドーム内に視標が見えることは，固視不良の原因となるため，不必要に視標が出ないように設定する.

4）固視観察

検査中は，常に固視観察筒から固視を観察する．小児ではブザーが押せても，見えた光のほうに眼が動いてしまうこともあるため，観察しながら検査を進めることが重要である．固視や検査中の状態は結果の信頼性の指標となるため，記録用紙に記載する.

5）Mariotte盲点の測定

耳側15～20°下方3°付近に視標を提示し，応答がないところから遠心性に8方向視標を動かし測定する．疾患によりMariotte盲点の位置がずれることがあり，事前に眼底写真で情報を得ておくと検者の不安が減る．通常はI-4e視標とMariotte盲点を囲む最小のイソプタで測定するが，I-4e視標で拡大がみられたらV-4e視標でも計測する.

無水晶体眼，屈折異常を有する患児では30°内は屈折矯正を実施する.

6）どちらの眼から測定するか

成人と同様に，視野検査が初回もしくは慣れていない場合は健眼から，視野検査に慣れてきた患眼より測定を行う．もしくは，その日の診察で最低限何が必要であるか医師と相談して検査眼を考える.

7）初回検査のポイント

初めての動的視野検査では片眼の検査時間は約5分，プロット数は50点を目標に疾患の特性を考慮し，測定ポイントを事前にイメージしておく[6).]

8）応答のばらつき

固視が良好にもかかわらず応答がばらつく場合は，視標を動かす速度のばらつきが考えられる．また，ドーム内の明順応時間が短い場合，V-4eの計測時に応答がばらつくことがある.

5. 対象疾患と目的

対象疾患は緑内障，網膜疾患，視神経疾患，脳腫瘍などの頭蓋内疾患であり，これらの治療効果および経過観察，身体障害者手帳の申請，ロービジョンケアにつながる残存視野の検出，就学や受験に備えての教育機関への情報提供等の目的で検査が行われる.

視野検査について理解したうえで実施するために，解剖や視野の概念，視覚生理学等は成書で確認いただきたい.

III 静的量的視野検査

動的量的視野検査が上手にできるようになったら，測定点の少ないもしくは測定時間の短いプログラムで小学校高学年頃から練習を行う．Humphrey自動視野計を用いる場合，緑内障症例は24-2 SITA standard，頭蓋内および神経眼科疾患は30-2 SITA standardのプログラムを選択することが多い.

文献

1）稲谷大監修：視野検査，病気がみえる vol.12 眼科，メディックメディア，東京，280-282，2019
2）石川　弘：視野検査．神経眼科診療のてびき，第3版，金原出版，東京，89-93，2022
3）木村　徹：視野検査③中心視野と対座法．眼科検査ガイド，第2版，根木昭監修，飯田知弘ほか編．文光堂，東京，336-338，2021
4）若山曉美ほか編，松本長太監修：理解を深めよう視野検査，第1版補訂版．金原出版，東京，2021
5）小林明子ほか：視野検査．視能学エキスパート視能検査学，第2版，和田直子ほか編．医学書院，東京，130-146，2023
6）松井孝子：視野検査―動的視野測定を中心に―．ファーストステップ！　子どもの視機能をみる―スクリーニングと外来診療，仁科幸子ほか編．全日本病院出版会，東京，141-148，2022

Ⅲ. 小児眼科診療の第一歩

8. 眼科外来でできる画像検査

東邦大学医療センター大森病院眼科 松本 直

記録に残せる画像検査は診断においても重要となる．しかし，小児では成人と同様な検査をすべて行えるわけではない．乳児でも身体抑制を行えば超音波検査は可能であるが，顎台に顔をのせて行う検査は難しい．2歳後半になると，光干渉断層撮影(optical coherence tomography：OCT)や角膜形状解析が可能なこともある．頭部画像検査では，computed tomography(CT)は短時間で撮影可能であるが，magnetic resonance imaging(MRI)は鎮静が必要となる．

Ⅰ 超音波検査

角膜混濁，白内障，散瞳不良などの症例において，眼内所見を得るのに有用である．新生児や乳児では，適切に身体抑制できれば鎮静なしで検査が可能である(図1a)．眩しさや痛みを伴わないため，幼児では理解と協力が得られた場合に抑制せず検査が可能な場合もある．午睡のタイミングなど睡眠時に行うのも有効である．鮮明な画像を得るためには，トリクロリールシロップなどを用いた睡眠下や全身麻酔下で行う．

1. A-mode (amplitude mode) 15 MHz

超音波は音響インピーダンスの差がある部分で反射され，その強度の振幅を波形で示したものである[1]．眼軸長や角膜厚の計測が可能であるが，小児に用いられることは少ない．

2. B-mode (brightness mode) 15 MHz

A-modeの超音波をプローブの目印方向平面(図1a，矢印)に連続スキャンさせて得られる2次元画像である[1]．眼内の全体像を把握するには，縦横の両方向を撮影することが望ましい．任意の測定部のA-mode画像を表示し，反射強度を確認することも可能である(図1b)．

検査方法は，局所麻酔点眼後，プローブに検査用ゼリーを塗布し，眼瞼の上から押し当てる(図1a)．両眼の検査を行い，左右差を比較することで，小眼球の有無(図2)や網膜剥離発症の時期を予想することができる．

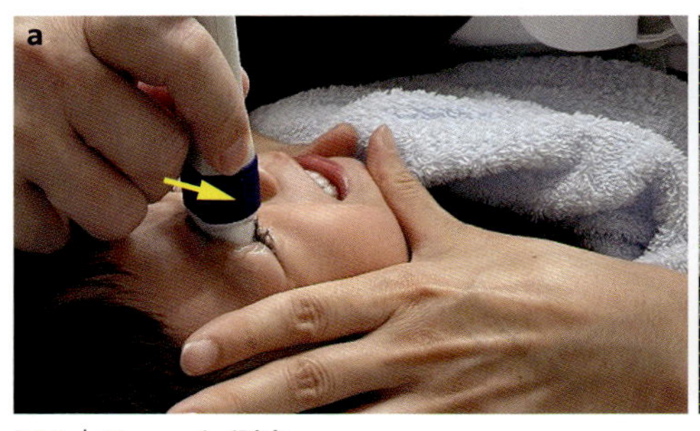

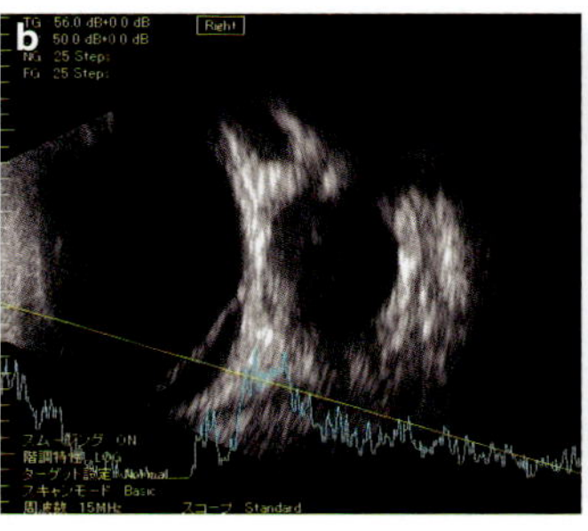

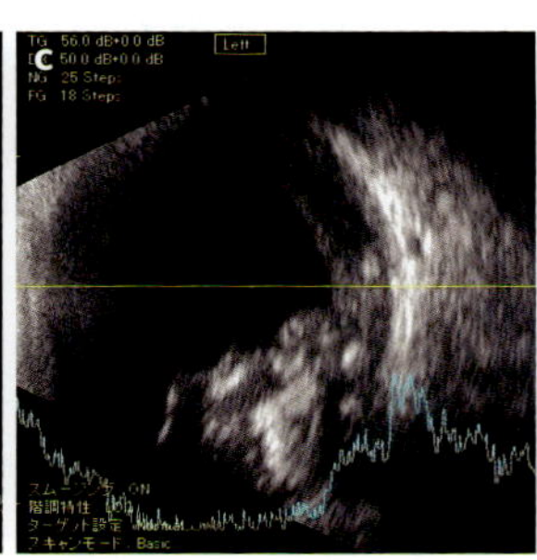

図1 | B-mode測定

a プローブの目印方向平面の2次元画像が測定される(⇨)．
b 0歳男児．視神経コロボーマに連なる網膜剥離，眼窩囊腫を認める．
c 1歳女児．網膜芽細胞腫．眼内石灰化像とアコースティックシャドーを認める．

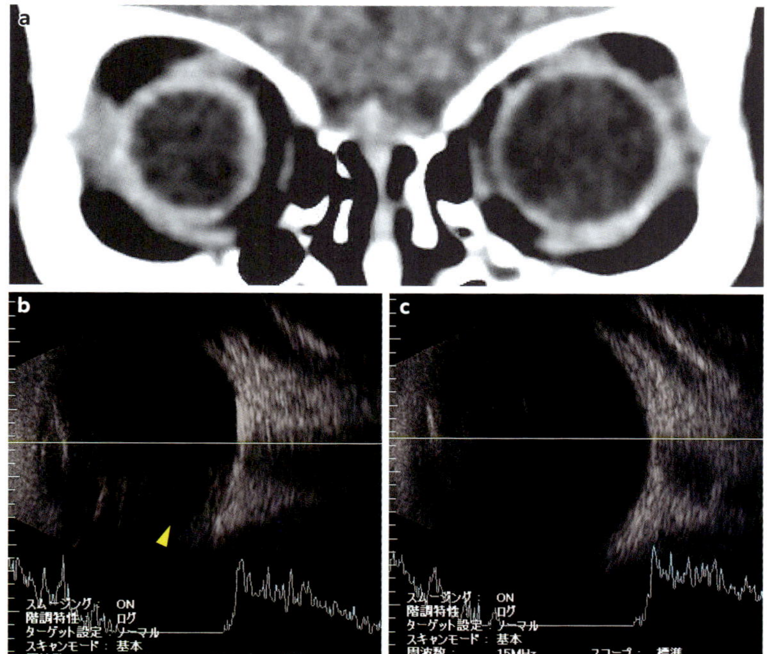

図2｜0歳女児．右眼小眼球，胎生血管系遺残
a CT画像．眼球径の左右差を認める．
b 右眼B-mode．眼軸は13 mm．視神経乳頭から水晶体後面へ連なる高信号を認める(▻)．
c 左眼B-mode．眼軸は16 mm．左右差を認める．

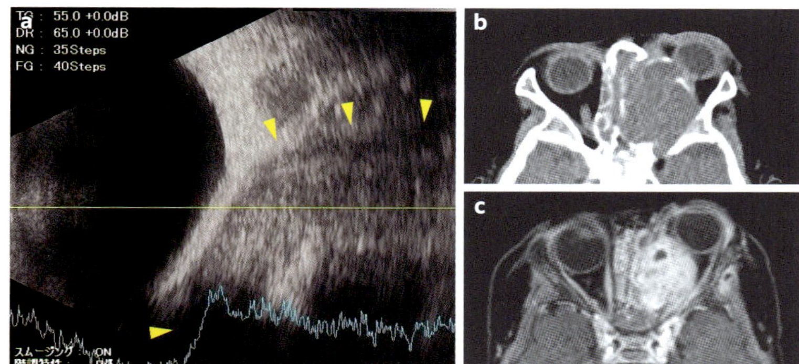

図3｜1歳女児．眼窩横紋筋肉腫
a B-mode．眼窩内に眼球を圧迫する腫瘤を認める(▻)．
b CT画像
c MRI造影T1強調画像

眼内の高信号は異常所見と考えられる．視神経乳頭から連続する線状の高信号は網膜剝離を疑う(図1b)．連続しない高信号で眼球運動と連動し動くものは硝子体出血，強い高信号は石灰化，骨化を示し腫瘍を疑う(図1c)．また，ある程度は眼窩内の観察も可能である(図1b，3a)．

3. 超音波生体顕微鏡UBM (ultrasound biomicroscopy) 60 MHz

B-modeより高周波で，前眼部の観察が可能となる．検査には熟練を要するが，前眼部OCTと異なり虹彩後面，毛様体の観察も可能である．トーメーコーポレーション社のUBMプローブ(UD-8060)は接眼部がディスポーザブル式のアイカップとなっており，中に注射水を満たして使用する[1)]．小児では局所麻酔点眼後，開瞼器を使用し，直接眼表面に接触させて検査を行う(図4a・b)．先天性前眼部形成不全の診断に有用である(図4c)．

II OCT

視力の発達に直接影響する後極部の網膜構造を捉えることが可能であり，撮影できれば非常に有用な情報が得られる．検査自体は眩しくなく，散瞳の必要もなく，数秒で検査可能なため，2歳後半から施行できる場合もある(図5a)．子どもにとって嫌な検査や点眼などの前に実施すると成功

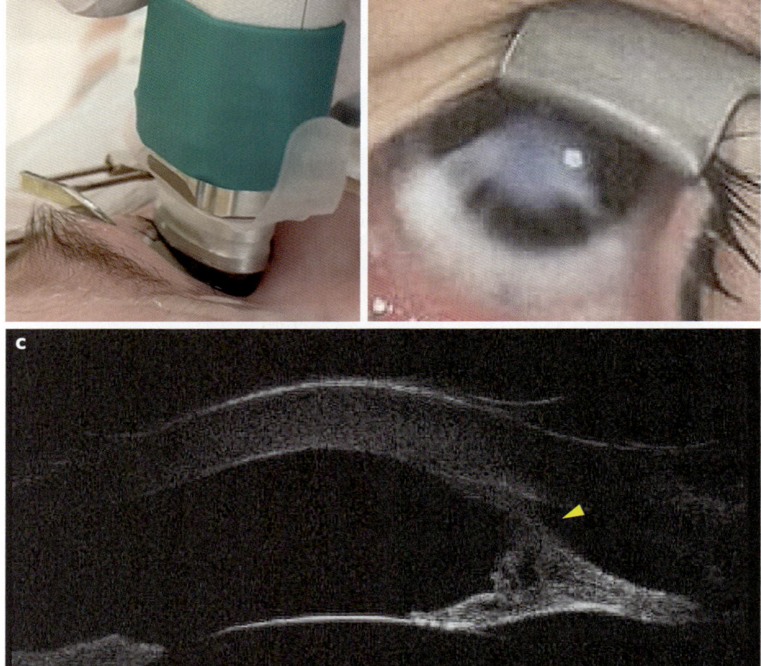

図4｜UBM測定
a・b 開瞼器を用い眼表面に接触させて検査する.
c 0歳男児. Peters異常. 虹彩と角膜後面の接着を認める(▶).

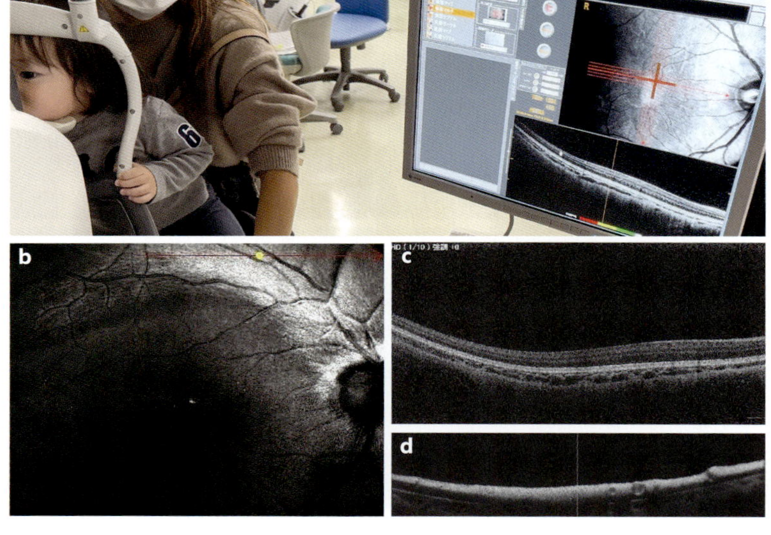

図5｜OCT
a・c 2歳男児. 黄斑低形成. リアルタイムで観察可能. 加算なしでも診断は可能.
b・d 3歳男児. 網膜有髄神経線維. OCTで有髄神経を認める.

率が高くなる. また, 一部の機器ではSLO (scanning laser ophthalmoscope) 画像による後極の眼底所見も撮影でき, 診断に有用である(図5b).

実際の測定は, 保護者の膝上に座らせ, 顎台の位置を調整する. 検査の準備がすべて整ったあとに, 患児に顎をのせてもらい, 保護者に後ろから優しく頭を固定してもらう. 内部固視灯を見てもらい素早く撮影を行う. 場合によっては眼瞼を優しく挙上するが, 嫌がられることも多く, 深追いしすぎない. 加算回数が少ない画像でもスクリーニングには使用でき[2], 完璧な撮影結果にこだわらなくてもよい. また, 固視不良のため画像

図6｜3歳男児．網膜分離症
a 広角眼底写真
b 通常のOCT（aの⋯⋯部分）．黄斑部の網膜分離所見は鮮明だが下方の所見は不鮮明．
c 23 mm広角OCT（aの——部分）．黄斑下方の網膜分離所見も撮影されている．

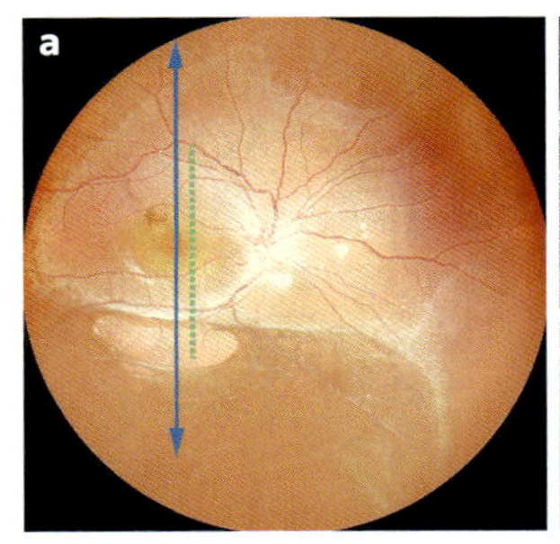

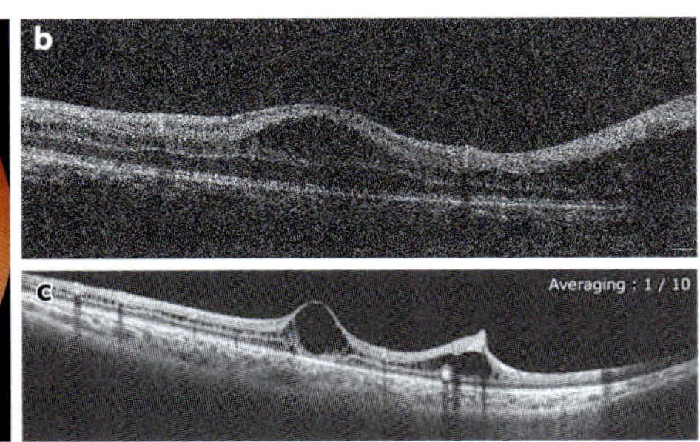

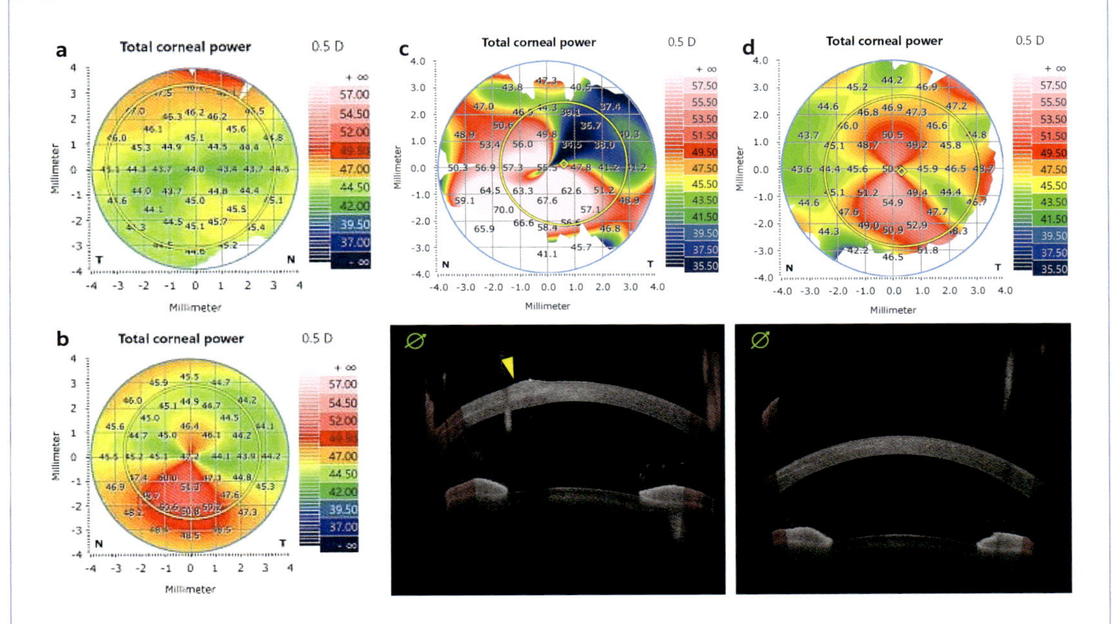

図7｜角膜形状解析，前眼部OCT所見
a・b 7歳女児．a 右眼異常なし．b 左眼初期円錐角膜を疑う所見．
c・d 2歳女児．角膜フリクテン．c 治療前．8時方向の角膜混濁，不整を認める．d 治療にて改善傾向．

として記録が困難な場合でも，リアルタイムで検査画像を観察することが可能である（図5a，c）．さらに，広角のOCT画像，SLO画像が撮影可能な機器も存在する（図6）．

III 角膜形状解析，前眼部OCT

Anterion（Heidelberg社）やCASIA2（トーメーコーポレーション社）のような光干渉を用いた前眼部検査機器は眩しさがなく，短時間で検査可能なため，OCTと同様に2, 3歳から施行可能となる．OCTよりも波長の長い観察光（1,310 nm）により，多少混濁した角膜でも，角結膜，隅角，前部水晶体の形態評価が可能となる[3]．小児における撮影は，後眼部OCTと同様に素早く行う必要がある．

角膜レベルごとの形態を解析し，カラーマップで表示され，円錐角膜の早期発見（図7a・b），角膜病変の経過観察（図7c・d），Marfan症候群などによる水晶体偏位の診断，隅角異常に伴う緑内障診断に有効である．

文献

1）国松志保ほか：超音波検査．臨眼 71：232-239，2017
2）長谷岡　宗：小児の網膜検査の実際．眼科グラフィック 11：314-320，2022
3）清水有紀子：小児の前眼部画像．眼科グラフィック 8：186-194，2019

Ⅲ. 小児眼科診療の第一歩

9. 電気生理学的検査

三重大学眼科 **加藤久美子**

Ⅰ 概説

網膜電図(electroretinogram：ERG)検査は，光刺激に対する網膜の電位の変化を，角膜や皮膚においた電極で記録する検査である．小児期に眼科を受診することが多い網膜変性疾患の診断には，非常に有用かつ不可欠な検査である．

視覚誘発電位(visual evoked potential：VEP)検査は，視覚刺激により誘発される大脳視覚野の反応を頭皮においた電極で記録する検査である．VEPは，視力検査ができない，あるいは視力検査の結果の信頼性が乏しい患者において，視路の異常を除外したいときや，視神経疾患や大脳疾患における視機能評価をしたいときに用いられる．小児においては，視力・視野検査ができない，あるいはその結果が信頼できない場合があるため，VEPは有用な検査である．

Ⅱ 網膜電図検査

ERGは記録の方法により，全視野ERG，多局所ERG，黄斑局所ERGに分類される．本稿では，小児の網膜変性疾患の診断に用いられる全視野ERGのなかでも，小児からERGを記録するのに適した，皮膚電極を使用して記録するERGについて概説する．

1. 記録装置

1) HE-2000(トーメーコーポレーション社)(図1)

皮膚電極を採用した，小型かつ軽量なERG装置である．タッチパネル操作で操作性が非常によい．2つのガンツフェルドドームが本体に実装されており，左右眼を交互に刺激しながら，両眼同時にERGを記録する．HE-2000は，ISCEV標準ERGとフラッシュVEPを記録することができる装置である．

2) RETeval(LKC Technologies社)(図2)

記録装置は非常に小型かつ軽量で，どこへでも持ち運んでERGを記録することができる．センサーストリップといわれる，関電極，不関電極，接地電極が1枚のシールとなった皮膚電極を下眼瞼に貼付して記録する．小型ながらもガンツフェルドドームを実装しており，ISCEV標準ERGとフラッシュVEPを記録することができる．HE-2000と異なり，記録は片眼ずつ行う．

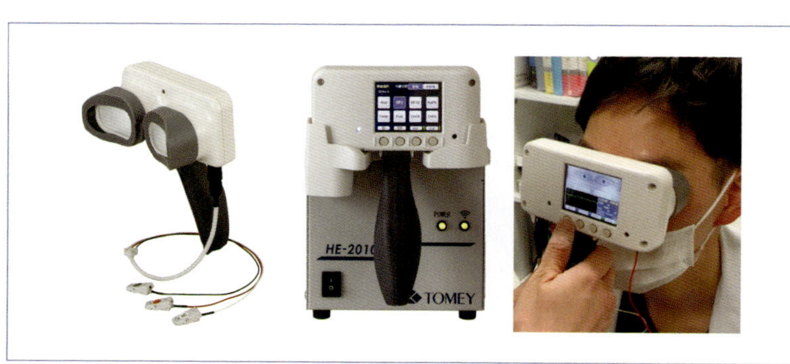

図1 | HE-2000の外観とERGを記録している様子

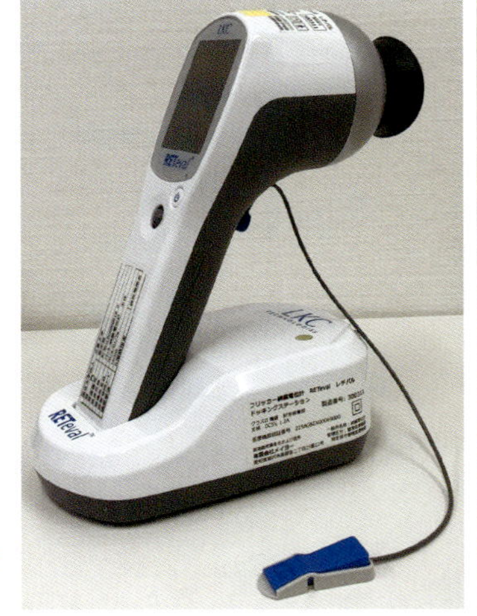

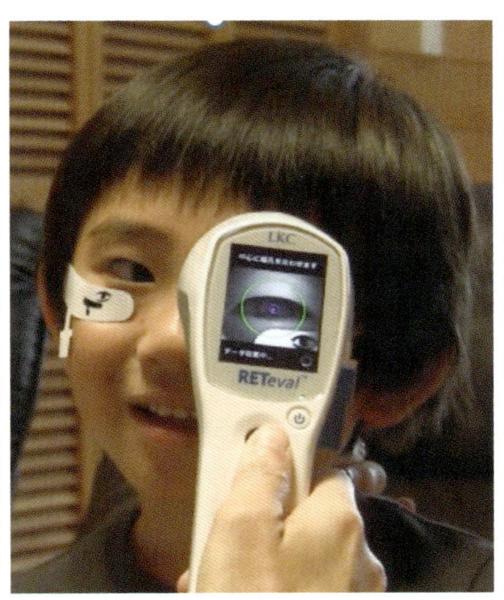

図2｜RETevalの外観とERGを記録している様子

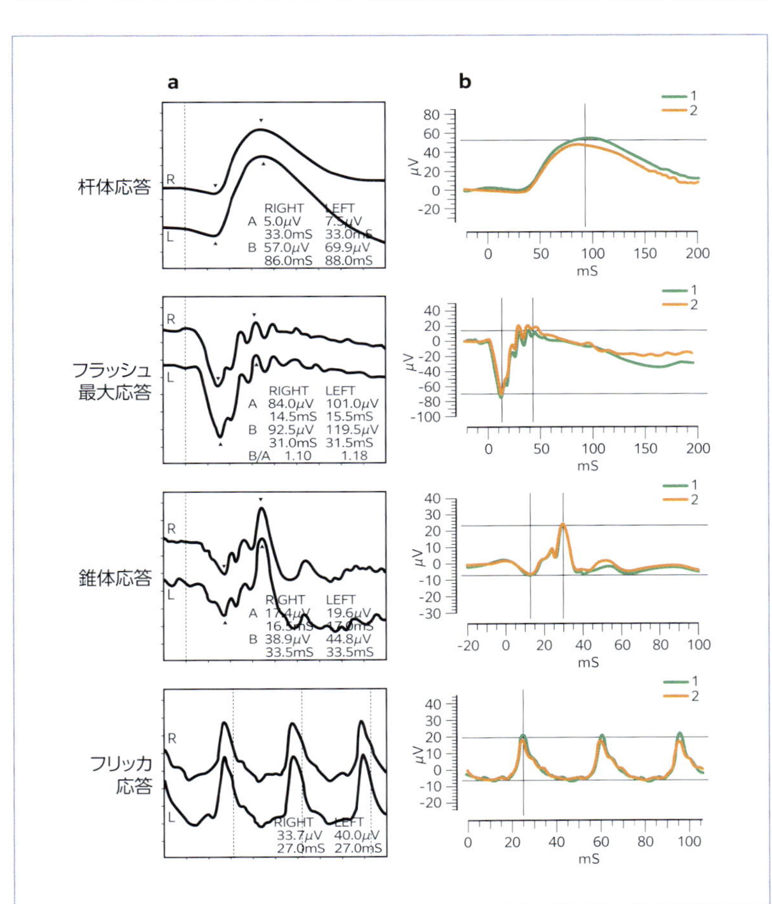

図3｜HE-2000(a)およびRETeval(b)で記録した全視野ERG
いずれの装置でもきれいなERGを記録することができる.

2. 代表的なデータと結果の解釈

眼疾患がない被検者から記録した全視野ERGの結果を示す．HE-2000(図3a)，RETeval(図3b)ともに，ノイズが少ないERGを記録することができることがわかる.

1) 杆体応答

20分以上の暗順応後に，弱い光刺激を用いて記録するERG．弱い光を照射しても，錐体細胞が反応できないことを利用し，杆体細胞の反応の

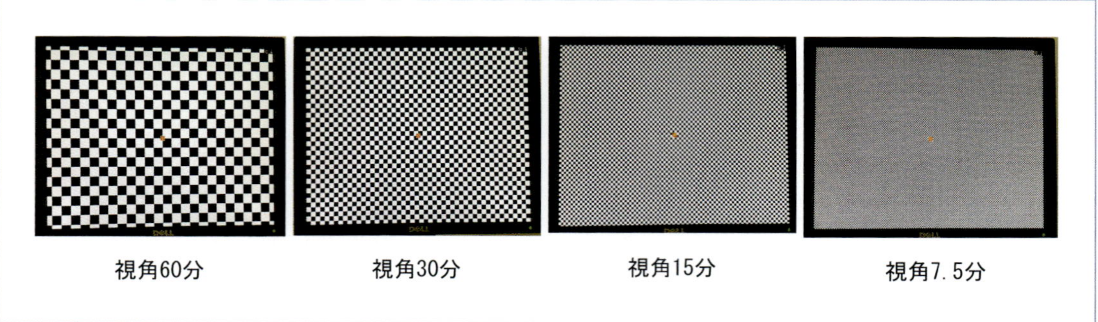

図4｜パターンVEPを記録する際に用いる白黒の格子模様
モニターの中央には赤い十字の固視点が表示される.

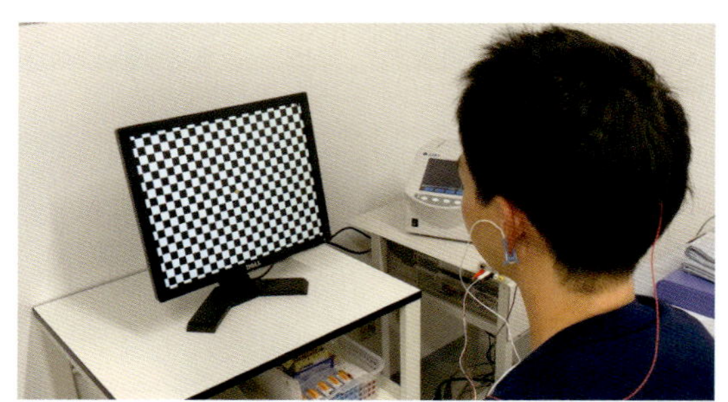

図5｜パターンVEPの記録風景

みを記録する.

2)フラッシュ最大応答

暗順応後に非常に強いフラッシュ刺激で記録する，振幅が大きなERG．強い光刺激なので，錐体細胞と杆体細胞の両方の反応を記録できる.

3)錐体応答

錐体細胞の反応のみを記録するため，背景光をつけて杆体細胞を抑制して記録するERG.

4)フリッカ応答

錐体細胞の反応のみを記録するために，杆体細胞が追従できないような速い(30 Hzなど)点滅刺激を使用して記録するERG.

網膜変性疾患の患者から記録したERGの波形についてはⅣ章(p178)を参考にされたい.

Ⅲ 視覚誘発電位検査

VEPには，パターン刺激を用いたパターンVEPと，フラッシュ刺激を用いたフラッシュVEPがある．いずれの記録も基本的に片眼ずつ行うが，困難である場合には両眼開放下で行ってもよい.

1. パターンVEP

白黒の格子模様をモニターに提示し，一定の間隔で白と黒を反転させるパターン反転刺激(図4)を用いて記録するVEP．記録装置には以下のものがある.

1)LE-4000(トーメーコーポレーション社)(図5)

LE-4000に，パターンVEP検査用外部モニターを接続し記録する．モニターと被検者の適切な距離を計算し，椅子の位置を決める．27 cm×34 cmのモニターを使用する場合，モニターと被検者間の距離は77 cmである.

検査は自然瞳孔下で行い，被検者の視力は適切に矯正する．関電極は後頭結節の上方3cmに，接地電極は耳朶に設置する．電極は脳波用皿電極で，接地部位をアルコール綿で清拭し，脳波用電極ペーストでしっかりと固定する.

モニターに提示される格子サイズは4種類(格子の視角はそれぞれ7.5分，15分，30分，60分)から選択することができる．格子の視角が大きいものほど格子サイズが大きく，格子の視角が小さいものほど格子サイズは小さい．大きい格子サイズは粗大な視覚情報の，小さい格子サイズは詳細な視覚情報の処理能力の評価に用いられる.

通常は15分，60分を用いて記録する．被検者には画面中央の固視点を見るように指示する．小児は集中力が続かないため，短時間での検査が要求される．小さいサイズの格子パターンより大きいサイズの格子パターンが適している.

2. フラッシュVEP

1 Hzのフラッシュ光（刺激強度3 cd・s/m^2，刺激時間5秒以下）を用いて記録するVEP．パターンVEPで記録することができない場合や，中間透光体の混濁によりパターン刺激を用いることが適切ではない場合に用いられる．記録装置には以下のものがある．

1）HE-2000

HE-2000を用いてフラッシュVEPを記録する際には，専用の記録電極が必要である．関電極は後頭結節から3 cm上方の皮膚に，脳波用電極ペーストで貼付する．不関電極，接地電極は両耳朶に装着する．両眼開放下でも片眼ずつでも記録することができる．加算回数は64回であるが，必要に応じて追加加算を行うこともできる．

2）RETeval

RETevalを用いてフラッシュVEPを記録する場合，専用の記録電極が必要である．散瞳でも無散瞳でも記録可能である．関電極は後頭結節の上方3 cm，不関電極は正中前頭部，接地電極は左右いずれかの耳朶に装着する．加算回数は64回である．

3. 代表的なデータと結果の解釈

RETevalで記録したフラッシュVEPについてはメーカーから基準値が提供されているが，その他のVEPに関しては基準値の提供がないため，自施設で正常者からVEPを記録したうえで基準値を設定する．なお，VEPは年齢の影響を受けるため，成人の標準データを用いて小児や高齢者の評価を行うことはできない[1]．

パターンVEPおよびフラッシュVEPともに，視路に異常があると潜時が遅延し，振幅は低下する．VEPで視力を予測する場合，VEP spatial frequency limitを用いて評価を行う．これについては最新版のISCEV基準を参考にされたい[2]．

1）パターンVEP

図6に，視路に異常がない被検者から記録したパターンVEPの結果を示す．

典型的なパターンVEPは，2つの陰性波（下向きの波形）と1つの陽性波（上向きの波形）で構成され，陽性波はPで，陰性波はNで表す．波形は出現する順番にN75，P100，N135と呼ぶ．P100は顕著なピークであり，被検者間の変動が比較的少なく，経時的な反復測定による変動も最小であるといわれており，このP100の潜時と振幅とを用いてパターンVEPの評価を行う．

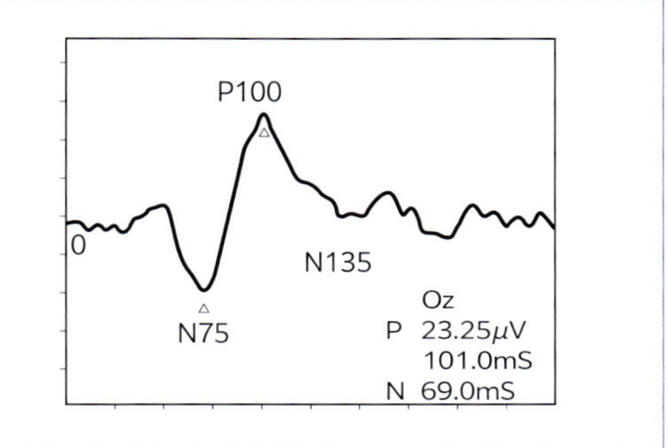

図6｜健常者から記録したパターンVEP

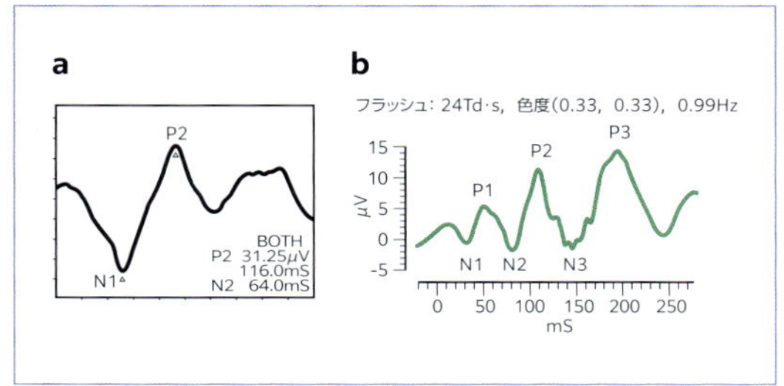

図7｜健常者から記録したフラッシュVEP
aはHE-2000，**b**はRETevalで記録した．いずれにおいてもP2の潜時は100msec付近にあることがわかる．

2）フラッシュVEP

図7に視路に異常がない被検者から記録したフラッシュVEPの結果を示す．

典型的なフラッシュVEPは一連の陰性波と陽性波で構成される．陽性波はPで，陰性波はNで表し，それぞれの波が出現する順番に番号を付ける．100 msec付近に陽性波，P2があるかどうかがポイントである．P2の振幅の測定はP2のピークからN2のピークまでで行う．

文献

1）増田洋一郎：VEP．眼科 63：859-865，2021
2）Hamilton R, et al：ISCEV extended protocol for VEP methods of estimation of visual acuity. Doc Ophthalmol 142：17-24, 2021

Advanced Techniques

全身麻酔下検査・鎮静下検査

国立成育医療研究センター眼科 吉田朋世

小児の先天疾患の表現型は千差万別である．さらに，診察のときに理解が得られなかったり，耐えられなかったりと，最低限の所見をとることすら困難な場合が多い．こういう場合は，精密検査ができる専門病院に患者を紹介する必要がある．専門病院においても，外来で十分な検査が行えない場合には，鎮静下や全身麻酔下での検査が考慮される．本稿では，当院が行っている全身麻酔下検査の内容について解説する．

緑内障に対する全身麻酔下検査

小児において緑内障の有無を判断するのに重要なのは，角膜径，眼軸長，眼圧，視神経陥凹の拡大，隅角鏡の所見である．しかし，特に乳幼児においてこれらの所見をすべて得るのは不可能に近い．前述の所見もそれ単体のみでは緑内障と確実に診断できないこともあり，こういう場合には鎮静下あるいは全身麻酔下に検査を行い診断する．

当院では，全身麻酔をかけたあとにまず眼圧を測定する．気管挿管自体は眼圧上昇を来すが，プロポフォールやセボフルラン，レミフェンタニルなどの麻酔薬は，外眼筋の弛緩，静脈拡張による房水流出の増加などの理由から，麻酔中の患者の眼圧を下げることが知られている．眼圧は，ポータブルの圧入式および圧平式眼圧計を用いて計測する．麻酔下で使用できるものは，精度が高い順にパーキンス眼圧計（**図1**），トノペン・iCare，シェッツ眼圧計（**図2**）となる[1]．いずれもGoldmann圧平式眼圧計と同様に角膜厚によって影響を受け，厚ければ高めに，薄ければ低めに測定される．また，いずれの眼圧計もGoldmann圧平式眼圧計よりやや高めに測定されることに留意すべきである．

次に，角膜径，眼軸長，隅角鏡を用いた隅角の観察を行う．特に隅角鏡を用いた検査は麻酔下でないとほぼ不可能である．スコピゾル®眼科溶液などの特殊コンタクトレンズ角膜装着保助剤を塗布したあと，隅角鏡もしくはKoeppeレンズを眼上に載せ，ポータブルスリットランプで観察を行う．隅角所見の記録には，RetCamデジタル眼底カメラのピントを前方にずらし，やや斜めにレンズをずらして撮影するのが有用である（**図3**）．もし手術の必要性がなければ，散瞳薬を点眼して散瞳させ，視神経陥凹拡大の程度を確認し，記録する．

眼底疾患に対する全身麻酔下検査

現在外来でも非常に有用な蛍光眼底造影検査（fluorescein angiography：FA）のできる広画角眼底カメラ（Optos®など）が発売されており，詳細な眼

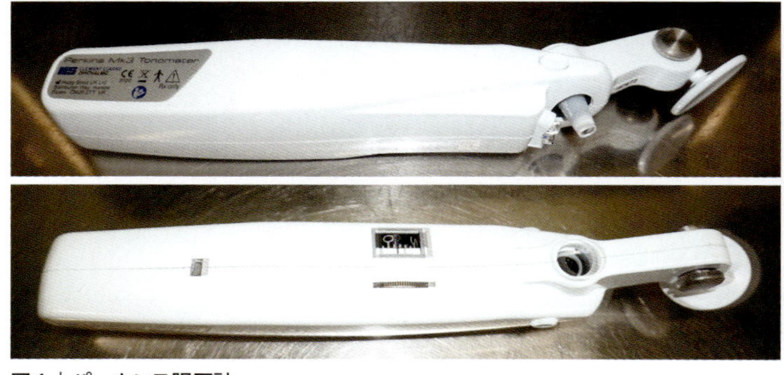

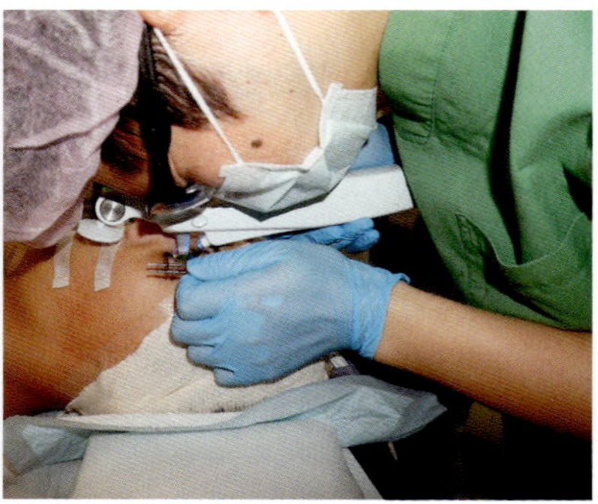

図1｜パーキンス眼圧計
圧平式眼圧計の一つ．フルオレセインで角膜を染色したあと，先端チップが角膜に垂直に当たるようチップ後面の窓からのぞきながら接触させる．開瞼器の重量の影響を避けるため，開瞼器を持ち上げながら測定を行う．

Advanced Techniques

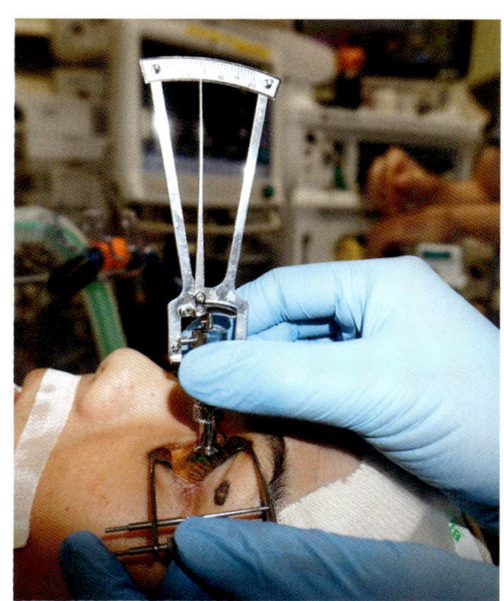

図2｜シェッツ眼圧計
圧入式眼圧計の一つ．異なる重さの重りをつけて3回測定し，平均値を得る．

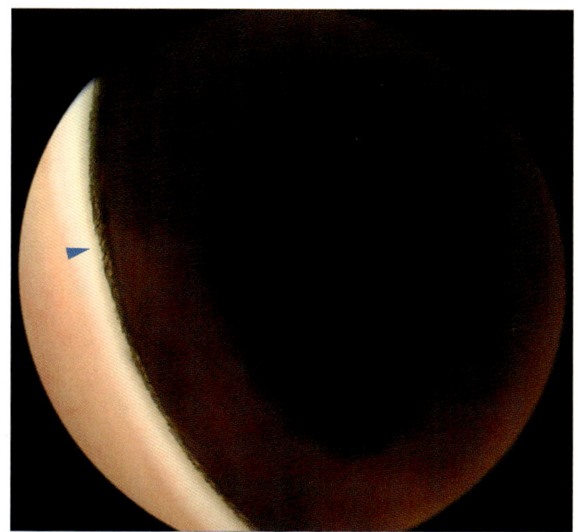

図3｜RetCamで撮影した隅角所見
ピントを前方に向けることで，隅角癒着（►）などを確認することが可能である．

底検査が困難な小児においても周辺部網膜の異常をみつけやすくなっている．また，皮膚電極を用いた網膜電図（RETeval®）は，接触型コンタクトレンズを用いた元来の網膜電図（electroretinogram：ERG）より遥かに簡便に所見を得られるようになった．しかし，乳幼児においてはこの検査も困難であることが多く，必要時には全身麻酔下検査の施行が考慮される．主に，網膜芽細胞腫，家族性滲出性硝子体網膜症，その他網膜疾患が疑われるが眼底が十分観察できない場合や，FAが診断・治療に有用な場合，錐体ジストロフィなどが疑われ，ERG・OCTが診断に必要な場合などが挙げられる．

麻酔導入後，各検査をスムーズに行っていく．ERGを行う場合は，暗順応のため暗室にして20分，明順応のため明室にして10分待機する必要がある．当院では，黄斑局所ERGやOCTを行う場合には，身体および顔を側臥位方向に向け，頭を支えながら開瞼器で開瞼させ，機械を近づけて検査を行っている．これらすべての検査を1人で行うのは困難であり，複数人人員を用意する必要がある．

周辺部を圧迫しながらの眼底検査は，外来で行うことは不可能であるため，麻酔下で行う．その後，RetCamデジタル眼底カメラなどを用いて眼底を撮影する（**図4**）．RetCamはもともと未熟児網膜症を撮影する目的で製作されており，乳幼児に最も焦点が合いやすくなっている．逆に，成人に近い症例では焦点を合わせるのが少し難しい．さらに必要であればFAを同時に行い，診断や治療に活用する．

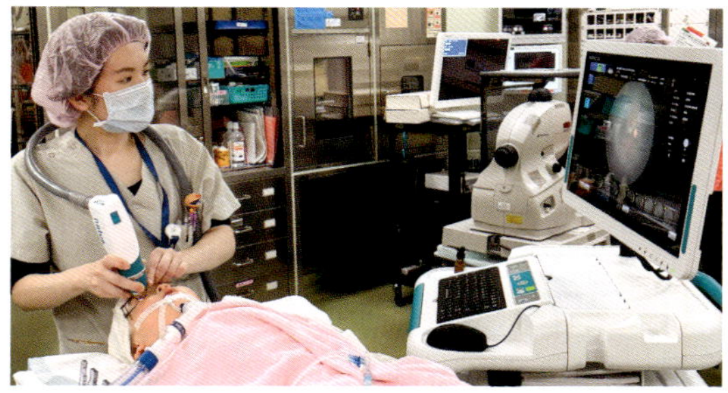

図4｜全身麻酔下でのRetCam撮影
カメラを両手で把持し，スコピゾル®などのコンタクトレンズ角膜装着保助剤を十分に角膜上に塗布したうえで撮影する．撮影はフットスイッチで行うか，もしくは第三者に本体のボタン操作を行ってもらう．

全身麻酔下での検査は，特に乳幼児においては外来で得るよりも多くの情報を得ることができ，診断や治療に有用である．これらが必要であると判断した場合には，速やかに専門病院に送り，検査を行うべきである．

文献

1）Fayed MA, et al：Pediatric intraocular pressure measurements：Tonometers, central corneal thickness, and anesthesia. Surv Ophthalmol 64：810-825, 2019

Ⅳ．小児の眼疾患を知る

Ⅳ. 小児の眼疾患を知る ▶ 1. 外眼部・前眼部疾患

1) 眼瞼・睫毛疾患

CS眼科クリニック **宇井牧子**

早期発見・診断・治療のポイント

- 先天眼瞼下垂と睫毛内反症の頻度が高いが, 鑑別診断を知っておく.
- 弱視を併発していないか注意する.
- 手術は成長を待ってから行うことが望ましく, 症例ごとに検討する.

I 概説

眼瞼異常は体表に現れるので, 一般にその発見は早く, 診断もつきやすいことが多い. しかし, このことは, 管理や治療が容易であることにはつながらない. 小児, 特に乳幼児は視機能発達の感受性が高いので, 眼瞼異常が原因で起こる弱視の管理が重要である. 乳幼児では, 眼瞼異常があるために検査や評価が通常以上に難しいことも多い.

手術を要する場合には, 適切な術式の選択, 手術による合併症や視機能への影響など考慮すべき点が多くある. とりわけ, いつ手術を行うかが重要なポイントとなる. 本稿では, 小児の眼瞼疾患として頻度の高い先天眼瞼下垂と睫毛内反症を中心に述べる.

II 症状

先天(単純性)眼瞼下垂は, 上眼瞼挙筋の形成不全が原因で起こる. 出生直後にはほとんど開瞼しなくても, 次第に瞼裂高が増してくる. しかし片眼性の場合, 健常眼と同等にはならない. 次第に顎上げ頭位や眉毛挙上が明らかとなり, 両眼でものを見ようとする(図1a). 外見的には, 特に頭位を正したり上方視させたりしたときに眼瞼下垂が目立つ(図1b～d). 顎上げ頭位は視力の発達には好ましいことで, 無理に直そうとすべきでない. 形態覚遮断弱視になることはまれであるが, 乱視による屈折異常弱視を来しやすい. 下垂眼の遮閉効果により間欠的に両眼視が妨げられるためか, 間欠性外斜視の合併もしばしば認められる. 下垂眼に内斜視を合併している場合開瞼の努力がなく, 弱視の可能性が高いため, 健眼遮閉または交代遮閉が必要である[1].

睫毛内反症は眼瞼牽引筋膜の皮膚穿通枝が未発達なため, 皮膚・眼輪筋が奥に引き込まれず, 睫毛が外反しないことで起こる. 加えて, 余剰な皮膚・眼輪筋が睫毛を押すことで, 眼球接触に拍車をかける. アジア人に多く, 日本の0歳児の約半数に認められ, 年齢とともに減少する(図2)[2]. 低年齢のうちは睫毛が細く柔軟なため無症状であるが, 年齢が上がるにつれ睫毛が角膜を障害し, 異物感, 眼痛, 流涙, 充血, 眼脂, 羞明, 視力低下などの症状が出るようになる. 重度の場合には上皮欠損部から角膜に感染を起こして角膜潰瘍となり, 角膜混濁を残すことがある(図3). 直乱視を惹起しやすく, その原因として, 角膜上皮障害, 睫毛の刺激による角膜変性, 内反皮膚による角膜圧迫などが考えられている[3]. 睫毛内反症による患児の症状とともに屈折異常弱視に注意が必要で, 視機能の評価は重要である.

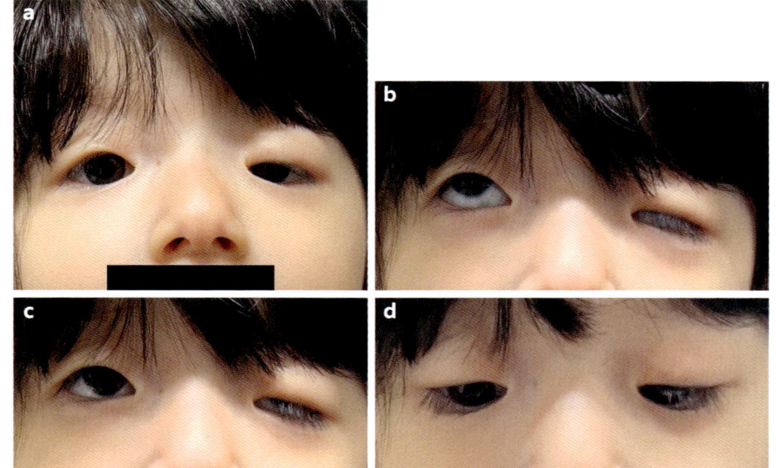

図1｜先天眼瞼下垂の特徴
a 顎上げ頭位
b 上方視
c 正面視
d 下方視
顎上げ頭位をとって両眼視している．頭位を正したり，上方視させたりすると眼瞼下垂が目立つ．

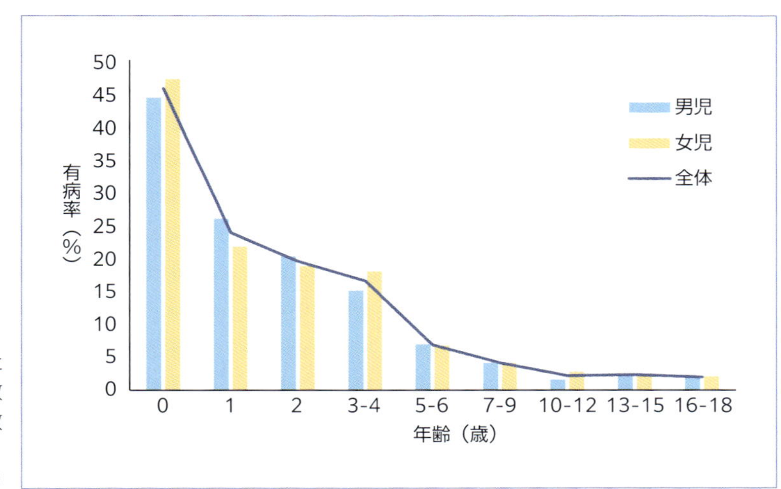

図2｜日本人の睫毛内反症の割合
0歳児の約半数に認められ，年齢とともに減少する．5歳を超えると改善率が下がり，10歳を超えると改善はほぼなくなる．
（文献2）より）

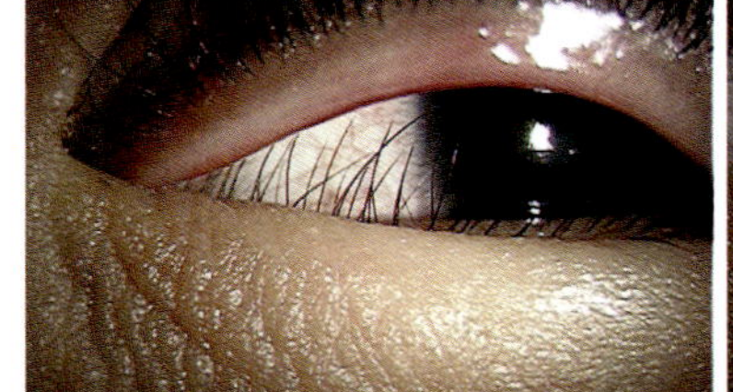
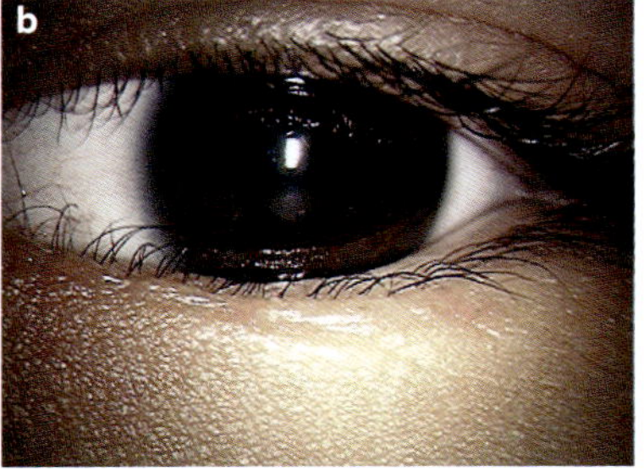

図3｜睫毛内反症による角膜混濁の例
a 術前
b 術後
術後も角膜混濁は残存している．

III　検査と診断

小児の眼瞼下垂の鑑別診断を表1に示す[4]．上下斜視があると，下斜視眼の偽眼瞼下垂を呈することがある．先天性では，眼瞼下垂以外に異常のない単純性のほかに，瞼裂狭小症候群，Marcus Gunn現象，先天性外眼筋線維症などがある．瞼裂狭小症候群は両眼性の眼瞼下垂，眼瞼縮小，逆内眼角贅皮を三徴とし，内眼角開離を呈する．常染色体顕性遺伝が多い（図4）．Marcus Gunn現象は，眼瞼挙筋と外側翼突筋との異常連合運動で，片側の眼瞼下垂が口の動きと連動し挙上するものである．後天性では，重症筋無力症や慢性進行性外眼筋麻痺，外傷などに

表1｜小児眼瞼下垂の鑑別疾患

先天性
- 先天性(単純性)眼瞼下垂
- 瞼裂狭小症候群
- Marcus Gunn現象
- 先天性外眼筋線維症
- 先天性動眼神経麻痺
- 先天性Horner症候群など

後天性
- 重症筋無力症
- 慢性進行性外眼筋麻痺
- 動眼神経麻痺
- Horner症候群
- 機械的眼瞼下垂(外傷など)

偽眼瞼下垂

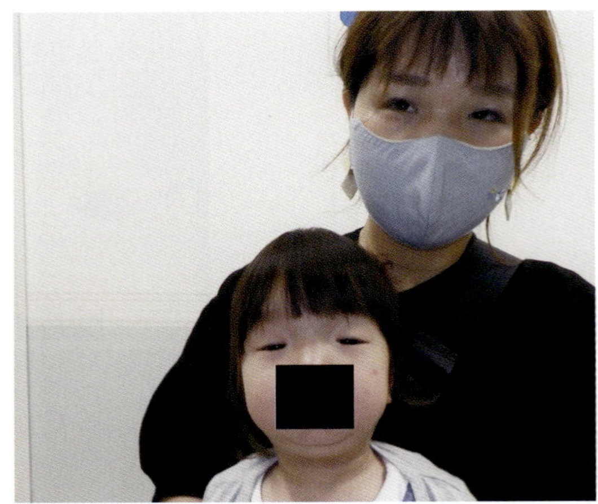

図4｜瞼裂狭小症候群の親子
母親は前頭筋吊り上げ術と内眥形成術の術後である．

よる機械的眼瞼下垂がある．動眼神経麻痺，Horner症候群は先天的にも後天的にも起こりうる．診断にあたっては，発症時期の問診や，家族歴，斜視・眼球運動障害の有無，対光反射などの確認が重要である．

睫毛内反症は，細隙灯顕微鏡にて睫毛の接触が確認される(図5a・b)．同様の症状を呈する小児緑内障や先天鼻涙管閉塞，結膜炎との鑑別を要する．フルオレセイン染色にて角膜障害の程度を判断する(図5c)．

いずれの眼瞼疾患でも屈折異常を合併しやすいことから，定期的に調節麻痺下屈折検査を行い，必要に応じて眼鏡処方を行う．

Ⅳ　治療と管理

手術の計画にあたっては以下の点を考慮する[1, 4]．

①患児がかなりの不自由を強いられている．
②乱視や角膜障害のために視機能発達を阻害する可能性がある．
③整容面での精神的負担が大きい．
④家族や患児本人が手術を強く希望する．

これらの条件に合致しない場合，手術時期は患児が成長してから，眼窩や眼瞼の発達が少しでも成人に近づいてからのほうが有利であることが多い．

眼瞼下垂の術後は，兎眼のために角膜障害を起こすリスクがある．Bell現象(閉瞼時に眼球が上転する現象)の有無は，手術を検討するにあたって確認すべきであるが，Bell現象を認めても術後に角膜障害を呈することがある．保護者は外見的な観点から早期手術を希望する場合があるが，顎上げ頭位をとる限り形態覚遮断弱視にはなりにくく，適切な屈折矯正による視機能の発達促進が重要であることを説明したうえで，手術時期を検討する．片眼性の場合，乳幼児期に健眼遮閉を行って形態覚遮断弱視を予防することがあるが，月齢が上がるにつれて患児が嫌がり継続できないことが多い．手術は眼瞼挙筋短縮術や，糸・ゴアテックス・自家大腿筋膜などを用いた上眼瞼吊り上げ術が選択される．

睫毛内反症は年齢とともに自然治癒が期待できる．日本人の睫毛内反症の有病率(図2)[2]によると，5歳を過ぎても自然軽快せず症状がある場合，手術を考慮してよいであろう．術後に乱視が改善するかどうかには議論がある[3]が，乱視が進行したり角膜混濁を来す前に，手術に踏み切るのが望ましい．手術には切開法(Hotz変法)と埋没法があり，追加術式としてlid margin splitting，下眼瞼牽引筋腱膜切離，内眥形成術が併施されることもある[3]．

Ⅴ　予後

先天眼瞼下垂では，再発・低矯正・過矯正によっ

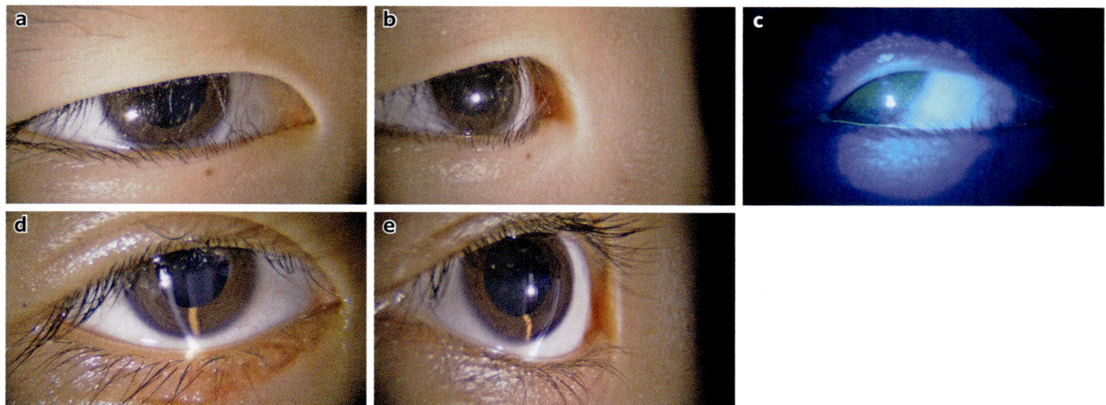

図5｜睫毛内反症の細隙灯顕微鏡所見
a 上下眼瞼の睫毛内反症.
b 上下とも睫毛が外を向いていない.
c フルオレセイン染色で点状表層角膜症を認める.
d 上眼瞼埋没法，下眼瞼Hotz変法術後.
e 術後は睫毛が外を向いている.

て再手術になることがある．手術によって正面視での外見面はかなり改善するが，片眼性では完全に左右対象になることはない．また，もともと開瞼時の収縮だけでなく閉瞼時の弛緩も不十分であるので，眼瞼挙筋短縮術を行った場合，術後下方視での上眼瞼後退が高確率で起こる．

睫毛内反症も術後に再発する場合があり，切開法のほうが再発率は低いとされている[5)]．切開法を用いた場合，再発は鼻側に限局した部分的な戻りが多く，保存的に経過観察されることが多いが，症状が強い例には再手術が必要である．下眼瞼は術後にしわ状の皮膚溝ができるが，時間とともに目立たなくなる（図5d）．上眼瞼内反症の場合，術後は二重まぶたになる（図5e）．

文献

1）八子恵子：先天眼瞼下垂にもいろいろな種類があることを覚えておこう．眼科インストラクションコース12 小児の眼疾患まるごとマスター，佐藤美保ほか編，メジカルビュー社，東京，18-21，2007
2）Noda S, et al：Epiblepharon with inverted eyelashes in Japanese children. I. Incidence and symptoms. Br J Ophthalmol 73：126-127, 1989
3）松村　望：睫毛内反症と角膜乱視と弱視治療．眼科グラフィック12：289-293，2023
4）山田昌和：眼瞼異常．小児眼科のABC—最新の診断・治療的アプローチ，第2版，小口芳久編著，日本医事新報社，東京，51-58，2003
5）Takeuchi M, et al：Comparing the effectiveness of two surgical techniques for treating lower lid epiblepharon in children：a randomized controlled trial. Sci Rep 13：DOI：10. 1038/ s 41598-023-32050-4, 2023

Ⅳ. 小児の眼疾患を知る ▶ 1. 外眼部・前眼部疾患

2) 涙道疾患

神奈川県立こども医療センター眼科 **松村 望**

早期発見・診断・治療のポイント

- 乳児に生来の眼脂や流涙をみたら，先天鼻涙管閉塞を疑う．
- 先天鼻涙管閉塞は自然治癒率が高いため，生後6ヵ月未満は保存的治療が基本となる．
- 片側性の先天鼻涙管閉塞は，生後6～9ヵ月をめどに外科的治療を考慮する．
- 先天涙嚢瘤，先天涙点閉塞，先天涙嚢瘻，後天性涙道閉塞などの鑑別を行う．

Ⅰ 概説

乳幼児の涙道疾患は，先天鼻涙管閉塞が最も多い．先天鼻涙管閉塞は，乳幼児に眼脂や流涙症状を来す代表的な疾患である．先天的に鼻涙管下端の開口部が閉塞していることが原因であり，典型例は膜様閉塞である(図1)．先天鼻涙管閉塞は新生児の6～20%にみられると報告されており，頻度の高い疾患である[1]．新生児から前向きに経過をみた場合，生後12ヵ月までの自然治癒率は96%と報告されている[2]．このため，新生児期は保存的治療で経過をみることが多い．しかし，自然治癒しない場合や症状が重い場合は，外科的治療が必要となる．

外科的治療は，ブジーや涙道内視鏡などを用いて閉塞部位を穿破して開放するプロービングが第一選択として行われる．プロービングを実施するタイミングと手法については議論があるが，詳細は「先天鼻涙管閉塞診療ガイドライン（以下，ガイドライン）」を参照されたい[3]．

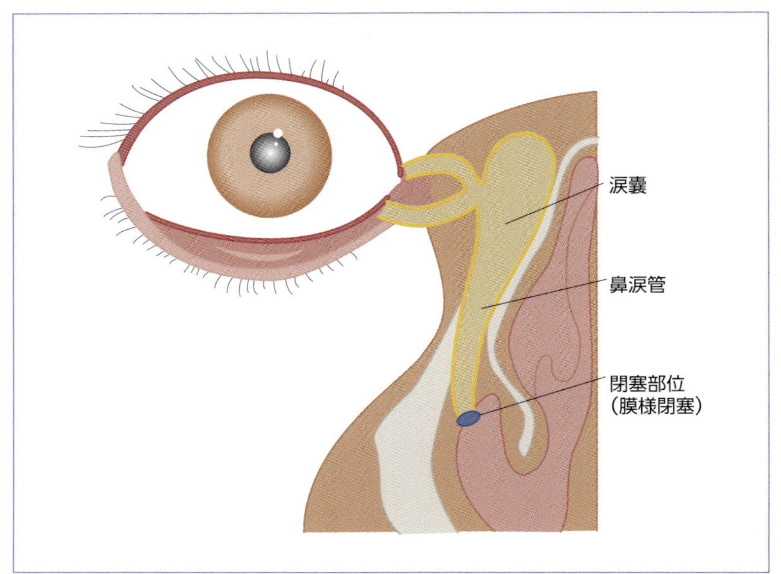

図1｜先天鼻涙管閉塞の模式図
先天鼻涙管閉塞の閉塞部位は，鼻涙管下端の開口部である．

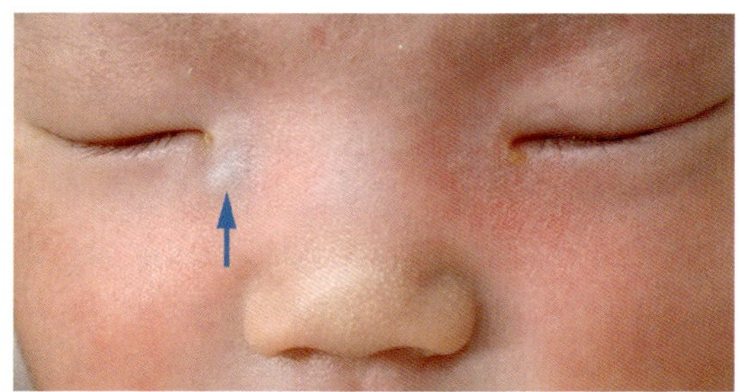

図2｜先天涙嚢瘤
右内眼角内下方の涙嚢部に一致して，緑色を帯びた腫瘤状の膨らみがみられる(→)．先天鼻涙管閉塞の一亜型．

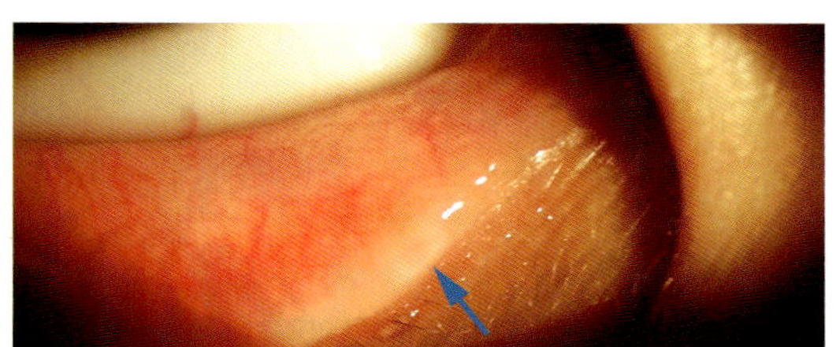

図3｜先天涙点閉塞
右下眼瞼．下涙点には涙乳頭はあるが，涙点は膜様物によって閉塞している．

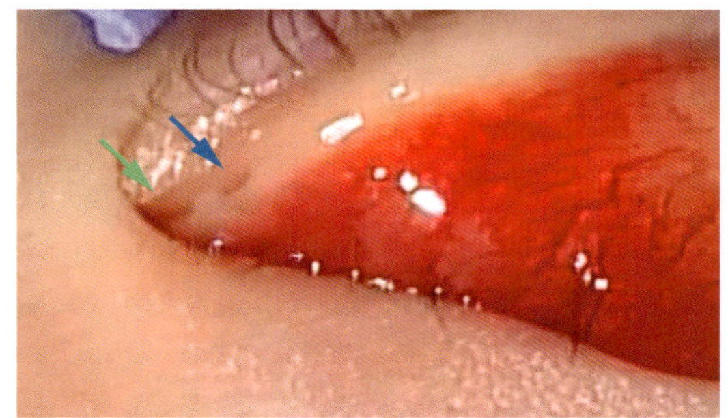

図4｜副涙点(過剰涙点)
本来の涙点(→)の近傍に，もう1つの過剰な涙点(→)がみられる．

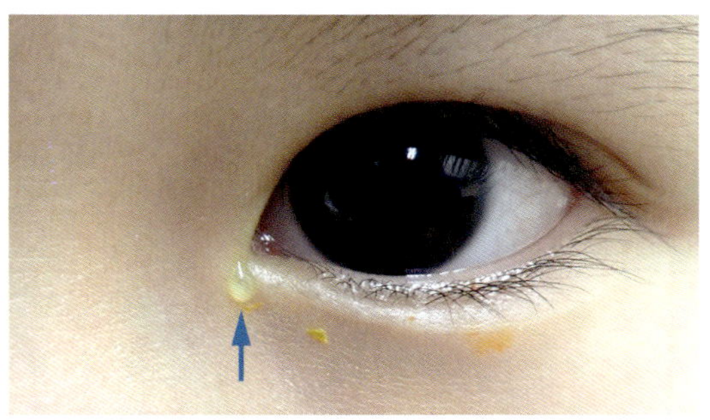

図5｜先天涙嚢瘻
左内眼角内下方の皮膚に瘻孔があり，瘻孔からの涙の漏れ(漏涙)がみられる．

典型的な先天鼻涙管閉塞以外にも，乳幼児にはさまざまな涙道疾患が存在する．鼻涙管下端が膜様ではなく骨によって閉塞している鼻涙管骨性閉塞もごくまれに存在し，この場合はプロービングでは開放できない．先天涙嚢瘤は先天鼻涙管閉塞の一亜型であり，新生児の涙嚢部分が腫脹する疾患である(図2)．先天涙点閉塞には，涙点の膜様閉塞(図3)と涙点・涙小管欠損がある．涙点が複数ある副涙点(過剰涙点)もまれにみられる(図4)．先天涙嚢瘻は，内眼角内下方に涙道につながる瘻孔がみられるものであり，流涙(漏涙)を訴えることがある(図5)．

小児の後天性涙道閉塞は，先天鼻涙管閉塞との鑑別を要するため，特に注意して問診を行う．東アジアでは流行性角結膜炎後の涙道閉塞が多く，アデノウイルスによる偽膜性結膜炎に続発して涙道閉塞を引き起こすことがある[4]．このほか，単純ヘルペスウイルス感染，EBウイルス感染などに続発することもある．外傷性の涙道閉塞として涙小管断裂があり，小児の場合は犬咬症が多い．

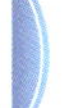

II　症状

先天鼻涙管閉塞の典型的な症状は，生後まもなくから始まる眼脂と流涙である．抗菌点眼薬を使用すると眼脂は一時的に減少するが，点眼をやめればまた眼脂が増えるといった症状を繰り返す．流涙は月齢が高くなってから明らかになることが多い．頻繁に目をこすり，眼瞼炎を併発することもある．ときに涙嚢部の発赤腫脹に蜂巣炎を伴う急性涙嚢炎を起こすことがある．

先天涙嚢瘤は，涙嚢部に緑色(ときに常色や紫色)を帯びた腫瘤状の膨らみがみられるまれな病態である(図2)．流涙を伴い，時々分泌物が涙点から排出されると一時的に膨らみが縮小することがある．

先天涙点閉塞は，上下どちらか一方の涙点のみであれば乳幼児期には無症状のことが多い．先天鼻涙管閉塞を合併している場合の症状は，先天鼻涙管閉塞に準じる．上下両方の涙点閉塞は，流涙症状が目立つが眼脂は少なく，軽症の先天

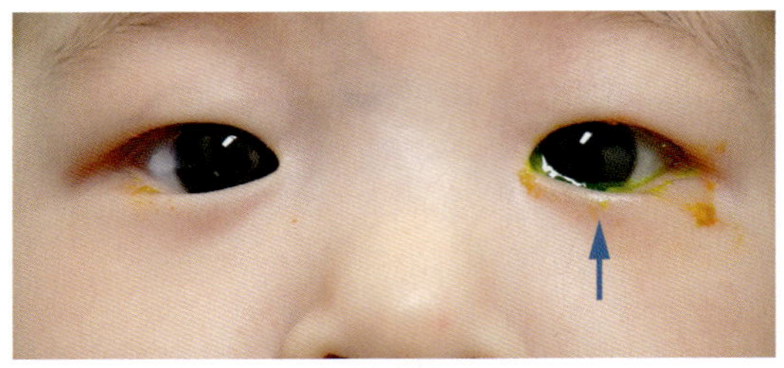

図6｜先天鼻涙管閉塞の色素残留試験
左先天鼻涙管閉塞．両眼にフルオレセイン色素をつけて15分放置した状態．鼻涙管が閉塞している左眼のみ，眼表面に色素の残留がみられる．

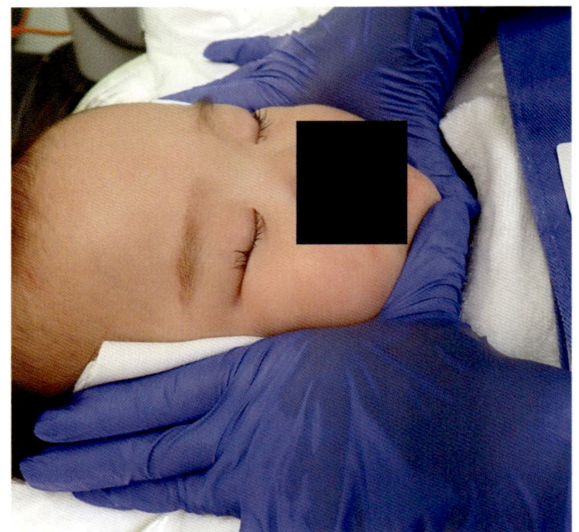

図7｜先天鼻涙管閉塞のプロービングの際の体動制御
患児をバスタオルで巻いて手足が出ないようにし，その上から抑制帯を巻いている．介助者が顎の下に指をかけて頭部が動かないように固定している．

鼻涙管閉塞と思われがちである．

副涙点（過剰涙点）は通常は無症状である．先天涙嚢瘻も無症状のことが多いが，瘻孔から涙が出る漏涙を来したり，瘻孔炎を起こして瘻孔およびその周囲に発赤腫脹を来すことがある．後天性涙道閉塞の症状は，原因，閉塞部位，閉塞状態により異なるが，流涙および眼脂が多くを占める．

III 検査と診断

問診として，発症時期（特に生来の症状かどうか）や症状の変動を確認する．視診としては，涙液メニスカスが高い，睫毛が濡れて束になっている，眼脂，眼瞼炎などの所見が観察される．触診としては，涙嚢部分を指で押すと貯留物が涙点から排出され，涙嚢炎の診断の助けになることがあるが，必ずしも貯留物が逆流するとは限らない．

検査としては，色素残留（消失）試験と涙管通水検査がよく行われる．色素残留試験は，フルオレセイン色素を下眼瞼結膜に塗布し，15分程度待機する．導涙障害のある側の眼表面には色素が残留し，正常側は眼表面から色素が消失していることにより，涙道閉塞・狭窄を診断できる（図6）．ハンドスリットランプの青色光などで照らすと判定がわかりやすい．泣いてしまった場合や長めに待機した場合，青色光で鼻腔内を照らして鼻腔内に色素が到達していることを確認し，涙道が閉塞していないと診断できる場合もある．簡便で非侵襲的であり，小児の涙道閉塞症の診断に有用である．涙管通水検査は，従来からよく行われている有用な検査であるが，小児の場合は体動を制御する必要がある侵襲的な方法であり，患児が啼泣すると通水の判定が難しいことがある．

IV 治療と管理

先天鼻涙管閉塞は自然治癒しやすいため，まずは経過観察をされることが多い．保存的治療としては，涙嚢マッサージと抗菌点眼薬の使用がある．マッサージを行う場合は，涙嚢部分に保護者の指をあて，内容物を鼻涙管下端に向かって押し込む加圧マッサージ（Crigler法）を，1セット10回×1日に2～3セット行うことで治癒を促す可能性がある[3]．抗菌点眼薬は眼脂の強いときなど，必要時のみ短期間使用する．

経過観察および保存的治療で治癒しない場合，外科的治療が行われる．外科的治療の第一選択はプロービング（閉塞部位の穿破）である[1, 3]．ガイドラインではプロービングを行う時期について，片側性であれば生後6～9ヵ月頃に局所麻酔下で行うことが提案されている．また，両側性の場合の治療時期は判断不能とされている[3]．

プロービングの手技としては，ブジーなどを用いて盲目的操作で行う方法と，涙道内視鏡を用いて可視下で行う方法がある．局所麻酔（点眼麻酔）の場合は，バスタオルや抑制帯で患児の体を巻いて固定する必要があり，概ね1歳未満が対象となる（図7）．ブジーによる盲目的操作と比較して，涙道内視鏡を使用すると，開口部を可視下に正確に特定して開放したり，涙石を排出したりすることが可能となる（図8）[5]．

局所麻酔下でのプロービングで治癒しない場合や1歳以上の場合，全身麻酔下でプロービングを行う．必要に応じて涙管チューブ挿入が行われ，良好な治療成績が報告されている[3, 5]．これらで治癒しない場合や，ごくまれにみられる鼻涙管の骨性閉塞の場合は，涙囊鼻腔吻合術（dacryocystorhinostomy：DCR）が行われる．小児の鼻涙管閉塞に対するDCRは良好な治療成績が報告されているが，適応は難治例に限られる[1]．

V 予後

先天鼻涙管閉塞は自然治癒しやすく，再発も極めて少なく，予後は良好である．外科的治療を行った場合，プロービング，涙管チューブ挿入，DCRのいずれも高い治癒率が報告されている．先天涙囊瘤は，両側性の場合呼吸困難を来す可能性があるため，早期の治療を要することがあるが，予後は一般的に良好である．先天涙点閉塞は，膜様閉塞であれば一般的には開放は容易である．しかし，涙点・涙小管欠損や涙道の形成不全など，先天的な涙道奇形を伴うケースにおいては，有効な治療方法がない場合もある．特にDown症候群の涙道異常は，治療が困難なケースが少なくない．後天性涙道閉塞は，流行性角結膜炎後の涙道閉塞に対して近年では涙道内視鏡を用いた涙管チューブ挿入が有効であると報告されているが，対応できる施設に限りがある．

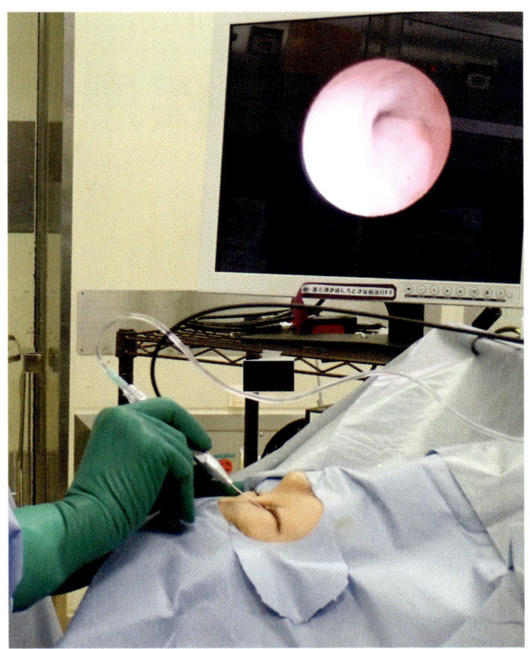

図8｜涙道内視鏡による先天鼻涙管閉塞開放術
全身麻酔下で先天鼻涙管閉塞開放術を行っている．写真上部のモニターに涙道内腔が映し出されている．涙道内を観察しながら可視下に閉塞部位を特定して開放できる．

文献

1）Young JD, et al：Managing congenital lacrimal obstruction in general practice. BMJ 315：293-296, 1997
2）MacEwen CJ, et al：Epiphora during the first year of life. Eye（Lond）5：596-600, 1991
3）先天鼻涙管閉塞診療ガイドライン作成委員会：先天鼻涙管閉塞診療ガイドライン．日眼会誌 126：991-1021，2022
4）Kay KM, et al：Acquired nasolacrimal duct obstruction in children. Jpn J Ophthalmol 51：437-441, 2007
5）Matsumura N, et al：Transcanalicular endoscopic primary dacryoplasty for congenital nasolacrimal duct obstruction. Eye（Lond）33：1008-1013, 2019

Ⅳ. 小児の眼疾患を知る ▶ 1. 外眼部・前眼部疾患

3) 角結膜疾患

京都府立医科大学眼科　片岡佑人
外園千恵

早期発見・診断・治療のポイント

- アデノウイルス結膜炎（流行性角結膜炎）：家族や周囲の感染者の有無を確認し，結膜充血，眼脂，流涙などの症状に注意する．迅速抗原検査を積極的に活用する．乳幼児では細菌の混合感染に注意する．
- デルモイド：出生直後から角膜輪部（特に耳下側）に白色～黄白色の腫瘤が存在する．検査可能になれば角膜乱視の有無と程度，視力を確認し，弱視の発症予防に留意する．整容的な問題にも留意する．
- 春季カタル：アトピー素因の家族歴や，持続的な眼の掻痒感，粘液性眼脂に注意する．重症では角膜潰瘍を来し視力障害の原因となりうる．

アデノウイルス結膜炎（流行性角結膜炎）

Ⅰ　概説

アデノウイルスによる流行性角結膜炎と咽頭結膜熱の鑑別は，臨床的に難しいことが多い．発熱や咽頭炎があれば小児科を先に受診していることがあり，全身症状の有無を聴取する．家族歴のほかに，幼児園・保育所や学校での流行の有無を確認する．

Ⅱ　症状

流行性角結膜炎の潜伏期は5日～2週間である．急性濾胞性結膜炎を呈し，しばしば耳前リンパ節腫脹を伴う．ウイルス性結膜炎の眼脂は漿液性であるが，小児では細菌感染を合併しやすく，粘度の高い眼脂を伴うこともある．リンパ組織が未成熟な乳児では，過剰反応により偽膜を生じやすい．

Ⅲ　検査と診断

臨床所見から原因ウイルスを推定する．流行性角結膜炎を疑う場合は，免疫クロマトグラフィー法を用いて診断を試みる．

Ⅳ　治療と管理

アデノウイルス結膜炎に対する適切な抗ウイルス薬はない．消炎を目的に低濃度ステロイド点眼薬，混合感染予防目的で抗菌点眼薬を使用する．ヨード希釈液（サンヨード®）がウイルス量を減らすのに有効という報告もある．流行性角結膜炎で炎症が高度な場合に，広範囲の角膜上皮欠損を来すことがある．細菌性角膜炎を合併すると，角膜混濁を残して治癒し，弱視を招くことがある．角膜障害の有無，透明治癒の確認のため，診察が難しくとも細隙灯顕微鏡検査を行うことが望ましい．幼児で角膜上皮下混濁を残した場合（図1）は，わずかな混濁であっても弱視の原因となるため，視力（可能なら角膜乱視）を確認し，弱視が疑われたら健眼遮閉を行う．必要があれば眼鏡装用やハードコンタクトレンズ（HCL）装用を行って視力の発達を促す．

Ⅴ　予後

流行性角結膜炎は2～3週間で自然軽快する．伝染力が強いので，眼を触らない，家族とタオルを共有しない，手洗いを励行するなどの指導を行い，感染予防に留意する．学校保健安全法において，流行性角結膜炎は第三種感染症に分類されており，病状により医師が感染のおそれがないと認めるまでが出席停止期間とされる．

デルモイド（輪部デルモイド）

I 概説

デルモイド（類皮腫）は，角膜輪部の耳下側に好発する先天性の良性腫瘍で，胎生期の鰓弓の分化異常により皮膚組織が眼表面に迷入して異所性に皮膚様結合組織がみられる分離腫の一種である．腫瘍内には角化上皮，毛髪，脂線，汗腺，神経，平滑筋，まれに歯などの外胚葉組織と，線維組織，脂肪組織，血管，軟骨などの中胚葉組織が混在し，表面は重層扁平上皮で覆われる．輪部デルモイドでは弱視になりやすいことと，整容的な問題に留意する．

II 症状

出生時より角膜輪部の耳下側に，半球状に隆起する境界明瞭な充実性の黄白色腫瘤を認める．表面に毛髪をみることもある．腫瘤周囲の角膜実質には，脂質沈着により三日月状の混濁を生じることがある．腫瘤が大きいと閉瞼不全となることがある．輪部デルモイドでは約半数に2D以上の角膜乱視を合併し，不同視弱視を生じる．検査可能な年齢になれば必ず屈折検査・視力検査を行い，弱視の可能性について検討する．

輪部デルモイドに加えて，副耳，耳瘻孔の三主徴を認めるものをGoldenhar症候群という．先天的に，顔面の非対称，頬部・顎部の低形成，小耳，耳介変形，難聴，椎骨癒合，脊椎低形成，脊柱側弯を認めることがある．また，先天性心疾患（Fallot四徴症，心室中隔欠損症），腎・脳の形態異常を認めることもある．

III 検査と診断

細隙灯顕微鏡検査で診断できる．Goldenhar症候群の可能性があるため，関連診療科（口腔外科，耳鼻咽喉科，整形外科など）と精査を進める．また，心血管奇形を伴うこともあり，全身麻酔の際は麻酔科，循環器内科とも連携する．

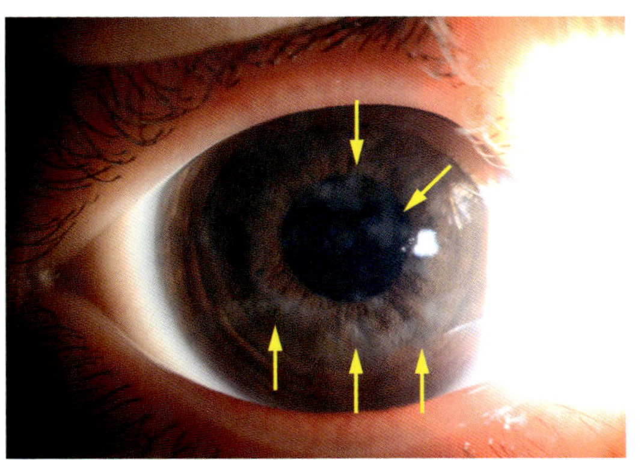

図1｜流行性角結膜炎後の角膜上皮下混濁（5歳半時）
1歳半時に流行性角結膜炎に罹患，5歳半時に別疾患で来院時に片眼の角膜上皮下混濁を指摘された．最良矯正視力が僚眼1.0に対して罹患眼0.3であった．不正乱視を伴い，HCL装用と健眼遮閉を行い，最良矯正視力1.2を得た．

IV 治療と管理

良性腫瘍であり，角膜に対する腫瘤の相対的な大きさが増大することはない．腫瘤が小さく症状の訴えが少ない場合は経過観察とし，腫瘤が大きく目立つ場合には整容的な面から手術を考慮する．輪部デルモイドの手術時期は，術後管理が容易となる5～6歳頃が基本となり，いじめや劣等感などの社会的側面を考慮して，就学前に全身麻酔下に手術を行うことが多い．デルモイドが小さく，外見上目立たなければ，高校生以降に局所麻酔下で手術を行ってもよい．

手術による乱視の軽減は期待できず，診断でき次第ただちに弱視治療を開始する．調節麻痺薬点眼下に屈折値を測定し，眼鏡の処方と健眼遮閉を行う．

手術は，単純切除では術後に偽翼状片を生じる可能性があり，角膜の弱化を避けられない．このため，腫瘤切除に加えて表層角膜移植術を行う（図2）．表層角膜移植には冷凍保存角膜も有用であり，新鮮角膜と同等の良好な治療成績が得られる．術後管理では，感染と眼圧上昇に注意する．小児ではステロイドによる眼圧上昇が高率に発生

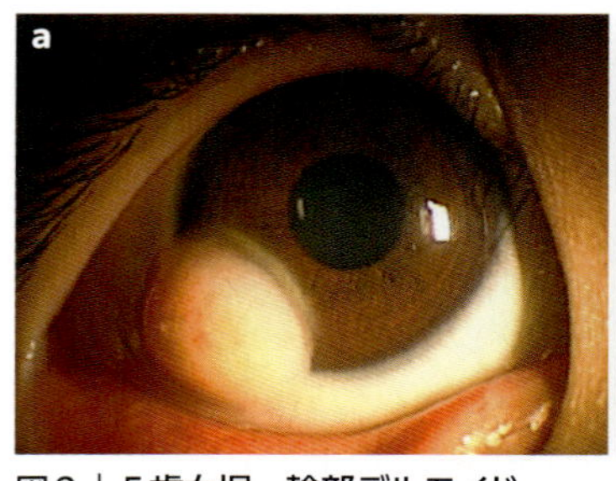

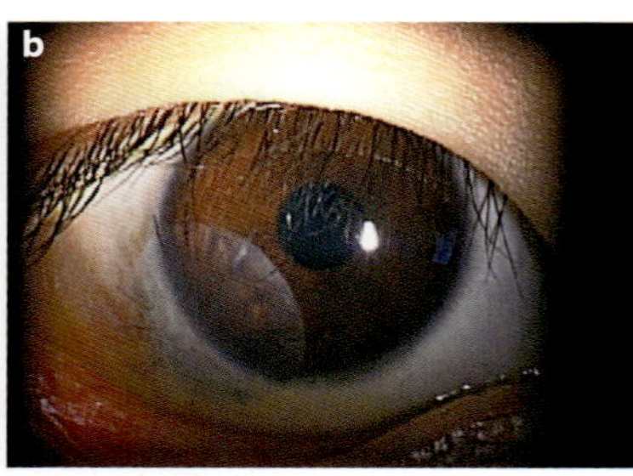

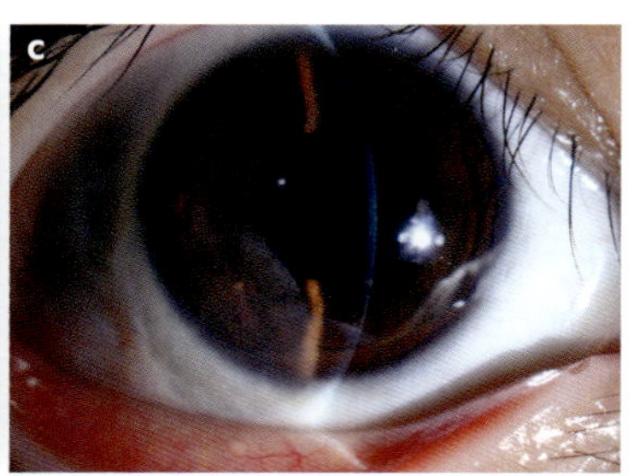

図2｜5歳女児．輪部デルモイド
a 術前，b 術後8ヵ月，c 術後10年．
出生時より耳下側に輪部デルモイドを認め，3歳より弱視治療を開始．6歳時に全身麻酔下で腫瘤切除術＋表層角膜移植術を施行した．術後10年経過するが移植片に問題はなく，最良矯正視力1.2を得ている．

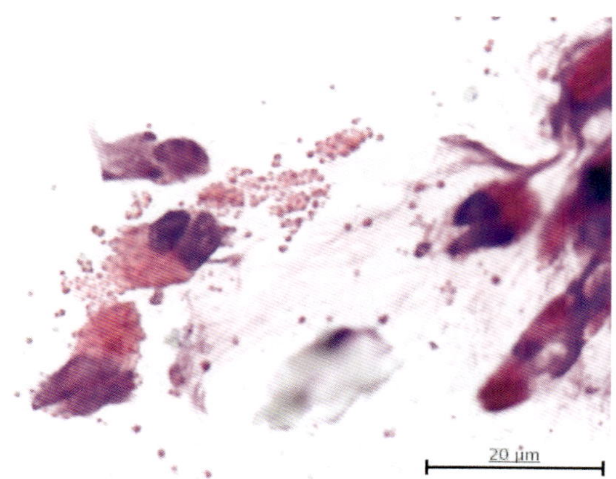

図3｜初診時眼脂の鏡検像
多数の好酸球を認める．

する．表層角膜移植術は拒絶反応の発生率が低いので，眼圧上昇を認めた場合はステロイド局所投与を減量するか終了する．縫合糸は緩み次第抜去する．

Ⅴ 予後

表層角膜移植後の予後は長期的に良好である．

春季カタル (vernal keratoconjunctivitis：VKC)

Ⅰ 概説

アレルギー性結膜疾患 (allergic conjunctival disease：ACD)（Ⅰ型アレルギー反応を主体とした結膜の炎症性疾患であり，抗原により惹起される自覚症状・他覚所見を伴うもの，と定義される）の一種であり，上眼瞼結膜および輪部に増殖性変化を有する．原因抗原はハウスダストやダニが多いが，そのほかに花粉，動物のフケなど多種類の抗原に反応することも少なくない．学童期の男児に多くみられ，アトピー性皮膚炎を伴う症例も多い．シールド潰瘍，角膜プラークと呼ばれる特徴的な角膜病変がみられる．

Ⅱ 症状

眼掻痒感，充血，眼脂，流涙，異物感，眼痛，羞明を生じる．小児の場合は眼掻痒感を訴えず，眼を擦るなどで周囲が気づく場合がある．

Ⅲ 検査と診断

ACDの診断には，臨床症状，Ⅰ型アレルギー素因（血清抗原特異的IgE抗体測定，推定される抗原に対する皮膚反応），眼局所（結膜）でのⅠ型アレルギー反応の存在（涙液中総IgE抗体陽性，結膜擦過物のスメアによる好酸球陽性）が必要である（図3）．

春季カタルの重要な所見として，巨大乳頭，輪部増殖（堤防状隆起，Trantas斑），角膜病変（シールド潰瘍，角膜プラーク），眼痛，眼脂，充血が挙げられる（図4）．

Ⅳ 治療と管理

アレルギーの原因抗原がわかっていない場合には，血液検査などにより原因抗原を探索し，日常生活で抗原を回避するよう努める．

VKCの治療において，抗アレルギー点眼薬単独で効果が不十分な中等症以上の症例に対して

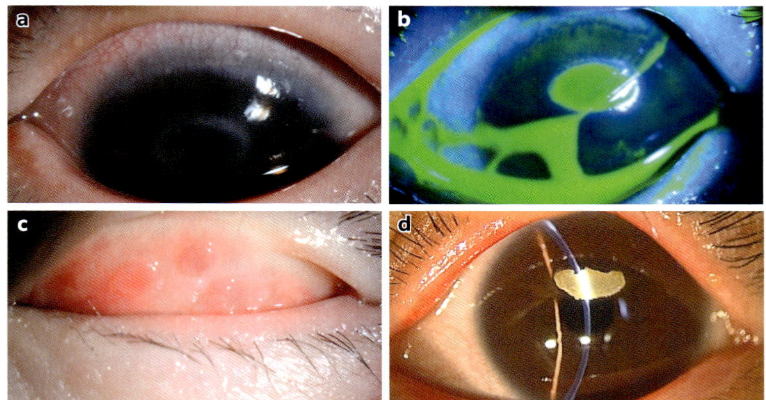

図4｜7歳女児．春季カタル
初診時，角膜にシールド潰瘍を認め（**a**・**b**），上眼瞼結膜には多数の巨大乳頭を認めた（**c**）．シールド潰瘍の治療中に角膜プラークを生じた（**d**）．

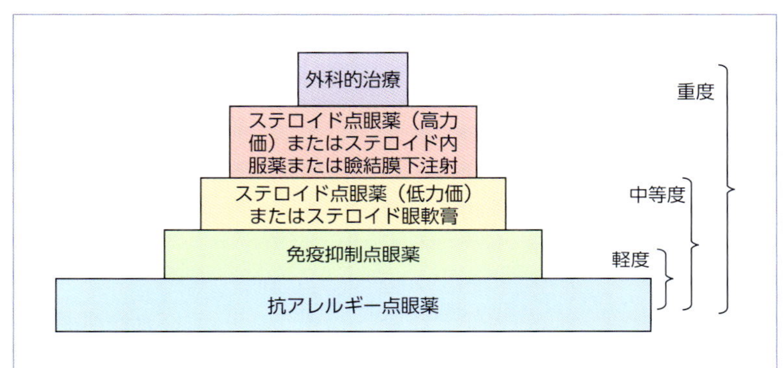

図5｜VKCの重症度別の治療
（文献1）より）

は，免疫抑制点眼薬を追加投与する．さらに，これら2剤の併用でも症状の改善がみられない重症例には，ステロイド点眼薬の追加が考慮される．症状改善後は，ステロイド点眼薬を低力価へ切り替えるか，点眼回数の漸減・中止を行う．寛解期間の延長に伴い，免疫抑制点眼薬によるプロアクティブ療法(症状に応じて投与量を調整し，最終的に少量の維持量を継続する方法)や抗アレルギー点眼薬単独でのコントロールへと移行する(図5)．

VKC治療薬として認可されている免疫抑制点眼薬には，シクロスポリンとタクロリムスの2種類があり，両剤とも小児・成人に適応がある．シクロスポリンは抗アレルギー点眼薬およびステロイド点眼薬との併用においてステロイド点眼薬の漸減を可能にし，タクロリムスはステロイド抵抗性の重症例に対して単剤でも効果を示す．また，市販の人工涙液が抗原のウォッシュアウトに有用である．

角膜病変(シールド潰瘍)を伴う症例では，より厳密な管理が必要であり，混濁が残存すると視力障害を来す可能性があるため注意を要する．

VKCの治療では，高力価ステロイド点眼薬(0.1％ベタメタゾンリン酸エステルナトリウム)の長期使用が多いが，眼圧上昇や感染症併発により治療中断を余儀なくされることがある．一方，免疫抑制点眼薬，特に0.1％タクロリムス点眼薬は眼圧上昇作用がなく，感染症誘発のリスクも比較的低いため，高力価ステロイド点眼薬の代替として用いられる．

VKC患者の多くは自己管理可能な年齢であることから，本人に疾患の理解を促し，適切な自己管理へと導くことが望ましい．

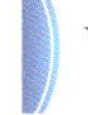

V 予後

発症より数年間は増悪・緩解を繰り返すが，子どもの成長とともに自然軽快し，多くは10代後半には増悪しなくなる．

文献

1）日本眼科アレルギー学会診療ガイドライン作成委員会：アレルギー性結膜疾患診療ガイドライン(第3版)．日眼会誌 125：741-785，2021

Ⅳ. 小児の眼疾患を知る ► 1. 外眼部・前眼部疾患

4) 前眼部形成異常・無虹彩症

杏林大学アイセンター **重安千花**

早期発見・診断・治療のポイント

- 角膜混濁の程度の強い患児は，出生後まもなく産科もしくは小児科から眼科に紹介されることが多い．
- 前眼部所見を確認したうえで，自施設で可能な隅角・眼底検査を行い，病歴・家族歴を含め鑑別診断を行う．
- 乳幼児期は弱視治療が中心となる．小児期からは続発緑内障に注意を要し，眼外合併症を伴う症例では他科との連携を要する．

Ⅰ 概説

前眼部形成異常（anterior segment dysgenesis）・無虹彩症（aniridia）はともに希少疾患であり，2016年に「難病の患者に対する医療等に関する法律」（難病法）に基づき指定難病となった．それぞれ2020年に診断基準・重症度分類が提唱され（図1，2）[1, 2]，2021年にガイドラインが作成された[3, 4]．両疾患とも重症度に応じて医療費助成の対象となる．

1. 前眼部形成異常

前眼部の発生異常により，主な異常所見が前眼部（角膜・虹彩・隅角）に限局している疾患の総称である[1, 3]．前眼部の発生過程における一連のスペクトラムにある疾患群と捉えることができ

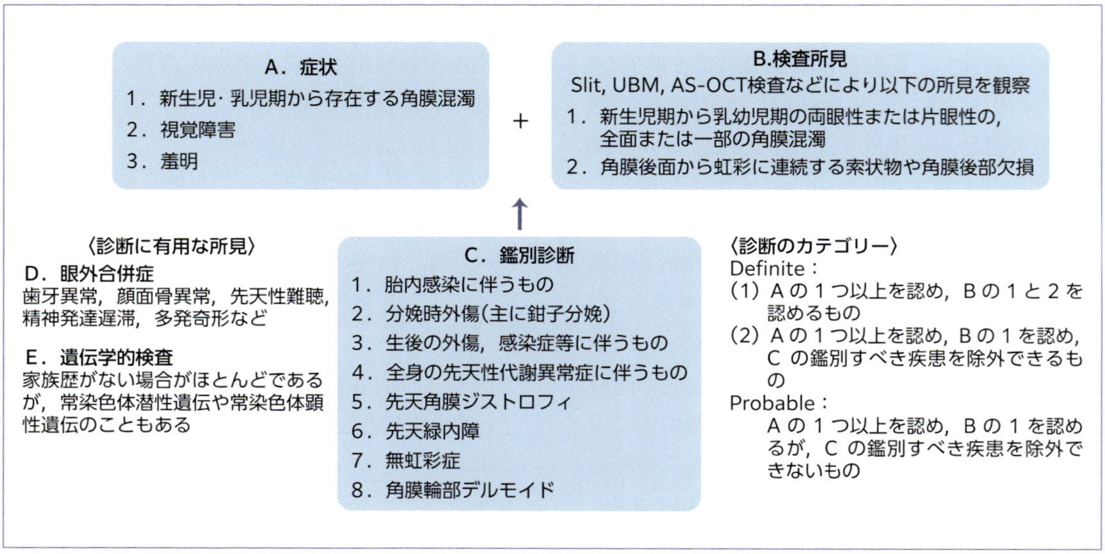

A．症状
1．新生児・乳児期から存在する角膜混濁
2．視覚障害
3．羞明

＋

B.検査所見
Slit, UBM, AS-OCT検査などにより以下の所見を観察
1．新生児期から乳幼児期の両眼性または片眼性の，全面または一部の角膜混濁
2．角膜後面から虹彩に連続する索状物や角膜後部欠損

↑

C．鑑別診断
1．胎内感染に伴うもの
2．分娩時外傷（主に鉗子分娩）
3．生後の外傷，感染症等に伴うもの
4．全身の先天性代謝異常症に伴うもの
5．先天角膜ジストロフィ
6．先天緑内障
7．無虹彩症
8．角膜輪部デルモイド

〈診断に有用な所見〉
D．眼外合併症
歯牙異常，顔面骨異常，先天性難聴，精神発達遅滞，多発奇形など

E．遺伝学的検査
家族歴がない場合がほとんどであるが，常染色体潜性遺伝や常染色体顕性遺伝のこともある

〈診断のカテゴリー〉
Definite：
(1) Aの1つ以上を認め，Bの1と2を認めるもの
(2) Aの1つ以上を認め，Bの1を認め，Cの鑑別すべき疾患を除外できるもの
Probable：
Aの1つ以上を認め，Bの1を認めるが，Cの鑑別すべき疾患を除外できないもの

図1 | 前眼部形成異常の診断基準
AS-OCT：前眼部光干渉断層計，Slit：細隙灯顕微鏡，UBM：超音波生体顕微鏡

（文献1）を基に作成）

A．症状
1．両眼性の視力障害
2．羞明

＋

B．検査所見
1．Slit 検査で，部分的虹彩萎縮から完全虹彩欠損までさまざまな程度の虹彩の形成異常を認める
2．眼底検査，OCT 検査などで，黄斑低形成を認める
3．Slit 検査で，角膜輪部疲弊症や角膜混濁などの角膜病変を認める
4．Slit 検査で，白内障を認める
5．超音波検査，MRI，CT で，小眼球を認める
6．眼球振盪症を認める
7．眼圧検査等で，緑内障を認める

E．遺伝学的検査
PAX6 遺伝子の病的遺伝子変異もしくは 11p13 領域の欠失を認める

〈診断に有用な所見〉
D．眼外合併症
PAX6 遺伝子変異に伴う異常

F．その他の所見
家族内発症が認められる

C．鑑別診断
1．ヘルペスウイルス科の既感染による虹彩萎縮
2．外傷後または眼内手術後虹彩欠損
3．眼杯裂閉鎖不全に伴う虹彩コロボーマ
4．Rieger 異常
5．ICE 症候群

〈診断のカテゴリー〉
Definite：
A のいずれか＋B1＋E を満たし，C を除外したもの
Probable：
(1) A のいずれか＋B1＋F を満たし，C を除外したもの
(2) A のいずれか＋B1 および B2 を満たし，C を除外したもの
(3) A のいずれか＋B1 および B3 を満たし，C を除外したもの
Possible：
A のいずれか＋B1 を満たし，C を完全には除外できないもの

図2｜無虹彩の診断基準
ICE：虹彩角膜内皮，OCT：光干渉断層計，Slit：細隙灯顕微鏡

（文献2）を基に作成）

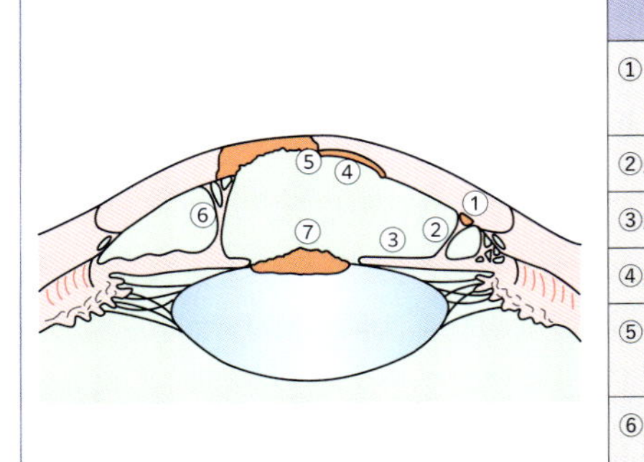

	後部胎生環	Axenfeld異常	Rieger異常	後部円錐角膜	Peters異常		
①Schwalbe線の前方移動							
②虹彩索状物							
③虹彩実質の萎縮							
④角膜後面陥凹							
⑤角膜後部欠損・混濁							
⑥角膜混濁への虹彩癒着							
⑦角膜混濁への水晶体変位							

図3｜前眼部形成異常の分類
前眼部の発生過程における一連のスペクトラムにある疾患群と捉えることができる．

（図3）[5]，後部胎生環，Axenfeld異常，Rieger異常（図4），後部円錐角膜，Peters異常（図5），強膜化角膜，前眼部ぶどう腫などが含まれる．

わが国では出生12,000～15,000人に1人，年間70～90例程度の発症と算出される．性差はなく孤発例が多いが，常染色体潜性遺伝または常染色体顕性遺伝を示す例もみられ，一部の症例で*PAX6*，*PITX2*，*CYP1B1*，*FOXC1*遺伝

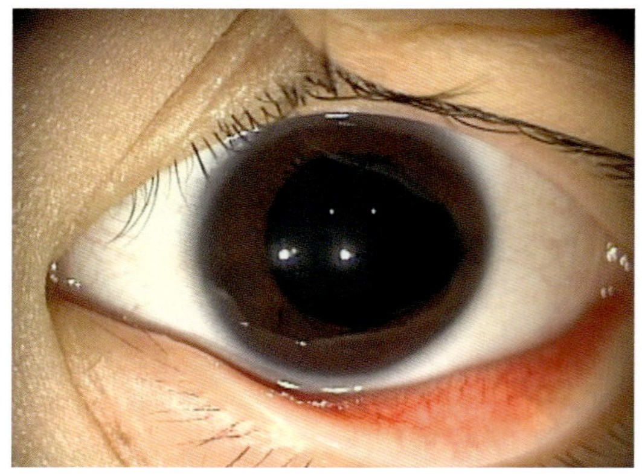

図4 | Rieger 異常
隅角には前方に突出したSchwalbe 線による後部胎生環がみられ, 瞳孔は変形し偏位している. 角膜は透明である.

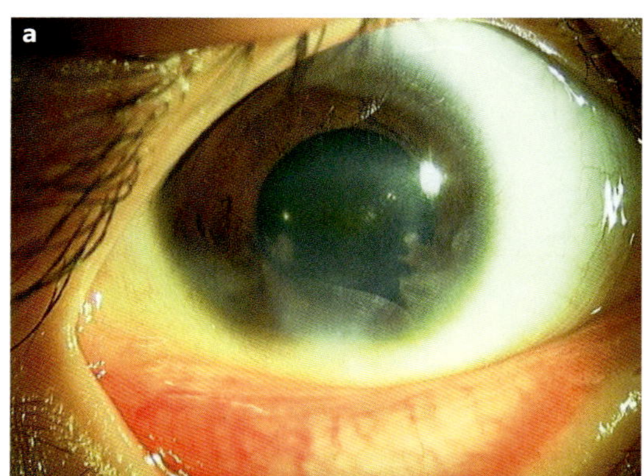

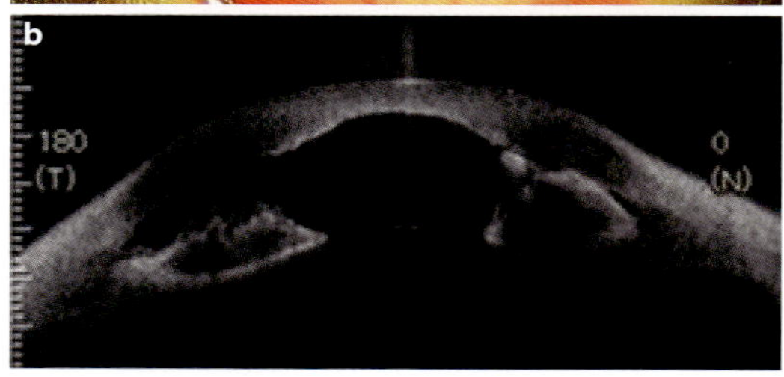

図5 | Peters 異常Ⅰ型
a 角膜中央から下方にかけて混濁がみられ, 虹彩癒着がみられる.
b AS-OCTでは, 混濁部の中央角膜の後面欠損が明瞭に確認できる.

子変異が報告されている.

2. 無虹彩症

先天性に虹彩の完全または不完全欠損を特徴とする疾患である[2, 4]. 責任遺伝子は11p13（11番染色体短腕）領域に存在する*PAX6*遺伝子であり, この遺伝子の片アリルの機能喪失によって機

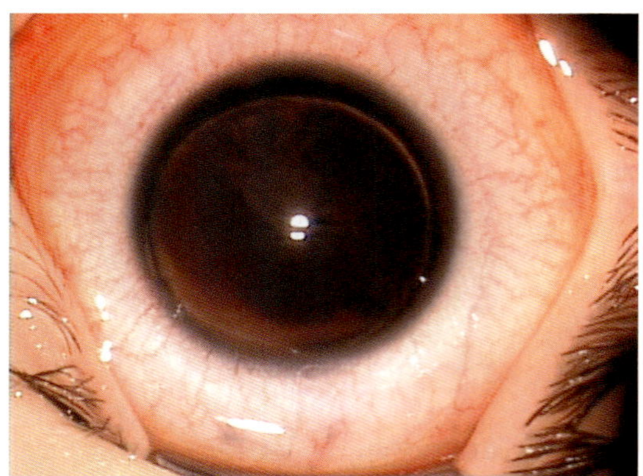

図6 | 乳児の無虹彩症
角膜は透明であり, 虹彩根部のみが残り水晶体の赤道部が確認できる.

能遺伝子量が半減（ハプロ不全）することで生じる. *PAX6*遺伝子は, 眼球発生の段階でさまざまな組織に発現するため多彩な眼合併症を生じ, 程度がさまざまな虹彩形成異常（図6）のほか, 白内障, 緑内障, 黄斑低形成（図7）, 眼球振盪症などを合併する.

有病率は64,000～96,000人に1人とされる. 性差はなく, 患者の2/3が家族性で常染色体顕性遺伝形式を示し, 残る1/3が孤発性である.

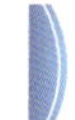

Ⅱ 症状

1. 前眼部形成異常

角膜混濁の程度の強い患児は, 出生後まもなく産科もしくは小児科から眼科に紹介されることが多い. 角膜混濁の程度の軽い場合は親の気づきや乳幼児健診を機に受診することが多く, 角膜混濁を伴わない場合は眼科を受診した際に細隙灯顕微鏡での検査を契機に診断されることが多い.

片眼性も両眼性のこともあるが, わが国では両眼性が3/4を占めている. また, 一眼がPeters異常である場合は, 僚眼も約半数でPeters異常であり, 20～30%ではほかの前眼部形成異常を示す. 眼の大きさに左右差がある, 眩しがる, 視線が定まらないなどの症状を来し, 角膜混濁を伴う場合は視力障害, 視機能発達異常を生じ, 隅角の形成異常を伴う場合は緑内障を生じうる.

両眼性の症例は, 片眼性の症例と比較して全

身合併症を有する確率が高く，20～30%に心血管異常，神経疾患，発達遅滞，全身の多発形成異常を合併する．歯牙異常，顔面骨異常，臍異常，下垂体病変などを合併したものをAxenfeld-Rieger症候群と呼び，*PITX2* 遺伝子異常が報告され，常染色体顕性遺伝を示す．口唇裂・口蓋裂，成長障害，発達遅滞，心奇形などを合併したものをPeters plus症候群と呼び，*B3GALTL* 遺伝子変異が報告され，常染色体潜性遺伝を示す．

2. 無虹彩症

さまざまな程度の虹彩の形成異常がみられ，60～90%は両眼性である．軽症例以外は出生後まもなく家族歴を踏まえて確認されることが多い．乳児期には眩しがる，視線が定まらない，眼振などがみられることが多く，軽症例は健診を契機に受診することがある．

幼少時は角膜の透明性は正常であることが多く(図6)，成長に伴い角膜実質混濁や角膜上皮幹細胞疲弊症を合併し，視力低下を生じることが多い(図7)．黄斑低形成を合併する場合は弱視により視力低下を生じるが，その程度には幅がある．また，比較的若年の段階で白内障および緑内障の合併がみられ，視力に影響する．

全体の1/3程度は，Wilms tumor-aniridia-genital anomalies-retardation(WAGR)症候群に含まれる．*PAX6*遺伝子とそれに近接する *WT1* 遺伝子の欠損により診断が確定する．その際には，Wilms 腫瘍の発症のリスクや発達遅滞の可能性に配慮し，他科と連携して定期検査を行う必要がある．

III 検査と診断

両疾患とも，細隙灯顕微鏡検査が診断の決め手となる．乳幼児特有の検査の難しさに加え，眼振を伴うことも多いが，将来の弱視回避を見据えて診察を行う．

1. 前眼部形成異常(図1)

前眼部所見として，角膜後面から虹彩に連続する索状物や角膜後部欠損がみられる．角膜混濁はPeters異常，強膜化角膜，前眼部ぶどう腫にみられることが多い．後部胎生環，Axenfeld異常，Rieger異常，後部円錐角膜では角膜混濁を生じないことが多いが，いずれも隅角形成不全に伴い緑内障を併発することがある．診断には，前眼部の形態が把握できる超音波生体顕微鏡(ultrasound bio microscopy：UBM)，前眼部光干渉断層計(anterior segment optical coherence tomography：AS-OCT)が有用である．

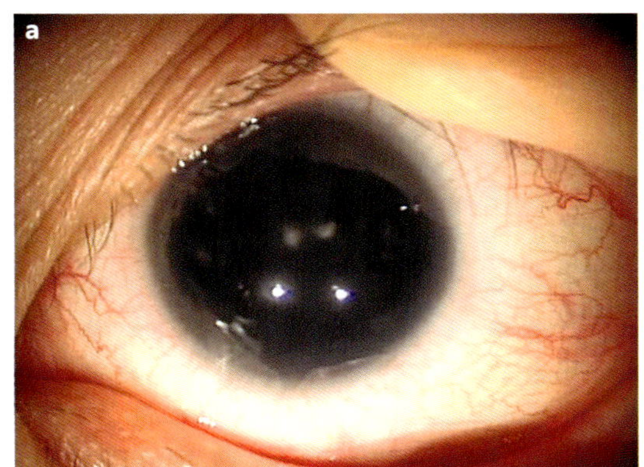

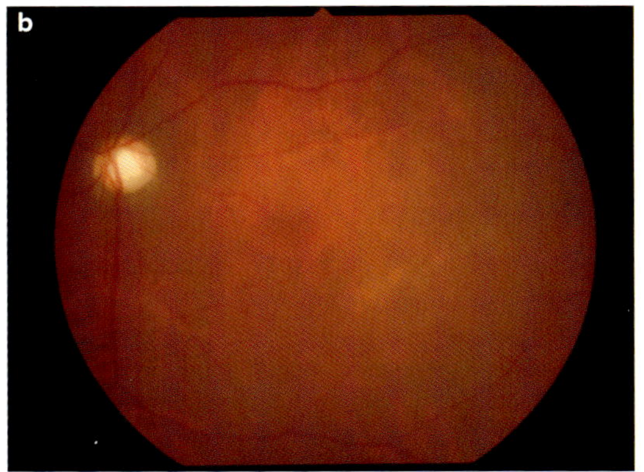

図7｜50代の無虹彩症
a 全周の虹彩欠損と角膜上皮幹細胞疲弊症による角膜周辺の新生血管がみられる．
b 黄斑は低形成で緑内障を併発している．

2. 無虹彩症(図2)

前眼部所見として，程度のさまざまな虹彩形成異常がみられる(図6)．ほかに白内障，緑内障，眼球振盪症などがみられることがある．眼底検査では黄斑低形成を伴うことが多く(図7)，OCT 検査が有用である．なお，診断には眼所見に加え，遺伝学的検査による*PAX6*遺伝子変異もしくは

11p13領域の欠失の確認が有用である．

Ⅳ　治療と管理

1. 前眼部形成異常

Peters 異常における角膜混濁は成長に伴いやや軽快することが多いが，強膜化角膜や前眼部ぶどう腫に伴う混濁は変化しない．特に片眼性の場合は，形態覚遮断弱視に対し早期に加療を開始する必要がある．角膜混濁に対する角膜移植は，術中・術後の合併症を踏まえわが国ではほとんど行われていない．また，続発緑内障を学童期から思春期にかけて生じやすく，早期より管理を要する．

両眼性でほかの奇形が疑わしい場合は，全身合併症を伴う可能性を考慮し小児科で精査を要する．

2. 無虹彩症

乳幼児期は弱視治療が中心となる．屈折異常には眼鏡矯正を行い，羞明が強い場合は，遮光眼鏡および人工虹彩付きソフトコンタクトレンズが有用である．

成長に伴い，角膜実質混濁や角膜上皮幹細胞疲弊症による角膜症を合併する．角膜実質混濁と角膜上皮幹細胞疲弊症を伴う場合には，角膜移植に他家輪部移植または培養口腔粘膜上皮移植を行うことで視力向上が期待できるとされる．緑内障は小児から青年期にかけて50～70%に合併する．段階的に点眼治療から開始し，手術治療を選択する．白内障は20歳までに50～85%で発症する．手術の難易度が高く，合併症を踏まえて慎重に適応を考慮する．

Wilms 腫瘍の発症リスクや発達遅滞の可能性がある場合は，他科と連携し，定期検査を要する．

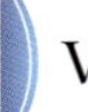

Ⅴ　予後

1. 前眼部形成異常

角膜混濁を伴わない症例では，視力発達は良好である．角膜混濁を伴う症例では，形態覚遮断弱視のため視力は概して不良であり，Peters 異常において60%が0.1未満とされ，強膜化角膜と前眼部ぶどう腫ではほぼ全例が0.01未満である．特に続発緑内障は悪化要因となり，長期的な管理を要する．

2. 無虹彩症

視力は，黄斑低形成の程度により発達が良好な例から不良な例まで幅広く，北欧の報告では80%が0.3未満とされる[6]．成長に伴い角膜症，緑内障，白内障の合併は悪化要因となり，眼圧の管理ならびに慎重に手術介入を検討する．

文献

1) 重安千花ほか：前眼部形成異常の診断基準および重症度分類．日眼会誌 124：89-95, 2020
2) 大家義則ほか：無虹彩症の診断基準および重症度分類．日眼会誌 124：83-88, 2020
3) 西田幸二ほか：前眼部形成異常の診療ガイドライン．日眼会誌 125：605-629, 2021
4) 西田幸二ほか：無虹彩症の診療ガイドライン．日眼会誌 125：38-76, 2021
5) Waring GO, 3rd, et al：Anterior chamber cleavage syndrome. A stepladder classification. Surv Ophthalmol 20：3-27, 1975
6) Edén U, et al：Aniridia among children and teenagers in Sweden and Norway. Acta Ophthalmol 86：730-734, 2008

Ⅳ．小児の眼疾患を知る ▶ 1．外眼部・前眼部疾患

5）水晶体疾患

岩手医科大学眼科 黒坂大次郎

早期発見・診断・治療のポイント

- 白内障の存在を疑うこと．
- red reflex法を行うこと．
- 左右差のある白内障は，すぐに専門医に紹介すること．

Ⅰ 概説

白内障（cataract）には，出生直後から認められる先天白内障（狭義）と，その後に生じてくる発達白内障がある．両者を合わせて先天白内障と呼ぶことも多い．視機能発達の臨界期は，片眼性の場合は生後6週，両眼性で生後10～12週といわれ，特に片眼性の場合はこの時期を逃してからでは，どのような治療・訓練をしても0.1未満の視力予後しか得られないことも多い．注意したいのは，明らかな左右差がある両眼性の場合には，混濁の強い眼は片眼性と同様に扱う必要があるということである．

その他の水晶体疾患には，水晶体偏位（図1），水晶体コロボーマなどがあるが，0歳児では大きな問題となることは少ない．

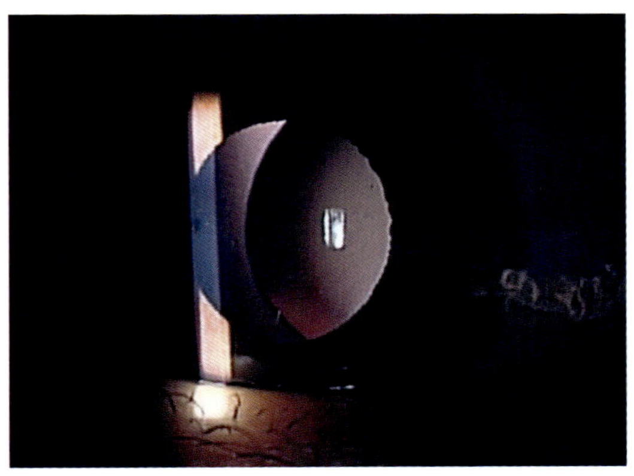

図1｜水晶体偏位
徹照像を得ることにより，偏位がわかりやすい．

早期治療が重要な疾患であることを考えると，症状がない場合でも機会があればその存在を疑い，red reflex法のような簡単な検査でスクリーニングすることが重要である．

Ⅱ 症状

出生直後は視線も定まっていないため，明確な症状はない．早期に発見されるのは，両親や近親者に先天白内障患者がいる場合や，母親がミルクをあげる際に「子どもの瞳孔内が白い」とか「どうも何も見ていないようだ」といったことに気づいて眼科を受診するケースである．その後，固視や追視ができない，眼が寄っている，眼が揺れるなどで受診する場合もある[1]．

Ⅲ 検査と診断

基本的に，乳幼児の診察では，red reflex法（図2）を行うことで簡便にスクリーニングできるので，結膜炎などで受診した際も行うように習慣付けておくとよい．欧米の一部の国では，生後に看護師がスクリーニング検査として行っている[2]．特に散瞳しなくても，暗室であれば検査が可能である．乳児が眼を開けていれば，怖がらないように50 cm～1 mくらい離れたところからライトを当てて

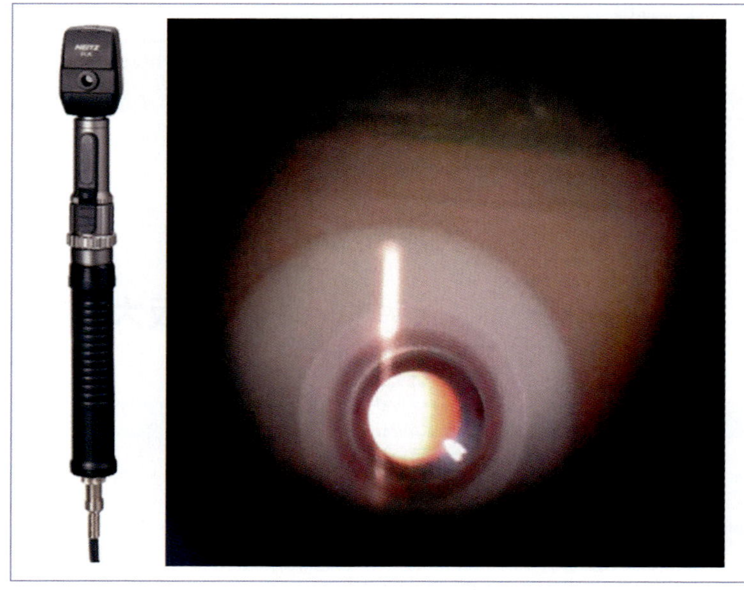

図2｜レチノスコープと水晶体像(眼球模型)
レチノスコープを左右に振ると，白内障は網膜からの線上の反帰光により黒い影としてとらえられる．眼底の直像鏡も同様に観察窓からのぞけば自然と徹照する．

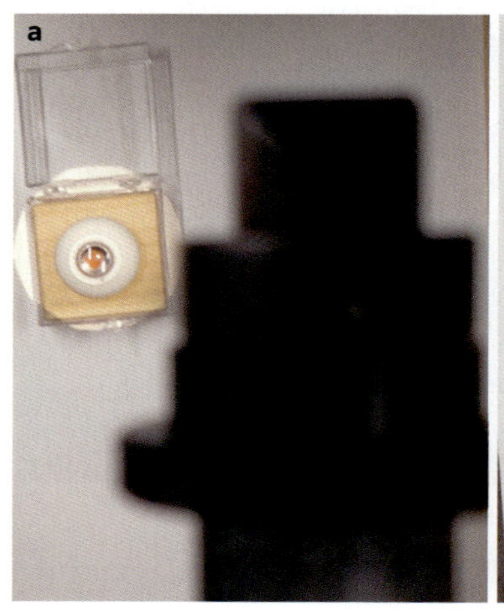

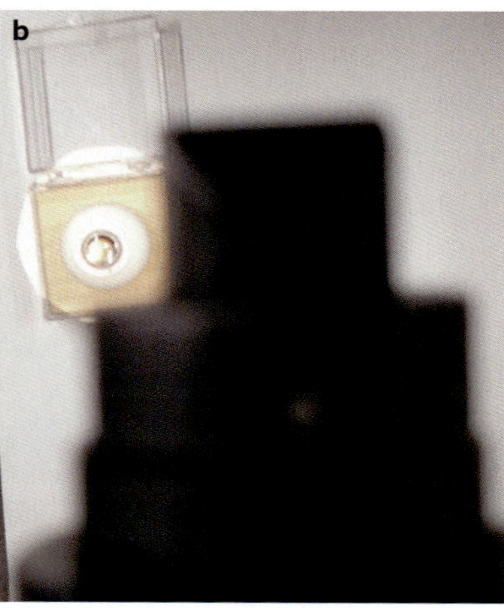

図3｜眼底単眼倒像鏡によるred reflex法
a 眼底を観察する光の当て方だと徹照光は得られない．
b 倒像鏡のすぐわきから観察するように倒像鏡を移動させると徹照光が得られる．

検査を行う．眠っているときには軽く眼を開けさせる程度で検査が可能である．ライトは，レチノスコープの光が使いやすいが，直像鏡や倒像鏡の光でも可能である．レチノスコープや直像鏡の場合には，本来の観察窓から患児の眼を見ることになる．レチノスコープは，瞳孔内に光を入れるようにして検査を行う．一方，眼底単眼倒像鏡では50 cm～1 m程度離れて光を当てても，光はそれほど拡散せず，瞳孔内というよりは眼部全体を照らすような感じになる．光を当て，赤い網膜からの徹照光を観察する(図3)．白内障があると黒い影として観察できる．基本的に成人でも同じなので，成人であらかじめ要領を得ておけば乳幼児でも簡単にできると思われる．小さな白内障などでは，ハンドスリットよりも見やすいことも多い．

疑わしければ，散瞳してハンドスリットとあわせて検査を行う．白内障が見つかれば，両眼性か片眼性か，左右差はないか，ほかの眼疾患を伴っていないか診察を進めていく．混濁の程度は，全体が濁る場合，核・前極のみ，皮質の一部が濁る場合などさまざまである(図4，5)．小眼球など眼疾患やDown症候群など全身疾患に合併する場合も多い．混濁が中央にあるものや後方に近いもの，また4 mmを超える大きさのものなどが視機能に影響しやすい[3]．視機能に影響があると思われれば，早急に専門施設に紹介することが重要

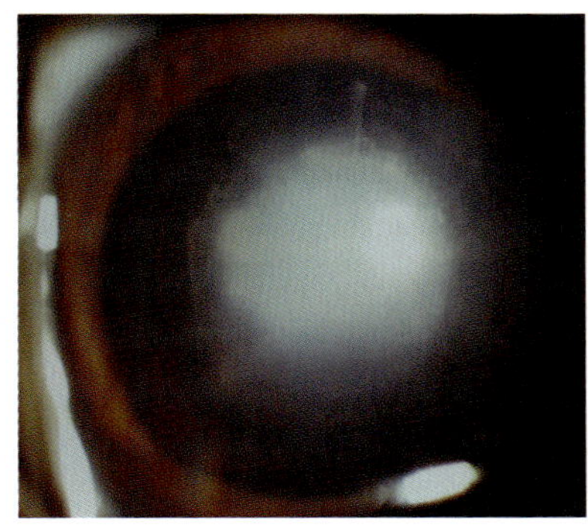
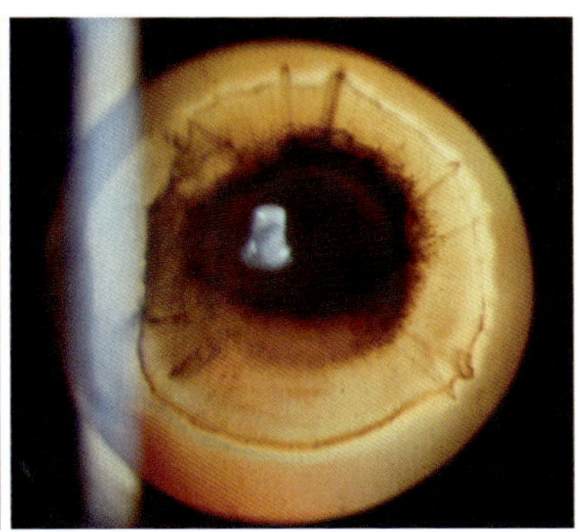

図4｜中央部に混濁を来す先天白内障
中央部に4 mmを超える混濁がある．徹照像のほうが，大きさなどわかりやすい．

である．

Ⅳ 治療と管理

視機能に影響のある白内障が発見された場合には，治療を検討する．なかでも混濁が強い場合には，手術が検討される．生後からの狭義の先天白内障が疑われた場合で，片眼性（または左右差のある両眼性で混濁の強いほうの眼）の場合には，生後6週より後の手術では，形態覚遮断弱視を形成し視機能獲得が難しい．そのためできるだけ早期に発見し，専門施設に紹介する必要がある．ただし実際手術時期は，早期に行うほど緑内障などの合併症を生じやすく，生後5～6週に行われることが一般的である．

生後6週以降に発見された場合も，出生時からのものなのか，最近混濁してきたものなのか判断に迷うことがある．固視が可能であるか，斜視がないか，小眼球などのほかの眼科的異常がないかなどにより判断していく．

手術の場合には，生後1歳未満では，眼内レンズを入れずに無水晶体で終わることも多い．術後管理は，一般的な白内障術後管理（炎症・眼圧などに対する点眼）に加え，眼内レンズを挿入した場合には，たとえ後嚢切開・前部硝子体切除が行われていても視軸が混濁することがあるため，red reflex法や細隙灯顕微鏡検査などで早期に発見し，追加の手術により混濁を除去する必要がある（遅れると形態覚遮断弱視を形成する）．術後早期に眼圧が上昇することもあるので，その測定管理も必要になる．自施設での検査が難しい場合には，早期に手術を行った施設に紹介すべきである．

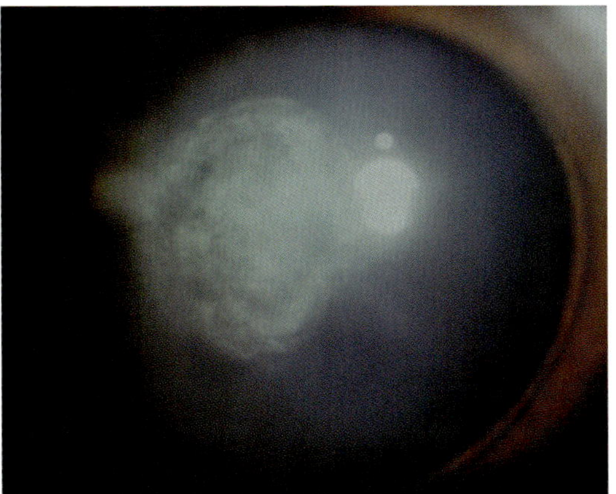

図5｜後極側に混濁を来す白内障

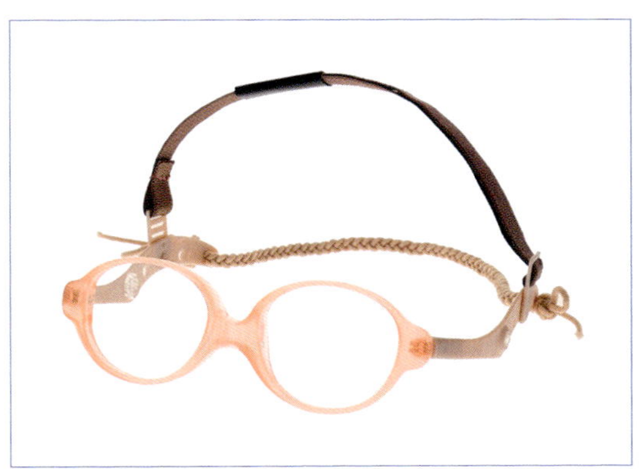

図6｜乳児用の眼鏡枠
鼻背が低い乳幼児では，頭部からの支えも重要である．
（画像提供：株式会社オグラ）

また，術後早期より屈折矯正を行うことが大切である．無水晶体となった場合には，片眼性ならコンタクトレンズ，両眼性ならコンタクトレンズか眼鏡を装用させる（図6）．0歳児では，可能であれば3ヵ月ごと，少なくとも半年ごとに全身麻酔

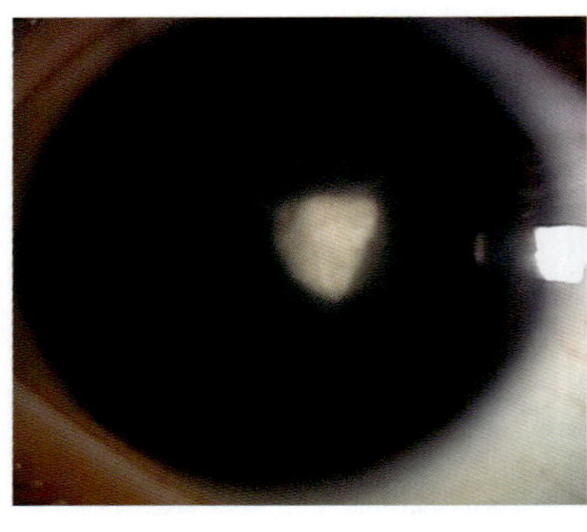
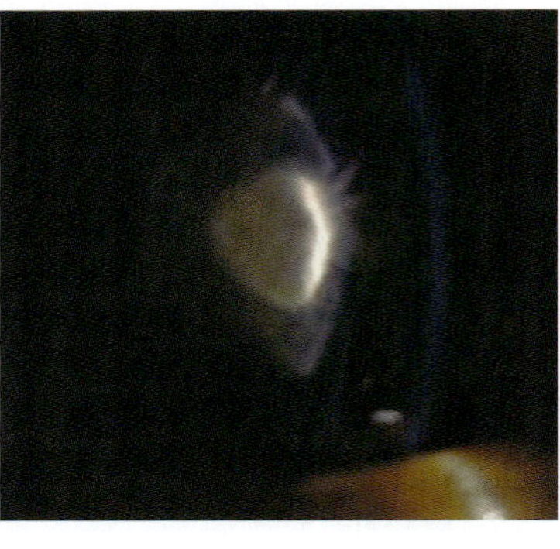

図7｜核部の白内障
中央部の混濁は密であるが小さく，経過観察により0.5の視力が5歳時に確認された．

下に前眼部・眼底検査のほか，屈折・眼圧・眼軸長検査などを行い，処方を変更することが望ましい．また，眼内レンズを挿入した場合にも，術直後は高度な遠視となってる場合が多く，片眼性も含め眼鏡による矯正が必要となる場合がある．コンタクトレンズトラブルが多かったり，十分に管理ができず装用が難しい場合には，眼内レンズの2次移植を検討する．

片眼性や両眼性でも左右差があった場合には，健眼（混濁の少なかった眼）にアイパッチをするなどの遮閉訓練が必要となる．

一方，明らかな視機能への障害がないと判断した場合である程度の左右差があれば，健眼への遮閉や点眼などによるペナリゼーションを考慮し，白内障眼の視機能発達を促す(図7)．左右差がない場合や軽度の混濁の場合には，定期的な経過観察を行い混濁が増強してこないか注意する必要がある．両眼性では，視機能に影響を与える混濁になると眼振が出てくるので，眼振を認め次第すぐに手術を検討する．

V 予後

白内障手術を行う場合，適切な手術時期と術後管理(屈折管理・健眼遮閉)が予後を決定する．どちらが欠けても，予後は厳しくなる．1歳を過ぎたくらいから，子どもは遮閉に抵抗するようになるが，遮閉訓練は重要であり，たとえ1歳まで十分にできていなくても，その後に訓練を行うことで視機能向上が期待できるので，励ますことが重要となる[4]．一方で，3歳を過ぎ，明らかに反応が悪い場合には，遮閉訓練は患児・保護者ともに負担が大きいので，中止も考慮する必要がある．

また，術後10年以上経過してから緑内障・網膜剝離などを発症することもあるので，長期の経過観察が欠かせないことも留意すべきである．

文献

1) Nagamoto T, et al : Clinical characteristics of congenital and developmental cataract undergoing surgical treatment. Jpn J Ophthalmol 59 : 148-156, 2015
2) American Academy of Pediatrics, et al : Red reflex examination in neonates, infants, and children. Pediatrics 122 : 1401-1404, 2008
3) Taylor D, et al : Should we aggressively treat unilateral congenital cataracts? Br J Ophthalmol 85 : 1120-1126, 2001
4) Drews-Botsch C, et al ; Infant Aphakia Treatment Study Group : Association Between Occlusion Therapy and Optotype Visual Acuity in Children Using Data From the Infant Aphakia Treatment Study : A Secondary Analysis of a Randomized Clinical Trial. JAMA Ophthalmol 134 : 863-869, 2016

Advanced Techniques

先天白内障術後の長期経過

筑波大学眼科 **大鹿哲郎**

先天白内障と発達白内障は異なる

小児白内障(pediatric cataract)は，理論上，出生時から白内障が存在する先天白内障(congenital cataract)と，生後に発症する発達白内障(developmental cataract)に分けられる．ただし，全例で出生時検査をしない限り，この2つを明確に区別することはできないので，臨床上はこの2つが混在することになる．

この2つを比較した場合，当然ながら先天白内障のほうが手術が難しく，術後診察に手間がかかり，フォローが困難で予後も不良である．

生後6ヵ月以内に手術を行った症例はほぼ先天白内障と考えられることから，以下，その長期予後について解説する．

両眼例は片眼例より視力良好

片眼例では形態覚遮断弱視が生じやすく，術後も長期にわたる弱視治療が必要となる．両眼例の場合は，両眼に同程度の視覚入力があることが多いため，弱視のリスクは片眼例ほど高くない．したがって，先天白内障術後の視力予後は，片眼性が両眼性より不良である．

胎生核の混濁が両眼で同程度であり，眼底の透見が良好な場合は，手術を急がない．少なくとも小学校高学年〜中学生ぐらいまでは手術を待つ．

眼内レンズの使用

2015年までは小児に対する眼内レンズ(intraocular lens：IOL)使用は禁忌とされていたが，その後，年齢制限は完全に撤廃されている．

小児にIOLを使用する場合は，強角膜切開，連続円形切嚢(continuous curvilinear capsulorrhexis：CCC)作成を正確に行い，後嚢切開(posterior continuous curvilinear capsulorrhexis：PCCC)，前部硝子体切除を行ったうえで，IOLを確実に嚢内に固定する(**図1**)．IOLが嚢外固定になってしまうと，虹彩毛様体との接触により，術後合併症発生のリスクが高くなる．小児では創口の自己閉鎖が得られないので，主創口はしっかりと縫合し，またサイドポートもできるだけ小さく，少なくする．眼に対する侵襲ができるだけ小さい手術を行うことが重要である．

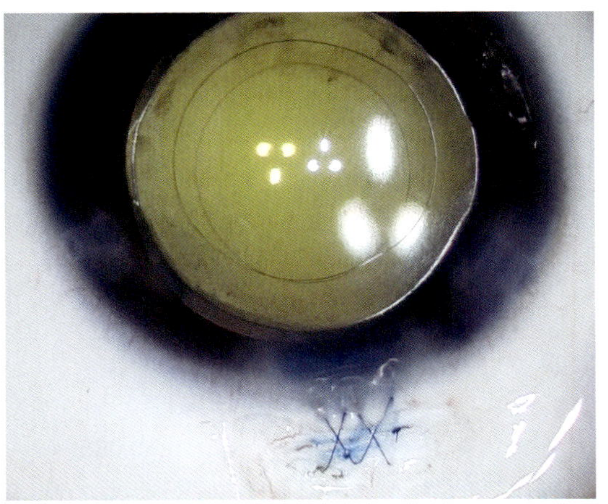

図1｜先天白内障手術終了時
IOLを使用する場合，CCC，PCCC，前部硝子体切除を行い，IOLは確実に嚢内に固定する．創口は自己閉鎖しないので，しっかり縫合する必要がある．

IOL眼で最終視力良好かつ緑内障発症率が低い

先天白内障の術後経過を10年以上観察した報告によると[1]，最終視力が良いのは両眼性(>片眼性)，全身合併症や眼合併症がない例，IOL眼(>無水晶体眼)，続発緑内障がない例であった(**表1**)．続発緑内障は無水晶体眼では約20%で発症したが，IOL眼ではほとんど生じなかった(**図2**)[1]．発達白内障を含めた検討でも同様の結果であった[2]．

臨界期は重要なファクター

臨界期とは，脳の神経回路が環境からの入力に対して特に敏感で，大きな可塑性を示す発達段階の限られた時期を指す．視機能の発達においても臨界期

表1｜最終矯正視力に関わる因子（重回帰分析）

	p値
両眼>片眼	<0.001
全身合併症	<0.001
眼合併症	<0.001
IOL眼>無水晶体眼	0.023
続発緑内障発症	0.024
除外された変数 ・手術時年齢 ・視軸混濁発症 ・網膜剝離発症 ・前部硝子体切除の有無 ・施設	

（文献1）より）

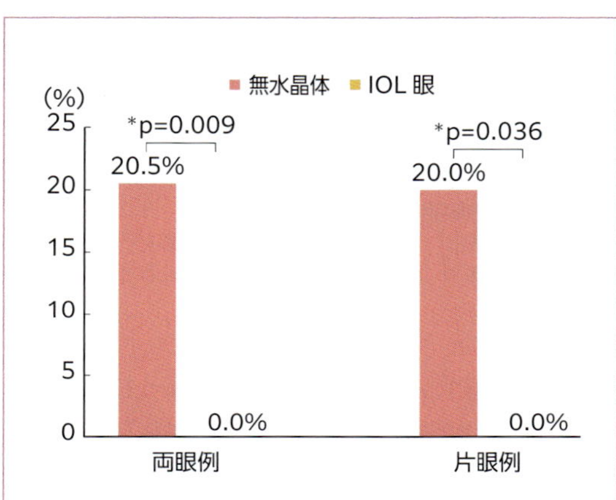

図2｜先天白内障術後10年での続発緑内障発症率
*Fisher's exact test

（文献1）より改変）

が重要な役割を果たしており，両眼性白内障で約10週，片眼性白内障で約6週が目安とされている．

わが国の先天白内障症例で，臨界期以内に発見されて手術が行われたのは，両眼性・片眼性ともに約30%に過ぎない[1]．より早期の発見·治療が望ましい．

臨界期以前に手術を行った症例では，臨界期以降に手術を受けた症例に比べて，最終視力が良く，続

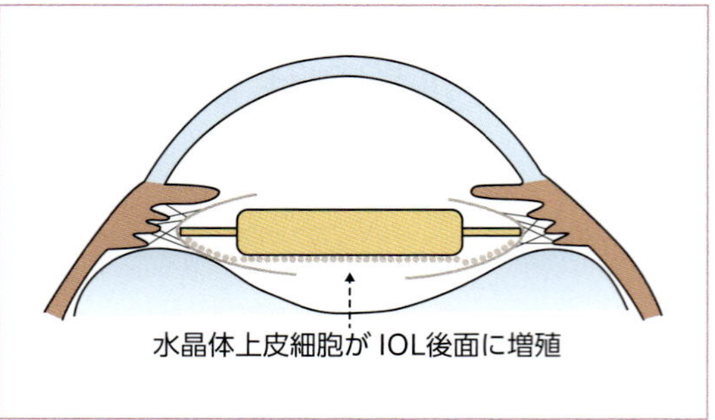

図3｜水晶体上皮細胞の増殖
水晶体細胞増殖能が高い早期での手術例では，PCCCと前部硝子体切除を行っていても，IOL後面に水晶体上皮細胞が進展してくることがある．

発緑内障発症率は変わらず，視軸混濁発症率が高いとの結果であった[1]．先天白内障症例においてはPCCC・前部硝子体切除を行っていても，水晶体上皮細胞がIOL後面に沿って増殖することがあることから（**図3**），視軸混濁発症を完全に防ぐことは難しい．早期に発見し，混濁除去術を行う必要がある．

屈折変化

眼球の成長に伴って，術後眼も健常眼も近視化する[3]．術後13年の経過で，両眼例では約7Dの近視化，片眼例では約4Dの不同視が生じる．無水晶体眼もIOL眼も同様である．手術時年齢が低いほど近視化の程度は大きい．

文献

1) Oshika T, et al：Ten-year outcomes of congenital cataract surgery performed within the first six months of life. J Cataract Refract Surg 50：707-712, 2024
2) Oshika T, et al：Long-term surgical outcomes of pediatric cataract-multivariate analysis of prognostic factors. Sci Rep 13：21645, 2023
3) Oshika T, et al：10-year outcomes of pediatric cataract surgery with foldable intraocular lens implantation and posterior continuous curvilinear capsulorhexis. Ophthalmol Ther 12：3337-3345, 2023

6）緑内障

熊本大学眼科　井上俊洋

早期発見・診断・治療のポイント

- 成人の緑内障とは異なる観点から診断し，病型を分類する必要がある．
- 眼圧，緑内障性視神経症に加え，角膜所見，眼軸長を検討する．
- 病型によって予後は異なるが，どの病型でも早期発見が大事．

Ⅰ 概説

小児の緑内障は，成人とは異なる病態を呈し，また検査においては手技も結果の解釈も容易ではないため，“小児緑内障”として独自の診断基準を有する（表1）[1]．小児緑内障は，小児期に発症した病態に起因する緑内障であり，薬物動態や手術への反応が成人とは異なるため，治療方針の決定にも小児ならではの判断が必要となる．報告によって異なるが，疫学的には17,000～43,000出生に1例の割合である[2]．原発先天緑内障に関連する遺伝子として，*CYP1B1*，*LTBP2*，*FOXC1*，*TEK*，*ANGPT1*などがあり，若年開放隅角緑内障では*MYOC*が知られている[3]．

Ⅱ 症状

症状は病型，病期によって大きく異なる．霧視，虹視症，眼痛，頭痛，充血，流涙などが生じうるが，初期は自覚症状が乏しいことも珍しくない．患児との意思疎通が難しい場合は，保護者の意見を参考にする．角膜混濁があれば，保護者や小児科医が気づくことが多い．いずれにしても症状として典型的なものはなく，診断には他覚検査所見が重要になる．

表1｜World Glaucoma Association（WGA）における小児緑内障の診断基準

緑内障の診断基準（2項目以上）
・眼圧が21 mmHgより高い（全身麻酔下であればあらゆる眼圧測定方法で） ・陥凹乳頭径比（C/D比）増大の進行，C/D比の左右非対称の増大，リムの菲薄化 ・角膜所見（Haab線または新生児では角膜径11 mm以上，1歳未満では12 mm以上，すべての年齢で13 mm以上） ・眼軸長の正常発達を超えた伸長による近視の進行，近視化 ・緑内障性視神経乳頭と再現性のある視野欠損を有し，視野欠損の原因となるほかの異常がない
緑内障疑いの診断基準（1項目以上）
・2回以上の眼圧測定で眼圧が21 mmHgより大きい ・C/D比増大などの緑内障を疑わせる視神経乳頭所見がある ・緑内障による視野障害が疑われる ・角膜径の拡大，眼軸長の延長がある

Ⅲ 検査と診断

診断は前述の小児緑内障の診断基準を満たしたうえで，さらに原因によって細分化される（表2）[1]．正しい診断のために所見を取っていくが，小児特有の所見を理解しておく必要があることに加え，そもそも協力を得られにくいという困難さがある．乳児の場合は，タオルでしっかりとくるんで手足が動かないようにしたうえで介助者が頭部を固定し，開瞼器をかけることで検査が可能である．ただし，啼泣下で目に力が入った状態となる

表2 | 小児緑内障の分類

原発先天緑内障(primary congenital glaucoma：PCG)
• 隅角発生異常(軽微な先天的な虹彩形成異常があってもよい) • 通常は眼球拡大を伴う • 自然に停止し正常眼圧となった症例であってもPCGの典型的徴候があればPCGとして分類される
若年開放隅角緑内障(juvenile open angle glaucoma：JOAG)
• 4歳以降に発症する小児緑内障 • 眼球拡大を伴わない • 先天性の眼形成異常や全身疾患を伴わない • 開放隅角(正常隅角所見)
先天眼形成異常に関連した緑内障(glaucoma associated with non-acquired ocular anomalies)
• 全身所見との関連が明らかではない眼形成異常が出生時から存在 【先天眼形成異常の代表例】 Axenfeld-Rieger異常，Peters異常，ぶどう膜外反，虹彩形成不全，無虹彩症，胎生血管系遺残，眼皮膚メラノーシス(太田母斑)，後部多形性角膜ジストロフィ，小眼球症，小角膜症，水晶体偏位など
先天全身疾患に関連した緑内障(glaucoma associated with non-acquired systemic disease or syndrome)
• 出生時から眼所見に関連する先天全身疾患がある 【先天全身疾患の代表例】 Down症候群などの染色体異常，結合組織異常(Marfan症候群，Weill-Marchesani症候群，Stickler症候群)，代謝異常(ホモシスチン尿症，Lowe症候群，ムコ多糖症)，母斑症(神経線維腫症，Sturge-Weber症候群，Klippel-Trenaunay-Weber症候群)，Rubinstein-Taybi症候群，先天性風疹症候群など
後天要因による続発緑内障(glaucoma associated with acquired condition)
• 出生時にはなく，生後に発生した後天要因によって発症した緑内障 • 白内障術後の緑内障は除く 【後天要因の代表例】 ぶどう膜炎，外傷(前房出血，隅角離解，水晶体偏位)，ステロイド，腫瘍(良性/悪性，眼内/眼窩)，未熟児網膜症など
白内障術後の緑内障(glaucoma following cataract surgery)
• 白内障術後に発症した緑内障

ことに留意する必要がある．覚醒下で検査が難しければ，トリクロホスナトリウムシロップや抱水クロラール座薬などで鎮静を行うが，接触系の検査はそれでも難しい場合があり，そのときは小児科や麻酔科と連携して，全身麻酔下での検査を行う．視力検査や視野検査など覚醒時しかできない検査は，理解度と協力の程度に応じて可能な限り行う．

通常の細隙灯顕微鏡に顎をのせることが難しい場合には，ポータブルの細隙灯顕微鏡を用いる(図1)．乳幼児は眼球組織の柔軟性が高いため，高眼圧によって眼球は拡大し，角膜径の拡大と眼軸長の伸長を来すとともに，Descemet膜破裂を伴えば角膜内皮上の蛇行した隆起線としてHaab線を認める．そのほか，後部胎生環，虹彩/瞳孔の異常，角膜内皮の異常，水晶体の異常など，緑内障に関連する所見(図2)がないか確認する．

仰臥位で隅角検査を行うには，把持が不要なKoeppeレンズ(図3)を用いるのが一般的である．成人に対して座位で用いられる隅角鏡(Goldmann三面鏡など)は，鏡を通して隅角を観察する間接法だが，Koeppeレンズではプリズムレンズを通して隅角を観察する直接型であるため，鏡面像ではないことに注意が必要である．また，レンズを回転させるのではなく，検者が動いて隅角全周を観察する必要がある．虹彩高位付着は小児緑内障の特徴的な所見であり，原発先天緑内障やAxenfeld-Rieger異常で認められる．高位付着がなくても，虹彩突起が顕著な場合も隅角発達の未熟性を示しているとされる．

一般的に眼圧検査はGoldmann圧平眼圧計が基準となるが，小児では困難であることが多い．

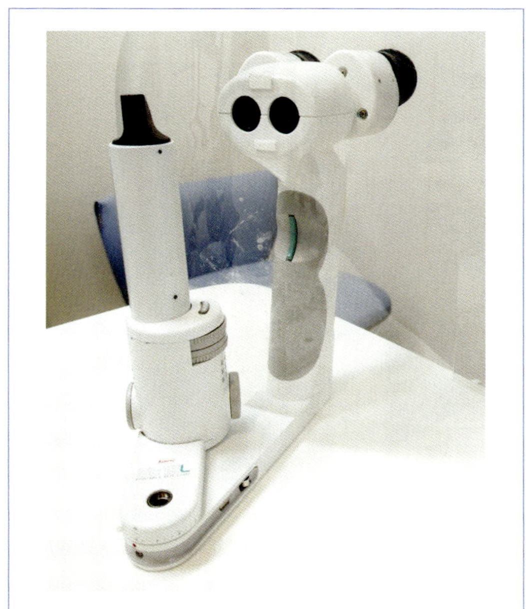

図1 | ポータブルの細隙灯顕微鏡
通常の細隙灯顕微鏡に顎をのせられない場合に有用.

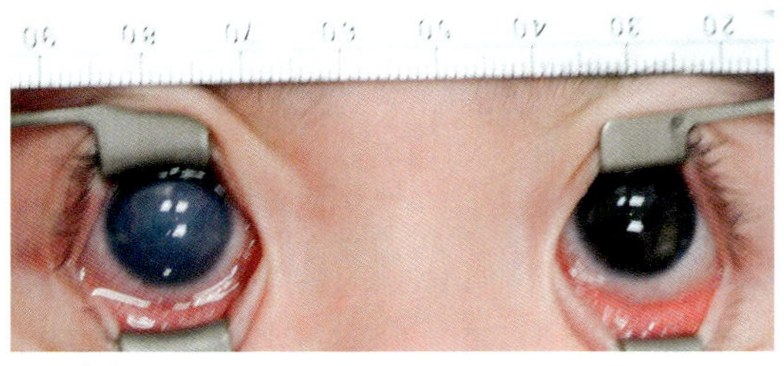

図2 | 牛眼

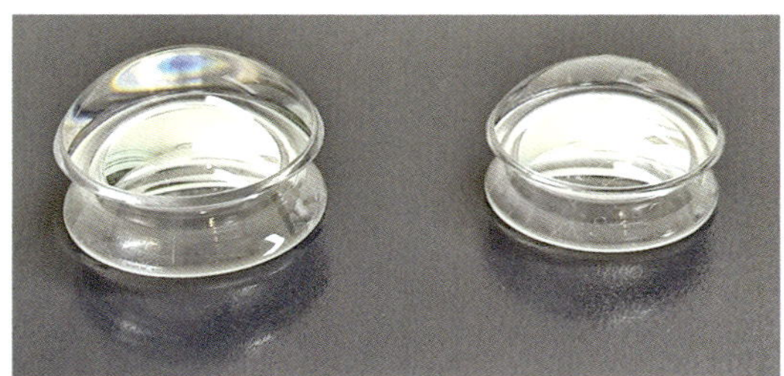

図3 | Koeppeレンズ
プリズム型の隅角鏡で，把持が不要．仰臥位の患者に使用する.

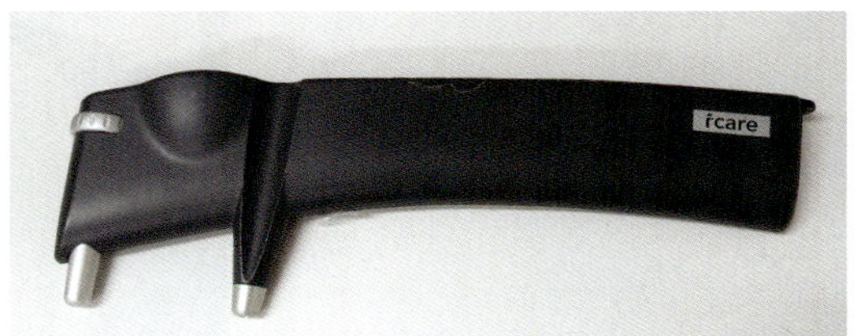

図4 | 反跳式眼圧計（iCare眼圧計）
点眼麻酔薬不要で痛みを伴わず計測が可能.

覚醒下でも測定できることが最も多いのは，点眼麻酔薬不要で痛みを伴わず計測が可能な反跳式眼圧計（iCare眼圧計：図4）であろう．保護者に抱っこしてもらい，患児が興味をもつ物や画像を見せながら行うと，乳幼児でも意外なほど信頼性のある計測が可能である．プローブが角膜に垂直に当たるよう留意する．仰臥位での計測では，Goldmann圧平眼圧計と同じ原理で測定できるパーキンス圧平眼圧計（図5）が正確な値が得られやすい．ただし，啼泣下に開瞼器をかけて計測した場合は検査値が実際より高く出やすく，鎮静下では逆に検査値が低くなる（例外：ケタミン，抱水クロラール，ベンゾジアゼピン）．また，角膜形状や性状が正常ではない場合には眼圧計測値に影響を与える．その場合は可能な限り複数の測定機器を用い，ベースラインからの変化で治療効果を捉える必要がある．

正確な視野検査が難しく，OCTの正常データベースが乏しい小児緑内障において，緑内障性視神経症の評価は眼底検査によるところが大きい．乳幼児における陥凹乳頭径比（cup-to-disc ratio：C/D比）の正常は0.2以下であり，これより大きい場合は緑内障を疑う．小児におけるC/D比拡大の形態は，同心円状となることが一般的である．また，組織が軟らかいことにより，容易に拡大すると同時に，眼圧下降により回復することがある．眼底所見の記録には，広画角デジタル眼撮影装置RetCam（図6）が有用である．眩しさの少ない広角眼底カメラも小児で使いやすく，介助者がいれば開瞼器をかけることで乳児でも撮影が可能である．ただし，画角が広いぶん，乳頭所見の解像度は落ちる．

眼軸長は診断基準に含まれる重要な検査である．正確な検査には接触式の超音波検査が必要である．成人と同様の検査は困難なことが多いが，プローブを外せるタイプであれば仰臥位でも測定が可能である（図7）．Bモード，CT，MRIなどの画像でもおおまかな計測は可能である．1歳で20

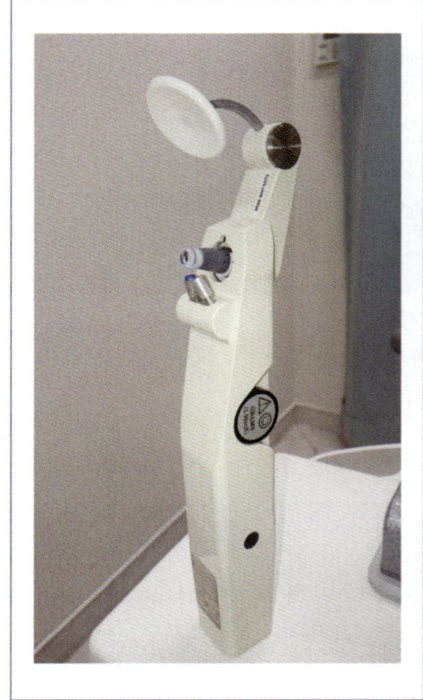

図5｜パーキンス圧平眼圧計
Goldmann圧平眼圧計と同じ原理で測定できる.

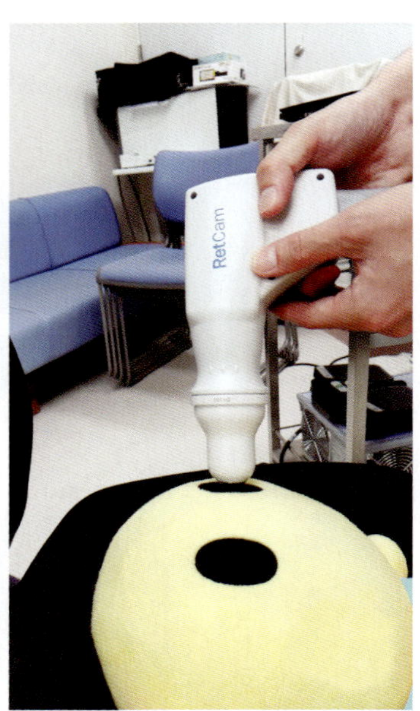

図6｜広画角デジタル眼撮影装置 RetCam
小児の眼底所見の記録に有用である.

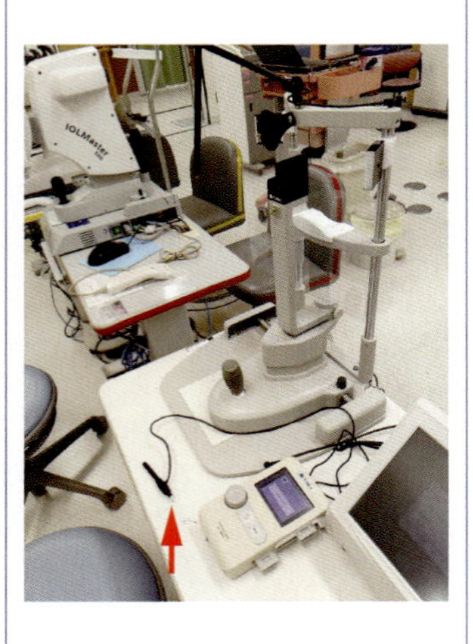

図7｜接触式の超音波眼軸長測定器
通常はプローブ(→)を装着して計測するが，外して計測することもできる．角膜頂点に垂直に当たるよう気をつけて測定する.

mm，2歳半で21 mm，5歳で22 mmが正常平均で，概ねプラスマイナス1 mm程度が正常範囲の目安となる[2].

Ⅳ 治療と管理

緑内障の管理に加えて，屈折矯正や弱視治療が必要なことがあり，また角膜疾患，水晶体疾患，網膜硝子体疾患などが合併することも珍しくないため，総合的に視覚の発達をサポートできる管理体制が望ましい.

薬物治療においては，薬物動態の違いもあって安全性と効果が成人と異なること，アドヒアランスが保護者に依存することに留意する必要がある．乳児においては啼泣のため点眼薬を効かせることが難しい．プロスタノイドFP受容体作動薬は，成人に比し小児では効果が弱いとされている．交感神経α_2受容体作動薬は2歳未満には精神神経症状の出現のため禁忌である.

一般的に手術治療の効果は，続発性と比して原発性で高い．乳児においては，高眼圧が眼球構造に与える影響が甚大かつ不可逆的であり，薬物も奏効しづらいため，早期に手術治療に踏み切る必要がある．特に原発先天緑内障では線維柱帯切開術が奏効しやすく，初回手術で生涯にわたって眼圧をコントロールできる場合がある.

Ⅴ 予後

前述のとおり，病型によって手術の予後が異なるため，疾患としての予後もその影響が大きい．視機能としては緑内障性視神経症以外の影響もまた大きい．例えばPeters異常では角膜異常を伴うため，視力予後は不良である．また，成人の緑内障でもいえることだが，病期が進行するほど眼圧に弱くなり，進行しやすい．特に小児緑内障では，成人と違って高眼圧で眼球拡大を来すため，発見の遅れが視機能に及ぼす影響がより大きい．よって，同じ病型でも初診時の病期が早いほど予後が良いため，早期発見が強く求められる.

文献

1) 日本緑内障学会緑内障診療ガイドライン改訂委員会：緑内障診療ガイドライン(第5版)．日眼会誌 126：85-177, 2022
2) Karaconji T, et al：Approach to childhood glaucoma：A review. Clin Exp Ophthalmol 50：232-246, 2022
3) Pan Y, et al：Exploring the genetic landscape of childhood glaucoma. Children (Basel) 11：454, 2024

Advanced Techniques

小児緑内障の治療の注意点

広島アイクリニック 木内良明

薬物治療の役割[1)]

小児緑内障治療の原則は手術治療である．小児緑内障における高眼圧の原因の多くは隅角の発達異常である．隅角にアプローチする手術は，小児緑内障に対する根本的治療になりうる．薬物治療でもある程度の効果が得られるが，対症療法であり，その効果も不十分なことが多い．手術だけで眼圧を制御できればよいが，続発小児緑内障の病型によっては緑内障手術の効果が不十分なこともある．そのときは薬物の助けを借りる．

薬物治療の注意点[1)]

小児用点眼薬はない．成人用の点眼薬を使うために，体積の小さい小児では全身副作用が出やすい．学童の気管支喘息の罹患率は約6%と報告され，その数は増えつつある．交感神経β受容体遮断薬は気管を狭める作用があるため，使うときは要注意である．交感神経α_2受容体刺激薬を2歳未満の幼児に使用することは禁忌である．小児では薬物が血液脳関門を通過しやすく，無呼吸，徐脈，傾眠，低血圧などの症状が出る．6歳未満，体重20kg以下の小児に処方するときは要注意とされている．

線維柱帯切開術の注意点

小児緑内障には線維柱帯切開術を行う．近年，成人の緑内障手術として小切開緑内障手術（minimally invasive glaucoma surgery：MIGS）が注目を浴びている．角膜にあけた小切開創から隅角に直接アプローチするものである．MIGS以前の術式（眼外法）は結膜を切開し，強膜弁を作成する．Schlemm管を露出してトラベクロトームをSchlemm管に挿入して前房に向けて回転させる（**図1**）．そののち強膜弁と結膜を縫合するというものである．

MIGSでは隅角鏡や内視鏡で隅角を直接観察しながら線維柱帯を切開してSchlemm管に至る．MIGSは眼外法と同じ成績ながら工程数が少なく，手術時間も短くなるという利点がある．MIGS成功のポイントは術中のよい視界を得ること，手術のターゲットである線維柱帯を確実に同定することにある．多くの場合，成人の線維柱帯には色素が沈着している．その色素沈着を目安に手術を進めるとよい．ところが小児の場合，線維柱帯の色素沈着がほとんどない（**図2**）．原発小児緑内障では，虹彩が線維柱帯の高さに付着する（anterior iris insertion）ことが40%近くある．虹彩が強膜岬の後方に付着しても，虹彩実質が線維柱帯を覆うようなwraparound型（約5%）もある．ターゲットが見えなければ安全・確実な手術は不可能である．小児緑内障では，最初の手術の成否がその子どもの将来を決めるともいわれている．ましてや前眼部形成異常を伴うPeters異常では角膜混濁があり，Axenfeld-Rieger症候群では後部胎生環に向かって虹彩前癒着がある．小児緑内障には線維柱帯切開術の眼外法で対処すべきである．

線維柱帯切開術の次の術式

原発小児緑内障に対して線維柱帯切開術を1回（120度切開）行ったときの成功率（眼圧が21mmHg以下）は60～70%[2)]である．線維柱帯切開術を繰り返したときの長期成功率は90%近いものがある[2, 3)]．しかし，線維柱帯切開術以外の術式を必要とする症例はなくならない．続発小児緑内障に対する線維柱帯切開術の成績は，対象を原発小児緑内障としたときより悪い．複数回の線維柱帯切開術を行っても十分な眼圧下降が得られないときに線維柱帯切除術を行うべきか，チューブシャント手術を行うべきか，コンセンサスが得られていないが，このところチューブシャント手術が推奨される向きがある．近年の線維柱帯切除術とその術後管理は洗練され，術後に視機能に悪影響を及ぼすような合併症は減少した．しかし，丁寧な術後管理が必要で，小児ではその術後管理が不可能である．チューブシャント手術は術後管理が必

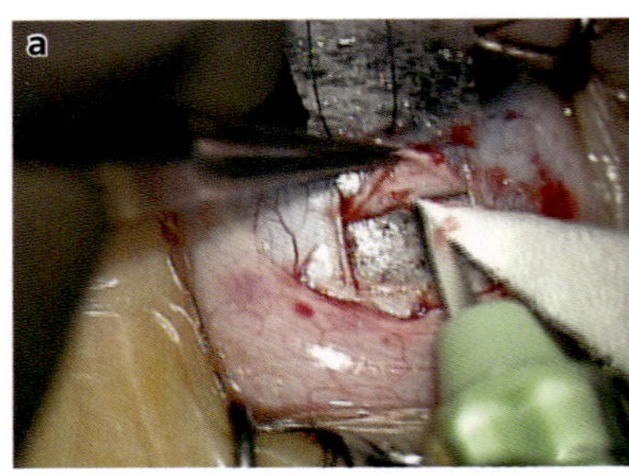

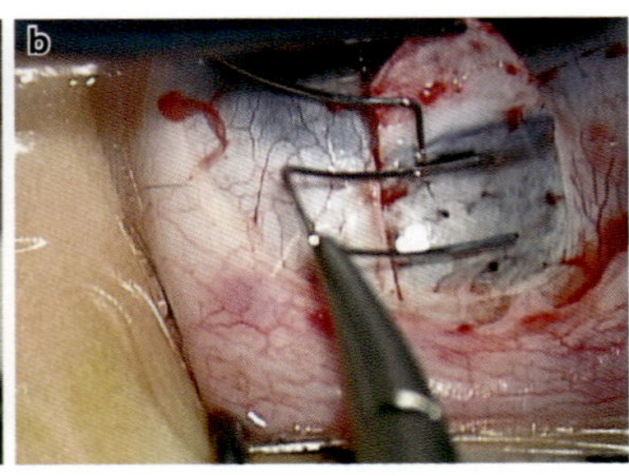

図1｜強膜フラップの作成(a)とトラベクロトームの挿入(b)

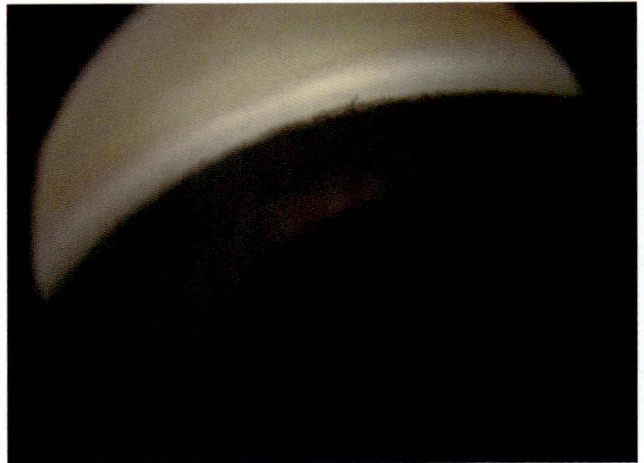

図2｜小児緑内障患者の隅角
毛様体帯が見えない．色素沈着がほとんどない．

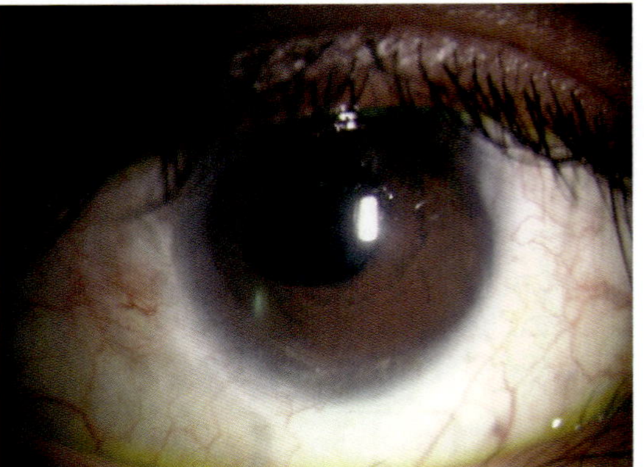

図3｜先天白内障手術に続発した緑内障
耳下側と耳上側からチューブが挿入されている．

要とされないため，それが選択される理由の一つであろう．

チューブシャント手術に伴う避けられない合併症の一つに角膜内皮障害がある．チューブを挿入し続ける限り，コンスタントに角膜内皮が減少するという報告が多い．チューブを前房へ挿入することを避けて毛様溝に挿入すると，角膜内皮の障害は減少する．小児緑内障の場合は白内障を合併していないことが多いために，仕方なく前房にチューブが挿入される．術後は定期的に角膜内皮の観察を行う．そして，角膜内皮細胞が減少したらチューブを抜去し，線維柱帯切除術にスイッチする．小児緑内障に対するマイクロパルスレーザーの効果は少ない．角膜移植術も進化しているが，多重手術は極力避けるべきである．子どもの人生は長い．緑内障の管理も将来を見据えた作戦が必要である．

先天白内障術後の緑内障

先天白内障では，生後間もないときに手術を受ける．その2～3割の子どもに緑内障が生じる．眼内レンズが挿入されていないために，コンタクトレンズで屈折矯正を行っているが，濾過胞ができるとコンタクトレンズの装用ができない．したがって，チューブシャント手術で眼圧を制御する．チューブシャント手術の効果も永遠に続くわけではなく，2本目のチューブ挿入を考慮するときがくる(**図3**)．1象限は将来の濾過手術のために残してほしい．教科書的には2歳以上が眼内レンズ挿入の適応になるとされている．小児白内障に対する手術時に眼内レンズを挿入した眼の視力予後がよいこと，続発緑内障の頻度が少ないことが報告されている[4]．今後はより若年の患児に眼内レンズを挿入するようになると思われる．

文献

1) World Glaucoma Association：Childhood Glaucoma. Kuglers Publication, Amsterdam, 2013
2) Ozawa H, et al：Long-term surgical outcome of conventional trabeculotomy for childhood glaucoma. Jpn J Ophthalmol 61：237-244, 2017
3) Ikeda H, et al：Long-term outcome of trabeculotomy for the treatment of developmental glaucoma. Arch Ophthalmol 122：1122-1128, 2004
4) Oshika T, et al：Ten-year outcomes of congenital cataract surgery performed within the first six months of life. J Cataract Refract Surg 50：707-712, 2024

Ⅳ. 小児の眼疾患を知る ▶ 2. 後眼部疾患

1）小眼球・ぶどう膜欠損

国立成育医療研究センター眼科　仁科幸子

早期発見・診断・治療のポイント

- 瞼が開かない，眼の大きさに左右差がある，眩しがる，視線が上に向く乳児をみたら，小眼球やぶどう膜欠損を疑う．
- 両/片眼性，重症度，合併症を診断して保有視機能の発達を促す．
- 極小眼球に対しては0歳代で整容治療を開始する．
- 早期診断が全身疾患の発見と管理に役立つ．

I 概説

小眼球（症）（microphthalmos）は先天的に片側または両側の眼球が小さい状態で，角膜，水晶体，網膜・硝子体などの発生異常に伴って眼球の発達が障害されて起こる（図1）．両眼性は，全身の先天異常に伴うこともある．原因遺伝子として*SOX2*，*PAX6*，*RAX*，*BMP4*，*OTX2*等初期発生に関与する転写因子遺伝子など，多数が同定されている．また，子宮内感染（先天性風疹症候群等），薬物，アルコールなど，初期発生における環境要因が原因となることもある．一方，真性小眼球（nanophthalmos）は両眼性で，強膜の発生異常・肥厚に起因する眼球の成長障害とされており，眼球は小さいが構造はほぼ正常である．

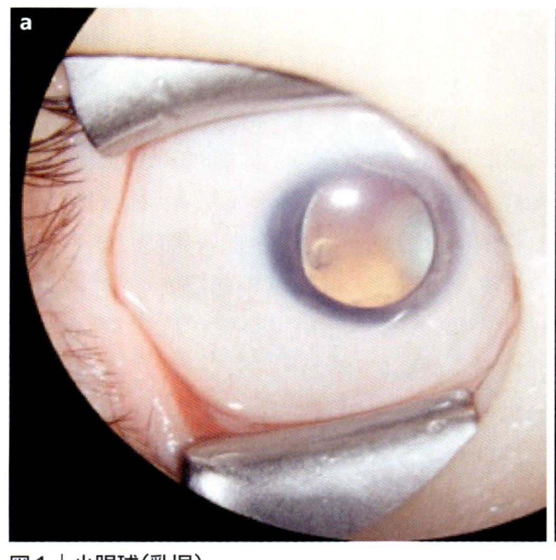

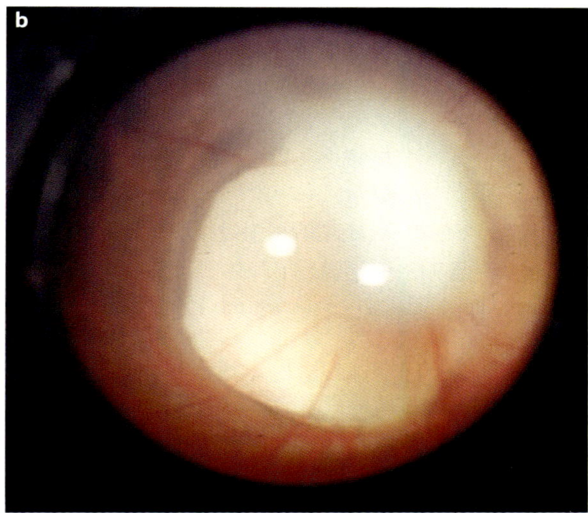

図1 | 小眼球（乳児）
a 前眼部所見．小角膜，虹彩低形成，水晶体偏位および後水晶体線維増殖を認める．
b 眼底所見．視神経乳頭・網脈絡膜欠損，胎生血管系遺残の合併を認める．

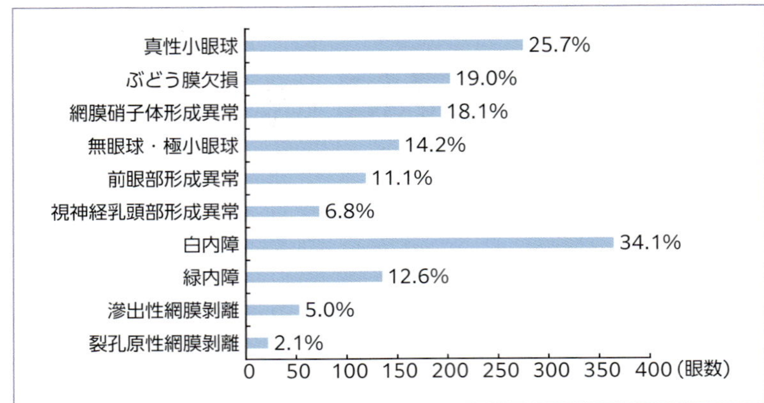

図2｜小眼球1,069眼の合併異常と併発症

（文献2）より改変）

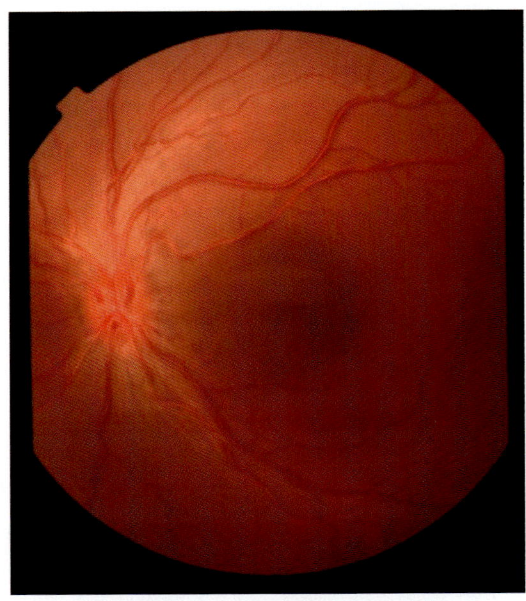

図3｜真性小眼球の眼底所見（左眼，4歳男児）
著明な網膜血管の蛇行，偽乳頭浮腫，乳頭黄斑間に網膜ひだを認める．

ぶどう膜欠損（coloboma uveae）は，しばしば小眼球に合併する眼先天異常で，胎生裂の閉鎖不全によって起こる．定型的欠損は眼球下方に生じ，視神経乳頭，脈絡膜，毛様体，水晶体，虹彩に限局性の欠損もしくは広範囲に及ぶ重度の欠損を認める．

Ⅱ｜症状

重症例は，新生児・乳児期に瞼が開かない，偽眼瞼下垂，眼の大きさに左右差がある，眩しがるなどの症状を示す．また，乳児期に患眼の固視・追視不良，斜視，両眼性では眼振や異常眼球運動を示す．黄斑部を含む広汎な両眼性ぶどう膜欠損では，上方視野欠損のため，視線が上を向く，顎上げ頭位をとる，仰向けで背ばいをするなどの特異な症状を示す．

軽症例や真性小眼球は症状に乏しく，視力不良や屈折異常で3歳以降に発見されやすい．白内障，緑内障などの合併症によって初めて発見される例もある．

Ⅲ｜検査と診断

小眼球の重症度は，眼窩内に眼球が痕跡的にしかみられない臨床的無眼球（anophthalmos），極小眼球，先天性嚢胞眼から軽度の小眼球まで幅広く，一般に角膜径10 mm以下（乳児9 mm以下），眼軸長21 mm未満（1歳児19 mm未満）を基準に診断する．真性小眼球では，眼球容積が正常の2/3以下，眼軸長が年齢の正常の0.87以下を基準とする[1]．

眼所見として，ぶどう膜欠損のほか前眼部形成異常，無虹彩症，水晶体形成異常，先天白内障，網膜硝子体形成異常（胎生血管系遺残，先天網膜ひだ，網膜異形成，黄斑低形成），視神経形成異常（低形成，乳頭部異常）など多種多様な合併異常を認める（図2）[2]．全身の合併異常は約31%と高率にみられ[2]，染色体異常，先天異常症候群（CHARGE症候群，Hallermann-Streiff症候群など），発達遅滞の合併が両眼性に多い．真性小眼球では高度遠視を伴い網膜血管の蛇行，乳頭黄斑間網膜ひだ，偽乳頭浮腫など特徴的な眼底所見を認める（図3）．

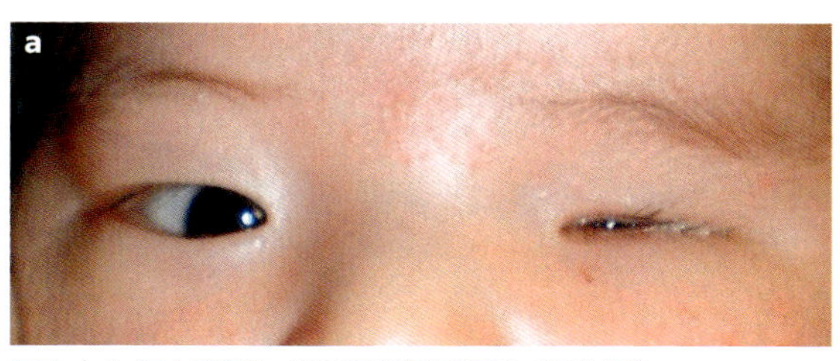
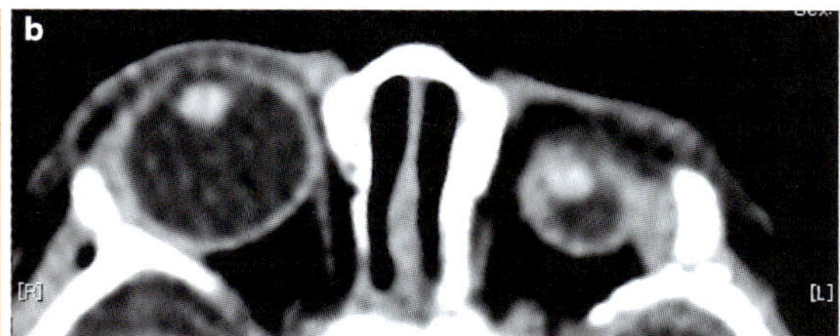

図4｜左極小眼球に伴う眼窩発育不全（新生児）
a 左極小眼球のため瞼が開かない．
b 眼窩CTにて左右差が顕著である．

（文献3）より改変）

Ⅳ 治療と管理

小眼球・ぶどう膜欠損の保有視機能は，重症度，左右差（両/片眼性），黄斑形成の程度，合併症の有無と程度によって異なる．強度屈折異常を合併するため，早期より眼鏡の常用を開始し，保有視機能の発達を促す．両眼性の軽症例では白内障，緑内障などの合併症を早期に診断し，手術および弱視治療を行う．真性小眼球では就学までに0.3以上の比較的良好な視力を獲得する．治療法がなく重篤な視覚障害を来している例では，0歳からロービジョンケアを開始する必要がある．また，小児科と連携して全身疾患の発見と管理，発達支援に努める．

片眼性の重症例，極小眼球，無眼球では，患側の眼窩や顔面骨の発育遅延を来すため，生後早期に拡張器の装着を開始して結膜嚢（義眼床）を次第に拡張し，義眼による整容治療を行う（図4）[3]．

視機能を保持するためには併発症の管理が必要である．小眼球・ぶどう膜欠損では，小児期から成人に至るまで白内障，緑内障，網膜剝離などの併発症を高頻度に生じる（図2）[2]．真性小眼球では，眼球容積に対し水晶体が大きいため閉塞隅角緑内障を来しやすい．また，渦静脈の圧迫によってuveal effusionを来すことがある．小眼球に併発する白内障，緑内障，網膜剝離はいずれも難治であるが，早期発見が予後向上につながる．

Ⅴ 予後

小児期より生涯にわたりさまざまな視覚障害を来す．重度の小眼球・合併異常および併発症を来した例では重篤な視力障害を生じる．わが国の全国調査によると小眼球1,013眼の視力は，光覚弁〜0.02未満：34%，0.02〜0.1未満：11%，0.1〜0.3未満：9%，0.3以上：16%，測定不能：30%（視反応不良：24%，視反応良好：6%）であった[2]．

文献

1）馬嶋昭生：小眼球症とその発生病理学的分類．日眼会誌 98：1180-1200，1994
2）Nishina S, et al：Survey of microphthalmia in Japan. Jpn J Ophthalmol 56：198-202, 2012
3）仁科幸子ほか：小眼球症に伴う眼窩発育異常の画像評価．眼臨紀 5：387-391，2012

2) 胎生血管系遺残

東京都立病院機構小児総合医療センター眼科 **野田英一郎**

早期発見・診断・治療のポイント

- 胎児期の血管系異常が，前眼部～眼底にさまざまな障害を引き起こす．
- 「白色瞳孔」を呈する疾患，特に網膜芽細胞腫との鑑別に注意する．
- 合併症にも注意しながら経過観察を行う．

Ⅰ 概説

1. 胎生血管系の発達障害・過形成

胎生血管系遺残(persistent fetal vasculature：PFV)は，胎生期特有の血管組織である胎生血管系が過形成あるいは遺残することにより生じる疾患であり，前眼部から後眼部にわたってさまざまな症状を呈する．以前は第一次硝子体過形成遺残(persistent hyperplastic primary vitreous：PHPV)と呼ばれていたが，より病態に即した疾患名に変更された．

2. 胎生血管系の発生・消退

胎生血管系は発達中の水晶体を主に栄養する血管であり，硝子体動脈と水晶体血管膜からなる．硝子体動脈は胎生3週目に眼杯裂より眼球内に進入して前方へ伸展し，水晶体へ達する．胎生4週目に，水晶体血管膜という水晶体を膜状に取り囲む血管組織が発達する(図1，2)．硝子体動脈とともに第一次硝子体も発達し胎生6週目に完成，その後第二・三次硝子体も形成される．胎生11週頃から第一次硝子体が，18週頃から硝子体動脈の末梢が退縮を始め，28週頃には血流が停止・消失する．

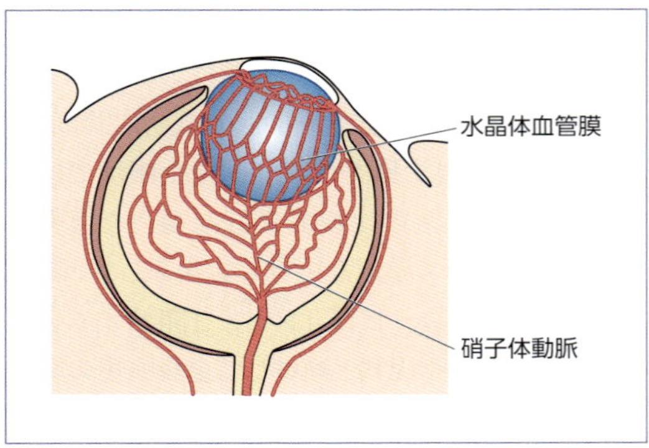

図1｜胎生10週頃の眼球
視神経から硝子体動脈が前方に伸展し，水晶体血管膜を形成する．

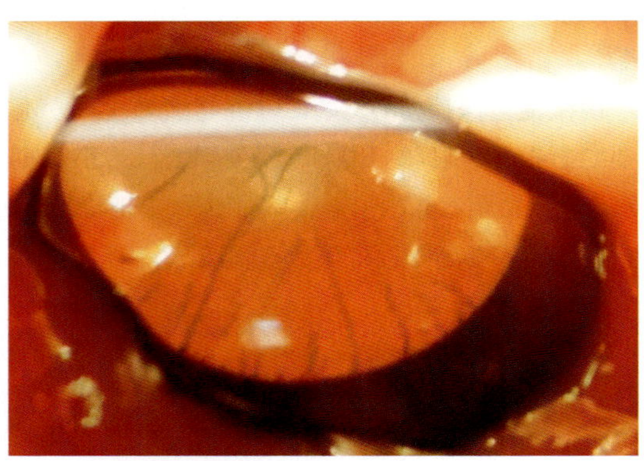

図2｜在胎23週で出生，修正31週の未熟児の正常眼
水晶体後面に，消退する前の血管膜を認める．

表1｜胎生血管系遺残の主な所見

	遺残組織による症状	合併症
前眼部	・水晶体前・後面の線維組織 ・瞳孔膜遺残 ・Mittendorf斑（水晶体後面中央の白点）	・角膜混濁（前眼部低形成，緑内障） ・白内障 ・緑内障（隅角異常，白内障に伴う浅前房化） ・前房出血（異常血管からの出血）
後眼部	・網膜上の線維組織 ・硝子体動脈 ・牽引性網膜剝離（約50%に合併）	・黄斑低形成 ・視神経低形成 ・硝子体出血（異常血管からの出血）
その他	後頭部透見不能時は画像検査が有効	・小眼球（60～80%に合併）

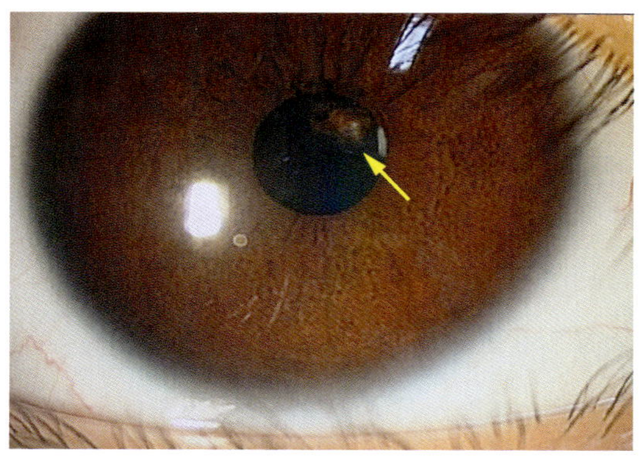

図3｜瞳孔膜遺残（矢印）
水晶体前面の胎生血管組織が生後も残ったもの．

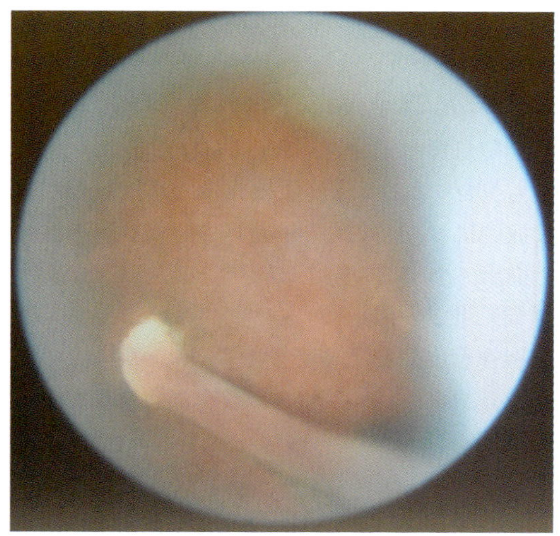

図4｜牽引性網膜剝離
網膜が水晶体後面の増殖膜に牽引され，視神経乳頭から伸びる網膜ひだを形成する．小眼球を合併．

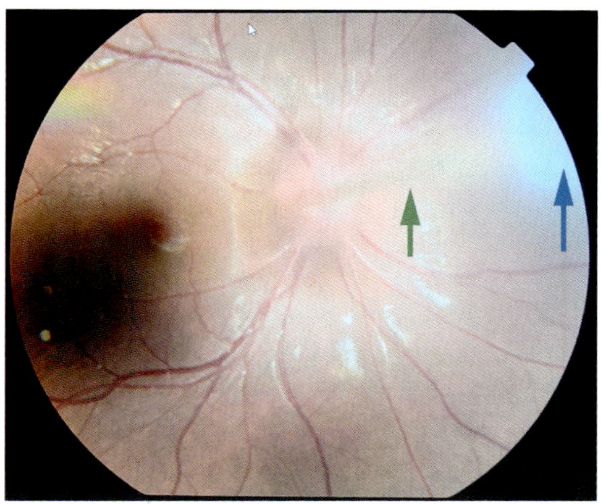

図5｜硝子体動脈遺残
視神経乳頭から硝子体動脈遺残の索状物（→）が伸び，水晶体後面に付着（→）．

II｜症状・所見

70～90%が片側性である．片眼症例では遺伝性がないといわれているが，両眼性では遺伝性が示唆されている．

1. 多様な所見

胎生血管系は前眼部から眼底に至るまで広範に分布するがゆえに，本疾患は多様な所見を有し（表1），罹患部位により前部型・後部型・混合型の3型に分類される．胎生血管系遺残組織は，水晶体前・後面の膜状物となるもの（図3），硝子体動脈の遺残が索状物となって眼底から水晶体に伸びているもの，遺残組織が硝子体腔に残るもの，遺残組織が網膜を牽引し網膜ひだを形成するものなどさまざまである（図4，5）．眼球の発達障害により二次的に生じる合併症もある．小眼球，角膜混濁，白内障，緑内障が代表である．

表2｜主な鑑別疾患

所見	疾患
網膜ひだ	● 家族性滲出性硝子体網膜症 ● 未熟児網膜症
白色瞳孔	● 網膜芽細胞腫 ● 朝顔症候群 ● トキソカラ症 ● Norrie病 ● Coats病

Ⅲ 検査と診断

1. 検査

細隙灯顕微鏡検査，眼底検査のほかに眼圧検査も重要である．超音波検査は眼底透見が困難な症例において，硝子体動脈の遺残や網膜剝離の描出，小眼球の検出に有用である．CTは網膜芽細胞腫との鑑別に役立つ．蛍光眼底造影は，家族性滲出性硝子体網膜症やCoats病などの網膜血管異常を示す疾患との鑑別が必要な際に行う．

2. 鑑別疾患

臨床所見が多様であるため鑑別疾患も多い（表2）．そのなかで特に重要なのが，眼底の白色病変を認めた際の網膜芽細胞腫との鑑別である．網膜芽細胞腫はCT上で石灰化を呈するが，本疾患は呈さないことが鑑別のポイントとなる．

Ⅳ 治療と管理

水晶体後面の線維組織に対しては，眼底所見が良好なら水晶体・遺残組織の切除を行う．眼底病変に対する治療によって視機能改善を得ることは困難である．緑内障や前房出血などの合併症に対しても適宜治療し，弱視治療などにも配慮する．診断時点で問題なくとも，晩期合併症に備えて定期的な経過観察が必要である．

Ⅴ 予後

眼底に病変が及ぶ症例では予後不良となりやすい．遺残組織がさらなる増殖を来すことはないが，合併症により予後は変化する．臨床所見の評価に応じて家族へ説明を行い，診療への協力を求める．

Ⅳ. 小児の眼疾患を知る ► 2. 後眼部疾患

3）未熟児網膜症

大阪大学眼科　高橋　静
大阪大学大学院医学系研究科眼免疫再生医学講座　福嶋葉子

早期発見・診断・治療のポイント

- 血管伸長がzone Ⅰもしくはposterior zone Ⅱの場合には，未熟児網膜症を発症していなくても急激に進行しうるので，診察間隔を1週間以内とする．診断に迷うときは，診察間隔の短縮や画像記録などの対応で進行の有無を評価することで，適切な治療時期を逸しないようにする．
- zone Ⅰ ROPでは広範な凝固を回避するため抗VEGF薬が選択されるが，zone Ⅱ ROPは病型だけでなく，治療法による再燃時期，退院時期や通院頻度など治療後の管理を考慮に入れて，抗VEGF薬またはレーザー網膜光凝固が選択される．
- A-ROPは追加治療を要することが多いので，初回治療後も密に経過観察する．
- 治療後も長期に屈折，眼圧，網膜形態などの評価を継続し，後遺症の有無に注意を払う．

Ⅰ　概説

未熟児網膜症（retinopathy of prematurity：ROP）は，主に早産児の網膜血管に起こる増殖疾患である．発生の過程にある網膜血管の伸長端で，網膜外に突出する異常血管新生がみられる．異常血管は周囲に結合組織を伴い，円周方向に増殖膜を形成する．異常血管は自然に退縮し，正常血管が網膜周辺に再び伸長していくことが多いが，重症例では増殖膜の収縮により網膜剝離を来し，適切な時期に介入しなければ失明に至る．

わが国における発症率・治療率は，横ばいから減少傾向にある．在胎32週未満または出生体重1,500 g以下の新生児に限定した国内のデータベースでは，発症後に増殖膜の形成がみられた進行例は2003年には41％であったのに対して，2020年には22％まで減少している．一方，同じデータベースでの治療率は10％前後で推移している[1]．なお，在胎週数が短いほど，出生体重が少ないほど発症率や治療率は高くなる．そのほか，重症化に関連する因子として，慢性肺疾患，脳室内出血，壊死性腸炎，長期の人工換気，輸血などが知られている．

Ⅱ　検査対象および検査時期・方法

発症リスクのある症例に対して眼底スクリーニングを実施する（表1）．初回検査は在胎週数に応じた時期に実施する（表2）．実臨床では，対象児の選択と診察開始時期は新生児科医が管理することが多いが，眼科医も理解しておく必要がある．検査の際には，十分に散瞳したあとに未熟児鈎または強膜圧迫子を用いて眼球を回転・圧迫しながら，単眼倒像鏡で網膜全体を観察する（図1）．点眼や眼球圧迫により徐脈や無呼吸が生じることがあるため，手早く必要な所見をとる．画像記録には接触型広角デジタル眼底カメラ（RetCam，PanoCam™，3nethra neo）やスマートフォンが用いられている．特にRetCamは，光源ユニットを使えば蛍光眼底造影検査も可能である．スマートフォン撮影による画像は，広角眼底カメラに比べると画角は狭いが，カメラを持たない施設では

表1｜日本と米国の眼底スクリーニングの対象

		在胎週数	出生体重
日本	厚生省研究班による基準(1975年)	≦34週(34週6日まで)	≦1,800 g
	国内施設での現状(施設ごとに設定される)	≦32〜34週	≦1,500〜1,800 g
米国	共同声明における推奨基準	≦30週	≦1,500 g

上記に加えて新生児科医がハイリスクと判断した新生児も対象とする.
在胎週数か出生体重のいずれかで基準以下となった場合にスクリーニングを実施する. 米国に比べると, わが国では安全域を広くとっていることがわかる. わが国では1975年に示された基準を参照し, 施設ごとに診察対象の基準を設定している.

表2｜初回検査時期

在胎週数	診察開始
27週未満	修正30週
27週以上	生後3週

在胎週数によって2群に分ける. 在胎27週未満の早産児では修正30週以前に治療を行う可能性は極めて低いため修正30週から, 在胎27週以上では生後3週から診察を開始する. 全身状態不良で診察が遅れる場合は, リスクについて説明する必要がある.

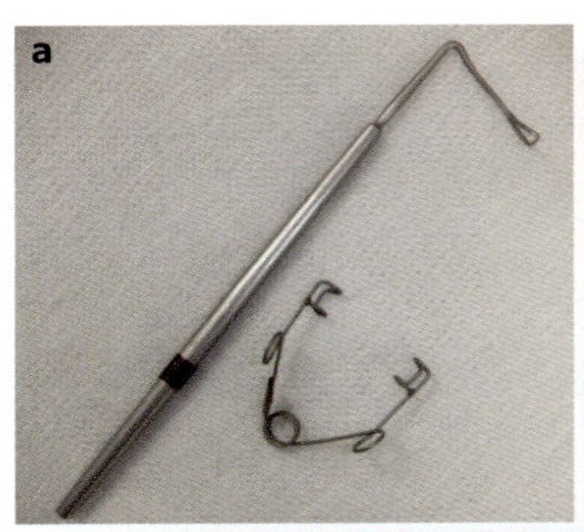
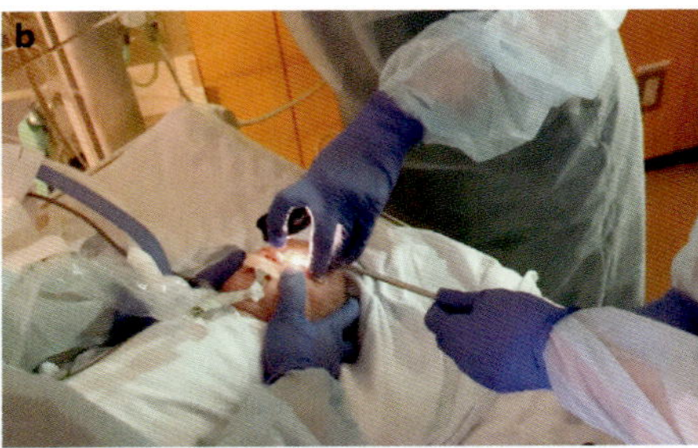
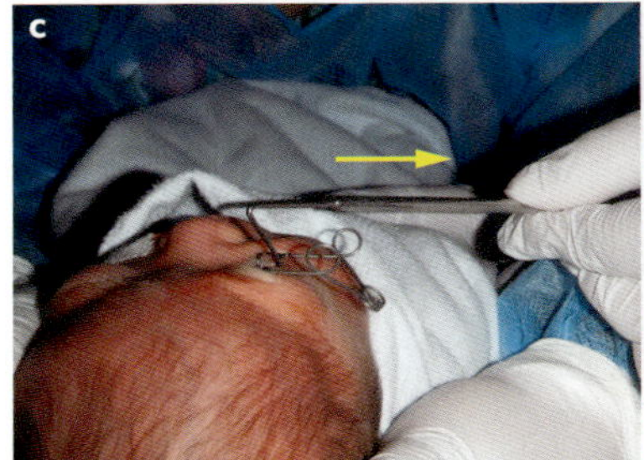
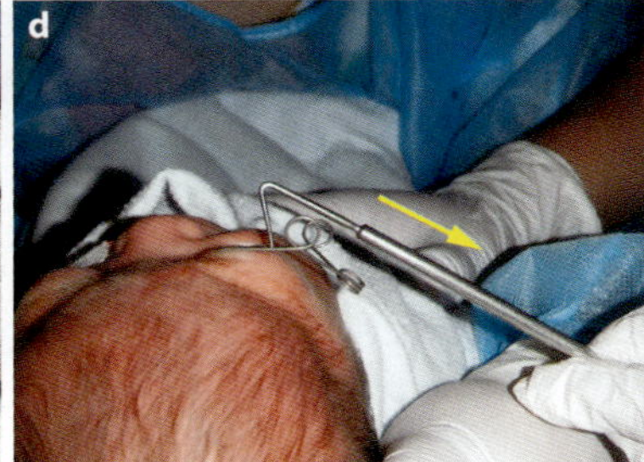

図1｜診察の様子
a 未熟児鈎と武田式小児用開瞼器(6 mmと9 mm). 強膜圧迫子やネジ式開瞼器も使われる.
b 挿管中の患児の診察. 単眼倒像鏡で診察する場合は, 頭部固定やチューブ確認を担う介助者と, 鈎を操作してもらう介助者が必要になる.
c・d 未熟児鈎の角度を変えて診察する. 最周辺部を診察するときは, **d**のように角度をつけることで圧迫できる.

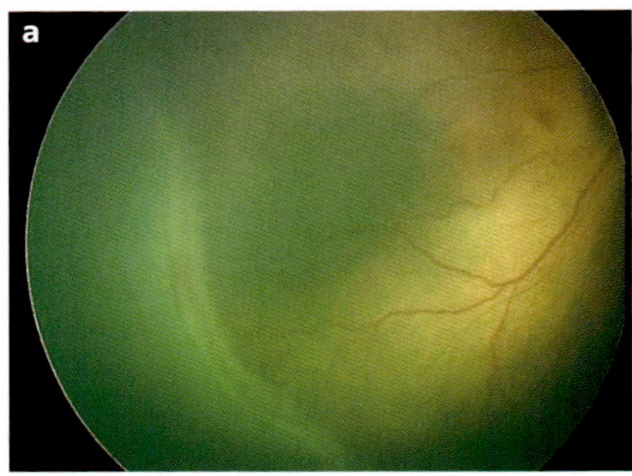
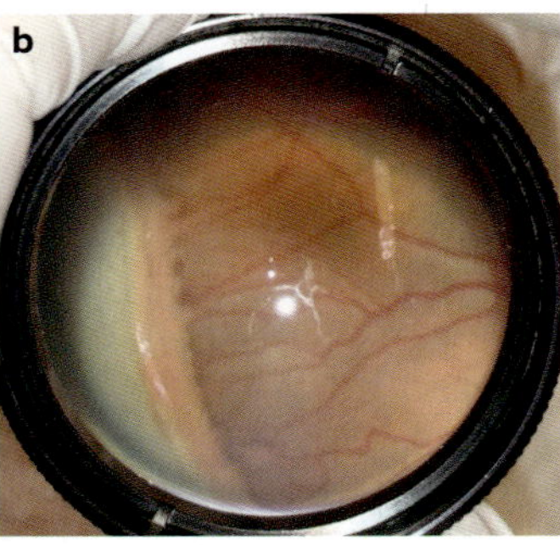

図2｜RetCam画像(a)とスマートフォン画像(b)
zoneⅡ stage 3 with preplus diseaseの症例. zoneの判定には画角の広いRetCamが有利だが, スマートフォン画像のほうが検眼鏡所見に近くstage判定がしやすい.

記録として十分役立つ(図2). また, 現時点では一般的ではないが, ポータブルOCTの開発や人工知能による画像解析が進んでおり, 近い将来に普及することが期待されている.

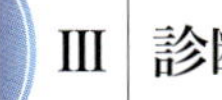

Ⅲ　診断

病期分類と病型分類があり, 進行度(病期)は国際分類を用いて記述する[2]. 主に3つの要素〔病変の位置（zone），病変の重症度（stage），後極血管の拡張・蛇行の変化（plus disease）〕で病期を表す（図3）．

zone：視神経乳頭を中心として網膜を乳頭に近い順からzone I，II，IIIの3つの領域に分割し，血管の伸長端がどの領域にあるかでzoneを判定する．また，zone Iは，zone I領域に接したposterior zone IIや耳側の湾入（notch）と区別される．

stage：血管伸長端での重症度を5段階で表す．血管伸長が停止して境界線が形成され（stage 1），続いて境界線が隆起し（stage 2），さらに進行すると新生血管が網膜から硝子体へ突出して増殖膜を形成し（stage 3），部分的な網膜剝離（stage 4）から網膜全剝離（stage 5）に至る過程を示す．stage 1からstage 3までは可逆的で，増殖組織は自然退縮することもある．

plus disease：zone I内の網膜血管の顕著な拡張と蛇行をplus diseaseと定義し，plus diseaseに満たないものをpreplus diseaseとする．正常，preplus disease，plus diseaseの間に明確な境界はなく，国際分類第3版に提示されている画像などを参照し判定するとよい[2]．ただし，RetCam画像と検眼鏡での見え方は若干異なることを理解しておく．

これらの病期判定をもとに診察間隔を決定する．zone Iであればstageにかかわらず，週1回以上診察する．zone IIでもzone Iに近く，stage 3であれば週1回以上の診察が望ましい．それ以外は1〜2週間に1回程度の診察を行う．血管伸長が最周辺部に達した時点で診察を終了する．進行の目安として，米国の報告では修正34週，36週がそれぞれ発症と治療時期の平均とあるので参考にする[3]．未熟性が高い症例では，より早期に発症し進行する．実際に，初回診察時の修正30週ですでに治療適応になる例も存在する．

また，進行様式から，stage 1から順を追って病期が進むclassic ROPと，stageの順を追わず急激に進行するaggressive ROP（A-ROP）の2つの病型に分類される．A-ROPの特徴として，初期には血管は非常に細く，血管の異常吻合や走行異常がみられる．その後，短期間のうちに血管拡張や蛇行が顕著になり，平坦な新生血管も観察される．

IV 治療

米国のEarly Treatment for ROP（ET-ROP）スタディにおける治療基準に従って，type 1 ROP*1に達した症例に対して速やかに治療を実施する[4]．

初回治療には，レーザー網膜光凝固（以下，光凝固）または抗VEGF薬が選択される．網膜剝離への進行を阻止する点では同等の効果を有する．光凝固を選択した場合，可能な限り一度の治療で必要な範囲への光凝固を完了させる．通常，治療後1週間で増殖膜の退縮が始まるが，その時期に軽快がみられなければ凝固不足と判断して早めに追加治療を検討する．詳細は次項に譲るが，抗VEGF薬の治療後は異常血管が速やかに退縮し，周辺網膜に向けて血管の伸長が再開する．いずれの治療においても，効果が得られて増殖組織が退縮しても，新たに活動性病変が出現することがあり再燃（reactivation）と呼ぶ．再燃の頻度は，国際治験の結果によれば光凝固が低く（8〜19％），抗VEGF薬が高い（22〜31％）．いずれの治療でもA-ROPは再燃の危険が高い病型とされる．再燃の時期は治療ごとに異なり，特に抗VEGF薬のうちアフリベルセプトは退院後に再燃することが予想されるので，あらかじめ対応を決めておく必要がある．最近では，zone I ROPでは広範な光凝固を回避するために抗VEGF薬が，zone II ROPは病型だけでなく退院時期や通院頻度など治療後の管理を考慮に入れて抗VEGF薬もしくは光凝固が選択されるようになっている．

治療が奏効しない，適切な時期に介入できなかったなどの理由で網膜剝離に至った症例には，硝子体手術など外科的治療を要する．stage 4A

*1 zone I any stage ROP with plus disease，zone I stage 3 ROP with or without plus disease，zone II stage 2または3 with plus disease，A-ROPのいずれかを指す．

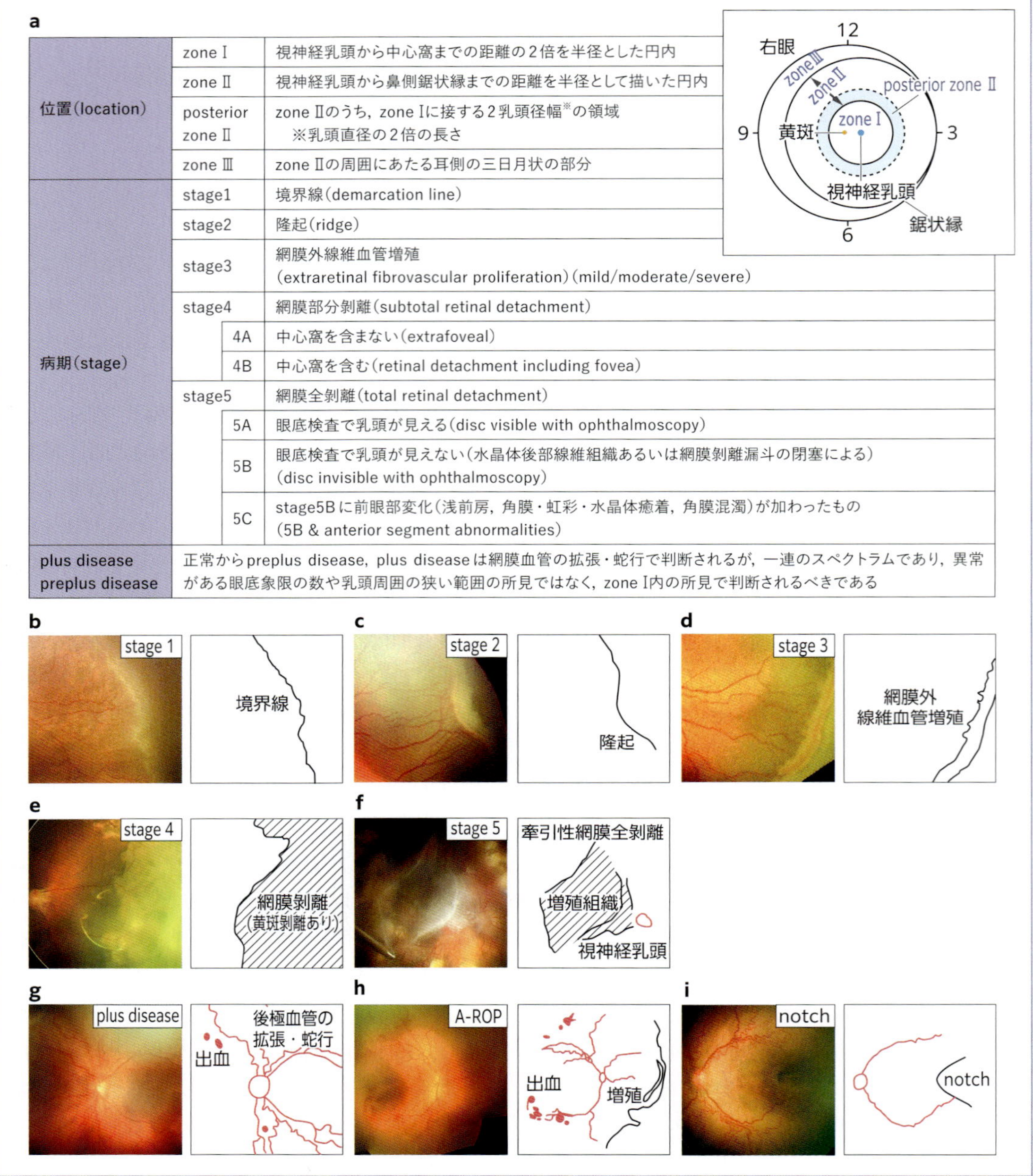

a

位置(location)	zone Ⅰ		視神経乳頭から中心窩までの距離の2倍を半径とした円内
	zone Ⅱ		視神経乳頭から鼻側鋸状縁までの距離を半径として描いた円内
	posterior zone Ⅱ		zone Ⅱのうち，zone Ⅰに接する2乳頭径幅※の領域 ※乳頭直径の2倍の長さ
	zone Ⅲ		zone Ⅱの周囲にあたる耳側の三日月状の部分
病期(stage)	stage1		境界線(demarcation line)
	stage2		隆起(ridge)
	stage3		網膜外線維血管増殖 (extraretinal fibrovascular proliferation)(mild/moderate/severe)
	stage4		網膜部分剥離(subtotal retinal detachment)
		4A	中心窩を含まない(extrafoveal)
		4B	中心窩を含む(retinal detachment including fovea)
	stage5		網膜全剥離(total retinal detachment)
		5A	眼底検査で乳頭が見える(disc visible with ophthalmoscopy)
		5B	眼底検査で乳頭が見えない(水晶体後部線維組織あるいは網膜剥離漏斗の閉塞による) (disc invisible with ophthalmoscopy)
		5C	stage5Bに前眼部変化(浅前房，角膜・虹彩・水晶体癒着，角膜混濁)が加わったもの (5B & anterior segment abnormalities)
plus disease preplus disease	正常からpreplus disease，plus diseaseは網膜血管の拡張・蛇行で判断されるが，一連のスペクトラムであり，異常がある眼底象限の数や乳頭周囲の狭い範囲の所見ではなく，zone Ⅰ内の所見で判断されるべきである		

図3 | 国際分類と眼底写真

a 国際分類(第3版).

b-d Stage 1～3．隆起(ridge，**c**)は境界線(demarcation line，**b**)より幅が太くなり厚みを増し，さらに硝子体側に伸びて網膜外へ突出すると網膜外線維血管増殖(extraretinal fibrovascular proliferation，**d**)となる.

e Stage 4B．増殖組織と網膜部分剥離(黄斑剥離あり)．網膜が増殖組織に牽引され血管が直線化し黄斑も偏位している．剥離した領域には光凝固の瘢痕がある.

f Stage 5Bの硝子体手術時の画像．増殖組織が一部除去され視神経乳頭がみえる．周辺には光凝固による黄色い瘢痕がある.

g 視神経乳頭を中心にしたzone Ⅰの範囲で網膜血管の顕著な拡張と蛇行があればplus diseaseと判定する.

h 血管の発育が極めて未熟で境界線が不明瞭であるが，すでに鼻側に平坦な増殖組織が形成されている．A-ROPでは，しばしば有血管領域に出血がみられる.

i 1～2時間の円周範囲で後方に湾入している状態をnotchという.

までは最終的に71～100%の症例で復位し，術後視力も学習に必要な視力とされる0.3程度(0.04～0.3)まで期待できるが，それより進行すると予後不良である[5]．手術可能施設は限られており，搬送に時間を要することを考慮して，治療後に増殖膜が退縮せず牽引が進行するようであれば早めに受け入れ施設に相談し，紹介を検討する．

V 長期管理

活動期のROPが沈静化したあとは，視機能と合併症管理が主体となる．光凝固治療では，周辺網膜の瘢痕のみであれば良好な視力が期待できるが，瘢痕が黄斑に及ぶ場合や増殖膜の牽引で黄斑の高度な偏位がある場合には，良好な視力の獲得は困難となる．また，近視化も頻度が高く，眼鏡処方や視能訓練を早期より開始する．ほかにも，緑内障，網膜剝離，白内障とさまざまな合併症が晩期に起こりうる．一方，抗VEGF薬では光凝固に比べて近視化が少ない．しかし，網膜周辺に無血管領域が残存すれば，発症率は不明だが，数年後に新生血管による硝子体出血や無血管網膜の菲薄化・萎縮円孔などがみられることが知られている．それぞれの治療後の経過を理解したうえで，長期に屈折，眼圧，網膜形態などの評価を継続し，後遺症の有無に注意を払うことが大切である．

文献

1) 周産期母子医療センターネットワークデータベース解析報告 https://plaza.umin.ac.jp/nrndata/(2024年10月閲覧)
2) Chiang MF, et al：International classification of retinopathy of prematurity, third edition. Ophthalmology 128：e51-e68, 2021
3) Quinn GE, et al：Changes in course of retinopathy of prematurity from 1986 to 2013：comparison of three studies in the United States. Ophthalmology 123：1595-1600, 2016
4) Early Treatment For Retinopathy Of Prematurity Cooperative Group：Revised indications for the treatment of retinopathy of prematurity：results of the early treatment for retinopathy of prematurity randomized trial. Arch Ophthalmol 121：1684-1694, 2003
5) Casey A, et al：Anatomic and functional outcomes of vitrectomy for advanced retinopathy of prematurity：a systematic review. J Ophthalmic Vis Res 19：246-254, 2024

Advanced Techniques

未熟児網膜症に対する抗VEGF療法

滋賀医科大学眼科 小幡峻平

レーザー光凝固と比較した抗VEGF療法への期待

未熟児網膜症(retinopathy of prematurity：ROP)に対する治療の第一選択は長らくレーザー光凝固であったが，近年は抗血管内皮増殖因子(vascular endothelial growth factor：VEGF)療法が第一選択となってきている．理由としては，解剖学的転帰がレーザー光凝固と比較して非劣性であること，治療が短時間で終わること，術者による技量の差がレーザー光凝固に比べて出にくいこと，近視化が抑えられること，血管が再度網膜周辺部に向かって伸びるため将来の視野が確保される可能性があること，前眼部異常や瞳孔緊張がある症例にも使用できることなどがあると考えられる．

►近視を抑制できる?

RAINBOW extension study[1]では，治療後2年における等価球面値－5D以下の強度近視の割合は，レーザー光凝固の20%と比較して，ラニビズマブ硝子体内注射は5%と有意に低かったと報告されている．レーザー光凝固と比較して，抗VEGF療法のほうが近視の程度は軽くなる可能性がある．

►治療後の血管伸長によって将来の視野が温存できる?

抗VEGF療法を行ったあとに，血管が再度網膜周辺部に向かって伸びることを日常診療でもしばしば経験する．我々は初回にレーザー光凝固を行った症例と，抗VEGF療法を行った症例の比較で，Goldmann視野の8方向の角度の総和がレーザー光凝固で416度であるのに対して，抗VEGF療法では496度と視野が広いこと[2]を報告している．その代表的な症例をそれぞれ提示する(**図1，2**)．

►前眼部異常や瞳孔緊張がある症例でも治療できる

散瞳不良や水晶体血管膜が怒張している症例では，レーザー光凝固を施行することが非常に困難である．自験例では[3]，23週0日，382 g出生の男児で，治療前は瞳孔緊張，水晶体血管膜の著明な怒張を認め，眼底はAggressive-ROPの状態の児に対して，両眼にベバシズマブを0.625 mg / 0.025 mL硝子体内注射を施行したところ，速やかに水晶体血管膜は消退し，眼底では血管の蛇行・拡張は改善した．その後血管が周辺部に向かって再伸長し，眼底の活動性は沈静化した．そのような症例に対しても，抗VEGF療法は非常に有用な治療手段となる．

抗VEGF療法の懸念事項

抗VEGF療法も完璧な治療法ではなく，再治療率は治験ではラニビズマブが31%[4]，アフリベルセプトが28%[5]であり，いったん落ち着いた病勢が再活性化することを考えておく必要がある．ほかには血清のVEGFを抑制することや神経発達への影響にも留意する必要がある．最近のトピックスとして，抗VEGF療法後に無血管網膜が残るPAR(peripheral avascular retina)があり，どのように対応するかは今後議論が必要になる．

►いつ再発するかわからない

抗VEGF療法後はレーザー光凝固と比べて遅発性に再燃することがあるため，いったん病勢が落ち着いても，「未熟児網膜症に対する抗VEGF療法の手引き(第2版)」[6]も参照のうえ，長期にわたって慎重な経過観察が必要である．

►全身のVEGFを抑制しても大丈夫?

特に胎生期において，VEGFは器官形成，なかでも肺や腎臓の器官形成に関与している．しかし，出生後の乳幼児期においては，成長・発達に関するVEGFの役割の多くが未解明である．ROPに対する抗VEGF薬硝子体内注射後の乳児において，全身のVEGF濃度が低下すること(ラニビズマブで1週間以内，ベバシズマブ，アフリベルセプトで3ヵ月以上)については留意しておく必要がある．

►神経発達へは影響ない?

RAINBOW extension study[1]では，ラニビズマブまたはレーザー光凝固治療後の神経発達スコアは

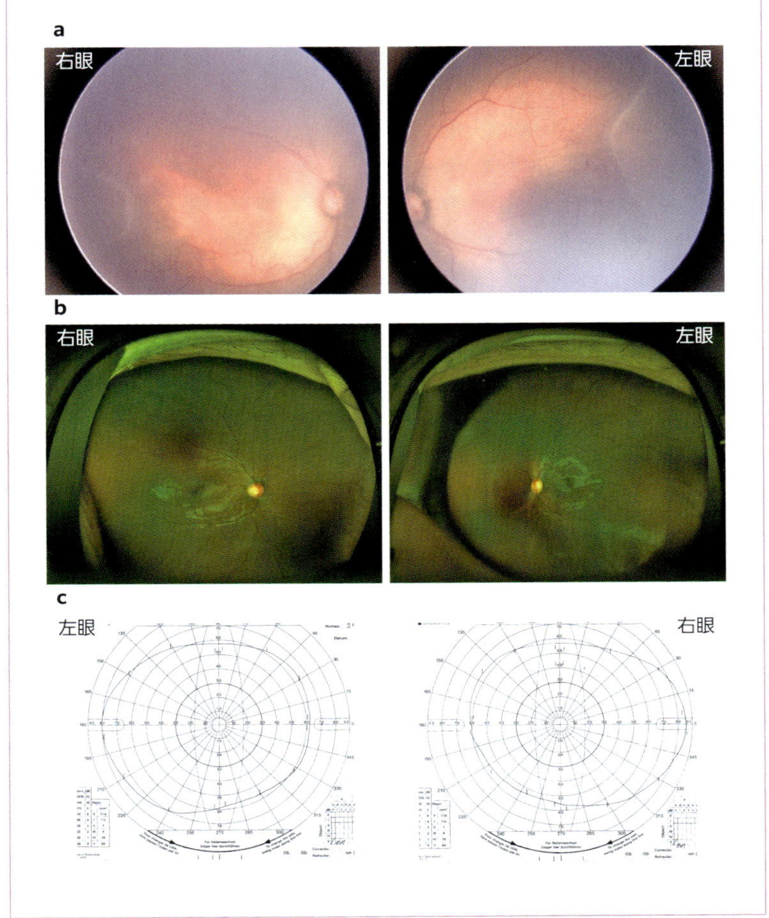

図1｜26週2日，710 g出生，男児：zone I，stage3，with plus disease

a 治療時眼底写真
b 5歳時眼底写真
c 5歳時視野
両眼ラニビズマブ硝子体内注射後，速やかに増殖膜は消退し，血管が周辺部に向かって再伸長し，5歳時点での視力はRV＝1.2，LV＝1.0（1.2 p×C－1.50D Ax180°）と良好で，目立った屈折異常もなく，Optos®で撮像可能な範囲では無血管網膜もみられず，視野も正常と遜色ない範囲が見えている．

同等であるとしている．ほかには，抗VEGF療法が行われた児のほうがレーザー光凝固を施行された児と比べて神経発達が悪かったという報告もある一方で，差がなかったという報告もある．ただし，レトロスペクティブ研究の場合は選択バイアスなども考慮に入れる必要があり，解釈には注意が必要である．

TOPICS～PARは残しておいていい？

現在も議論がなされており，結論は出ていない．抗VEGF療法後に血管が鋸状縁まで伸長せずにPARが残存するといった報告がある．自験例でもベバシズマブ硝子体内注射後8歳時点で，よくみると周辺部で血管伸長は止まり，PARを認める（**図3**）．さらには，ベバシズマブ硝子体内注射単独治療後の学童期に，硝子体出血や網膜剥離を起こしたという症例報告もあり，学童期の再燃についてはより注意深く経過観察すべきであろう．施設によってはレーザー光凝固を，①修正50週になった時点でPARが広い場合にする，②NICU退院時に全例する，③NICU退院時に希望された場合のみする，④再発するまではしないといった選択がなされており，方針は施設によってさまざまで，今後の新たな知見が待たれる．

文献

1）Marlow N, et al：2-year outcomes of ranibizumab versus laser therapy for the treatment of very low birthweight infants with retinopathy of prematurity（RAINBOW extension study）：prospective follow-up of an open label, randomised controlled trial. Lancet Child Adolesc Health 5：698-707, 2021
2）Obata S, et al：Visual field after anti-vascular endothelial growth factor therapy and laser treatment for

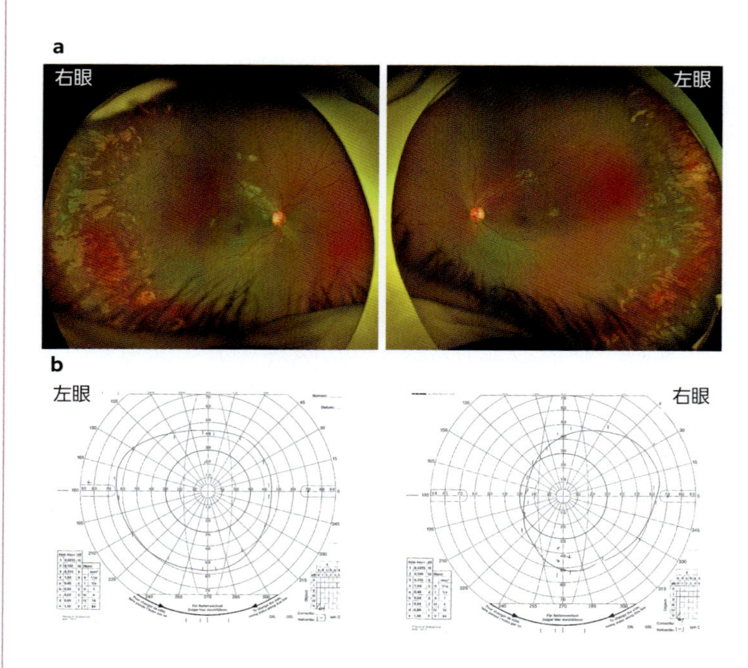

図2｜26週6日，789 g出生，男児：zone Ⅱ，stage3，with plus disease

a 5歳時眼底写真
b 5歳時視野

両眼にレーザー光凝固（右1,416発，左1,182発）を施行後，病勢は沈静化した．5歳時点の視力はRV＝(0.6×C－1.00D Ax180°)，LV＝(0.4×C－1.50D Ax180°)であり，レーザー光凝固の凝固斑に一致して視野が狭くなっている．

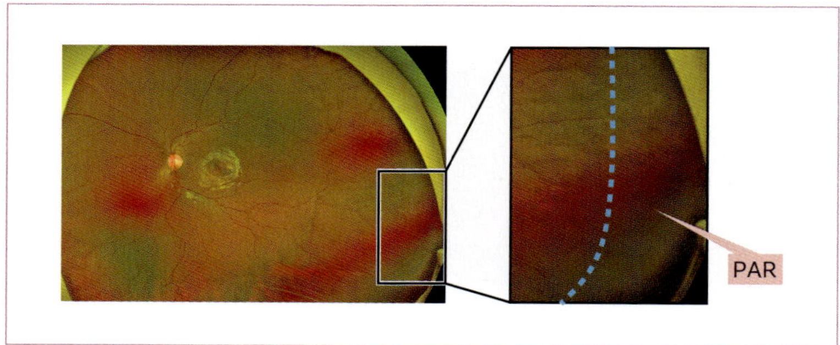

図3｜ベバシズマブを0.625 mg / 0.025 mL硝子体内注射後，8歳時点でのOptos®眼底写真

周辺部にPAR（persistent avascular retina）を認める．

retinopathy of prematurity. Graefes Arch Clin Exp Ophthalmol 261：3207-3213, 2023

3) Higashiyama T, et al：Usefulness of intravitreal bevacizumab for retinopathy of prematurity with severely dilated tunica vasculosa lentis and poor mydriasis. Case Rep Ophthalmol 8：173-179, 2017

4) Stahl A, et al：Ranibizumab versus laser therapy for the treatment of very low birthweight infants with retinopathy of prematurity (RAINBOW)：an open-label randomised controlled trial. Lancet 394：1551-1559, 2019

5) Stahl A, et al：Effect of intravitreal aflibercept vs laser photocoagulation on treatment success of retinopathy of prematurity：The FIREFLEYE Randomized Clinical Trial. JAMA 328：348-359, 2022

6) 未熟児網膜症眼科管理対策委員会：未熟児網膜症に対する抗VEGF療法の手引き（第2版），日眼会誌 127：570-578, 2023

Ⅳ. 小児の眼疾患を知る ▶ 2. 後眼部疾患

4）家族性滲出性硝子体網膜症

産業医科大学眼科　近藤寛之

早期発見・診断・治療のポイント

- 小眼球や白色瞳孔をみたら本症を含む網膜剝離を念頭に置く．
- 視力不良例は，生後3ヵ月頃に眼振や内斜視で見つかりやすい．
- 重症度に左右差がみられることが多く，他眼に異常がないか注意して確認する．
- 新生血管の多発など網膜症が進行する可能性があれば，レーザー光凝固を行う．

Ⅰ　概説

家族性滲出性硝子体網膜症（familial exudative vitreoretinopathy：FEVR）は遺伝性の網膜疾患である．周辺部の血管形成不全により二次性に新生血管を生じ，網膜剝離を呈する．乳幼児期に網膜剝離を来す代表的な疾患の一つである．眼底所見は未熟児網膜症に類似するが，低出生体重や酸素投与の既往がないことから鑑別できる．眼底異常には左右差が多くみられる．Stage分類としては，PendergastとTreseの分類が用いられることが多い（表1）[1]．Stage 1は無血管のみであり，Stage 2はさらに新生血管を伴う．Stage 3以降は網膜剝離の併発がみられ，Stage 3は黄斑外，Stage 4は黄斑部を含む網膜剝離，Stage 5は全剝離である．

遺伝形式は常染色体顕性遺伝が最も多いが，常染色体潜性遺伝やX連鎖潜性遺伝も知られている（表2）．主要な遺伝子としてNorrin/β-カテニンシグナルに関与する遺伝子群（*FZD4*, *LRP5*, *NDP*, *TSPAN12*遺伝子）が知られ，FEVR全体の40～50％を占める[2]．近年小頭症などの全身異常を合併する遺伝子として，*KIF11*や*CTNNB1*遺伝子が知られている．*CTNNB1*遺伝子はβ-カテニンをコードし，Norrin/β-カテニンシグナル遺伝子群に含まれる．

表1｜家族性滲出性硝子体網膜症のStage分類

Stage 1	周辺部網膜無血管
Stage 2	網膜新生血管 2A：滲出なし，2B：あり
Stage 3	黄斑外網膜剝離 3A：滲出なし，3B：あり
Stage 4	黄斑に及ぶ網膜剝離 4A：滲出なし，4B：あり
Stage 5	網膜全剝離

Ⅱ　症状

症状は発症時期によって異なる．出生直後には網膜剝離による小眼球のために発見されることがある．網膜剝離を併発すると，生後3ヵ月より眼振や内斜視で見つかりやすい．特に重症度の左右差が大きい場合には内斜視を生じる傾向がある．就学前に網膜剝離や硝子体出血を併発し，視力の低下によって診断されることがある．強度の近視や乱視による不同視のために見つかる場合もある．外斜視を来すことがあるが，周辺部網膜の増殖性病変のために黄斑部－視神経乳頭間の距離が拡大し，見かけ状の外斜視（κ角異常）を起こすこともある．学童期以降は，裂孔原性網膜剝離を生じて視力低下を来す場合が多い．

表2｜家族性滲出性硝子体網膜症の原因遺伝子と遺伝形式，類縁疾患

遺伝子	遺伝形式	類縁疾患	機能
FZD4	AD，AR	—	WNTシグナル
LRP5	AD，AR	骨粗鬆症・網膜偽膠腫症候群	WNTシグナル
TSPAN12	AD，AR	—	WNTシグナル
NDP	XR	Norrie病	WNTシグナル
ZNF408	AD	(常潜)網膜色素変性	転写因子(血管形成)
ATOH7	AR	網膜接着不全症候群	転写因子(視神経形成)
KIF11	AD	(常顕)小頭症リンパ管浮腫脈絡膜異形成	細胞分裂関連モーター蛋白質
RCBTB1	Complex	—	染色体濃縮

AD：常染色体顕性，AR：常染色体潜性，XR：X連鎖潜性

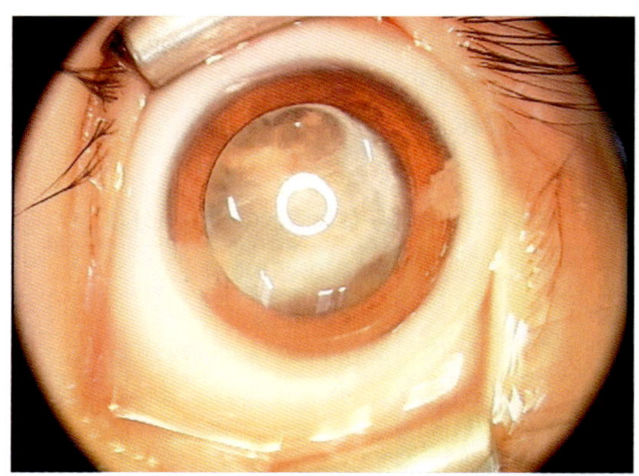

図1｜水晶体後面に増殖組織がみられる症例の前眼部所見
増殖組織によって白色瞳孔を呈している.

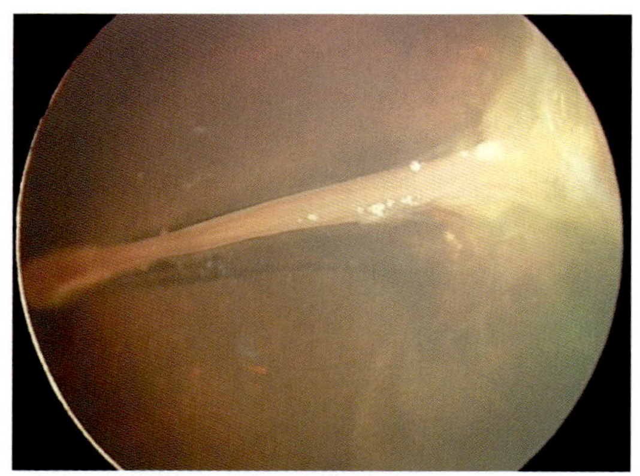

図2｜鎌状網膜ひだの眼底写真(RetCam画像)

網膜症の重症度は，左右でも，顕性遺伝家系内の罹患者でも大きく異なり，無症状のことが多い.

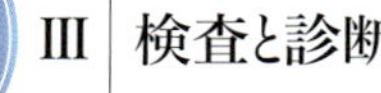

Ⅲ 検査と診断

FEVRの診断には家族歴の聴取が必要である. 家族の眼底所見を確認し，特に常染色体顕性遺伝の可能性が疑われる場合にはFEVRと診断する根拠となる.

全身所見の確認も重要である. 特に近年報告された*KIF11*や*CTNNB1*遺伝子の異常では，小頭症の合併が多いので注意が必要である. また，これらの遺伝子の異常では孤発例が多く，家族歴がないことが多い.

乳児では眼球の大きさに注意する. FEVRでは，網膜剝離の併発症例では小眼球となりやすく，左右差が大きいことから胎生血管系遺残(第一次硝子体過形成遺残)との鑑別が必要である. 網膜剝離例では水晶体後面に増殖組織がみられ，進行例では白色瞳孔として観察される(図1).

乳幼児期の眼底検査では，網膜剝離症例は鎌状網膜ひだを呈することが多い(図2). 網膜周辺部の無血管領域や血管の走行異常を見つけることが必要である. これらの異常所見は眼底検査では見逃されやすいので，不明瞭な場合には蛍光眼底造影検査で検出する必要がある(図3). 血管の走行異常としては，網膜血管の多分岐や直線化，耳側網膜の無血管領域におけるV字型の弯入や，境界部でのブラシ状の血管の多発といった所見が特徴的である. これらの所見は蛍光眼底造影検査によって明瞭に描出され，特に無症候の家族例の診断に重要である(図3b)[3].

就学期あるいは成人では周辺部所見を確認しやすいが，軽症例では見落とす可能性があるので注意する必要がある. Optosなどの超広角眼底カ

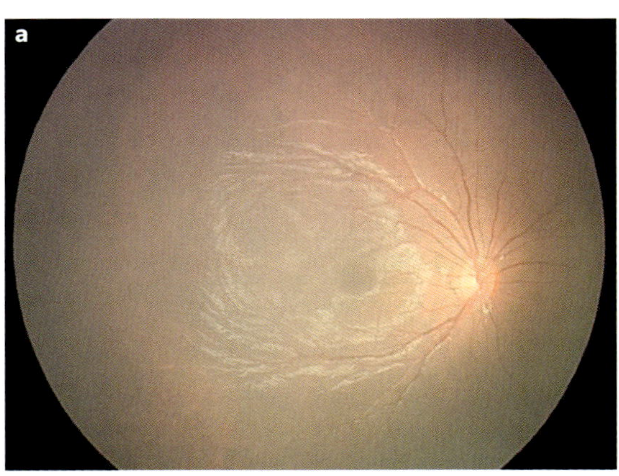

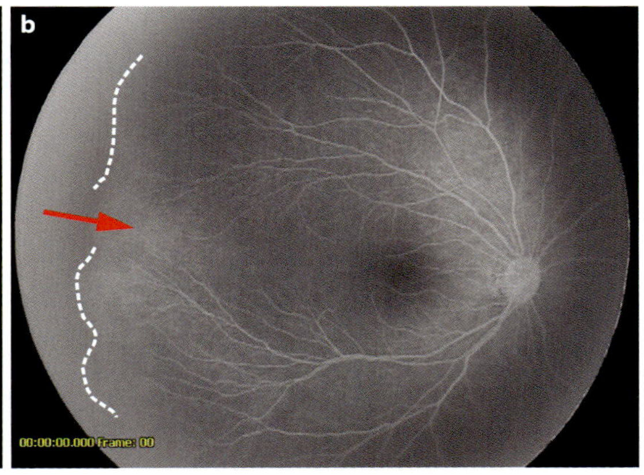

図3｜乳児症例のRetCam画像
眼底所見（a）では周辺部の無血管領域や網膜血管異常は見逃されやすいが，蛍光眼底造影所見（b）では網膜異常が明瞭となる．耳側網膜の無血管領域におけるV字型の彎入（➡）や，境界部でのブラシ状の網膜血管の多発所見（▫▫▫▫▫）が特徴的である．

（b：文献4）より）

メラで撮影を行うと所見を診断しやすい．就学期以降では網膜裂孔の形成による裂孔原性網膜剝離を起こしやすい（図4）．

鑑別疾患も含め，FEVRにはさまざまな関連疾患があり，全身異常のあるなしで大きく分けることができる（表3）．全身異常のない疾患としては，眼底所見が類似する孤発性の疾患として，Coats病や胎生血管系遺残が知られている．重症の網膜剝離性を示す遺伝性疾患は先天性網膜接着不全症候群と呼ばれ，FEVRと同一視されているが異なる疾患であるとする考えもある．全身異常のある疾患として，骨粗鬆症・網膜偽膠腫症候群やNorrie病などは，FEVRと同じ原因遺伝子によって生じる．これらの疾患はより重症の遺伝子異常によって生じるため，FEVRの関連疾患とみなすことができる．これ以外の疾患でも鎌状網膜ひだなどの眼底所見を示すものがあり，眼所見だけからFEVRと区別するのは困難なことが多い．

IV 治療と管理

乳児早期に網膜症の進行が停止している症例は経過観察を行う．進行がみられるかどうかを判断するためには蛍光眼底造影検査を行う．網膜の無血管領域が広範囲，あるいは新生血管が多発している場合にはレーザー光凝固を行う．ただし，網膜剝離を生じている領域では凝固斑が網膜裂孔となることがあるので治療は避ける．

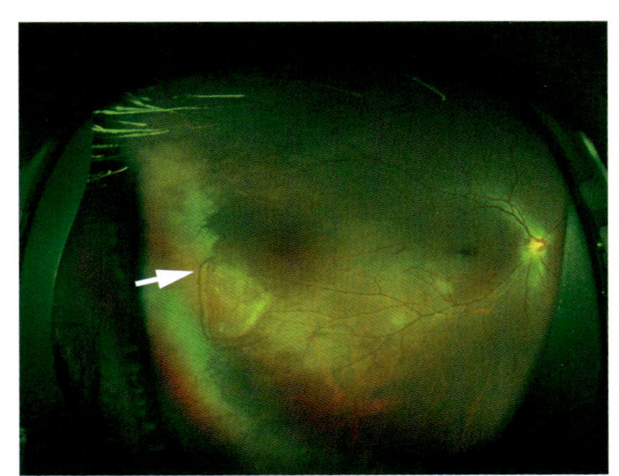

図4｜網膜裂孔併発例のOptos超広角眼底撮影画像
耳側の血管の終末部に網膜裂孔（⇨）を認める．

片眼の眼底に問題がなく，もう片眼に鎌状網膜ひだなどの所見がみられる場合には，通常は手術の対象とならない．両眼性症例や網膜病変の進行がみられる場合には，硝子体手術を行う．

裂孔原性網膜剝離症例には，原則として強膜バックリング手術（強膜輪状締結術）を行う．ただし，増殖性病変による牽引性網膜剝離や網膜下に増殖組織が広範囲にみられる場合にはバックリング手術では効果が得られないので，硝子体手術を行う．重症例では強膜輪状締結術と硝子体手術を併用する．

乳児期に網膜症の活動性がみられる症例では，

表3｜家族性滲出性硝子体網膜症の関連疾患

全身異常	関連疾患のタイプ	疾患	特徴
なし	眼所見が類似する孤発性疾患	Coats病，PFV（PHPV）	多くは片眼性
	眼底所見が類似する遺伝性疾患	CRNA	牽引性網膜剝離が類似．全身異常なし
あり	原因遺伝子が共通する全身遺伝性疾患	OPPG，Norrie病	全身症状あり．FEVRより重症化しやすい．潜性遺伝
	一部眼底所見が重複する	MLCRD	小頭症必発，脈絡膜変性あり．顕性遺伝
	眼底所見が類似	Revesz症候群	滲出性網膜症が類似
		Loeys-Dietz症候群	網膜無血管・血管走行異常が類似

PFV：胎生血管系遺残（persistent fetal vasculature），PHPV：第一次硝子体過形成遺残（persistent hyperplastic primary vitreous），CRNA：先天性網膜接着不全症候群（congenital retinal non-attachment），OPPG：骨粗鬆症・網膜偽膠腫症候群（osteoporosis-pseudoglioma syndrome），MLCRD：小頭症リンパ管浮腫網脈絡膜異形性（microcephaly lymphedema chorioretinal dysplasia）

生後3年くらいまでは重症化する危険性がある．数ヵ月ごとに経過を追い，必要なら蛍光眼底造影検査を行って評価する．

視覚障害の程度はさまざまであり，必要に応じて補装具を選定し，就学に関する相談や支援を行う必要がある[5]．全身合併症のなかでも発達に障害がみられる場合には，早期に診断して教育機関と適切な連携を図る．

V 予後

乳幼児期に網膜剝離を生じた症例，特に鎌状網膜ひだの症例の視力は0.02～0.1程度となることが多い．網膜剝離が重症な場合には視力保持が難しい症例もある．黄斑牽引のみられる症例（Stage 3）では視力予後は多様である．

乳幼児期に視力が良好であった場合には，裂孔原性網膜剝離を起こしても，手術によって視力が回復する可能性がある．ただし，発見が遅れ，網膜の障害が強い場合には低視力にとどまる．

文献

1) Pendergast SD, et al：Familial exudative vitreoretinopathy. Results of surgical management. Ophthalmology 105：1015-1023, 1998
2) Kondo H, et al：Familial exudative vitreoretinopathy with and without pathogenic variants of Norrin/beta-catenin signaling genes. Ophthalmol Sci 4：100514, 2024
3) Okamoto M, et al：Angiographic characteristics in mild familial exudative vitreoretinopathy with genetically confirmed autosomal dominant inheritance. Ophthalmol Retina：S2468-6530(24)00399-3, 2024
4) 近藤寛之：小児網膜疾患 はじめの一歩．MB OCULI 98：50-58, 2021
5) 海外佳奈子ほか：家族性滲出性硝子体網膜症に対するロービジョンケアと院内相談．眼臨紀 17：316-322, 2024

5) Coats病

近畿大学眼科 眞野福太郎
日下俊次

早期発見・診断・治療のポイント

- Coats病は網膜の異常血管瘤を伴う進行性の疾患である.
- 主たる治療は血管瘤へのレーザー光凝固であり, 抗VEGF薬硝子体注射との併用で光凝固の効果増強が期待できる. 治療に抵抗し, 網膜剥離が進行する場合は手術を検討する.

I 概説

Coats病は網膜異常血管瘤の形成を特徴とし, 網膜内および網膜下に滲出性変化を来す非遺伝性の疾患である. Coats病は進行性の疾患であり, 適切な時期に治療されないと網膜剥離や血管新生緑内障(neovascular glaucoma : NVG)を発症し, 最終的に眼球摘出を余儀なくされる場合もあり, 適切な時期に治療介入を行うことが重要である. Coats病の鑑別疾患として, 同様に白色瞳孔を呈する網膜芽細胞腫や家族性滲出性硝子体網膜症(familial exudative vitreoretinopathy : FEVR), 胎生血管系遺残(persistent fetal vasculature : PFV), Norrie病などが挙げられる.

II 症状

主に乳幼児から学童期までの男児に発症し, 多くは片眼性であるが, まれに女児に発症する場合や両眼性の場合もある. 学童期に健診などで軽微な視力低下や視野異常, 斜視で発見されることもあるが, 白色瞳孔で幼児期に発見される場合は進行期であることが多い.

III 検査と診断

2001年にShieldsらが提唱した病期分類[1)]によると, 網膜異常血管瘤の形成のみで滲出変化を伴わないstage 1, 滲出変化を伴うstage 2, 部分的網膜剥離を伴うstage 3A, 全網膜剥離を伴うstage 3B, NVGを認めるstage 4, 眼球癆を伴うstage 5に分類される(表1). 網膜異常血管瘤は周辺部に起こるため, 広角眼底カメラを用いた眼底検査, 蛍光眼底造影検査が極めて有用である(図1). Coats病による白色瞳孔は, 網膜芽細胞腫でみられる白色調のものと比べ, やや黄色調であること, 網膜血管異常が剥離網膜上に観察できることを特徴とする(図2). また, 網膜芽細胞腫で認められる石灰化の有無を超音波B-modeやCT検査で調べることが重要である. 異常血管からの漏出が黄斑部に及ぶと, 黄斑部への硬性沈着物や線維化を生じ, 視力低下を来す(図3).

表1 | Coats病の病期分類

stage	
stage 1	網膜異常血管瘤のみで滲出変化なし
stage 2	血管瘤に伴う滲出変化あり 2A : 黄斑外への滲出変化 2B : 黄斑への滲出変化
stage 3	3A : 部分的網膜剝離 1) 黄斑外の網膜剝離 2) 黄斑を含む網膜剝離 3B : 網膜全剝離
stage 4	網膜全剝離および続発緑内障
stage 5	眼球癆

(文献2)より)

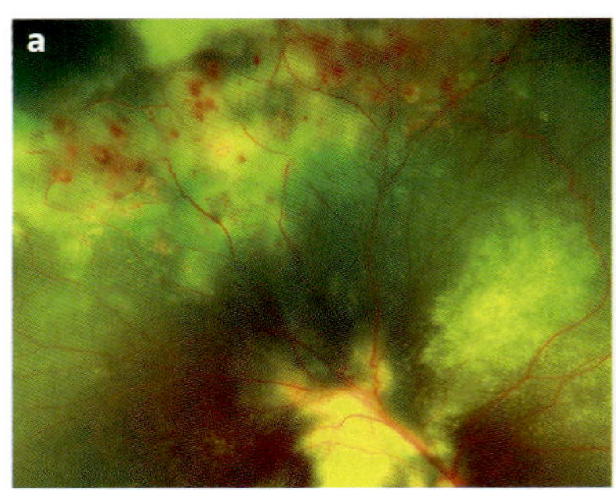
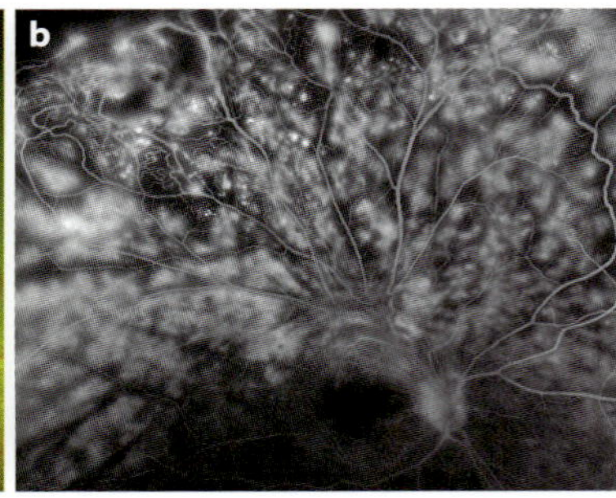

図1｜周辺部に局在する網膜異常血管
a 広角眼底撮影にて，周辺部に網膜血管異常（網膜血管の拡張や血管瘤）が認められる．
b 蛍光眼底造影撮影では網膜血管異常が明らかで，その周囲に無血管域と血管漏出が認められる．

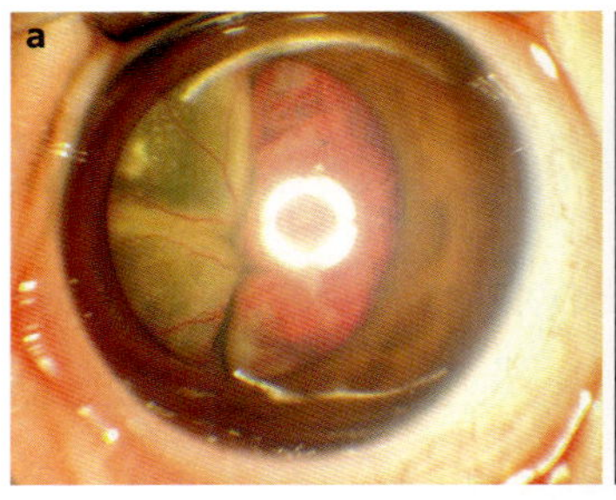
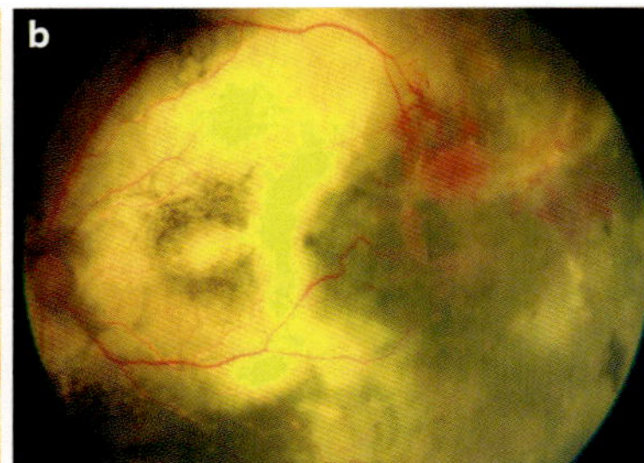
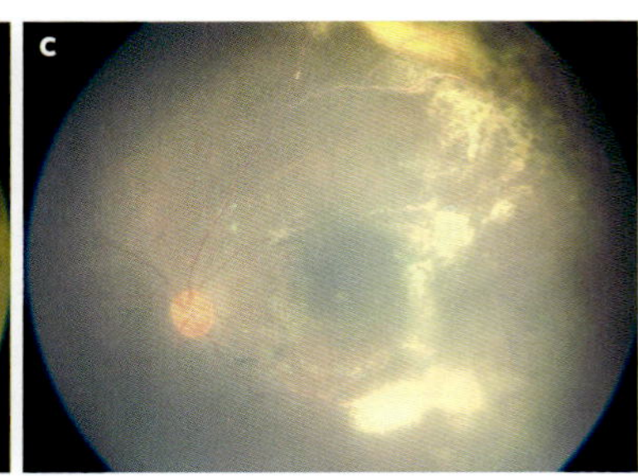

図2｜胞状の網膜剝離を有するCoats病
a 水晶体後面に接する胞状の網膜剝離が認められる．剝離した網膜表面に異常血管が認められ，Coats病と考えられる．網膜芽細胞腫を画像検査などで鑑別する必要がある．
b 強膜外排液および硝子体手術後1年経過した眼底写真で，網膜は復位している．アーケード血管耳側に異常血管を認め，また広範囲の硬性白斑が認められる．
c 術後2年経過し，硬性白斑の減少が認められる．

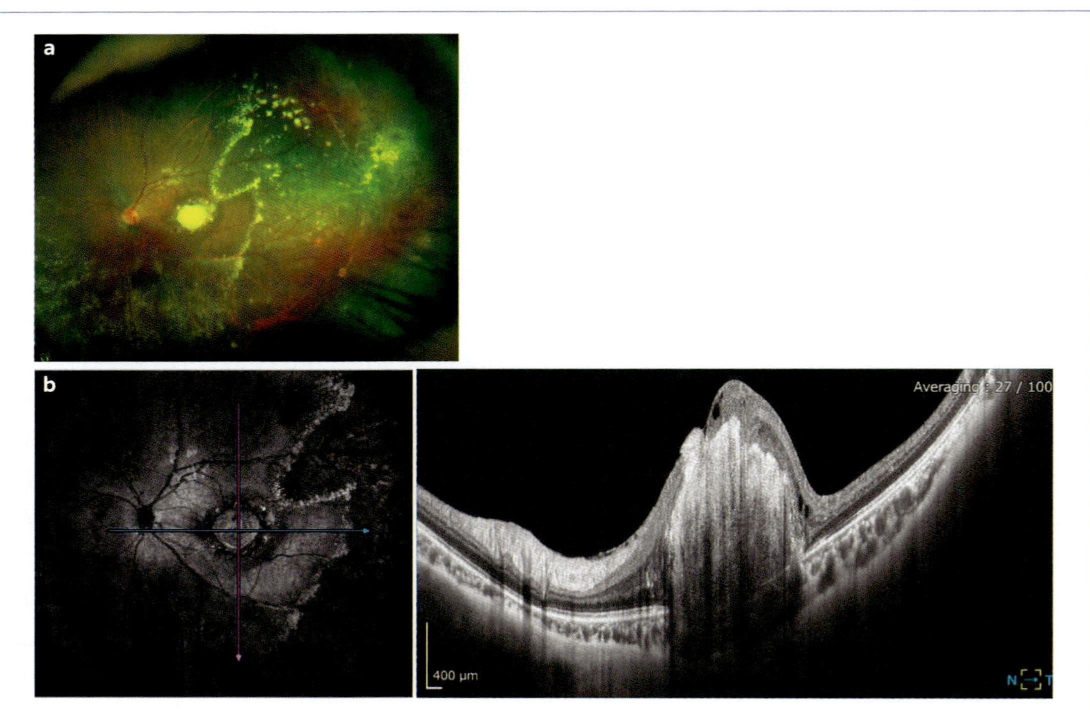

図3｜レーザー光凝固治療を行ったCoats病の症例
a 周辺部の異常血管は治療により沈静化が得られたが，黄斑部に線維化を認め，低視力となっている．
b OCTでは黄斑部の線維化が明らかである．

IV 治療と管理

stage 1においては経過観察が選択されることが多い．stage 2では血管瘤に対するレーザー光凝固治療が中心となる．また，Coats病では眼内のVEGFが上昇していると報告されており[3)]，適応外使用になるが，抗VEGF薬の硝子体内注射が有用であると報告されている．レーザー光凝固治療に抗VEGF治療を併用することによって，治療効果を増強させる狙いがある．治療抵抗性で，網膜剝離の進行を認める場合は外科的治療が必要となる．網膜剝離を伴う進行したCoats病に対する治療の目標は，網膜の復位と網膜異常血管瘤に対してレーザー光凝固などを行い，滲出変化から黄斑部を守ることである．主な手術の方法としては，硝子体手術と網膜下液の強膜外排液が挙げられる[4)]．硝子体手術では安全な範囲で硝子体切除を行い，網膜異常血管・血管瘤に対して，眼内レーザーを用いた光凝固を行う．胞状の網膜剝離を有する症例では，網膜下液の強膜外排液が有用である[5)]．具体的には強膜切開創を作成し，脈絡膜を穿刺して網膜下液を強膜外へ排液する．一方，硝子体切除を行わず，強膜外排液とレーザー光凝固のみを行う方法や，強膜バックリング手術を併用する方法なども報告されている．

V 予後

抗VEGF薬の登場でCoats病の治療選択肢が増えたが，依然として治療に抵抗し，網膜剝離を伴う進行期の症例では視力予後が不良である．また，網膜の復位が得られても，再発を認める症例や滲出性変化により黄斑部に線維化や硬性白斑の沈着が生じ，永続的な視機能障害を来す症例も存在する[6)]．Coats病は進行性の疾患であることを認識し，継続的な検査と適切な手術適応の判断が重要と考えられる．

文献

1) Shields JA, et al：Clinical variations and complications of Coats disease in 150 cases：the 2000 Sanford Gifford Memorial Lecture. Am J Ophthalmol 131：561-571, 2001
2) Shields JA, et al：Classification and management of Coats disease：the 2000 Proctor Lecture. Am J Ophthalmol 131：572-583, 2001
3) He YG, et al：Elevated vascular endothelial growth factor level in Coats' disease and possible therapeutic role of bevacizumab. Graefes Arch Clin Exp Ophthalmol 248：1519-1521, 2010
4) Kusaka S：Surgical management of Coats disease. Asia Pac J Ophthalmol (Phila) 7：156-159, 2018
5) Mano F, et al：Vitrectomy and external drainage of subretinal fluid containing high concentration of vascular endothelial growth factor for advanced coats disease. Sci Rep 11：19333, 2021
6) Daruich AL, et al：Subfoveal nodule in Coats' disease：Toward an updated classification predicting visual prognosis. Retina 37：1591-1598, 2017

Ⅳ. 小児の眼疾患を知る ▶ 2. 後眼部疾患

6) Leber先天黒内障・早発型網膜ジストロフィ

浜松医科大学眼科 **鳥居薫子**
堀田喜裕

早期発見・診断・治療のポイント

- 乳幼児期から眼振, 視力不良, 夜盲や羞明, 網膜電図の異常などを呈する.
- 両アレル性*RPE65*遺伝子バリアントによる網膜ジストロフィに対する遺伝子治療が2023年に承認され, その適応判断のための遺伝学的検査も保険収載された.
- いまだ多くの症例に対しては治療法がなく, 早期からのロービジョンケアや遺伝カウンセリング, 全身合併症の管理などが重要である.

Ⅰ 概説

遺伝性網膜ジストロフィ(inherited retinal dystrophy：IRD)は, 遺伝子の病的バリアント(変異)により視細胞や網膜色素上皮を原発とする機能異常や変性を認める疾患群であり, 乳幼児期に発症するLeber先天黒内障(Leber congenital amaurosis：LCA)と早発型網膜ジストロフィ(early-onset retinal dystrophy：EORD)は一連のスペクトラムを呈する.

LCAは最も重症な小児網膜ジストロフィであり, 生後1年以内に明らかになる高度な視機能障害, 感覚性眼振, 対光反射の欠如または高度障害, 網膜電図(electroretinogram：ERG)の高度異常(消失型もしくは高度減弱)を特徴とする. 発症頻度は30,000～80,000出生に1人とされる. 原因遺伝子としては*CEP290*, *GUCY2D*, *CRB1*, *RDH12*, *RPE65*, *RPGRIP1*など25遺伝子以上が知られており, 多くは常染色体潜性遺伝形式で発症する[1, 2] (表1, 図1).

EORDは通常幼児期までに発症し, 原因遺伝子や症例により幅はあるが, LCAと比較して視機能障害は軽く, ERGの反応がある程度残存している例もある. 代表的な表現型に網膜色素変性や黄斑ジストロフィがある. *RPGR*遺伝子や*RP2*遺伝子などに関連するX連鎖性網膜色素変性(X-linked retinitis pigmentosa：XLRP)は進行が速い例が多く, 乳幼児期に発症し30歳頃に失明に至る症例もある. X連鎖性であるため典型的

表1 | LCAの代表的な原因遺伝子と遺伝形式, 患者に占める割合

遺伝子名	遺伝形式	患者に占める割合(%)[2]
CEP290	AR	15～20%
GUCY2D	AR	10～20%
CRB1	AR	10%
RDH12	AR	10%
RPE65	AR	5～10%
RPGRIP1	AR	5%
IMPDH1	AD	5%
AIPL1	AR	＜5%
SPATA7	AR	3%
LCA5	AR	1～2%
CRX	AD, AR	1%
LRAT	AR	＜1%
TULP1	AR	＜1%

AR：autosomal recessive(常染色体潜性遺伝)
AD：autosomal dominant(常染色体顕性遺伝)

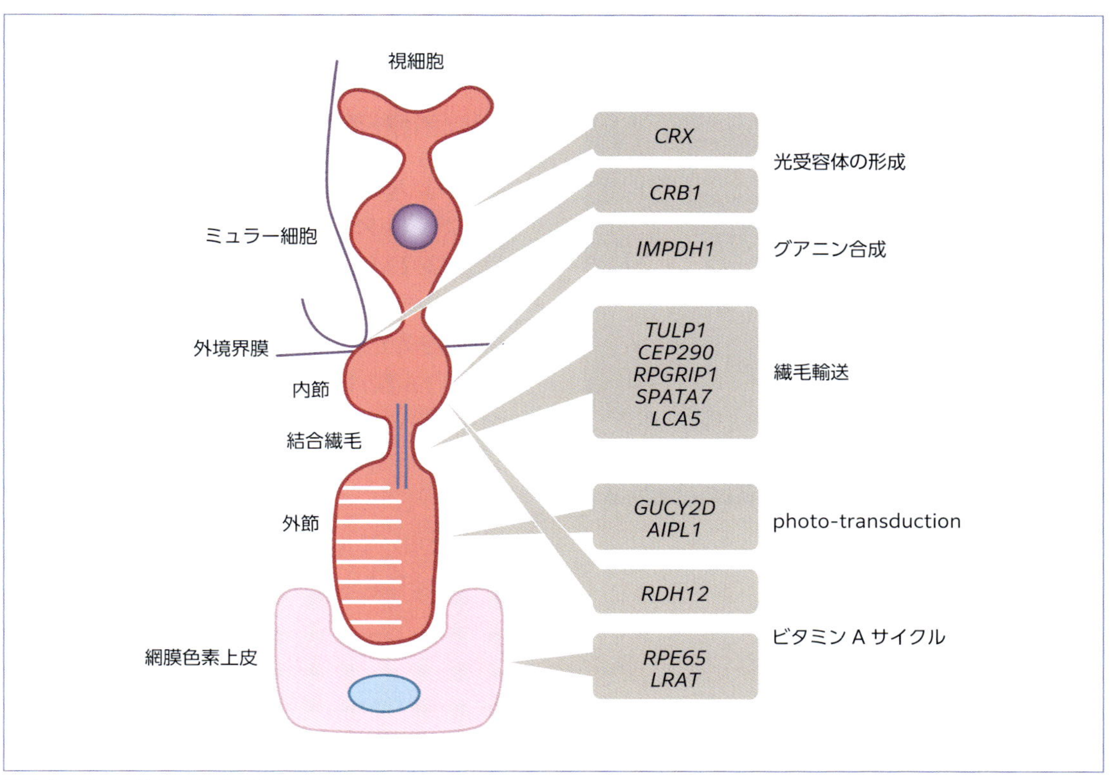

図1｜LCAの代表的な原因遺伝子
LCAの代表的な原因遺伝子をその作用部位や働きとともに示す.

には男児に発症するが，保因者女性においても眼底やERGに異常を認め，ときに罹患男性と同程度に重症になることがある.

IRDの原因遺伝子は多様でそれぞれが複数の表現型を呈しうるため，近年では原因遺伝子により分類されることも多くなっている.

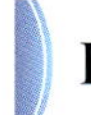

II 症状

典型的LCAでは，生後早期(多くは半年以内)から眼振や視反応不良，対光反射の欠如または高度障害を示す．眼押し現象(oculo-digital sign)がみられることもある．視力は光覚弁から通常0.1以下で，屈折は高度な遠視が多いがさまざまである．原因遺伝子により傾向は異なるが，夜盲や羞明はLCA/EORDの主要な自覚症状であり，進行性の視野狭窄や視力障害を認める.

症候性LCA/EORDもしばしばみられ，肥満や精神発達遅滞，慢性腎障害，性腺機能低下症，多指症・合指症に網膜色素変性が合併するBardet-Biedl症候群や，網膜色素変性に感音難聴が合併するUsher症候群などが知られている(表2).

表2｜LCA/EORDを伴う代表的な症候群とその症状

症候群	症状
Bardet-Biedl症候群	肥満，精神発達遅滞，網膜変性，腎機能障害，性腺機能低下症，多指症・合指症
Joubert症候群	小脳虫部低形成，精神運動発達遅滞，筋緊張低下，呼吸異常，眼球運動失行，腎機能障害，網膜変性
Senior-Løken症候群	腎機能障害，網膜変性
Usher症候群	感音難聴，網膜変性
Alström症候群	網膜変性，感音難聴，高インスリン血症を伴う小児肥満，糖尿病

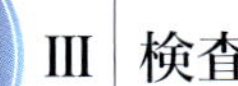

III 検査と診断

原因遺伝子により，幅広い臨床像をとる．眼底所見は，明らかな異常を認めないものから，網膜血管の狭細化や網膜色素変性様の色素沈着を来すもの，黄斑萎縮を認めるものなどさまざまで

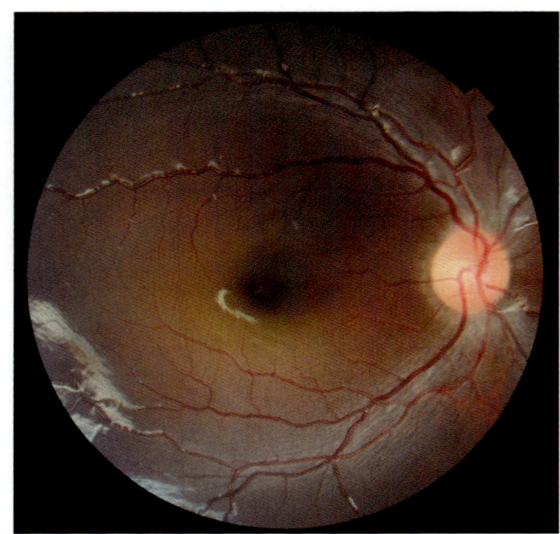

図2｜LCAの眼底写真
網膜の反射が粗造であるが，網膜血管の狭細化や色素沈着ははっきりしない．

ある（図2，3）．生後早期には所見に乏しく，成長とともに所見が明らかとなる症例もある．

ERGは診断確定に有用であり，小児では皮膚電極を用いると比較的検査しやすい．典型的LCAでは消失型～高度減弱を示す．病型にもよるが，OCTではellipsoid zoneの不明瞭化や消失，網膜外層の菲薄化などを認める．眼底自発蛍光での異常蛍光の領域は視野障害とある程度相関し，診断や経過観察に有用である．

遺伝子解析は，わが国では研究レベルの補助診断として行われてきたが，後述する遺伝子治療の開始に伴い，対象となる症例に条件はあるものの，IRDに対する遺伝学的検査が先進医療を経て2023年より保険診療として行われるようになり（82遺伝子を対象とした遺伝子パネル検査：PrismGuide™IRDパネル システム），代表的なLCA/EORDの原因遺伝子も含まれる．遺伝学的検査/遺伝子解析においては，検出されたバリアントに対して解釈基準に基づいた病原性評価が行われる．原因と考えられる病的バリアントがみつからなかったり，病的意義不明のバリアント（variant of uncertain significance：VUS）が検出されたりすることもよくある．症例の蓄積等により評価が将来的に変わりうることや，遺伝情報を共有する血縁者にも影響しうることなど特有の問題もあり，医療者と患者の双方が遺伝学的検査の特徴をよく理解することが必要である[3]．

Ⅳ 治療と管理

LCA/EORDを含むIRDには長い間有効な治療法がなく，主要失明原因の一つとなっている．海外では2017年に米国で，両アレル性*RPE65*遺伝子バリアントを有するIRD患者に対する遺伝子補充治療薬であるボレチゲンネパルボベク（ルクスターナ®）が眼科領域で初めて承認され，2023年についにわが国でも承認された．*RPE65*遺伝子は光受容に関与するビタミンAサイクルで働く酵素の一つをコードしており，アデノ随伴ウイルスベクターを用いて正常な*RPE65*遺伝子を網膜下投与することにより，網膜の光感度の改善がみられている．

治療対象となる遺伝子のバリアントが検出されなかった場合も，原因遺伝子が明らかになれば遺伝形式がわかり，予後の予測が可能となる．原因遺伝子の構成は人種により異なり，これまでの報告では東アジアのLCAにおいては欧米と比較して*CEP290*が少なく*RPGRIP1*が多い傾向にある[2, 4, 5]．同胞をはじめとする血縁者への発症の可能性や家族計画に関することなど，希望に応じて臨床遺伝専門医や認定遺伝カウンセラー®と連携し遺伝カウンセリングを行う．

すべての症例に対して屈折矯正等による弱視治療を行い，保有視機能の発達を促す．定期的な視機能評価を行い，早期から教育機関と連携して，発達段階や就学前・就学後等の状況に応じてロービジョンケアを行うことが重要である．

原因遺伝子によっては全身的な併発症を呈するものがある．症候性の疾患で眼症状が先行している場合もあり，遺伝子診断に基づいて合併しやすい疾患について小児科等と連携して全身検索，管理を行う．

Ⅴ 予後

視力障害や視野障害は進行性で，視機能予後は不良である．一部の症例に対して遺伝子治療が始まったが，依然として多くの症例では根本的

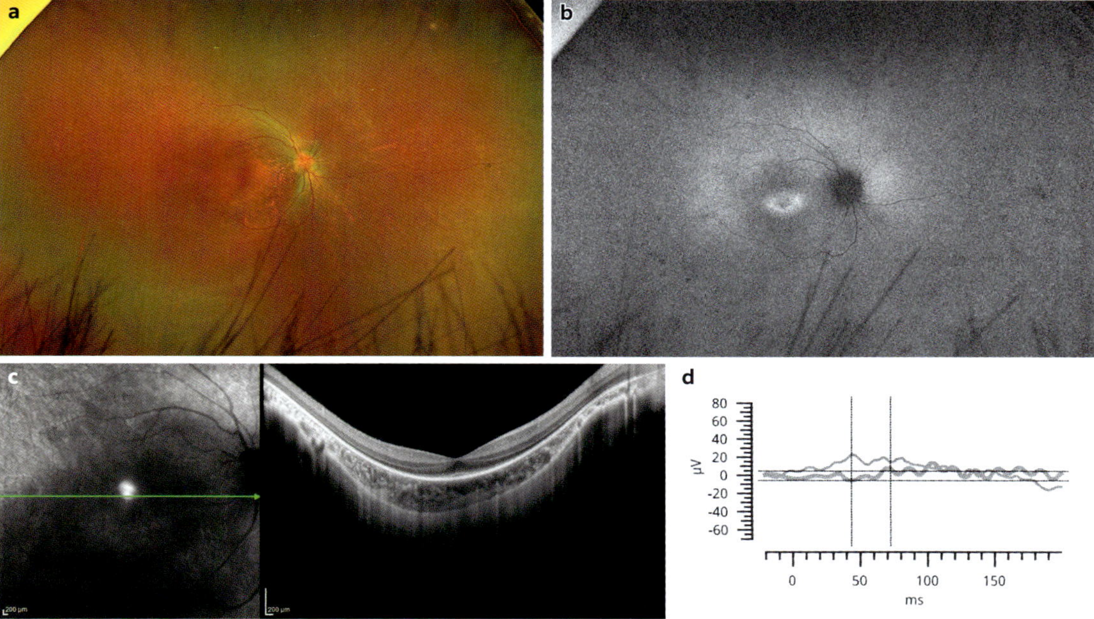

図3｜早期発症網膜色素変性の症例
a 眼底写真：網膜周辺部に軽度の色素沈着を認める.
b 眼底自発蛍光：黄斑周囲にリング状の過蛍光を認める.
c OCT：黄斑部を残して ellipsoid zone が消失し，網膜外層は菲薄化している.
d 皮膚電極 ERG：消失型を示す.

な治療法はないのが現状である.

RPE65 遺伝子補充療法以外にもいくつかの原因遺伝子に対して国内外で治験が行われているほか，再生医療や人工視覚などにおいてもさまざまな臨床研究が進められており，成果が期待される.

文献

1）den Hollander AI, et al：Leber congenital amaurosis：genes, proteins and disease mechanisms. Prog Retin Eye Res 27：391-419, 2008
2）Kumaran N, et al：Leber congenital amaurosis/early-onset severe retinal dystrophy：clinical features, molecular genetics and therapeutic interventions. Br J Ophthalmol 101：1147–1154, 2017
3）厚生労働科学研究費補助金難治性疾患政策研究事業網膜脈絡膜・視神経萎縮症に関する調査研究班遺伝性網膜ジストロフィにおける遺伝学的検査のガイドライン作成ワーキンググループ：遺伝性網膜ジストロフィにおける遺伝学的検査のガイドライン．日眼会誌 127：628-632，2023
4）Wang H, et al：Comprehensive molecular diagnosis of a large chinese Leber congenital amaurosis cohort. Investig Ophthalmol Vis Sci 56：3642–3655, 2015
5）Hotta Y, et al：Ocular genetics in the Japanese population. Jpn J Ophthalmol 68：401-418, 2024

Advanced Techniques

遺伝性網膜ジストロフィに対する遺伝学的検査

神戸市立神戸アイセンター病院 前田亜希子

遺伝学的検査とは疾患原因遺伝子を同定すること

遺伝性網膜ジストロフィ(inherited retinal dystrophy：IRD)は，網膜の機能や構造維持に必要な蛋白質を決定する遺伝子配列に変化が起こることにより発症する疾患群で，代表疾患は網膜色素変性(retinitis pigmentosa：RP)や錐体ジストロフィである．遺伝子配列を解析し疾患原因遺伝子を同定することが，遺伝学的検査(遺伝子検査)である．遺伝子解析技術の進歩により，近年では多数の遺伝子を同時に解析する全ゲノム解析(whole genome sequence：WGS)，全エクソーム解析(whole exome sequence：WES)，パネル解析を含む網羅的解析が実施されるようになっている．

遺伝学的検査は遺伝子特異的治療の適否判断に必須である

IRD遺伝学的検査(PrismGuide™ IRDパネル システム)が2023年8月に保険収載された．現状では，*RPE65*遺伝子治療の適否判断に結果を用いる場合に限り，保険検査として検査を実施できる．RPE65関連網膜症を疑う所見として，①常染色体潜性遺伝形式(孤発を含む)が疑われる，②学童期までに発症した重度の夜盲，および視力低下，③全視野網膜電図の低下または消失があり(**表1**)，これらをすべて満たす患者に遺伝学的検査が実施される．*RPE65*が疾患原因遺伝子であることが判明し，疾患網膜の状態が良好であれば，*RPE65*遺伝子治療の適応となる．疾患原因遺伝子の同定が治療につながる時代が始まっている．

IRDの代表疾患であるRPでは，原因遺伝子として80遺伝子以上が知られているため，RPと臨床診断しても原因遺伝子を特定することはできず，原因遺伝子を知るためには遺伝学的検査が唯一の方法となっている．*RPE65*はLeber先天黒内障，RP，白点状眼底の原因遺伝子であり，また，*RPE65*は常染色体潜性遺伝形式を呈することが多いものの，常染色体顕性遺伝形式をとる場合が知られているなど，IRDには遺伝学的な複雑性がある．そのため，遺伝学的検査で検出された遺伝子バリアントが疾患の発症に関与する病的バリアントであるのかを判断することは容易ではない．検出されるバリアントが病的バリアントであるのかを判断するには，専門的な知識が必要である．

表1｜*RPE65*遺伝子変異によるIRDを疑う患者

- 常染色体潜性(孤発を含む)の遺伝形式が疑われる
- 学童期までに発症した重度の夜盲，および視力低下
- 全視野網膜電図の低下または消失

解析結果はエキスパートパネルで検討される

IRD遺伝学的検査は，IRDの原因となりうる82遺伝子を次世代シーケンサーで同時に解析するパネル検査として実施される(**図1**)．検査前後には遺伝カウンセリングが提供される．検査前には患者自身が遺伝学的検査を受けるかどうか決断することをサポートするために，検査の意義やリスクについての説明と相談が実施される．検査後には遺伝のリスクを再評価したり，検査結果による患者の疑問に対して説明と相談が行われたり，検査結果やその影響に対する心理的なサポートが提供される．検査前遺伝カウンセリングで検査を受ける決断をした患者から採血を行い，血液検体が衛生検査所での解析に使用される．解析にて検出されたバリアントは，専門家による会議(エキスパートパネル)でその病原性を患者臨床症状とあわせて検討することにより，原因遺伝子が判定され治療計画が提案される．結果は主治医から患者に開示される．

疾患原因遺伝子が判明することにより，詳細情報が得られることが期待できる

IRD遺伝学的検査を希望する主な理由は，治療の

ステップ1	ステップ2	ステップ3	ステップ4
検査説明・同意取得 遺伝カウンセリング	遺伝子パネル検査	エキスパートパネル	結果開示 遺伝カウンセリング
検査の説明・同意取得 遺伝カウンセリング	次世代シーケンサーを用いた82遺伝子パネル検査システムによる検査の実施	遺伝子バリアントの評価，解析結果の意義づけ，治療計画の提案	結果説明，治療計画決定，遺伝カウンセリングの実施
【主治医・遺伝カウンセラー】	【臨床検査室】	【IRD専門家・遺伝専門家・主治医など】	【主治医・遺伝カウンセラー】

図1｜遺伝学的検査では多くの専門職の協力が不可欠
検査前後には遺伝カウンセリングが実施され，遺伝子解析結果の解釈はエキスパートパネルで行われる．

ため，遺伝形式を知るためであることが報告されている[1)]．検査により*RPE65*遺伝子が疾患原因遺伝子と判明し，遺伝子治療により視機能の回復が期待できると判断された場合には，遺伝子治療が提案される．*RPE65*遺伝子以外が原因遺伝子として同定された場合には，疾患予後情報や治験情報などが提供できる場合がある．また，疾患原因遺伝子が同定されることにより，遺伝形式が確定する場合も多い．原因遺伝子の同定により，患者は疾患のより詳しい情報を得られることが期待できる．一方で，先進医療での原因遺伝子同定率は41%であり，必ずしも検査により原因遺伝子が同定されるわけではない[2)]．

IRDゲノム医療の拡充には，検査の適応拡大が望まれる

海外では複数の遺伝子特異的治療の治験が始まっており，遺伝学的検査の必要性が増大している．しかしながら，国内ではRPE65関連網膜症を疑う患者にのみ保険診療として遺伝学的検査を実施可能で，大多数のIRD患者は遺伝学的検査を受けることができない．治療情報を得るため，遺伝形式を知るために遺伝学的検査を希望する患者が増えているにもかかわらず，その期待には応えることができていない．遺伝学的検査により原因遺伝子が判明することは正確な診断につながり，治療に直結するだけでなく，原因遺伝子特異的な情報提供を含む個別化医療を提供することを可能にする．2023年にゲノム医療推進法が施行されており，今後はわが国でも遺伝子情報に基づくゲノム医療の進歩が期待される．IRDゲノム医療の実現に遺伝学的検査は不可欠であり，遺伝学的検査の適応拡大が望まれる．

表2｜遺伝学的検査を実施する施設の施設基準

- 遺伝カウンセリング体制を有する
- 遺伝学的検査の対象となる疾患についての診療実績を有する
- 患者や家族にゲノム医療に関する情報をわかりやすく提供できる体制を有する
- 遺伝学的検査について適切な医学的解釈をするエキスパートパネルを有する，または，緊密に連携をとれる施設

今後，遺伝学的検査がより多く実施されていくことが予想される．遺伝学的検査の実施には遺伝カウンセリングの提供や，エキスパートパネルによる遺伝学的情報の解釈が求められており(**表2**)，IRD遺伝専門家の育成や眼科医による遺伝カウンセリング技術の習得などが必要になることが見込まれる．IRDゲノム医療が拡充され，これまで十分な医療提供が困難であった疾患に対する新しい医療提供が期待されている．

文献

1) Inaba A, et al：Perception of genetic testing among patients with inherited retinal disease：benefits and challenges in a Japanese population. J Genet Couns 31：860-867, 2022
2) 前田亜希子ほか：遺伝性網膜ジストロフィにおける遺伝子パネル検査を用いた遺伝子診断の先進医療．日眼会誌 128：305-310，2024

Ⅳ. 小児の眼疾患を知る ▶ 2. 後眼部疾患

7）杆体１色覚

弘前大学眼科 上野真治

早期発見・診断・治療のポイント

- 杆体１色覚の症状として，眼振や羞明，低視力がある．
- 診断にあたってはERGで杆体と錐体の機能を分離して記録し，錐体反応が消失していることを確認する．
- 眼底所見は黄斑変性からほぼ正常なものまでさまざまである．

Ⅰ 概説

杆体1色覚は，両眼の錐体機能が生まれながらに欠損している遺伝性・非進行性の網膜疾患である．常染色体潜性遺伝の形式を示し，現在のところ原因遺伝子は*CNGA3*，*CNGB3*，*GNAT2*，*PDE6C*，*PDE6H*，*ATF6*が知られている．ただ，近年日本人の患者では，新規の遺伝子変異として*RPGRIP1*のエクソン18の欠失に伴う症例が報告されている．

Ⅱ 症状

患者は低視力，羞明，昼盲を訴え，振子眼振を伴うことが多い．症状は生まれつきであり，年齢による進行はほとんどない．矯正視力は0.1程度で色覚は大幅な異常を示し，パネルD-15テストで杆体軸をもつとされる（図1）．ただ，なかには中心窩の錐体の機能が残っており，比較的良好な視力や色覚を示す症例があることも知られている．

Ⅲ 検査と診断

眼底所見は正常な症例が多いが，黄斑に変性がみられる症例もある．OCTは，眼底の変性に伴って黄斑部の外顆粒層の菲薄化を示す場合もあれば，眼底正常で黄斑の菲薄化を示さない症例もある（図2）．*GNAT2*の変異によるもの以外の症例では，網膜外層にあるellipsoid zone（EZ）が不鮮明である（図3）．ただし，眼振によりきれいにOCTが撮影できない場合も多いため，この異常はわかりにくいときもある．

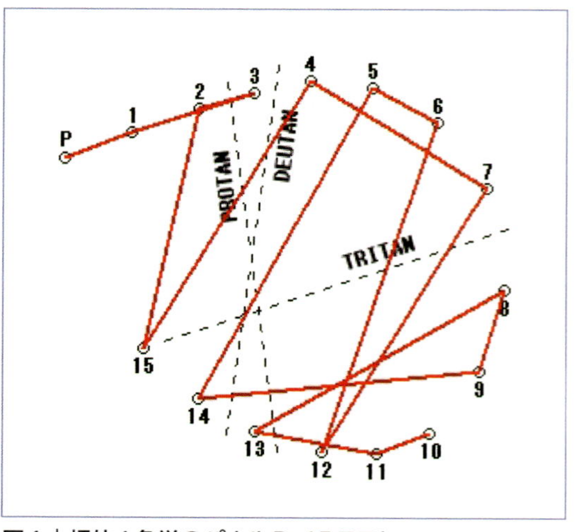

図1｜杆体1色覚のパネルD-15テスト
典型例ではパネルD-15テストで杆体軸が検出される（DEUTANとTRITANの間に引ける軸）．

本症例の確定診断には，ERGが必須である．近年皮膚電極ERGが普及してきており，鎮静をしなくても記録できる年齢が広がり，小児からのERGが記録しやすくなっている．本症を疑う場合は，国際臨床視覚電気生理学会（International Society for Clinical Electrophysiology of Vision：ISCEV）の提唱に基づき，杆体系と錐体系

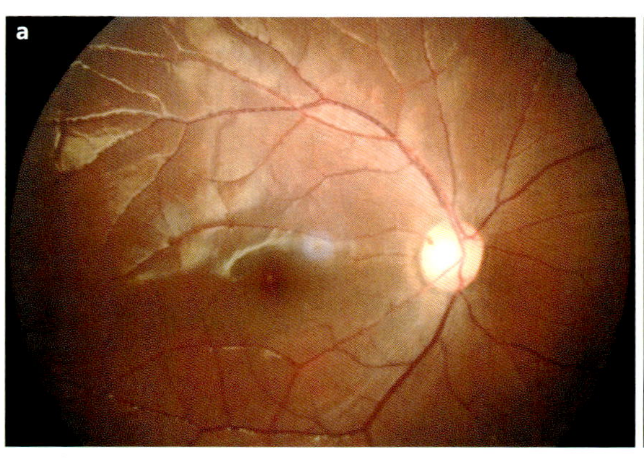

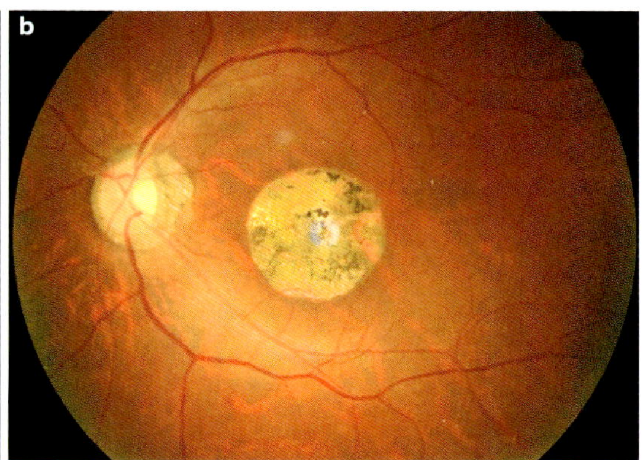

図2｜杆体1色覚の眼底所見
眼底に異常がみられない症例（a）もあれば，黄斑変性を伴った症例（b）もある．

の反応を分離して記録する．本症であれば，杆体系のERG（杆体応答：DA0.01，混合応答：DA3.0もしくはDA10.0）がほぼ正常で，錐体系のERG（錐体応答：LA3.0，30 Hzフリッカ応答）が消失している（図4）．鑑別疾患として挙げられるのが，眼底正常な錐体ジストロフィ，青錐体1色覚，Leber先天黒内障，黄斑ジストロフィ，眼白皮症である．鑑別にはERGが必要であるが，眼底正常な錐体ジストロフィ，青錐体1色覚は杆体1色覚と同様のERGを示すこともあり，問診が重要である．杆体1色覚および鑑別すべき疾患の確定診断には遺伝子検査が有用であるが，現在のわが国の保険診療では遺伝子検査はできないので，通常は症状（生まれつきの所見であること），検査所見（ERGや色覚検査など）から診断を行う．

Ⅳ　治療と管理

治療法はないため，対症療法を行う．最も効果的な治療は遮光眼鏡である．また，屈折異常も伴うことがしばしばあるため，その場合は屈折矯正治療も必要になる．低視力のため視覚補助具が必要になることもあるが，その場合地域の視覚特別支援学校と連携したケアが必要となる．

Ⅴ　予後

基本的に生来の自覚症状にほとんど変化はない．低視力ではあるが視野は保たれており歩行や日常生活は大方できるため，視覚補助具をうまく活用していくことが重要となる．

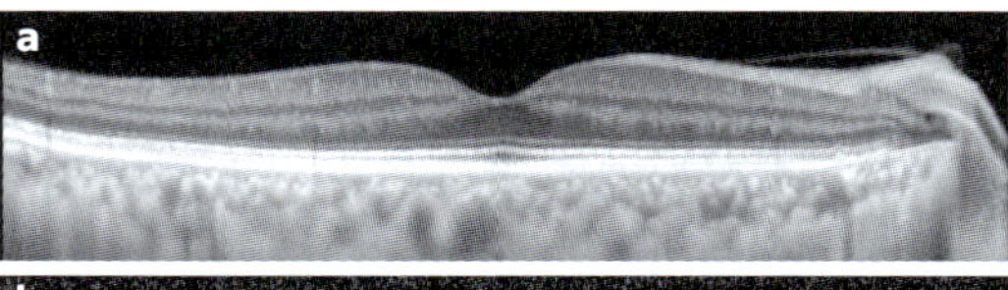

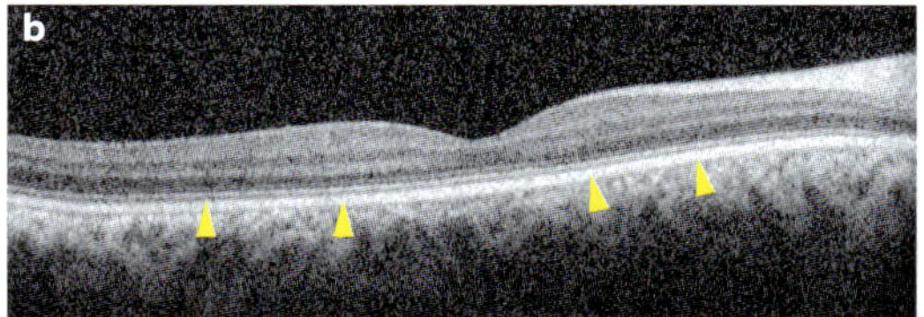

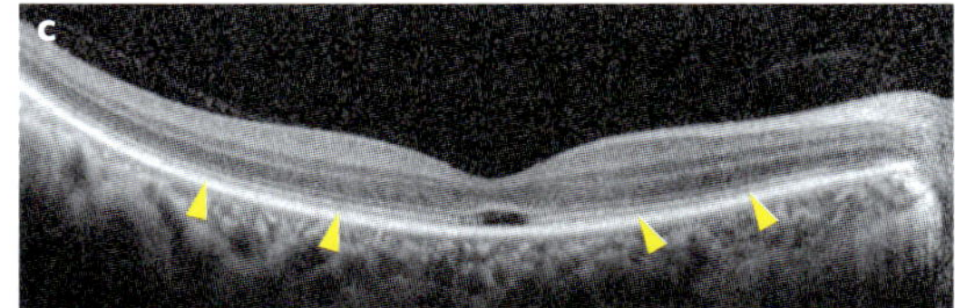

図3｜杆体1色覚のOCT所見
OCTは眼振のためきれいに撮影できないことが多いが，EZ（▻）が正常（a）に比較して不鮮明である（b）．また，中心窩にEZの消失（c）や萎縮を伴う症例がある．

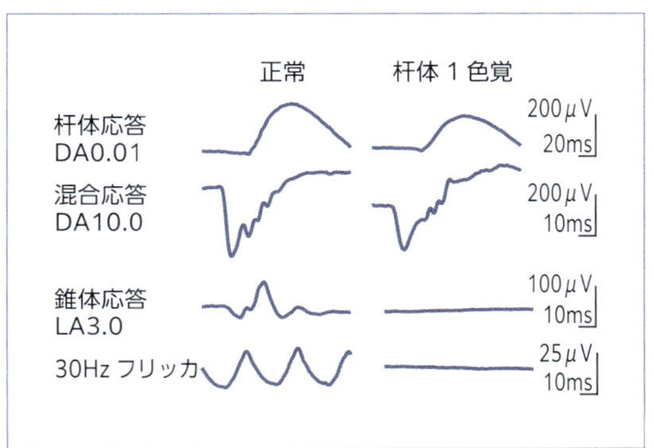

図4｜杆体1色覚のERG所見
杆体系のERG（杆体応答，混合応答）がほぼ正常で，錐体系のERG（錐体応答，30Hzフリッカ応答）が消失している．

Ⅳ. 小児の眼疾患を知る ► 2. 後眼部疾患

8) 黄斑ジストロフィ

三重大学眼科　近藤峰生

早期発見・診断・治療のポイント

- 両眼性の低視力の小児をみた場合には，黄斑ジストロフィの可能性を念頭に置く．
- 両親から症状をよく聞いて，眼底検査，眼底自発蛍光，OCT，ERGなどを行う．
- Stargardt病，先天網膜分離症，卵黄状黄斑ジストロフィなどが代表的な疾患である．

小児が両眼の視力不良を主訴に受診した場合には，黄斑ジストロフィの可能性を念頭に置く必要がある．小児の眼底を観察するのは容易ではないが，最近ではあまり眩しくない眼底カメラや眼底自発蛍光装置があり，短時間で記録できるOCTもある．さらに，皮膚電極によるERG装置も小児には使いやすい．本稿では，小児にみられる代表的な黄斑ジストロフィの症状や眼科検査所見などについてわかりやすく述べたい．

I　Stargardt病

小児の黄斑ジストロフィの代表的な疾患である．学童期から青年期に両眼の視力低下を主訴に受診することが多く，視力は黄斑萎縮の進行に伴い徐々に低下する．中心視野異常や色覚異常もみられる．ほとんどのStargardt病の原因遺伝子は*ABCA4*であり，常染色体潜性遺伝を示す．臨床所見は，障害が黄斑部にとどまる比較的軽症例から，障害が網膜全体に及ぶ重症例までさまざまである．

眼底所見は，黄斑部の萎縮と黄斑周囲の黄色斑（flecks）が特徴である（図1a）．しかし，小児では黄色斑があまり目立たず，黄斑萎縮のみという症例も存在する．蛍光眼底造影では，dark choroidと呼ばれる所見が特徴的で，眼底全体がリポフスチン沈着により低蛍光を示す．しかし，小児では蛍光眼底造影が施行困難なことが多く，最近では眼底自発蛍光で代用されることが多い．眼底自発蛍光では全体は比較的過蛍光であるが，黄斑萎縮部位と周囲の黄色斑部位が低蛍光になる（図1b）．視野検査では中心暗点がみられ（図2a），OCTでは黄斑部の厚みが全体に薄くなり，

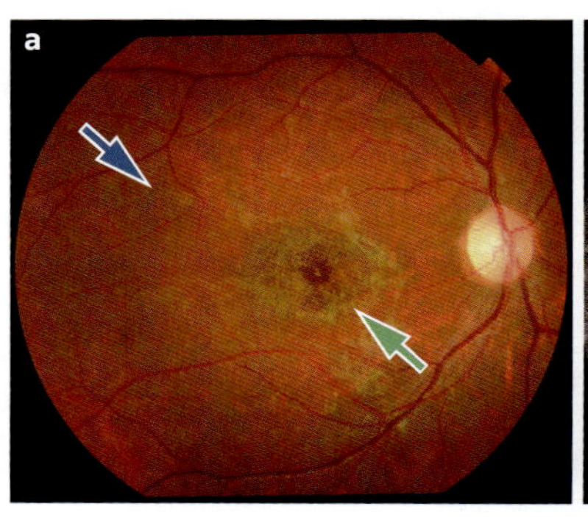

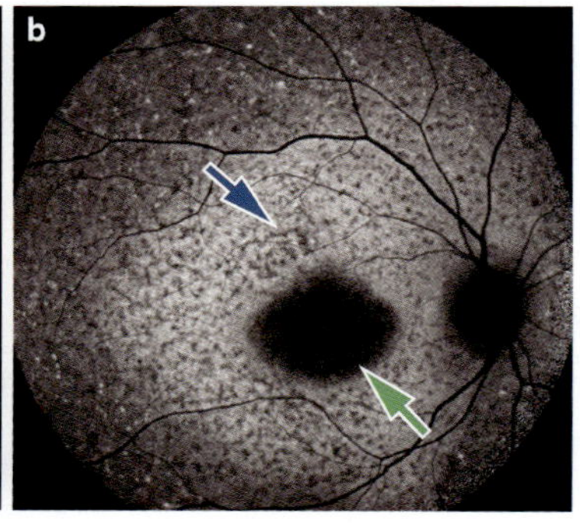

図1｜Stargardt病の右眼の眼底写真（a）と眼底自発蛍光（b）
黄斑萎縮（緑矢印）と周囲の黄色斑（flecks，青矢印）が特徴である．

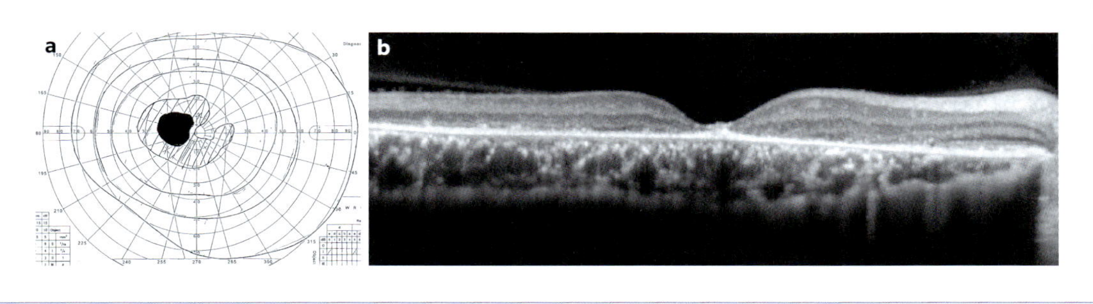

図2｜Stargardt病の右眼の動的視野検査(a)とOCT(b)
視野検査では中心暗点がみられ，OCTでは黄斑部，特に中心窩付近の網膜外層の萎縮が顕著である．

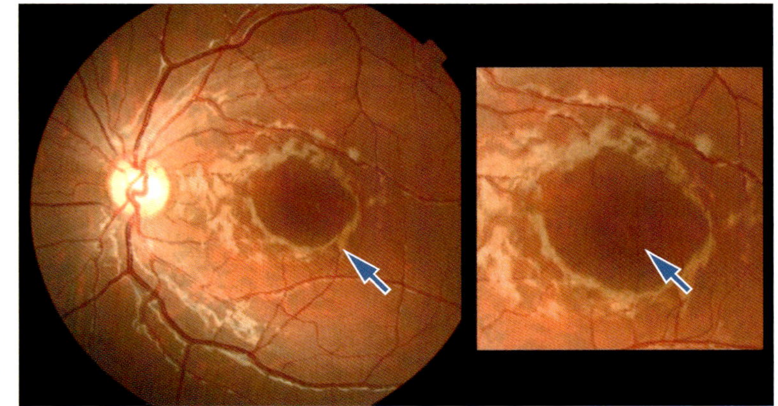

図3｜先天網膜分離症の眼底所見
黄斑部の反射異常がみられ，典型的には車軸状の変化がみられる(➡)．

中心窩では特に網膜外層の萎縮による菲薄化が顕著となる(図2b)．全視野ERGは，小児期では比較的保たれることが多い．

本症に対して承認された治療はないが，ビタミンA回路の代謝を変化させる内服薬が期待されており，臨床試験が進行中である．

II　先天網膜分離症

先天網膜分離症(congenital x-linked retinoschisis)はX連鎖性網膜分離症とも呼ばれ，学童期に視力不良を主訴に眼科を受診することが多い．男子に発症し，遠視や斜視を合併しやすい．小児期の矯正視力は，手動弁から1.0までさまざまである．遺伝形式はX染色体遺伝であるので，家系内に同様の症状の男性がいないか確認することが大切である．原因遺伝子は*RS1*である．

特徴的な眼底所見は車軸状の中心窩分離で(図3，矢印)，これはほぼ全例にみられる．黄斑分離はOCTでより明瞭に検出することができる(図4a，矢印)．周辺部の網膜分離は約半数にみられ，耳下側に多く，大きく胞状に分離することもあり，しばしば網膜剝離と間違えられる．ERGは診断に重要で，暗順応後の最大応答でb波の振幅がa波の振幅より小さい「陰性型(negative ERG)」を示す(図4b)．しかし，陰性型にならない症例もあるので注意が必要である．

本症に対して現時点では根本的な治療はないが，硝子体出血や網膜剝離を合併した例では手術の適応になる．

III　卵黄状黄斑ジストロフィ

卵黄様の眼底所見で知られる黄斑ジストロフィである．発見者の名前から，しばしばBest病とも呼ばれる．原因遺伝子は*BEST1*であり，遺伝形式は常染色体顕性遺伝である．学童期から青年期にかけて視力低下を主訴に眼科を受診することが多い．

診断には眼底所見が重要で，初期には黄斑部

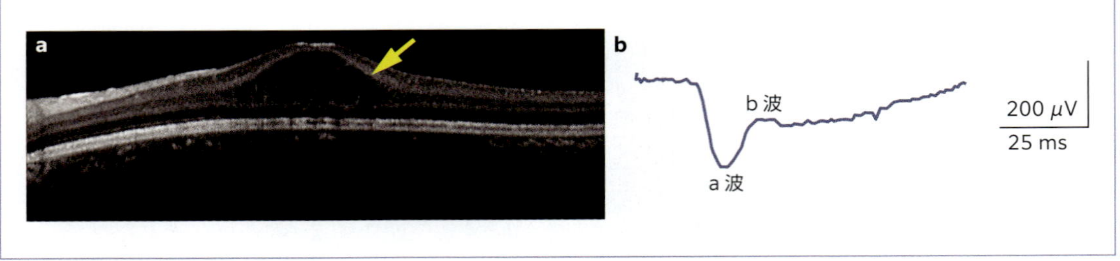

図4 | 先天網膜分離症のOCTとERG所見
a OCTでは黄斑浮腫状の黄斑分離がみられる(⇒).
b 暗順応後に強いフラッシュ光で記録したERGでは，b波の振幅がa波の振幅より小さい陰性型(negative ERG)となる.

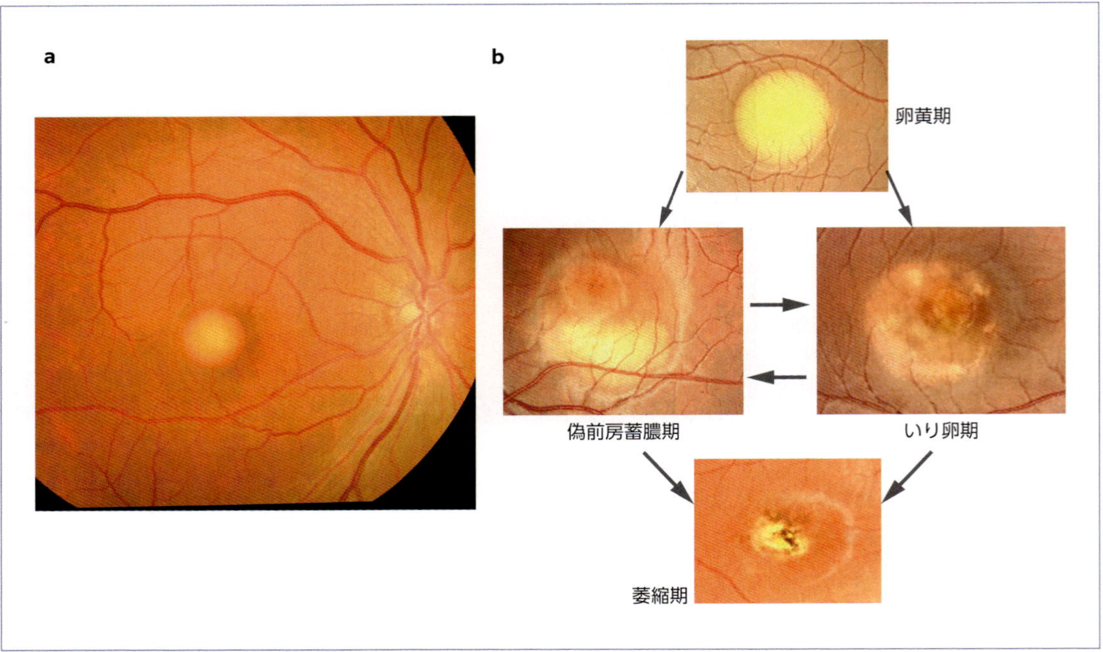

図5 | 卵黄状黄斑ジストロフィの眼底所見
a 黄斑部にみられる特徴的な卵黄様の黄色隆起病変.
b 本症の黄斑部病変は病期の進行に伴って変化し，偽前房蓄膿期やいり卵期を経て，最終的には萎縮期に至る.

に卵黄様の黄色隆起病変がみられる(図5a). この黄斑部病変は病期の進行に伴ってさまざまに変化し，卵黄が崩れて下方に貯留する偽前房蓄膿期，黄色病変が散在するいり卵期を経て，最終的には萎縮期に至る(図5b). 卵黄様病変は眼底自発蛍光では過蛍光となる(図6a). またOCTでは，神経網膜下に貯留物質の沈着が高反射でみられる(図6b).

本症の確定診断には眼球電図(electro-oculogram：EOG)が有用で，本症であればほぼ全例light/dark比が低下して平坦になる(図6c・d). 診断に迷う場合は，最終的には遺伝子検査が鍵となる.

Ⅳ 錐体(−杆体)ジストロフィ

錐体系の網膜機能が進行性に障害される遺伝性網膜疾患である. 主に錐体系のみが障害されるものを錐体ジストロフィと呼び，遅れて杆体系機能も低下していくものを錐体−杆体ジストロフィと呼んで分類している. しかし実際には，両者を厳密に区別するのは難しい. 原因遺伝子は，*GUCY2D*，*GUCA1A*，*CRX*など多数報告され

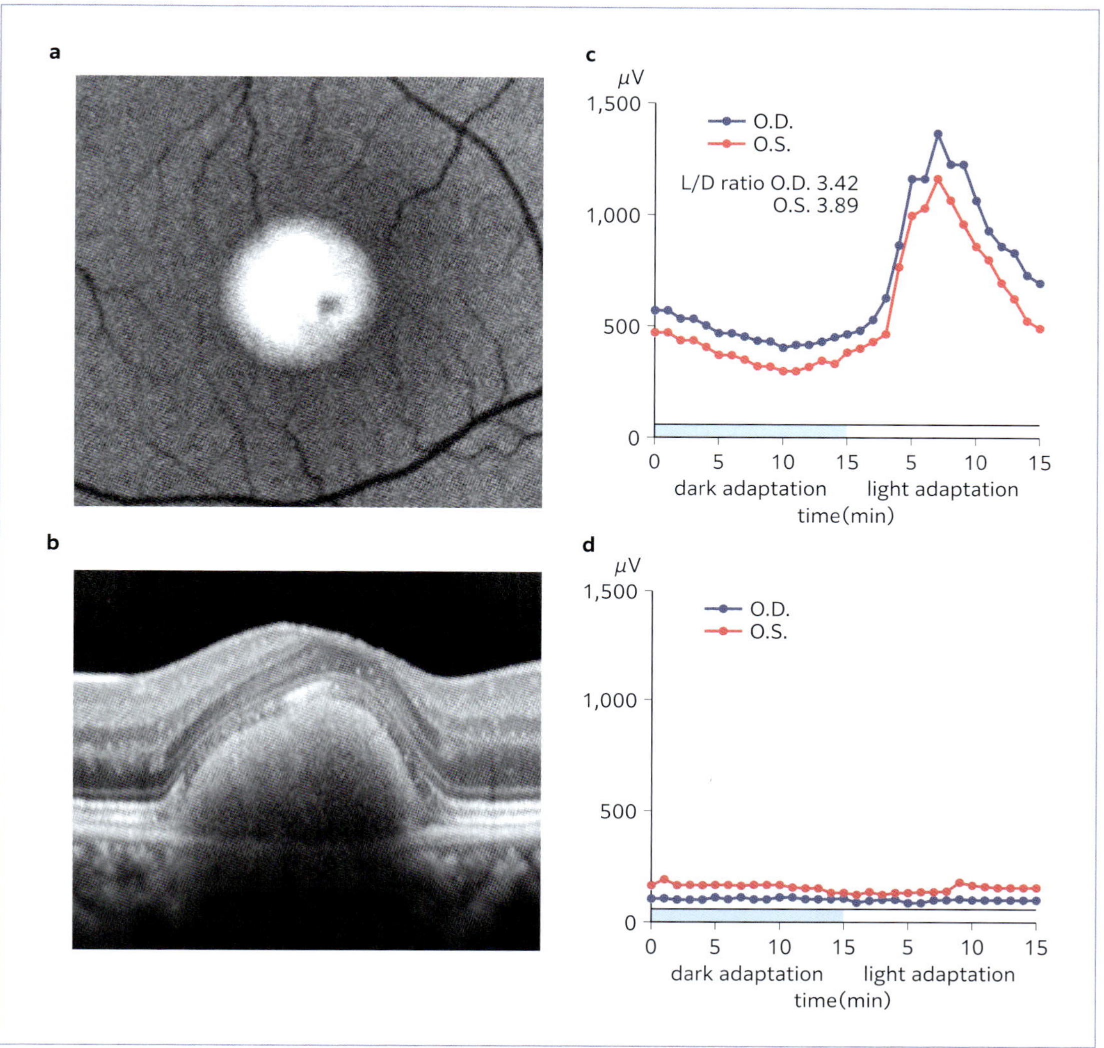

図6｜卵黄状黄斑ジストロフィの眼底自発蛍光，OCT，およびEOG所見
a 卵黄様病変は眼底自発蛍光では過蛍光となる．
b OCTでは，神経網膜下に高反射の貯留物質がみられる．
c・d 正常者（**c**）と患者（**d**）の眼球電図（EOG）．dではlight/dark比が低下して平坦なEOGとなる．

ており，遺伝形式もさまざまである．視力低下，羞明，色覚異常などを主訴に眼科を受診することが多い．症状が出現するのは青年期以降が多く，この疾患を小児期に診断することはそれほど多くない．

本症の典型的な眼底所見は，黄斑部にリング状に萎縮病巣を形成する標的黄斑（bull's eye）で，この所見は蛍光眼底造影検査や眼底自発蛍光で明らかである．OCTでは黄斑部の網膜外層が萎縮している所見がみられる．本症の確定診断には，錐体系反応と杆体系反応を分離した全視野ERGを記録することが重要である．全視野ERGでは錐体系反応が強く減弱し，杆体反応が錐体反応に比較して保たれている所見が観察される（図7）．

V　オカルト黄斑ジストロフィ（OMD）

Miyakeにより報告された遺伝性の黄斑ジストロフィである．眼底（図8a）も蛍光眼底造影も正常で，全視野刺激によるERGも正常であるが，黄斑部の機能が徐々に低下して視力が低下する疾患である．発症年齢は30～60歳の間にピークが

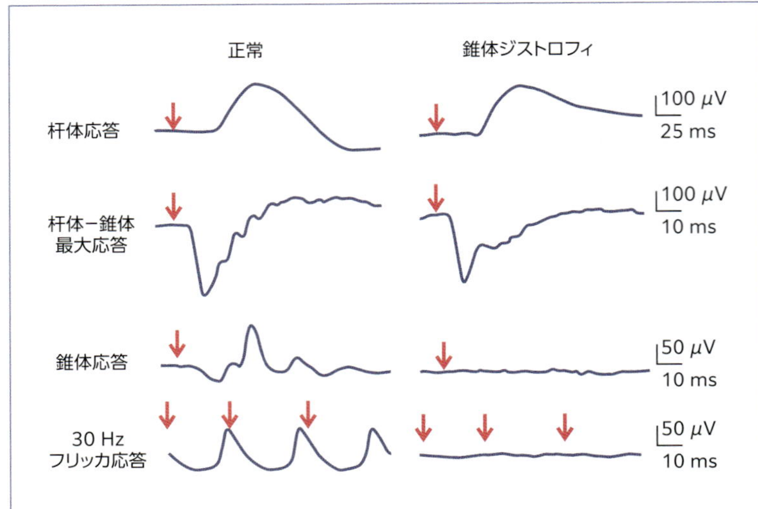

図7｜錐体ジストロフィの全視野ERG所見
錐体系反応が強く減弱し，杆体反応が錐体反応に比較して保たれている．

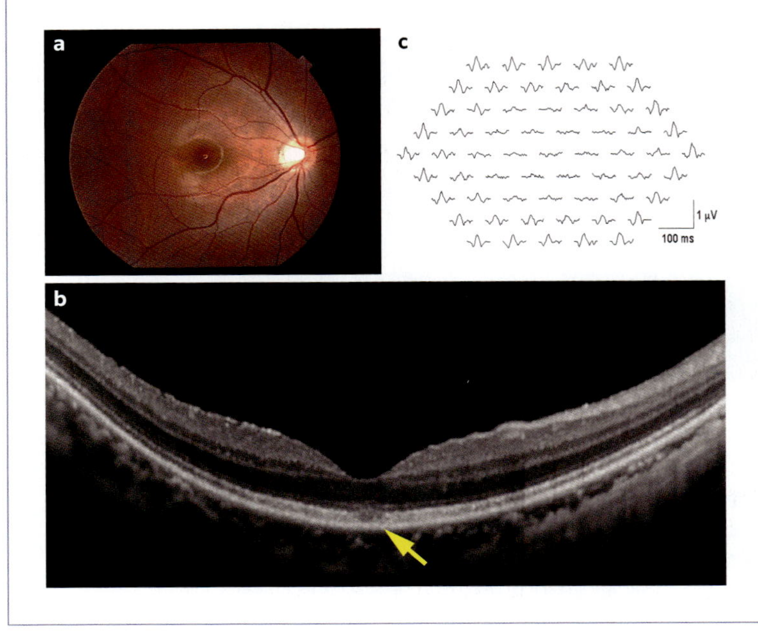

図8｜オカルト黄斑ジストロフィ(OMD)の眼底，OCT所見，および多局所ERG
a 眼底は正常である．
b OCTでは黄斑部の網膜外層，特にellipsoid zone(EZ)が不鮮明になる(⇨)．
c 多局所ERGでは黄斑部のERGが低下する．

みられるが，10代の小児に発症することもある．主症状は両眼性の視力低下で，その進行速度は緩やかである．常染色体顕性遺伝のタイプでは，*PRP1R1*が主要な原因遺伝子であることがわかっている．

視野検査では中心部の感度が低下するが，その程度は軽い．OCTも診断に有用であり，黄斑部の網膜外層，特にellipsoid zone(EZ)が不鮮明になっていることがわかる(図8b，矢印)．本症の診断の鍵は，黄斑部から局所ERGあるいは多局所ERGを記録して黄斑部のERGが低下していることを証明することである(図8c)．

＊　＊　＊

小児の視力低下をみた場合に，特に念頭に置くべき黄斑ジストロフィについて説明した．症状や家族歴を詳細に聴取し，その後に眼底写真，眼底自発蛍光，OCTなどでおおよその見当をつけ，必要に応じてERGや遺伝子検査をオーダーすることが，小児の黄斑ジストロフィを診断するコツである．

Advanced Techniques

小児期にみられるまれな網膜ジストロフィ

東京慈恵会医科大学眼科 林 孝彰

小児期にみられる網膜ジストロフィの診断の難しさ

小児期に発症する遺伝性網膜ジストロフィ(inherited retinal dystrophy：IRD)は希少疾患であり，確定診断することは難しい．研究レベルにはなるが，遺伝学的検査も行える時代になった．また，遺伝子治療薬「ルクスターナ®注」の登場によって，*RPE65*変異関連網膜ジストロフィを疑う症例に対しては，遺伝子パネル検査(PrismGuide™ IRDパネル システム)が保険収載され，遺伝学的検査が身近なものになりつつある．しかし，IRDに対する遺伝学的検査を実施できる施設は多くはない．日常臨床で，小児期発症のIRDに対するマルチモーダルイメージングやERG記録が診断に重要だと理解していても，実施のハードルは高い．どうにか眼底画像を取得でき，ノイズの少ないERGが記録されれば，その特徴的所見からIRD診断にたどりつける場合がある．

光干渉断層計所見

Stargardt病は，小児期に発症する黄斑ジストロフィの代表疾患である．黄色斑眼底とも呼ばれ，血管アーケード内に特徴的黄色斑がみられることがある．また，フルオレセイン蛍光眼底造影におけるdark choroidは特徴的所見の一つである．Stargardt病診断時の黄斑部OCT所見として，網膜厚の菲薄化がみられる．中心窩を含む黄斑部網膜厚の菲薄化は，黄斑ジストロフィを疑う重要な所見である．しかし，小児期に発症するStargardt病では，黄斑部網膜が菲薄化する前段階に，肥厚した外境界膜(external limiting membrane：ELM)が検出される時期が存在する(**図1a**)[1]．OCTをよく観察すると，中心窩で肥厚したELM下方にellipsoid zone(EZ)が観察されることがある(**図1a**)[1]．この時期は，視力が比較的良好である．その後，肥厚したELMが菲薄化するとともに，外顆粒層も菲薄化する(**図1b**)[1]．ELMの肥厚は，小児期発症Stargardt病の特徴的OCT所見である．ELMが肥厚する理由はわかっていないが，菲薄化する前の一過性の変化を捉えているのかもしれない．

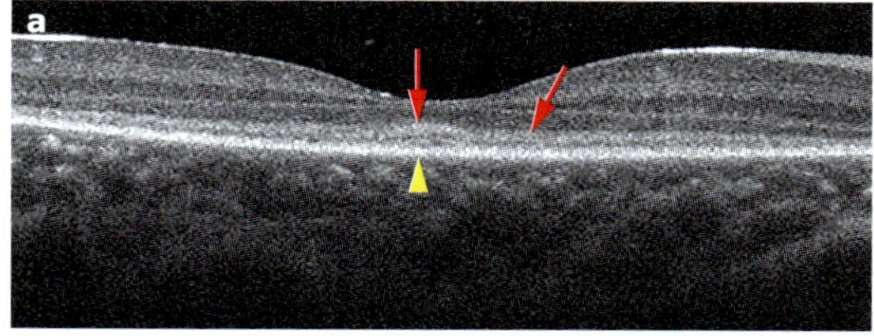

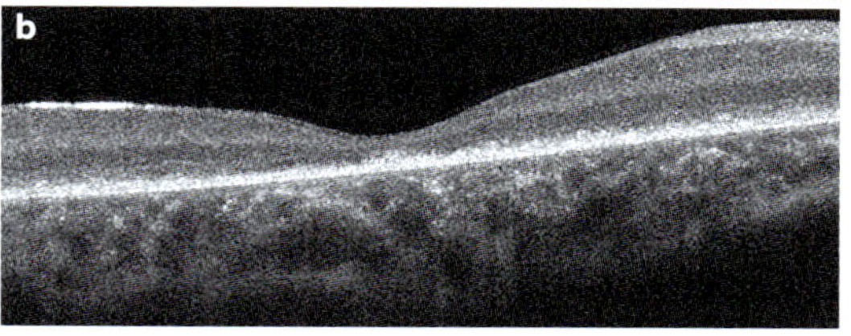

図1 | Stargardt病の光干渉断層像
*ABCA4*遺伝子の両アレル変異によるStargardt病と診断された男児である．
a 5歳時のOCT．肥厚したELM(赤矢印)が検出されている．OCTをよく観察すると，中心窩で肥厚したELM下方にEZ(黄矢頭)が観察される．
b 6歳時のOCT．肥厚したELMが菲薄化するとともに，外顆粒層も菲薄化している．
(文献1)より改変)

眼底自発蛍光所見

IRDの診療において，眼底自発蛍光(fundus autofluorescence：FAF)撮像は最も重要な検査である．一見眼底に異常がみられない症例であっても，FAF撮像によってIRDを疑うケースをしばしば経験する．今，読者が経過観察している網膜色素変性の患者のなかに，*RPE65*遺伝子変異が原因による網膜ジストロフィ症例はないか知りたいと思う眼科医は多いと想像する．*RPE65*変異関連網膜ジストロフィを疑う重要な画像所見が2つある．1つは，眼底写真において血管アーケードから中間周辺部にかけてみられる無数の白点である(**図2a**)[2]．白点が目立たないこともあり，広角眼底写真を撮像し，モニター越しに強拡大で見るとよい．もう1つは，FAFで眼底全体の自発蛍光が減弱する所見である(**図2b**)[2]．類似の画像所

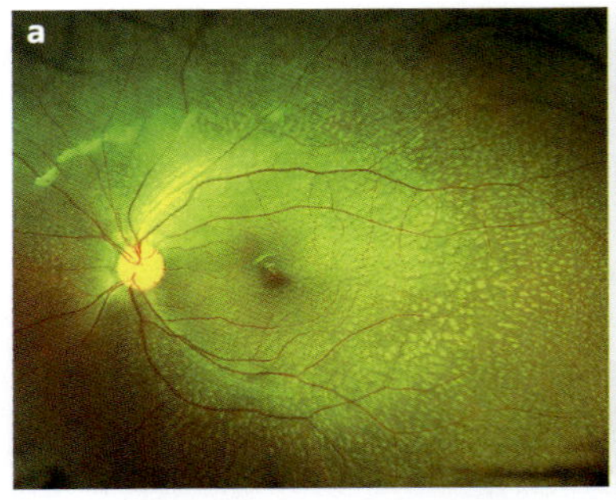

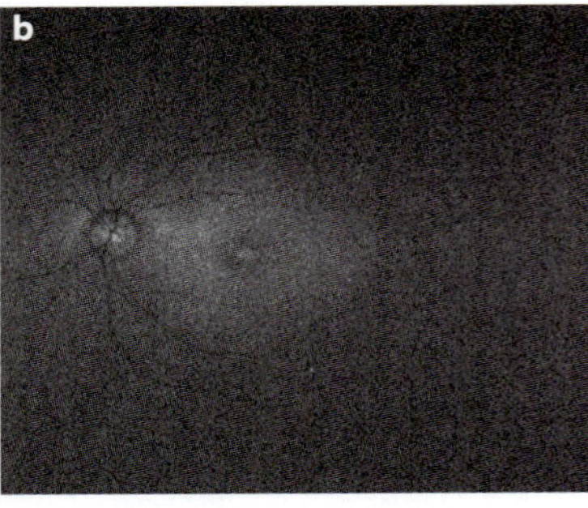

図2 | 広角眼底画像
*RPE65*遺伝子の両アレル変異によるIRDと診断された11歳男児である.
a 擬似カラー眼底写真で，血管アーケードから中間周辺部にかけて無数の白点がみられる.
b FAF画像で，血管アーケード内を除く眼底全体の自発蛍光が減弱している.
（文献2）より改変）

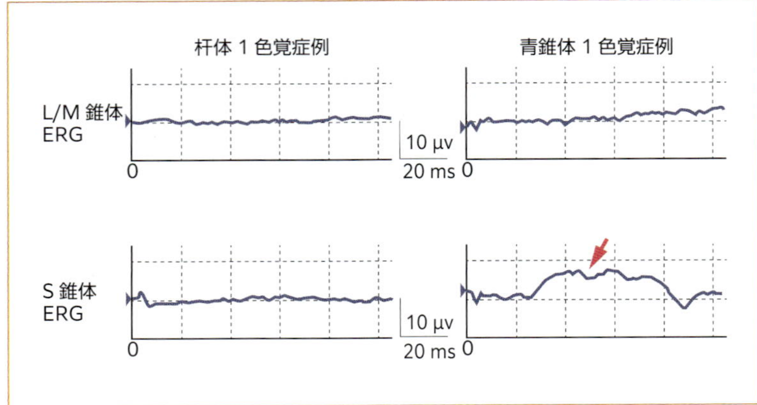

図3 | 網膜電図
ACHM症例とBCM症例（8歳男児）に対して，鎮静下でL/M錐体ERGとS錐体ERGを記録した．L/M錐体応答は，両症例で検出されていない．一方，S錐体応答（➡）は，BCM症例のみで検出されている.
（文献5）より改変）

見は，*RDH5*変異による白点状眼底でも観察される[3]．白点状眼底は，*RDH5*変異のみならず*RPE65*変異によっても発症する．ERGや視野検査などを行い総合的に鑑別する必要がある．FAFで自発蛍光が減弱する理由はわかっていないが，網膜色素上皮（retinal pigment epithelium：RPE）が障害されていないためか，もしくは，障害されていたとしてもRPE内の11-*cis*-retinolや11-*cis*-retinalが枯渇することでA2Eやリポフスチンが産生されないためと考えられる.

杆体1色覚と青錐体1色覚の鑑別

杆体1色覚（achromatopsia：ACHM）は常染色体潜性遺伝による疾患で，青錐体1色覚（blue cone monochromacy：BCM）はX連鎖潜性遺伝の疾患である．両疾患ともに先天性の錐体機能不全を来す．ACHMやBCMのERGでは，杆体応答ならびに混合応答の潜時・振幅は正常範囲内である一方，錐体応答と30Hzフリッカ応答は消失もしくは著しく低下する．両者を鑑別する際，問診や家系図から，女児であればX連鎖潜性遺伝の可能性は極めて低く，ACHMの可能性が高い．一方，男児の場合，両者の鑑別は困難で，S錐体ERGを記録することで両者を鑑別できる．自験例（JU1299，8歳男児）[4]において，LS-200（メイヨー社）を用い，鎮静下でL/M錐体ERGとS錐体ERGを記録したところ，L/M錐体応答は検出されず，S錐体応答が記録されBCMの診断に至った（**図3**）[5]．診断に迷った場合，S錐体ERGを記録し，S錐体応答が検出されればBCMの診断となる.

文献

1）Hayashi T, et al：Doc Ophthalmol 140：147-157, 2020
2）Katagiri S, et al：Mol Vis 24：286-296, 2018
3）Katagiri S, et al：Invest Ophthalmol Vis Sci 61：53, 2020
4）Katagiri S, et al：Sci Rep 8：11507, 2018
5）林 孝彰：OCULISTA 75：52-64，2019

Advanced Techniques

遺伝子治療・新規治療法の展望

東京医療センター・臨床研究センター視覚研究部・視覚生理学研究室 藤波 芳

遺伝性網膜ジストロフィ

遺伝性網膜疾患は，遺伝子の病的変化により網膜疾患を発症する疾患の総称であり，単一遺伝子疾患（メンデル遺伝病）である．進行性のものを遺伝性網膜ジストロフィ（inherited retinal dystrophy：IRD）と呼称する[1]．IRDは難治で，先進国での主要な失明原因となっており，社会に対する経済負担も甚大である．表現型（病名）には，網膜色素変性（retinitis pigmentosa：RP），黄斑ジストロフィが含まれ，近年，欧米を中心に治療研究の発展が目覚ましい．わが国では，2019年より両アレル性*RPE65*病的バリアントに起因する日本人IRD患者（*RPE65*関連網膜症）に対する遺伝子補充治療治験が開始され，2023年8月に遺伝子治療用ベクター「ルクスターナ®注」が保険償還された[2]．本稿では，IRDにおける遺伝子治療の進歩とそれを取り巻く医療の変革について，最新の知見を含めて紹介する．

IRDの疾患概念と治療

IRDには，常染色体顕性遺伝（AD），常染色体潜性遺伝（AR），X連鎖遺伝（XL），ミトコンドリア遺伝などさまざまな遺伝形式が存在する．330以上の遺伝子がIRDと関連し，表現型・原因遺伝子のオーバーラップが存在し，疾患理解を難しくしている．最近の考えでは，表現型よりも原因遺伝子名を中心に（例：*ABCA4*-retinopathy）疾患の分類・定義が行われる傾向にある[3]．

IRDの治療研究は近年，著しい進展を遂げている．治療のアプローチはさまざまであり，遺伝子治療，RNA治療，神経保護（薬物治療，電気刺激治療），人工視覚，再生細胞移植などが，疾患のメカニズムや視細胞の障害の程度に合わせて選択される傾向にある（**図1**）[4]．過去には，進行抑制を目標とする治療アプローチが多くを占めたが，最近では個別化医療（ゲノム情報に基づく，効果が高く副作用の少ない治療）を中心に，視機能改善を主目的とした治療アプローチ

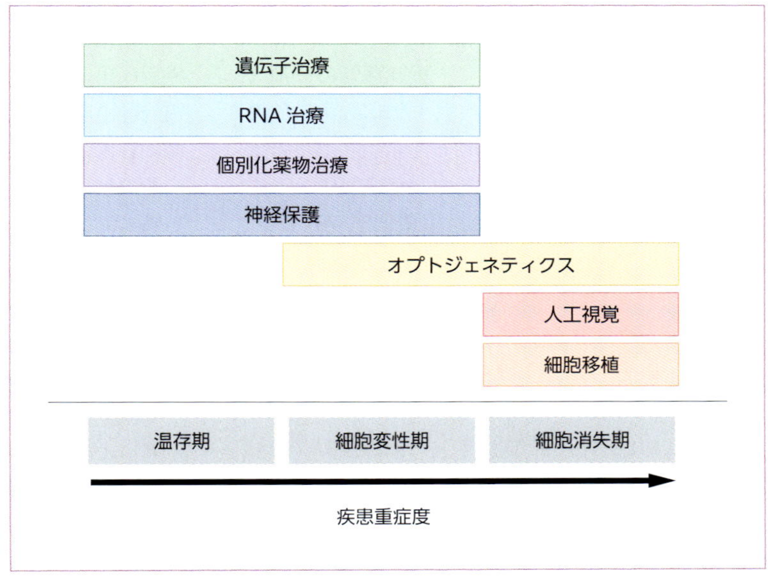

図1 | IRDの治療の選択肢

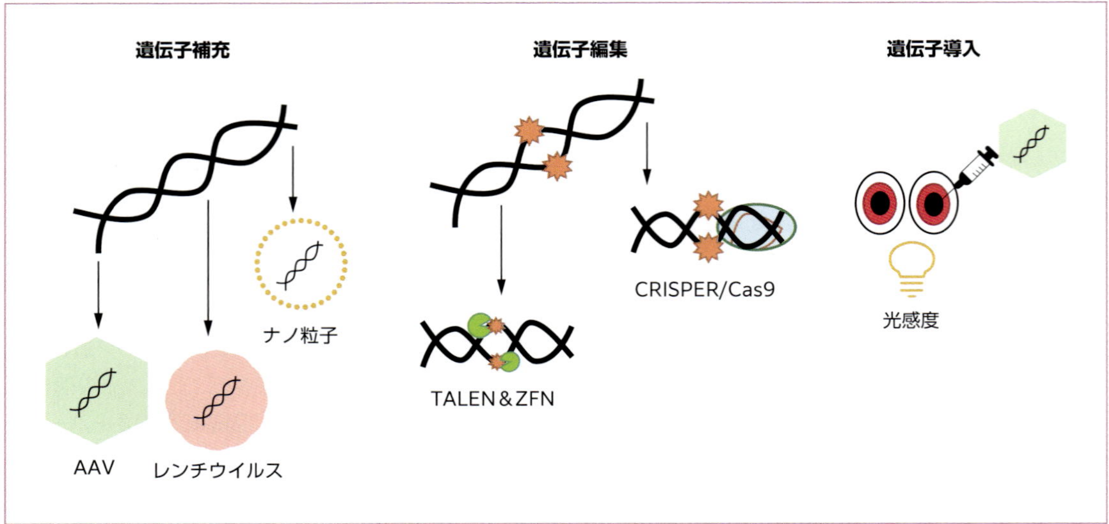

図2｜遺伝子治療の種類

が増えている．診断技術，治療技術の発展とともに，疾患のメカニズムや患者の重症度に基づいた個別の治療法が選択される時代へと移行してきている．

遺伝子治療

遺伝子治療は，「疾病の治療を目的として遺伝子又は遺伝子を導入した細胞を人の体内に投与すること」と定義され，遺伝子補充，遺伝子編集，遺伝子導入，その他に大別される（**図2**）．

▶遺伝子補充/置換

遺伝子補充治療は，疾患原因遺伝子の正常な遺伝子コピーを医療用ベクターを用いて導入することにより，正常な蛋白質産生を通して，網膜機能の一部を補完する治療法である．主に疾患メカニズムとして機能消失を来すAR，XLの遺伝形式を示す疾患が対象となり，網膜構造が比較的保たれた症例がよい適応となる．現在までに，多数の原因遺伝子を対象に，欧米を中心に治療治験が広く展開されている．なかでも，*RPE65*関連網膜症の特徴ならびに表現型（病状）が遺伝子補充治療において有利であると考えられている[3]．*RPE65*遺伝子異常に起因するIRDの治療薬として最も先行するものがvoretigene neparvovec-rzyl（Luxturna™）であり，米国（2017年），欧州（2018年）で上市承認を受けた．わが国でも遺伝子補充治療治験が進行中である（Clinical trial.gov: NCT04516369：東京医療センター）．米国の先行試験，わが国での試験両者で，夜盲，視野障害の改善を含む視機能の改善，ならびに安全性が認められ，2023年6月・8月日本で初めての遺伝子治療用ベクター「ルクスターナ®注」が，眼科領域初の遺伝子治療薬として，販売承認・保険償還された．

ルクスターナ®注は下記のような特徴的な臨床所見を有する患者において適応が検討される[2]．

- 遺伝学的検査により*RPE65*遺伝子の両アレル性変異（バリアント）が確認された患者
- 適切な検査により十分な生存網膜細胞を有することが確認された患者

本薬剤の評価方法として導入される，全視野刺激検査（full-field stimulus test：FST）では，夜盲症の質的評価に有効であり，疾患メカニズムに即した重症度の評価，治療効果判定に用いられる．

その他の遺伝子異常を対象とした遺伝子補充治療も精力的に行われており，欧米を中心に治療治験が展開されている．わが国では，*RPGR*に起因するRPに対してAAV5-hRKp.RPGR投与を行う第３相試験が進行中である（Clinical trial.gov: NCT05926583：東京医療センター）．

▶遺伝子編集

遺伝子編集治療は，疾患原因遺伝子の病的バリアントを生体内外で編集することにより，正常な蛋白質合成を促す治療法であり，遺伝子補充治療と異なり，疾患個体（患者）の遺伝子を書き換える手法である[3]．

*CEP290*に起因するLeber先天黒内障(Leber congenital amaurosis：LCA)患者に対して，2019年米国で初めて治療治験が開始された．遺伝子編集治療はADの遺伝形式をもつ疾患への適応拡大が計画をされており，*RHO*をはじめとしたRPの新たな治療法として期待が大きくもたれている．

▶遺伝子導入

遺伝子導入療法は疾患原因となる病的遺伝子とは別の遺伝子コピーを導入することにより，喪失された機能もしくは新たな機能を獲得することで，病態コントロールを目指す治療法である[3]．わが国では，神経栄養因子を導入する視細胞保護遺伝子治療の臨床治験が展開されている(UMIN試験ID：UMIN000034081：九州大学)．さらに，オプトジェネティクス(光で蛋白質を制御する手法ならびにその技術を用いた視覚再建)を用いた遺伝子治療については，欧米にてヒトにおける臨床治験において失明患者の視機能改善が報告されており，今後の発展が期待される．

その他の治療(RNA治療など)

IRDにおいてRNA治療には，スプライス修飾，RNA編集などが含まれ，遺伝子補充治療に比べてバリアントごとをターゲットにおいた治療が多い．スプライス変化を呈する病的バリアントの頻度は15%ともいわれており，アンチセンスオリゴヌクレオチドを用いた治療のよい適応となる．*CEP290*，*USH2A*に起因するLCA・RPで特定のバリアントに対する治療治験が行われ，今後ほかの遺伝子・バリアントへの適応拡大が期待されている[3]．

臨床遺伝学的診断と治療導入の実際

遺伝子治療をはじめとしたIRD治療導入のために，遺伝学的検査を含めた包括的診断が必須となる．2021年に施行された先進医療B(jRCT1052210112：神戸アイセンター・東京医療センター)における「遺伝性網膜ジストロフィーにおける遺伝子診断と遺伝カウンセリング」の研究の結果を受けて，「PrismGuide™ IRDパネル システム」がわが国で初めての網膜ゲノム診断検査として，2023年6月・8月に承認・保険償還された[5]．日本網膜硝子体学会認定12施設において，画一的な診断基準のもと，2024年7月よりルクスターナ®注投与が開始されている[1,6]．

おわりに

国内初の承認薬の登場や臨床試験実施中のものが多くなるなかで，IRDに対する個別化医療が推進され，より多くの患者の生活の質向上が実現されることが望まれる．

文献

1) 藤波　芳ほか：【遺伝性網膜疾患治療の現状と展望】遺伝子治療．日本の眼科 94：1630-1636，2023

2) 藤波　芳：「ルクスターナ注」(ボレチゲンネパルボベク)の保険収載．日本の眼科 95：480-481，2024

3) Georgiou M, et al：Phenotyping and genotyping inherited retinal diseases: Molecular genetics, clinical and imaging features, and therapeutics of macular dystrophies, cone and cone-rod dystrophies, rod-cone dystrophies, Leber congenital amaurosis, and cone dysfunction syndromes. Prog Retin Eye Res 100：101244, 2024

4) 藤波　芳ほか：遺伝性網膜疾患に対する遺伝子治療．臨眼 74：1472-1483，2020

5) 前田亜希子ほか：遺伝性網膜ジストロフィにおける遺伝子パネル検査を用いた遺伝子診断の先進医療．日眼会誌 128：305-310，2024

6) Fujinami K, et al：Specification of variant interpretation guidelines for inherited retinal dystrophy in Japan. Jpn J Ophthalmol 68：389-399, 2024

Ⅳ. 小児の眼疾患を知る ▶ 2. 後眼部疾患

9) ぶどう膜炎

九州大学眼科 **園田康平**

早期発見・診断・治療のポイント

- 成人のぶどう膜炎とは大きく異なる原因疾患で構成される.
- 問診で関節症状, 皮膚症状, 消化器症状など眼外症状に気を配る.
- ステロイド全身投与は可能な限り行わない.

Ⅰ 概説

小児ぶどう膜炎はぶどう膜炎全体の10%以下を占め, 成人のぶどう膜炎とは大きく異なる原因疾患で構成される. 小児ぶどう膜炎に多い原因疾患として, 若年性慢性虹彩毛様体炎〔juvenile chronic iridocyclitis：JCI(若年性特発性関節炎〈juvenile idiopathic arthritis：JIA〉を含む)〕(図1, 2), 尿細管間質性腎炎・ぶどう膜炎症候群(tubulointerstitial nephritis and uveitis：TINU症候群)(図3, 4), サルコイドーシスなどの非感染性ぶどう膜炎が挙げられるが, 原因不明例が約半数を占める.

ぶどう膜炎の約25%は感染性ぶどう膜炎, 2.5%は仮面症候群である. 妊娠期間中に母体に感染することで子宮内感染を生じうる病原微生物, すなわち, TORCH症候群として総称されるToxoplasma(トキソプラズマ), Others(梅毒, 水痘帯状疱疹ウイルスなど), Rubella virus(風疹ウイルス), Cytomegalovirus(サイトメガロウイルス), Herpes simplex virus(単純ヘルペスウイルス)などは, 母体の感染症状は軽微であるが, それぞれ新生児に先天性のぶどう膜炎, 網脈絡膜炎などを生じることがある. 網膜芽細胞腫の眼内播種は, 角膜後面沈着物, 偽前房蓄膿, 雪玉状硝子体混濁などの臨床所見を呈することもある.

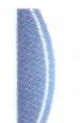

Ⅱ 症状

充血, 眼痛, 白色瞳孔, 斜視などの他覚的な所見を契機に来院する. 非感染性ぶどう膜炎の多くは, 緩徐な発症と慢性の経過を特徴とする.

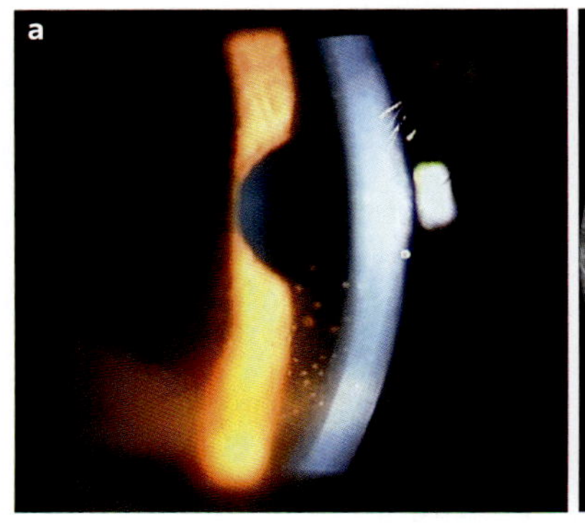

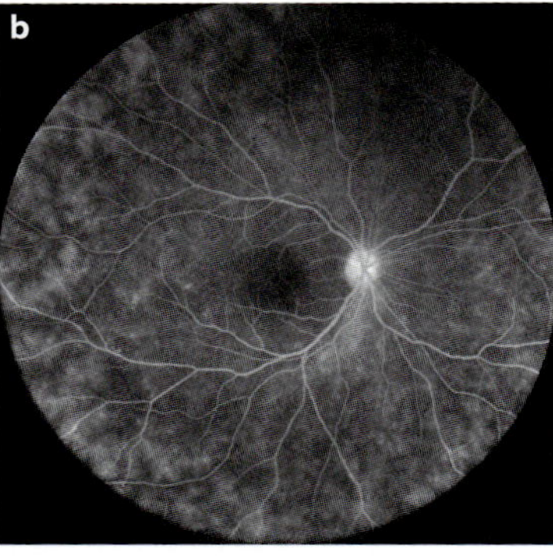

図1 | 若年性慢性虹彩毛様体炎
7歳女児, 急性期所見. 右眼に豚脂様角膜後面沈着物, 眼底には広範囲の血管炎が観察される.

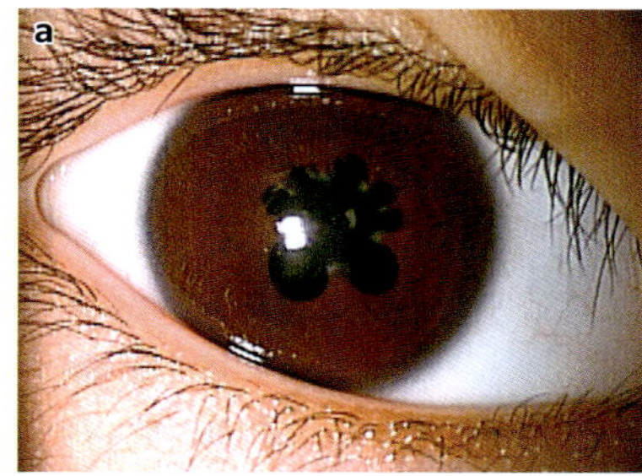

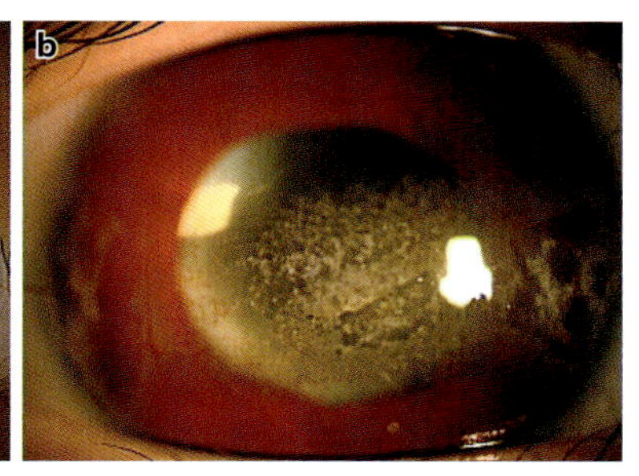

図2｜若年性慢性虹彩毛様体炎患者にみられる慢性期眼合併症
a 虹彩後癒着，b 帯状角膜変性.
JCI患者は前眼部合併症を併発しやすい．前眼部病変によって後眼部が観察しにくくなり，黄斑浮腫などの後眼部合併症の発見が遅れ，治療が後手に回ることも多い.

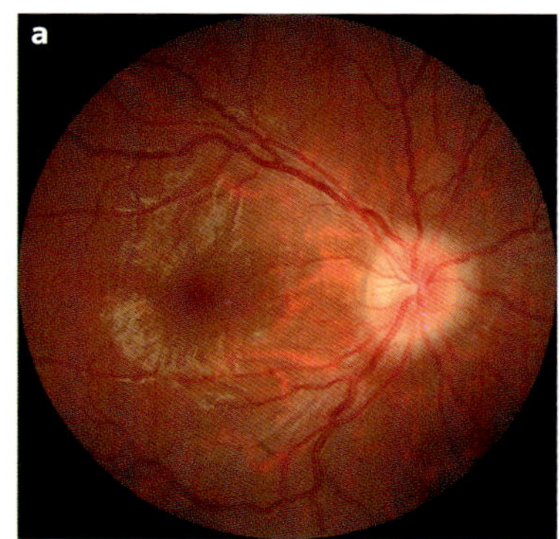

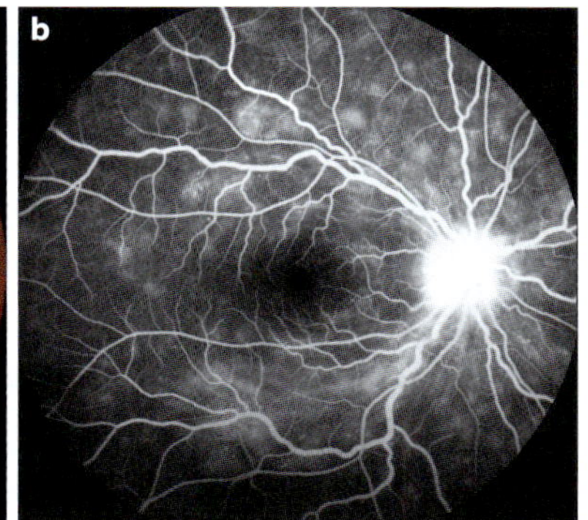

図3｜尿細管間質性腎炎・ぶどう膜炎症候群（TINU症候群）の初期
両眼の視神経乳頭炎と網膜血管炎を認める.

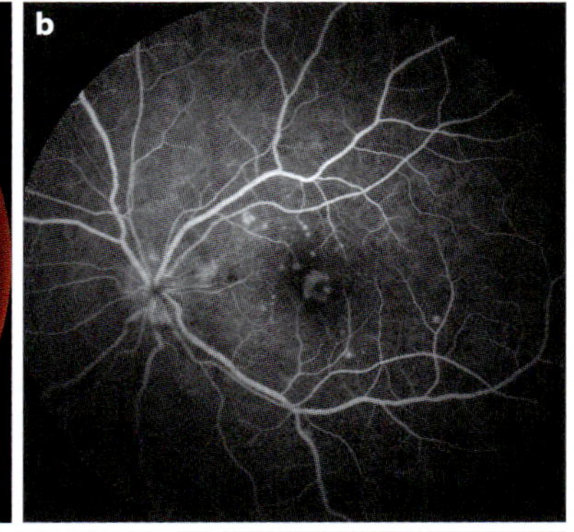

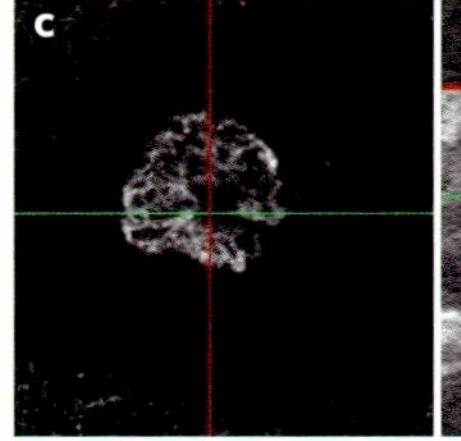

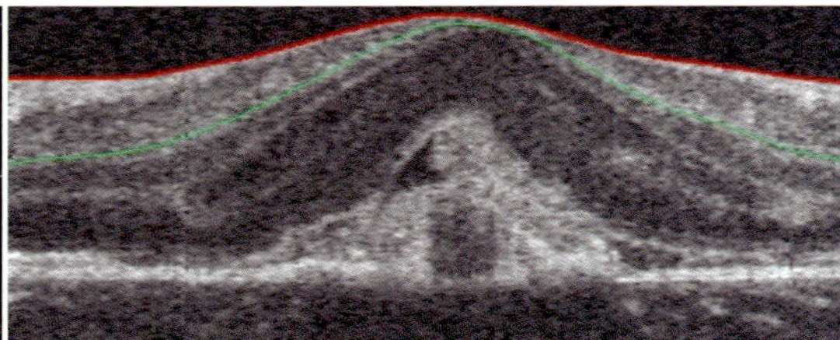

図4｜尿細管間質性腎炎・ぶどう膜炎症候群（TINU症候群）の慢性期
a 左眼眼底，b 蛍光眼底造影，c OCTA.
しばしば黄斑部に脈絡膜新生血管を生じ，視力予後不良となる.

小児は視力低下や霧視など視機能異常に関する自覚症状の訴えが成人に比べて弱いため，眼科受診時には，慢性炎症に伴う合併症である帯状角膜変性，虹彩後癒着，白内障，浅前房，続発緑内障，黄斑浮腫などがすでに生じていることも多い.

小児ぶどう膜炎の多くは眼外症状を伴い，問診の際には関節症状，皮膚症状，消化器症状などに気を配る必要がある．小児科との連携が欠かせない.

III　検査と診断

小児ぶどう膜炎の原因診断は，周産期を含めた既往歴，家族歴などの詳細な問診，眼所見の

表1 | 全身スクリーニング検査項目

● 血液検査〔血算，血液像，一般生化学検査，CRP，赤沈値，梅毒TP抗体，STS，抗核抗体，リウマトイド因子（RF），アンジオテンシン変換酵素（ACE），リゾチーム，可溶性インターロイキン2受容体（sIL-2R），KL-6，補体価，抗トキソプラズマIgM抗体およびIgG抗体，抗HTLV-1抗体，ヒト白血球抗原（HLA）（保険外検査）〕 ● 尿検査〔β_2ミクログロブリン（β_2MG），N-アセチルグルコサミニダーゼ（NAG）〕 ● ツベルクリン皮内反応 ● 胸部画像検査 ● 臨床症状に応じた感染症検査 ● インターフェロンγ遊離試験（T-スポット®．TB，クオンティフェロン®TBゴールド）

分類による原因疾患の類推，全身に関するスクリーニング検査，そして原因疾患を特定するための特異的検査といった順番で行う．

眼所見は，片眼罹患または両眼罹患，肉芽腫性炎症または非肉芽腫性炎症，さらには炎症の主座による分類，すなわち前部ぶどう膜炎，中間部ぶどう膜炎，後部ぶどう膜炎，汎ぶどう膜炎などの分類を行うことで，ぶどう膜炎の原因疾患を類推する．また，眼所見の精査には視力検査，眼圧検査，細隙灯顕微鏡検査，眼底検査などに加え，可能であれば前房隅角検査，OCT，蛍光眼底造影検査などを行う．一方，小児では診察や検査に対する協力が得られにくいことも多い．必要に応じて，十分な鎮静のもとで，さらには全身麻酔下での検査も検討する．全身スクリーニング検査項目をまとめる（表1）．

Ⅳ 治療と管理

ぶどう膜炎の治療の原則は，眼内炎症を早期に鎮静化し，視機能障害につながる眼合併症を予防することである．小児ぶどう膜炎の治療も，成人と同様にステロイド点眼を中心とした眼局所療法が基本となる．

一方，局所治療に抵抗性を示す場合や，長期のステロイド点眼によって白内障や眼圧上昇が生じ，治療継続が困難になる場合，あるいは重篤な前眼部・後眼部炎症によって不可逆的な視機能障害が予想される場合には，全身性の消炎を目的として，ステロイドの全身投与や免疫抑制薬，生物学的製剤の併用が必要となることがある．ただし小児では，ステロイドの全身投与に伴う副作用として成長障害が懸念される[1)]．少量でも成長抑制が生じる可能性があるため，長期投与の場合は一般的に0.2 mg/kg/日を超えないようにし，継続投与を避けるべきである．近年小児科では，ステロイド全身投与を行わない傾向にある．

メトトレキサートは，低用量で抗炎症作用や免疫抑制作用を発揮し，関節リウマチやJIAなどの治療に広く使用されている．非感染性小児ぶどう膜炎に対する前向きランダム化比較試験の報告はないが，多くの報告がメトトレキサートの有効性と安全性を示しており，海外では，ステロイド局所治療に抵抗性または依存性の慢性非感染性小児ぶどう膜炎に対するファーストラインの免疫抑制薬として用いられる[2)]．わが国では，JIAに対して保険適用があるが，非感染性小児ぶどう膜炎に対しては適用外使用となる．

一部の非感染性小児ぶどう膜炎，特にJIAに伴うぶどう膜炎では，ステロイド点眼やメトトレキサートによる治療にもかかわらず，炎症の再燃や遷延がみられることがある．こうした難治性の非感染性小児ぶどう膜炎に対して，TNF阻害薬であるアダリムマブ（ヒュミラ®）の有効性が示されている．JIAに伴うぶどう膜炎に対して行われた前向き無作為比較試験では，アダリムマブとメトトレキサート併用群が，寛解導入後の再燃までの期間を有意に延長し，ステロイド点眼回数も有意に減少したことが報告されている[3)]．

2020年には，日本リウマチ学会や日本眼炎症学会などが協力して『小児非感染性ぶどう膜炎 初期診療の手引き』を発刊した[4)]．この手引きでは，小児ぶどう膜炎の治療アルゴリズムがまとめられている（図5）．

Ⅴ 予後

小児ぶどう膜炎の予後は，初期の診断と治療の的確さに依存する．難しい疾患であるが，小児科やぶどう膜炎専門施設と連携して診療にあたることが大切である．

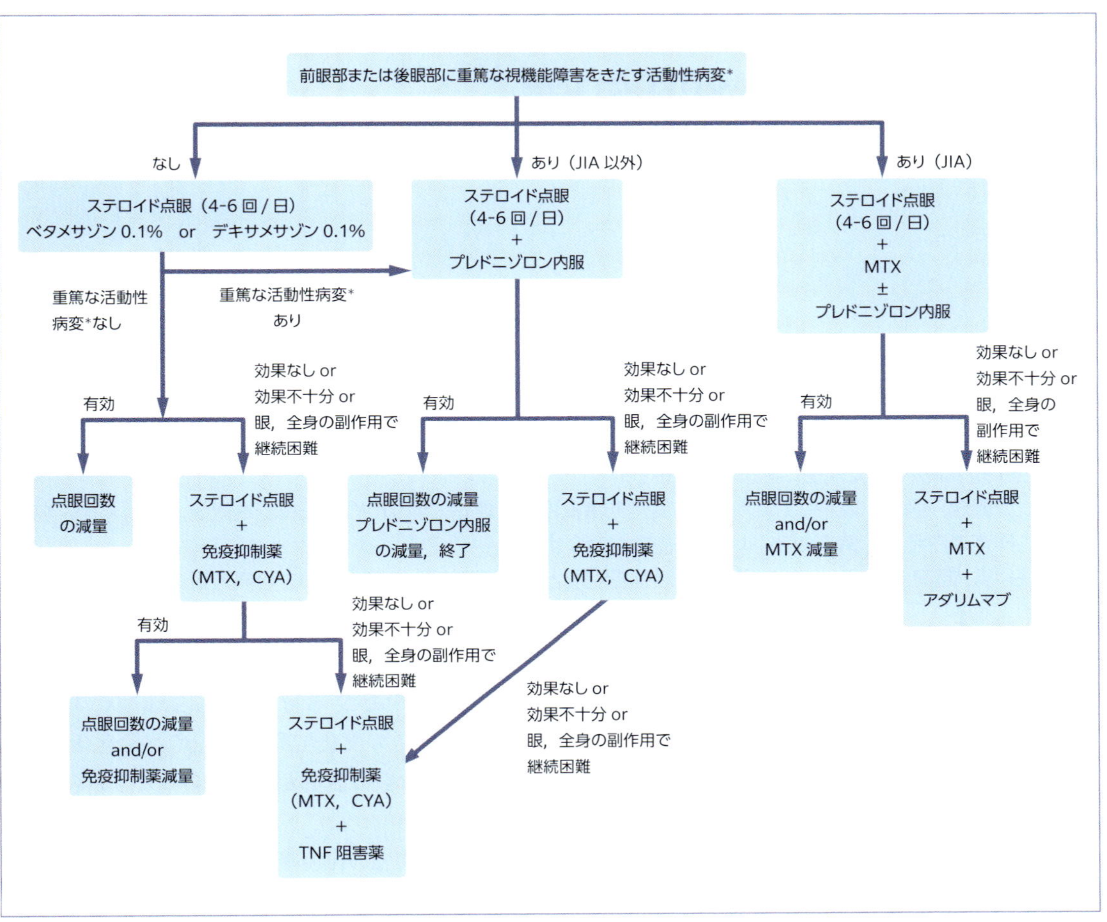

図5｜小児ぶどう膜炎の治療アルゴリズム

＊前眼部または後眼部に重篤な視機能障害をきたす活動性病変

①前眼部炎症：虹彩新生血管を伴う前部ぶどう膜炎，虹彩・隅角に多発結節を形成する肉芽腫性ぶどう膜炎

②後眼部炎症：黄斑部付近の滲出性網膜剥離，視神経乳頭浮腫・肉芽腫，脈絡膜肉芽腫，多発性脈絡膜炎，広範囲な網膜血管炎・滲出性網脈絡膜炎，ぶどう膜炎に続発した乳頭・網膜新生血管，ステロイド点眼治療に抵抗性を示す黄斑浮腫，SUN Working Group の grading にて 2＋以上の硝子体混濁

（文献4）より）

文献

1）Bangsgaard R, et al：Adrenal suppression in infants treated with topical ocular glucocorticoids. Ophthalmology 125：1638-1643, 2018

2）Jabs DA, et al：Guidelines for the use of immunosuppressive drugs in patients with ocular inflammatory disorders：recommendations of an expert panel. American J Ophthalmol 130：492-513, 2000

3）Ramanan AV, et al：Adalimumab plus Methotrexate for uveitis in juvenile idiopathic arthritis. N Engl J Med 376：1637-1646, 2017

4）日本リウマチ学会 小児リウマチ調査検討小委員会 ぶどう膜炎ワーキンググループ（編）：小児非感染性ぶどう膜炎 初期診療の手引き 2020年版．羊土社，東京，2020

Ⅳ. 小児の眼疾患を知る ▶ 2. 後眼部疾患

10）網膜芽細胞腫

国立がん研究センター中央病院眼腫瘍科 **鈴木茂伸**

早期発見・診断・治療のポイント

- 白色瞳孔，斜視をみた場合，眼底検査を行う.
- 乳幼児健診，屈折スクリーニング検査で異常を指摘された場合，念のため眼底検査を行う.
- 眼底検査で白色隆起病変があれば専門施設へ紹介する.
- 眼底検査，超音波検査，MRIを行い，網膜芽細胞腫と診断されたら病期に基づき治療方針を決定する.

Ⅰ 概説

網膜芽細胞腫は網膜に生じる悪性腫瘍で，国内で年間70～80名が発症している．悪性腫瘍であるが適切な治療を行うことにより，先進国では5年生存率が95％以上期待できる.

片眼発症の場合と両眼発症の場合があり，両眼発症は転移ではなく多発を意味する．片眼性の1/6と両眼性は遺伝性であり，その患者の子はほぼ半数が発病する．原因遺伝子は13番染色体長腕にある*RB1*遺伝子であり，2016年から患者は保険内で遺伝学的検査が受けられる.

分裂能をもつ未分化な網膜細胞において，*RB1*遺伝子の変化でRB1蛋白の不活化を生じると，細胞分裂の制御ができなくなり，最終的にがん化する.

初期は網膜の白色隆起病変がみられ（図1），増大とともに腫瘍血管が目立つようになる（図2）．進行とともに腫瘍周囲に網膜剝離を伴い，網膜下播種および硝子体播種を生じる（図3）．さらに増大すると，腫瘍の水晶体圧迫による閉塞隅角緑内障，前眼部虚血による新生血管緑内障，腫瘍壊

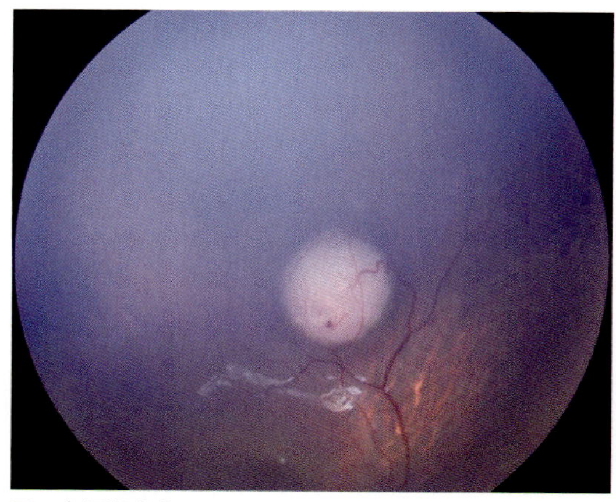

図1｜初期病変
網膜の白色隆起病変がみられ，流入・流出血管が明瞭となっている.

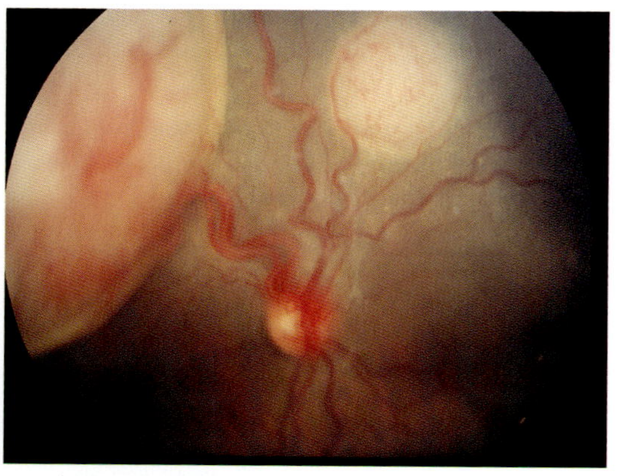

図2｜眼内進行期病変
大きな腫瘍に向かい，網膜血管が拡張・蛇行している．腫瘍表面に微細な腫瘍血管の増生を認める.

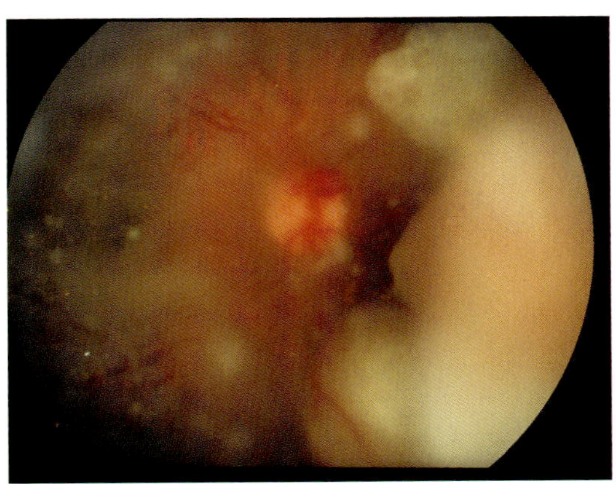

図3｜硝子体播種
腫瘍から崩れた腫瘍細胞が，雪玉様の腫瘍塊を多数形成している．

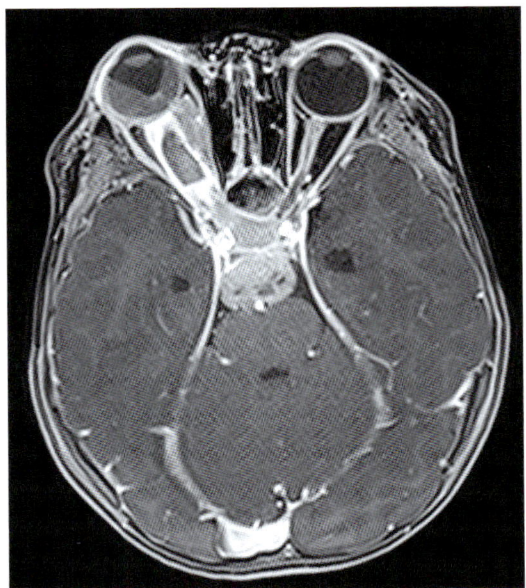

図4｜頭蓋内進展を生じた症例
右眼は網膜剥離を認める．右視神経は著明に腫大し，髄膜が造影されている．腫瘍は視交叉を越えて頭蓋内に腫瘤を形成している．

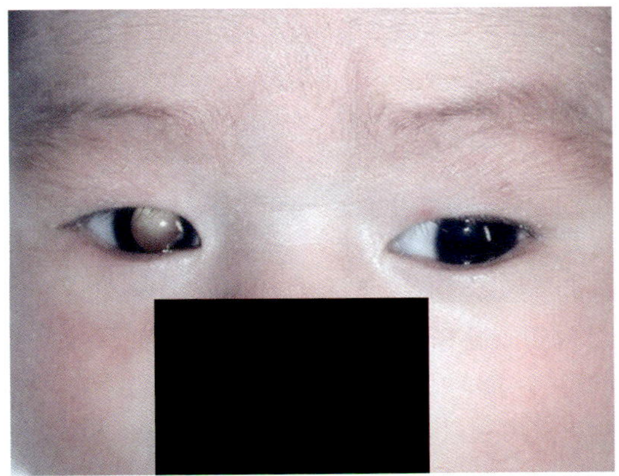

図5｜白色瞳孔
右眼は瞳孔反射が黄白色にみえる．

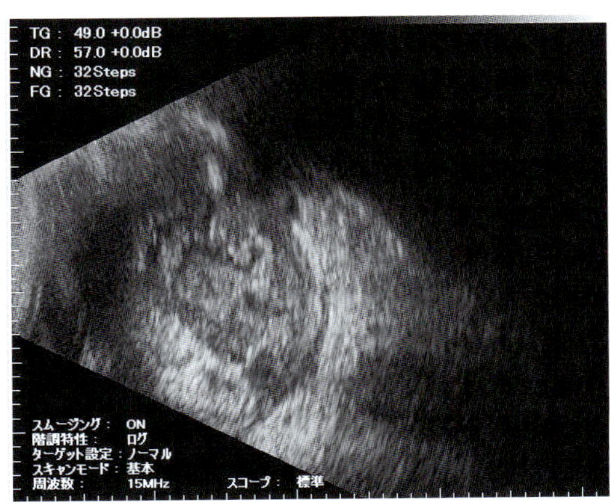

図6｜超音波断層画像
眼内は腫瘍が充満している．網膜は全剥離し，肥厚している．下方に高反射の石灰化を認める．

死に伴う無菌性蜂巣炎などの随伴症状を生じることがある．網膜限局期に転移することはないが，脈絡膜浸潤から血行性転移を，視神経浸潤から中枢神経浸潤を（図4），前房浸潤から結膜下浸潤・リンパ節転移を生じることがある．

II 症状

乳幼児期に多い腫瘍であり，自覚症状ではなく家族が白色瞳孔（48.9%）（図5），猫目（17.1%），斜視（14.8%）などに気づき，診断に至る[1]．緑内障を併発すると結膜充血（3.2%），角膜異常（1.6%），眼瞼腫脹（0.8%）などを生じる．年長児は視力不良（2.8%）を訴え診断されることがある．また，家族歴がある場合のスクリーニング眼底検査や，他疾患を疑った際に撮影したCTやMRIで偶然発見される例も散見される．

近年は乳幼児の屈折スクリーニング機器が普及し，検査不能の結果で眼科を紹介されて発見される例が増えている．

III 検査と診断

眼底検査を行い，網膜の白色腫瘤を確認する．超音波検査を行い（図6），腫瘍内に石灰化を疑う

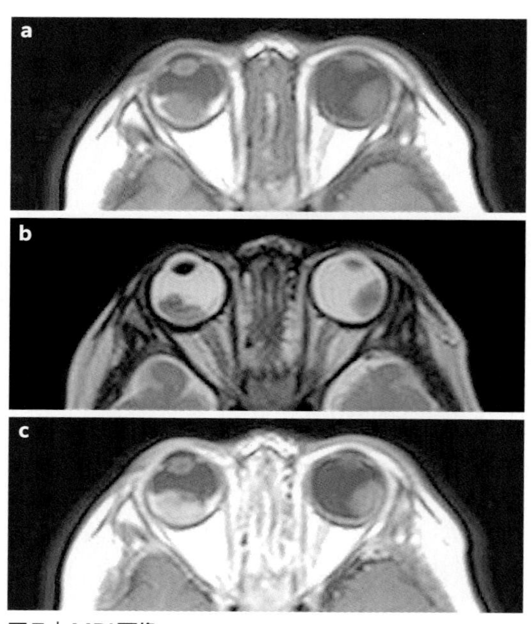

図7｜MRI画像
a T1強調画像，**b** T2強調画像，**c** 造影T1強調画像.
腫瘍はT2強調画像で低信号を示し，造影効果を認める.
MRIでは腫瘍と網膜下液が明瞭に描出される.

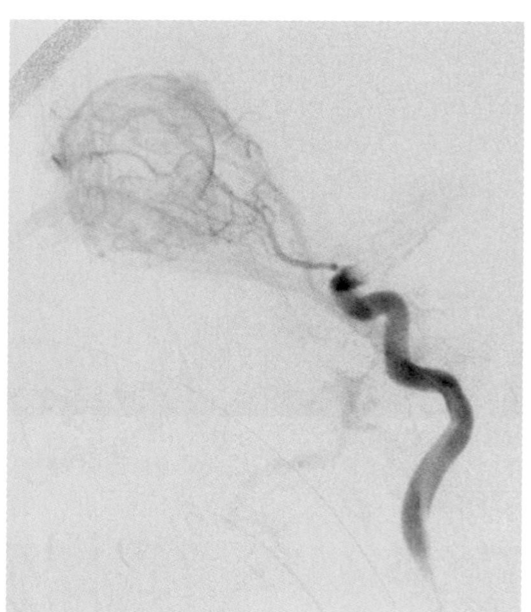

図8｜選択的眼動脈注入
バルンカテーテルで内頚動脈を一時閉塞し，眼動脈から眼球が造影されることを確認してから抗がん薬を注入する.

所見があれば，網膜芽細胞腫の臨床診断とする.両眼に腫瘍を認める場合はさらに確実である．針生検など細胞採取は，穿刺による眼外播種のリスクがあり禁忌である．MRIは，T2強調画像で低信号を示し，造影効果がある腫瘍として描出され，質的診断とともに浸潤範囲の評価に有用である(図7)．CTは石灰化の検出に有用であるが，被曝を伴う検査であり必須ではない．*RB1*遺伝子の変化の状態と腫瘍の悪性度などの臨床像は関連が示されていないため，腫瘍の診断のために遺伝子検査を行うことはない.

治療方針を決めるうえで，腫瘍の大きさ，視神経および黄斑との位置関係，網膜剝離，網膜下播種，硝子体播種，出血，緑内障などの随伴所見の有無を確認する.

Ⅳ 治療と管理

臨床的に眼内限局期と判断すれば，眼球温存治療の適応である．全身化学療法を行い，腫瘍縮小後に局所治療を組み合わせて，眼球温存・視機能温存を目指す．局所治療にはレーザー治療(経瞳孔温熱療法)，冷凍凝固のほか，局所放射線治療として小線源治療，局所化学療法として選択的眼動脈注入(図8)，硝子体注入があり，残存腫瘍の状態に応じて選択する．放射線外照射は，周囲組織の被曝による眼窩発育障害・変形と，二次がんのリスクが認識されるようになり，現在では主に唯一眼の難治例に限定して陽子線治療が検討される．眼球温存治療は，1年以上にわたり複数回の入院治療を繰り返す必要があること，眼球温存率は病期に依存するが半数程度であること，視機能は黄斑機能に大きく依存し有効な視機能が残せるのは一部に限られることなどを，事前に十分説明する必要がある.

眼外浸潤を疑う場合や，緑内障など随伴症状を伴う場合には眼球摘出を勧める．摘出眼球の病理検査で，篩状板を越える視神経浸潤，3 mmを超える脈絡膜浸潤，強膜外浸潤を認めた場合は，転移予防を目的に化学療法を追加する[2]．眼球摘出後は，眼窩保護目的に義眼を装用し，成長に伴い義眼調整を行っていく.

眼球摘出後の眼窩再発，遠隔転移は，小児腫瘍専門医により集学的治療が行われる.

V 予後

先進国では，網膜芽細胞腫は眼内限局期に発見されることが多く，5年生存率は95％以上が期待される．眼球温存は約半数，有効な視機能温存はその約半数である[3]．

眼球温存治療を行った場合，眼底検査で腫瘍が不活化したと判断すれば，治療を終了し経過観察に移行する．観察間隔のエビデンスはないが，半年は月1回程度診察を行い，再発の徴候があれば追加治療を検討する．合併症として白内障，網膜剝離，緑内障を生じることがある．眼内腫瘍が残存している場合の内眼手術は，眼外撒布のリスクが否定できず原則禁忌であり，治療終了後1年は待ちたい．唯一眼などの場合には，視機能予後を考慮して早期に手術を行うことがあるが，その場合も極力眼外撒布のリスクを少なくする努力を行う．

眼球摘出を行った場合，眼窩再発，遠隔転移について観察を行う．診察時に義眼を外し，まぶた越しに触診するなどして眼窩内腫瘍がないことを確認する．眼窩再発が疑わしい場合には，MRIなどの画像検査で評価する．転移は，摘出眼球の病理で危険因子がなければ99％以上生じず，危険因子がある場合は後療法を行うため確率は低くなるが，疼痛や嘔吐など持続する症状があれば，二次がんの可能性も含め追加検査を行う．

本疾患は遺伝に関する配慮も重要である．小児期であればきょうだいの，成人期は子への遺伝について，正しく情報を伝える必要がある．具体的には，両眼性の全例と片眼性の1/6が遺伝性を有すること，遺伝とは*RB1*遺伝子の病的バリアントが遺伝するという意味であり，がん自体が遺伝するということではないこと，病的バリアントをもっていればほぼ発病し，もっていなければ発病しないこと，などである．

2016年に*RB1*遺伝学的検査が保険収載され，患者は保険で検査可能であるが，未発病の家族は自費診療として検査を行う必要がある．遺伝子検査は適切な遺伝カウンセリングのうえで行うことが重要である．子の検査は原則出生後に行い，臍帯血による検査も可能である．海外では出生前検査が一般的に行われている．2024年には網膜芽細胞腫患者に対する着床前診断（PGT-M）が，日本産科婦人科学会の倫理審査会で審査され，承認された．これらの遺伝学的検査を希望された場合は，適切な遺伝カウンセリング施設（部門）へ紹介し，必要に応じ適切な生殖補助医療施設に紹介する．

文献

1）The Committee for the National Registry of Retinoblastoma：The National Registry of Retinoblastoma in Japan（1983–2014）. Jpn J Ophthalmol 62：409-423, 2018
2）日本小児血液・がん学会編：小児がん診療ガイドライン 2016年版，第2版．金原出版，東京，2016
3）Suzuki S, et al：Selective ophthalmic arterial injection therapy for intraocular retinoblastoma：the long-term prognosis. Ophthalmology 118：2081-2087, 2011

Ⅳ. 小児の眼疾患を知る ► 3. 神経・筋疾患

1）視神経形成異常

新潟大学眼科 植木智志

早期発見・診断・治療のポイント

- 斜視や眼振を呈する症例のなかに，視神経形成異常を伴う症例がいるかもしれない．
- 視神経乳頭の丁寧な観察が診断を容易にする．
- 視神経低形成では成長ホルモン分泌不全，朝顔症候群では脳血管形成不全，視神経乳頭コロボーマでは難聴など，眼外合併症に注意する．

視神経低形成

I 概説

視神経の先天異常の一つで，視神経の先天異常のなかでは最も多くみられる．原因は不明であるが，いくつかの遺伝子異常が報告されている．なかでもatonal homolog 7（*ATOH7*）遺伝子の異常では，視神経低形成や胎生血管系遺残などの異常がみられることが知られている[1]．ほかの遺伝子異常には，*HESX1*，*PAX6*，*SOX2*，*NR2F1*，*OTX2*，*VAX1*，*KANSL1*，*B3GALNT2*，*ISPD*，*TUBA8*，*CASK*，*PUF60*，*BRAF*，*ALDH1A3*，*DDHD2*などがある[1]．片側もしくは両側にみられる．

II 症状

視力は光覚なしから正常視力まで，視野所見は限局した欠損から全体的な狭窄まで，症例によりさまざまである．視力不良の症例では斜視や眼振を合併する．

1. 合併症

透明中隔欠損および脳梁の菲薄化や欠損を伴う場合は，septo-optic dysplasiaと呼ばれる（De Morsier syndromeとも呼ばれる）など，視神経低形成はさまざまな中枢神経異常を合併しうる．septo-optic dysplasiaは視神経低形成，透明中隔欠損および/もしくは脳梁の菲薄化，下垂体機能低下症の3徴のうち少なくとも2つが存在すれば診断される．下垂体機能低下症では，ホルモン補充療法を要する症例も存在する．また，皮質形成異常などの大脳半球の異常やてんかんがみられる症例も存在する．片側の症例でも中枢神経異常を疑う必要がある．

III 検査と診断

検眼鏡的には小乳頭がみられ，double-ring signと呼ばれる視神経乳頭を取り囲む橙色の輪がしばしばみられる（図1）．double-ring signは乳頭縁周囲に橙色の輪としてみられ，乳頭縁とあわせて2重の輪に見える（図1）．病理組織学的に輪の外周は強膜と篩状板の境界となっており，輪の内周は篩状板上に網膜・色素上皮・脈絡膜が過伸展している．また，網膜血管の異常（網膜静脈の蛇行など）を伴いやすい．DM/DD比（乳頭黄斑距離/乳頭径比）は，眼底写真から簡便に乳頭径の大小を判定する方法であり，DM/DD比3以上を小乳頭と考える．中枢神経異常の合併の精査のために頭部MRIを撮像する．

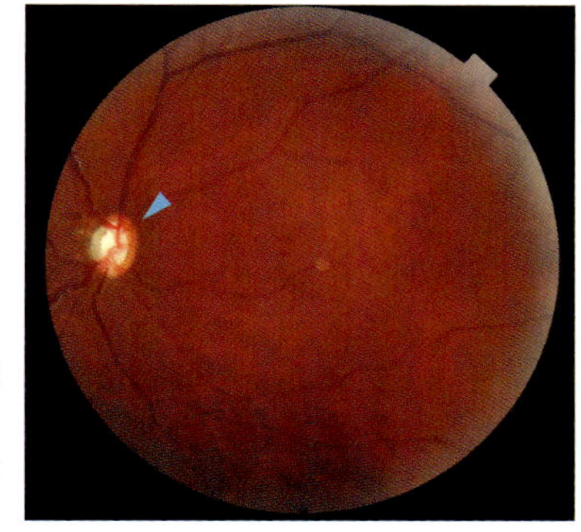
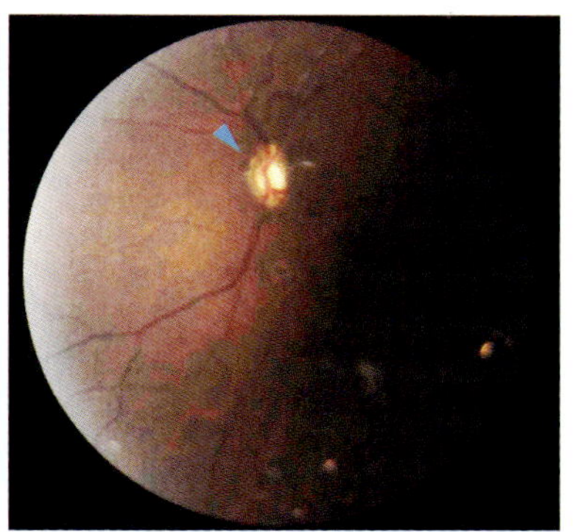

図1｜両側視神経低形成症例の眼底写真
両側の視神経乳頭は小乳頭でdouble-ring signがみられる（►）．

IV　治療と管理

視神経低形成と診断したら，下垂体機能低下症がないかを精査する必要がある．具体的には，成長ホルモン分泌不全，甲状腺機能低下症，副腎不全，尿崩症，ゴナドトロピン低下などがあり，成長ホルモン分泌不全が最も多くみられる[2]．下垂体機能低下症があっても頭部MRIで下垂体の構造異常がみられる症例は少ないため（図2），成長ホルモン分泌不全の可能性があるか，患児が成長曲線から外れていないかをチェックしながら，小児科への精査依頼をためらわないことが重要である．

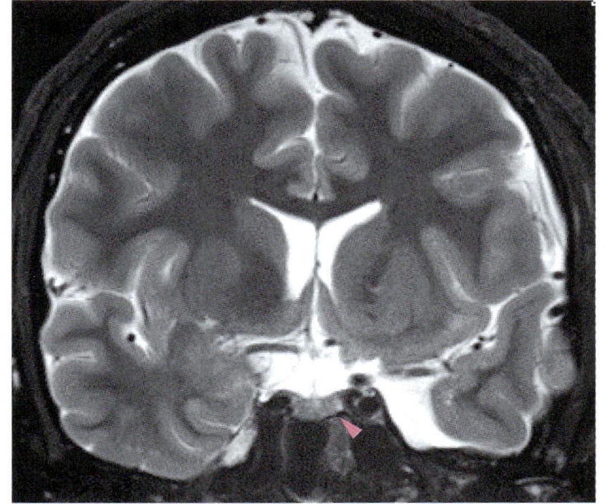

図2｜両側視神経低形成でホルモン補充療法が行われた症例の頭部MRI冠状断T2強調画像
下垂体の構造異常はみられない（►）．

V　予後

先天異常であり視機能の改善はみられない．

朝顔症候群

I　概説

視神経の先天異常の一つで，視神経乳頭を含む後眼部の漏斗状の陥凹がみられる（図3）．片側がほとんどで女児に多い．*PAX6*遺伝子の異常がみられた症例が報告されている[3]．

II　症状

黄斑が陥凹に巻き込まれている症例では視力は不良である．

1．合併症

漿液性網膜剝離を合併することがある．また，経蝶形骨脳瘤，もやもや病などの頭蓋内血管形成不全を合併していることがある．

III　検査と診断

検眼鏡的には視神経乳頭は大きく，陥凹内の視神経乳頭周囲には網脈絡膜の色素異常がみられ，視神経乳頭上をグリア組織が覆っている（図4）．視神経乳頭上の血管は多く，急峻に屈曲したあとに直線状に走行する（図4）．黄斑が陥凹に巻き込まれている症例も存在する．

IV　治療と管理

朝顔症候群に漿液性網膜剝離を合併したら，硝子体手術などを検討する．朝顔症候群では，経蝶形骨脳瘤，脳血管の異常などの合併がないか，頭部MRIおよびMRAを経過観察中に撮像

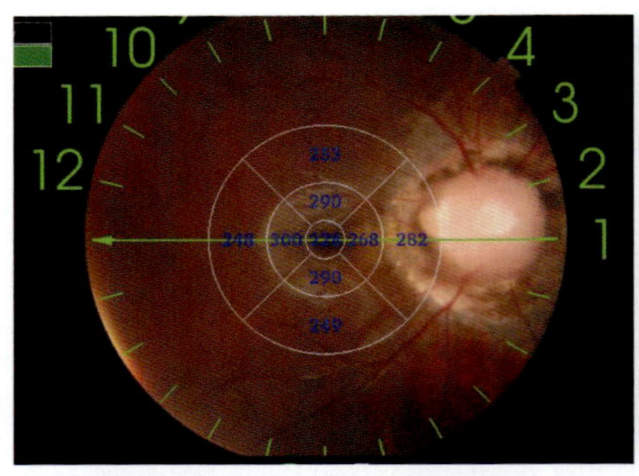

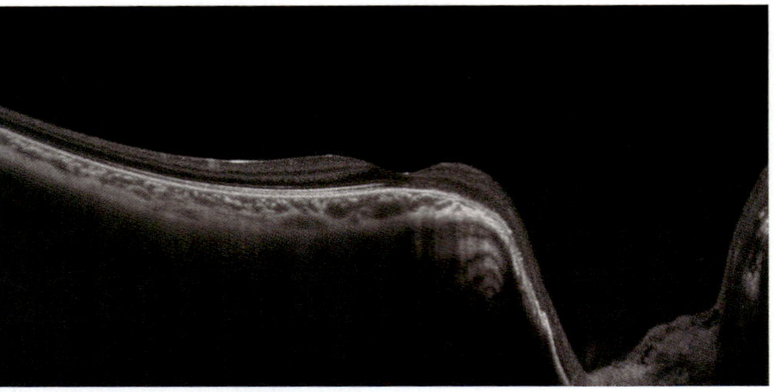

図3｜朝顔症候群の矢状断OCT画像
漏斗状の陥凹が明らかである.

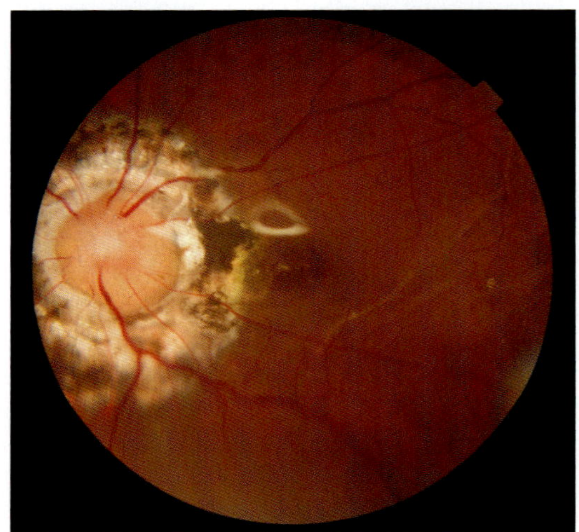

図4｜朝顔症候群症例の眼底写真
視神経乳頭は大きく，陥凹内の視神経乳頭周囲には網脈絡膜の色素異常がみられ，視神経乳頭上をグリア組織が覆っている．視神経乳頭上の血管は多く，急峻に屈曲したあとに直線状に走行している.

する必要がある．脳血管の異常は，Willis動脈輪の局所的な硬化もしくは低形成から内頸動脈の無形成までさまざまで，内頸動脈の異常によりもやもや病を合併しうる.

V 予後

経過中に漿液性網膜剝離を合併することで，さらに視力が低下しうる．朝顔症候群に合併した漿液性網膜剝離9症例の硝子体手術の結果の報告では，平均経過観察期間18ヵ月において67%で網膜復位が得られた[4].

視神経乳頭コロボーマ

I 概説

視神経の先天異常の一つで，眼胚裂の閉鎖不全(正常では胎生6〜7週に閉鎖)によって生じる．片側もしくは両側に同程度にみられる.

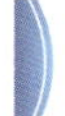

II 症状

コロボーマが乳頭縁を越えて下方の網脈絡膜に拡大している症例もあり，コロボーマの程度により視機能障害がみられる.

1. 合併症

視神経乳頭のコロボーマのみの症例では漿液性網膜剝離を，網脈絡膜のコロボーマも合併している症例では裂孔原性網膜剝離を合併することがある.

1)CHARGE症候群

8番染色体に存在する*CHD7*遺伝子のヘテロ変異により発症する多発奇形症候群であり，視神経乳頭コロボーマは80%にみられると報告されている．CHARGEはcoloboma(コロボーマ)に加えて，heart defects(心奇形)，atresia of choanae(後鼻孔閉鎖)，retardation of growth and mental development(身体・精神発達遅滞)，genital anomalies(性器低形成)，ear anomalies(耳奇形)の頭文字を取り命名されているが，CHARGE症候群で実際に多くみられる症状は外耳奇形，三半規管奇形，哺乳障害，無嗅覚症，

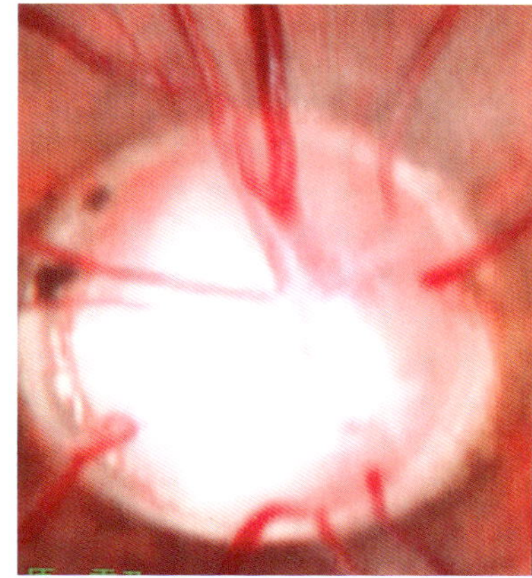
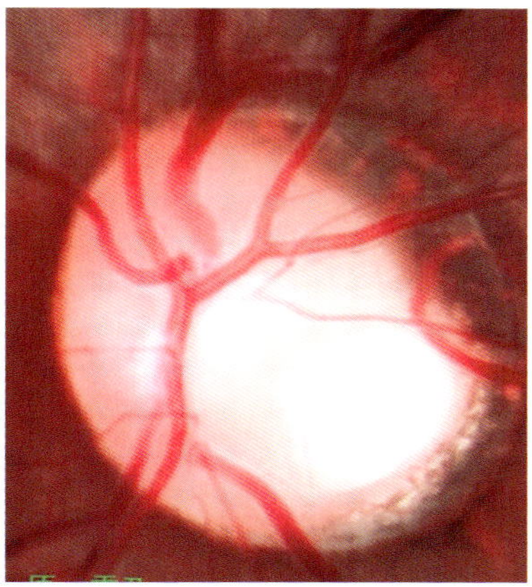

図5｜視神経乳頭コロボーマ症例の眼底写真
視神経乳頭を占める境界明瞭な白色の陥凹がみられる．

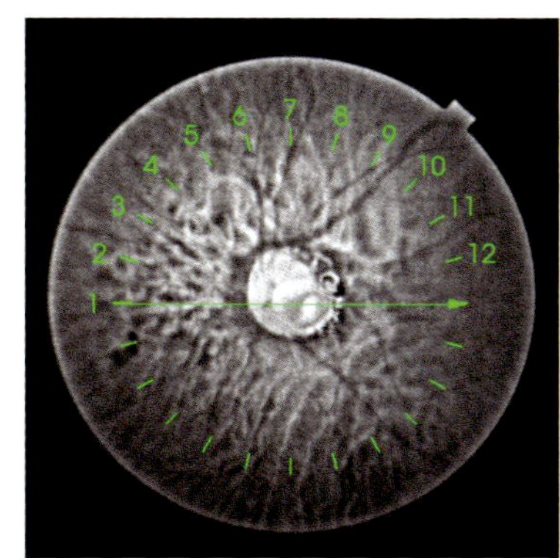

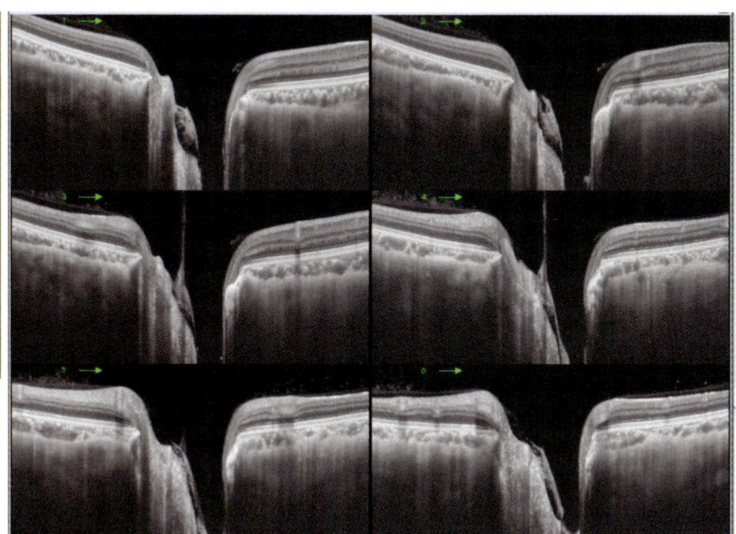

図6｜図5と同症例のOCT画像
左視神経乳頭には乳頭小窩（ピット）の合併もみられる．

成長障害や精神発達遅滞である[5]．耳奇形に加えて難聴もみられる．

III 検査と診断

検眼鏡的に視神経乳頭を占める境界明瞭な白色の陥凹を観察することで診断できる（図5，6）．

IV 治療と管理

小児科に全身の異常の合併について精査を依頼する．また，難聴の合併についても精査が必要である．

V 予後

経過中に漿液性網膜剥離・裂孔原性網膜剥離を合併することで，さらに視力が低下しうる．

文献

1）Chen C-A, et al：J Med Genet 54：441-449, 2017
2）Stewart C, et al：Int J Pediatr Endocrinol 2016：5, doi：10.1186/s13633-016-0023-9, 2016
3）Azuma N, et al：Am J Hum Genet 72：1565-1570, 2003
4）Sen P, et al：Indian J Ophthalmol 69：2116-2121, 2021
5）van Ravenswaaij-Arts C, et al：Am J Med Genet C Semin Med Genet 175：397-406, 2017

Ⅳ. 小児の眼疾患を知る ► 3. 神経・筋疾患

2) 視神経炎・視神経症

神戸大学眼科 中村 誠

早期発見・診断・治療のポイント

- 片眼性・両眼性の亜急性視力低下を示し，眼球運動時痛ないし視神経乳頭腫脹があれば視神経炎を疑う．
- 眼窩部MRI，抗アクアポリン4抗体，抗ミエリンオリゴデンドロサイト糖蛋白抗体，髄液オリゴクローナルIgGバンドは必須検査である．
- 副腎皮質ステロイドパルス治療に加え，再発防止にさまざまな生物学的製剤が開発されている．

Ⅰ 概説

2022年に100名を超える国際的エキスパートパネルにより，新たな視神経炎の診断分類が提唱された[1]．亜急性の視力低下とMRIを含む補助診断を基準に，確定的（definite）視神経炎と蓋然的（possible）視神経炎に分けられる．症状や経過，家族歴などからほかの視神経症を鑑別する．小児期では特に外傷性，遺伝性，頭蓋内・全身疾患に起因する視神経症に留意する[2]．

Ⅱ 症状

新たな診断基準[1]によれば，臨床症状としては，片眼性もしくは両眼性の亜急性（症状出現7日未満を急性期，1週から3ヵ月を亜急性期，3ヵ月を超えると慢性期と呼ぶ）視力低下，眼球運動時痛，コントラスト感度低下，後天性色覚異常ならびに片眼性ないし非対称性の場合には相対的瞳孔求心路障害（relative afferent pupillary defect：RAPD）がある．ただし，眼球運動時痛は生じないこともある．ウイルス感染症状（感冒，下痢など）が先行することがある（図1，2）．視神経脊髄炎関連疾患（neuromyelitis optica spectrum disorder：NMOSD）による視神経炎の場合（図3），延髄の最後野障害による持続性の吃逆（しゃっくり），嘔吐を示すことがある．ミエリンオリゴデンドロサイト糖蛋白（myelin oligodendrocyte glycoprotein：MOG）抗体関連疾患（MOG

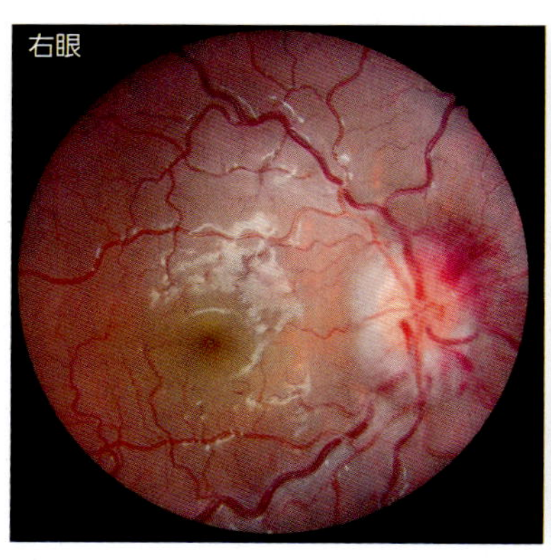

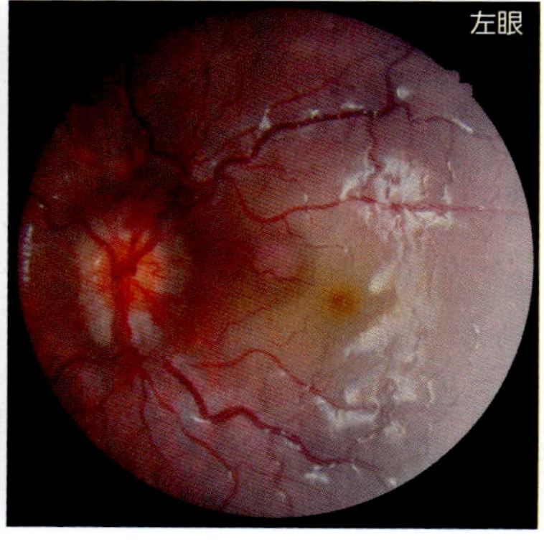

図1｜インフルエンザ感染後両眼性視神経炎の眼底写真
5歳女児．著明な両眼の視神経乳頭腫脹を認める．両眼ともに光覚弁．

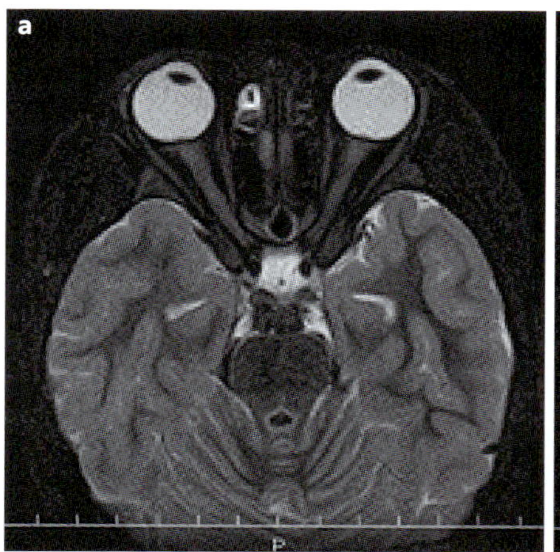

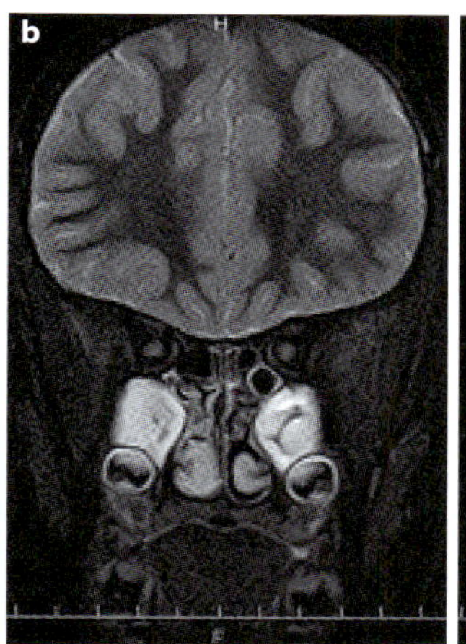

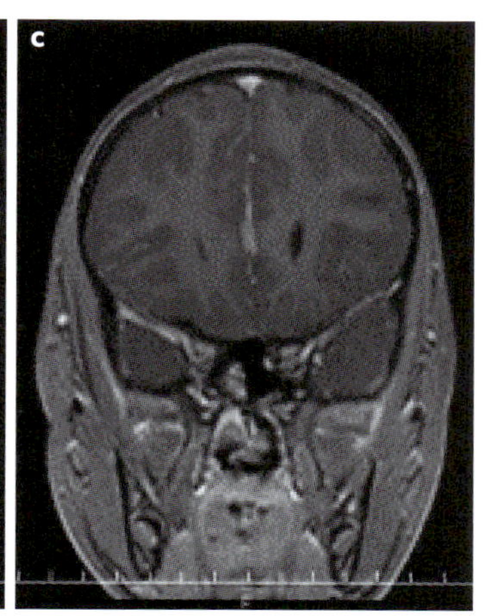

図2｜図1の症例のMRI
a T2強調脂肪抑制軸位断．両眼眼窩内全長にわたる両側視神経の中等度高信号を認める．
b 同冠状断．両側視神経の高信号を認める．
c T1強調造影冠状断．両側の脳内視神経の高信号を認める．

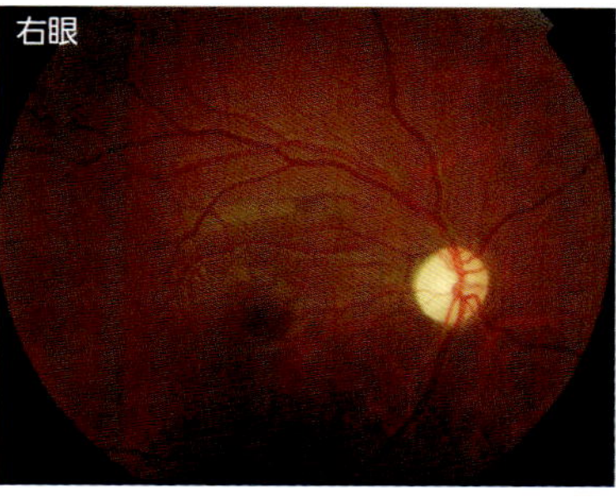

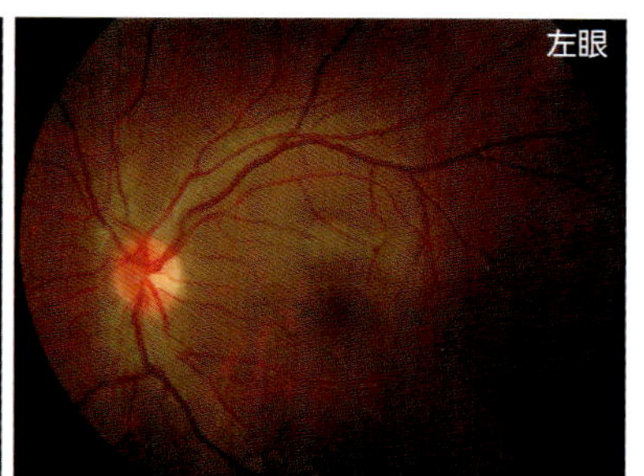

図3｜AQP4抗体陽性NMOSDの左眼視神経炎再発例の眼底写真
14歳女児．右眼は2年前に発症し，視神経萎縮となっている（光覚弁）．左眼はわずかな視神経乳頭腫脹を認める〔矯正視力（0.5）〕．

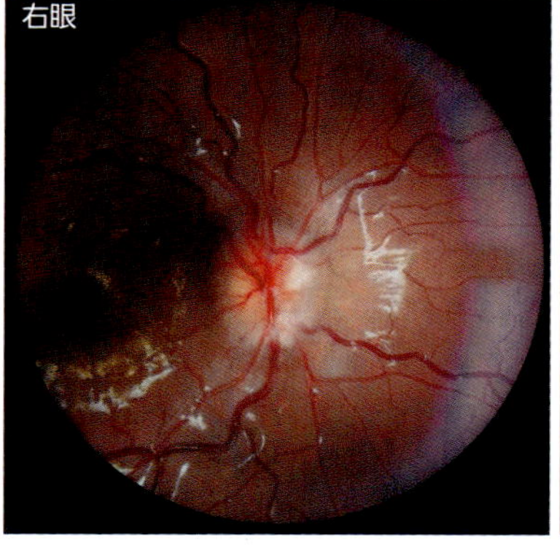

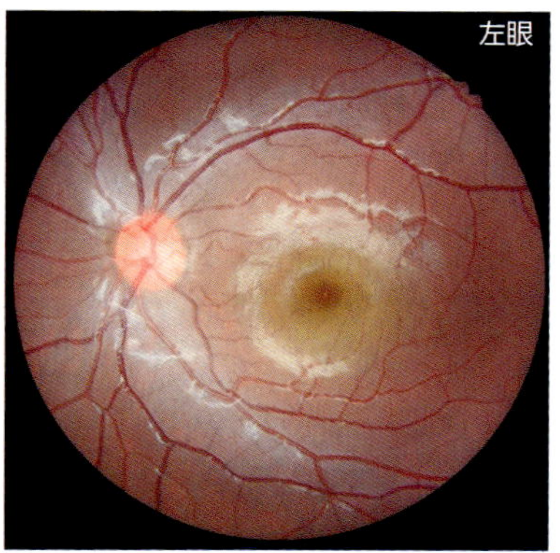

図4｜MOG抗体陽性右眼視神経炎の眼底写真
6歳女児．右眼の視神経乳頭腫脹を認める．右眼光覚弁，左眼矯正視力（1.5）．

associated disease：MOGAD）では，多彩な脳神経症状を呈し，視神経炎はその部分症の場合がある（図4）．この場合は，急性散在性脳脊髄炎（acute disseminated encephalomyelitis：ADEM）を疑う．

III　検査と診断

片眼性ないし非対称性の場合，交互点滅対光反射試験でRAPDを呈する．急性期では，眼底検査・写真で，視神経乳頭の腫脹を認める場合と認めない場合がある．慢性期では視神経乳頭の萎縮（急性期に腫脹があれば炎性萎縮，なけれ

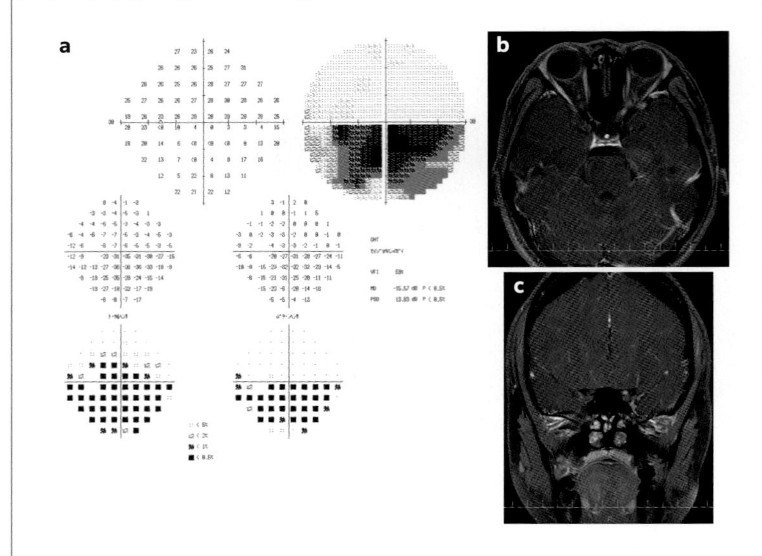

図5｜図3の症例のHumphrey視野(a)ならびに軸位断(b)と冠状断(c)のT1強調脂肪抑制造影MRI画像
a 下水平半盲を呈する.
b 眼窩内後方の視神経造影効果を認める.
c 脳内視神経の造影効果を認める.

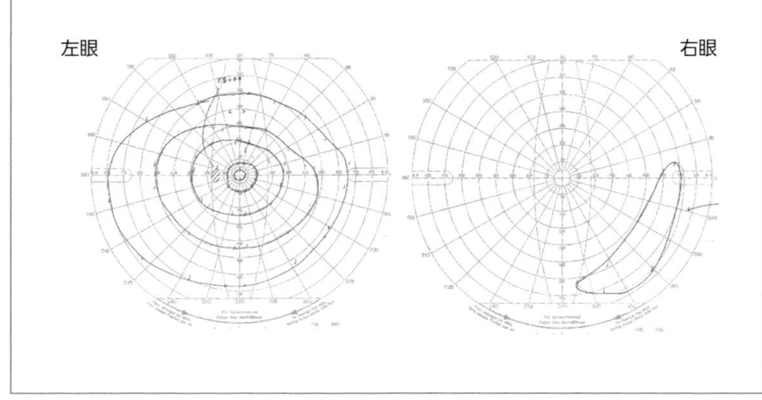

図6｜図4の症例の初診時Goldmann視野
右眼は耳側にわずかにイソプタの残存を認めるのみである. 左眼は正常.

ば単性萎縮)を示す. 小児視神経炎は成人に比し両眼同時発症で, 旺盛な視神経乳頭腫脹を呈しやすい(図1).

静的・動的視野検査で中心暗点をはじめ, 多彩な視野狭窄を示す(図5a, 6). ことにNMOSDによる視神経炎の場合, 水平半盲や垂直半盲を呈することがある(図5a).

眼窩部拡大MRIでは, short tau inversion recovery (STIR)などの脂肪抑制条件下のT2強調像や造影条件下で眼窩内視神経の高信号を呈する(図2, 5, 7)[3]. NMOSDやMOGADによる視神経炎では, 視索, 視交叉に及ぶ長い高信号像を呈することがある. また, MOGADの場合, 視神経周囲炎や眼窩内への炎症が波及する像を呈しやすい[1, 3]. 一方, 多発性硬化症の場合, より限局した病変を呈する. NMOSD, MOGAD, 多発性硬化症の場合, 脳のMRIでも特徴的な白質病変を認めることがある. また, NMOSDでは脊髄に3椎体以上にわたる長い異常信号を呈することがある.

血液検査により免疫学的異常の有無を調べることは必須である[1]. 抗アクアポリン(aquaporin：AQP)4抗体はNMOSDの, 抗MOG抗体はMOGADを誘因する. 頻度はまれであるが, collapsing response mediator protein (CRMP) 5に対する自己抗体も自己免疫性視神経炎の原因となる. 髄液検査におけるオリゴクローナルIgGバンドは, 特異性は必ずしも高くないが多発性硬化

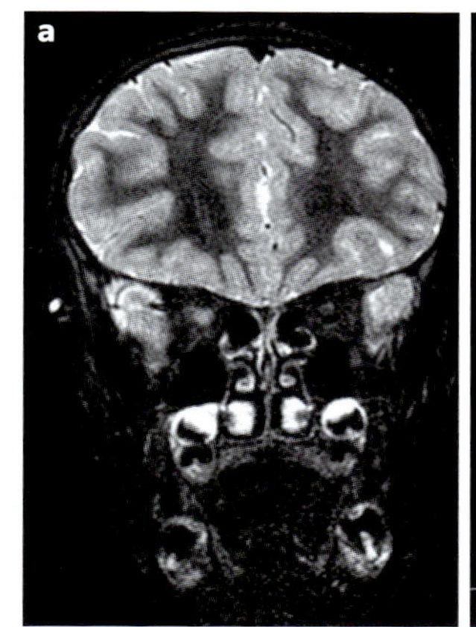
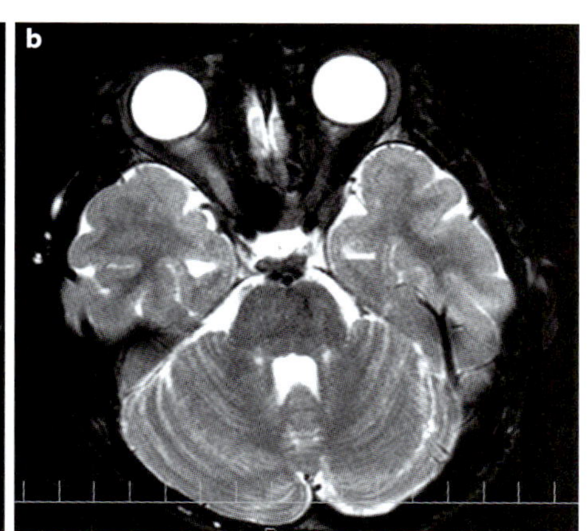

図7｜図4の症例のMRI
a SITR冠状断．右眼視神経の高信号を認める．
b T2強調脂肪抑制軸位断．右眼視神経の眼窩内全長にわたる高信号を認める．

症を示唆する[1]．

新しい診断基準では，OCTを非常に重要な補助検査に位置づけている．急性期の乳頭周囲網膜神経線維層（circumpapillary retinal nerve fiber layer：cpRNFL）の肥厚，ならびに，発症3ヵ月までに生じる「cpRNFLの5％ないし5μm」または「黄斑部網膜神経節細胞/内網状層（ganglion cell-inner plexiform layer：GCIPL）の4％ないし4μm」より大きな左右差を，MRIや血液・髄液バイオマーカーに準じる臨床所見とみなしている[1, 3]．

片眼性の前述の臨床症状とMRI，OCT，血液・髄液バイオマーカーのうち1つの検査所見，無痛性片眼性の臨床症状と異なる2つの臨床検査所見，または両眼性かつMRIを含む2つの臨床検査所見があれば，確定的（definite）視神経炎と診断する．臨床症状は合致するが，3つの臨床検査所見がないものの，眼底所見（視神経乳頭腫脹）と経過が合致する場合，もしくは，臨床検査所見が陽性で視神経炎と矛盾しない既往歴がある場合，蓋然的（possible）視神経炎とする[1]．

視神経炎と診断したら，自己免疫性（多くは再発性）か感染性ないし全身性（多くは単相性）に分類する．前者は既述のAQP4（NMOSD）・MOG（MOGAD）・CRMP5・ADEM関連ないし多発性硬化症起因の視神経炎，単純孤立性視神経炎（single isolated optic neuritis：SION），再発性孤立性視神経炎（relapsing isolated optic neuritis：RION），慢性再発性炎症性視神経症（chronic relapsing inflammatory optic neuropathy：CRION），前篩状板視神経炎（prelaminar optic neuritis），原発進行性視神経炎（primary progressive optic neuritis）に分類する[1]．このうち，ADEMとCRIONはMOGADと同様MOG抗体が関与していることが多い．小児では，両眼性に視神経炎を生じるMOGADやADEMの病態をとることが多い[1, 2]．後者としては，ウイルスを中心とした感染ないし感染後やワクチン接種後，あるいは川崎病，Sjögren症候群，全身性エリテマトーデスなどの全身疾患に併発する視神経炎である[1]．

小児視神経炎の重要な鑑別疾患は，眉毛外側の鈍的打撲による外傷性視神経症，Leber遺伝性視神経症（男性好発，亜急性，時間差のある両眼性視神経症で，中心暗点と急性期の蛍光色素漏出を伴わない視神経乳頭周囲の毛細血管拡張，ミトコンドリア遺伝子バリアントが特徴）や常染色体顕性視神経萎縮（性差なく，視力低下の程度が多様，後天性第3色覚異常，*OPA1*遺伝子バリアントが特徴）などの遺伝性視神経症[4]や，白血病（特に寛解期）浸潤などのほかの全身疾患による視神経症，頭蓋内腫瘍（頭蓋咽頭腫，グリオーマなど）による圧迫性・浸潤性視神経症などがある．また，心因性視覚障害も鑑別に挙がる[2]．

IV 治療と管理

急性期には副腎皮質ステロイド（メチルプレドニゾロン）パルス治療が行われる（20～30mg/kg/

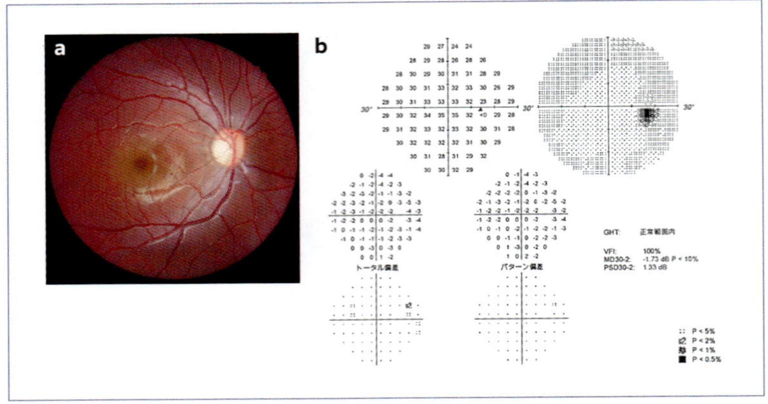

図8｜図4の症例の回復期の右眼眼底写真(a)とHumphrey視野(b)
a 視神経乳頭腫脹は消退し，耳側軽度蒼白化している．
b 視野は概ね正常に回復している．矯正視力(1.5)．

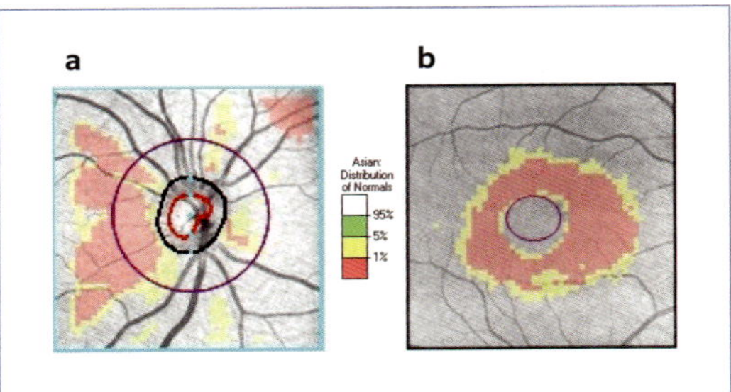

図9｜図4の症例の回復期の右眼OCT devitation map
a cpRNFL．**b** GCIPL．視野は回復しているが，神経線維は菲薄化している．

日，最大1g/日の3～5日静脈注射)．無効例では血液浄化療法ないし免疫グロブリン静脈注射が行われる[1]．自己免疫性視神経炎の場合，再発予防のため寛解期にも免疫抑制・修飾治療が行われる．多発性硬化症の場合は，インターフェロンβ，グラチラマー酢酸塩，フィンゴリモド塩酸塩，フマル酸ジメチル，ナタリズマブ，オファツムマブ，シポニモドが保険承認薬剤である[1]．AQP4抗体陽性NMOSDでは，近年，5種類の新規生物学的製剤(エクリズマブ，イネビリズマブ，サトラリズマブ，リツキシマブ，ラブリズマブ)が保険承認を得ている[1]．MOGADはステロイドへの反応性が良好であるが(図8)，ステロイド依存性でもあり，離脱が難しいことがある．多発性硬化症やNMOSDのように特異的な再発予防薬はまだ開発されていない．上述のように自己免疫性視神経炎では血液浄化療法が必要となる場合があること，MOGADではADEMのような激しい脳症状を呈すること，NMOSDにおいては脊髄炎や最後野症状を呈することが初回にも再発時にも生じうるので，小児科医，脳神経内科医や放射線診断医との連携が必須である．また，視神経脊髄炎や多発性硬化症は高額な治療が長期に必要なことがあるため，指定難病に対する医療費助成制度の申請を迅速に行うように患者や家族に勧める[5]．

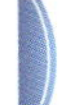

V 予後

小児視神経炎は，NMOSDを除き大半は治療に反応するか，自然寛解し，視機能予後は良好なことが多い．ただし，視機能回復後でも，罹患眼や多発性硬化症では僚眼においても，OCTではGCIPLやcpRNFLの菲薄化がみられることが多い(図9)．一方，NMOSDは，一度の発作で半数近くが何らかの後遺症を残す．また，再発のたびにその障害は蓄積されるので，十分な再発予防を心がける．

文献

1) Petzold A, et al：Diagnosis and classification of optic neuritis. Lancet Neurol 21：1120-1134, 2022
2) Borchert M, et al：Pediatric optic neuritis：What is new. J Neuroophthalmol 37：S14-S22, 2017
3) Biousse V, et al：Imaging of the optic nerve：technological advances and future prospects. Lancet Neurol 21：1135-1150, 2022
4) Newman NJ, et al：Understanding the molecular basis and pathogenesis of hereditary optic neuropathies：towards improved diagnosis and management. Lancet Neurol 22：172-188, 2023
5) 中村　誠：レーベル遺伝性視神経症と視神経脊髄炎スペクトラム障害．日本の眼科 95：30-37，2024

3）重症筋無力症

国際医療福祉大学熱海病院眼科 **野口綾華**
後関利明

早期発見・診断・治療のポイント

- 日内変動のある眼瞼下垂.
- 眼症状が多い.
- 複視は症状があっても訴えることが少ない.
- 発症のピークは幼児期（5歳以下）.
- 小児期発症の重症筋無力症の臨床型は，眼筋型（20%），潜在性全身型（50%），全身型（30%）.
- 眼筋型にはまずは抗コリンエステラーゼ薬，全身型にはステロイド治療が第一選択.

Ⅰ 概説

重症筋無力症（myasthenia gravis）は神経接合部に存在するニコチン性アセチルコリン受容体に対する自己免疫疾患である（図1）．小児での発症のピークは5歳以下である[1]．

Ⅱ 症状

小児の重症筋無力症では，臨床所見上では見かけ上の眼筋型が多く，ほとんどが眼瞼下垂と斜視で発症する例が多い．だが，複視に関しては頭位異常で代償してしまうため，複視症状を訴えることは少ない．大人と比較しても眼症状は多い．小児期発症の重症筋無力症の臨床型は眼筋型（20%），潜在性全身型（50%），全身型（30%）と区分されている[1]．眼症状が多くみられるのは，見かけ上の眼筋型のなかに潜在性全身型（眼症状のみだが，生理学的検査にて所見あり）が多いためである．誘引なく発症することもあるが，感染後に発症することもある．

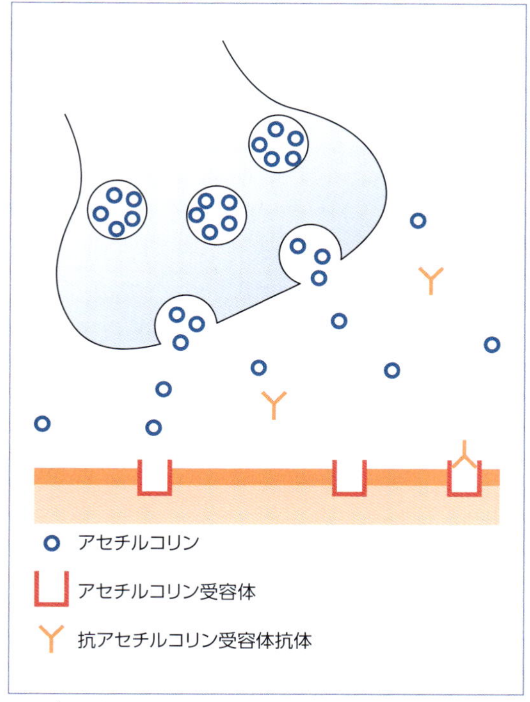

図1｜重症筋無力症の仕組み
アセチルコリン受容体に抗アセチルコリン受容体抗体が結合することで，アセチルコリンの作用を阻害する.

Ⅲ 検査と診断

血液検査では抗アセチルコリン受容体抗体や抗MuSK抗体を測定するが，小児ではseronegative例が多い．また，近年では抗LRP4抗体も関

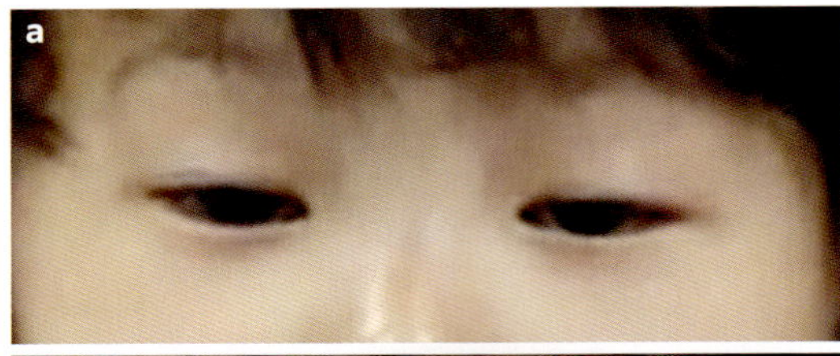

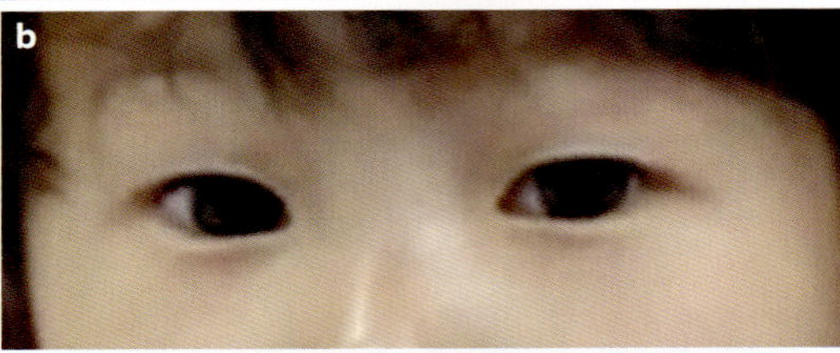

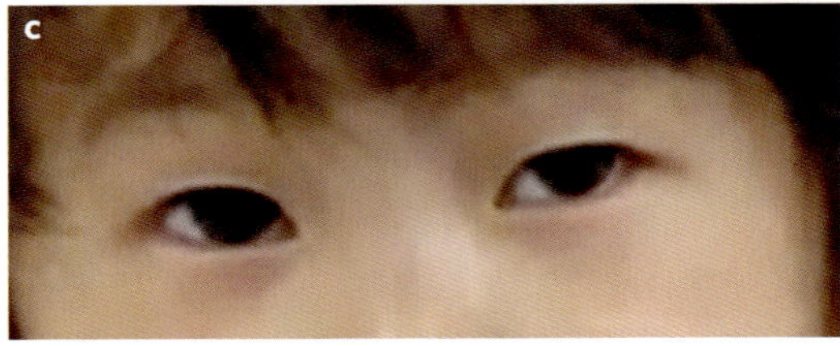

図2｜エドロホニウムテスト
a エドロホニウム注入前．両眼瞼下垂を認める．
b エドロホニウム注入30秒後．眼瞼下垂が改善してきている．
c エドロホニウム注入3分後．効果が切れ，眼瞼下垂が再度出現している．

表1｜重症筋無力症診断基準2022

A. 症状
(1)眼瞼下垂　(6)咀嚼障害 (2)眼球運動障害　(7)頭部筋力低下 (3)顔面筋力低下　(8)四肢筋力低下 (4)構音障害　(9)呼吸障害 (5)嚥下障害 《補足》上記症状は易疲労性や日内変動を呈する
B. 病原性自己抗体
(1)抗AChR抗体陽性 (2)抗MuSK抗体陽性
C. 神経筋接合部障害
(1)眼瞼の易疲労性試験陽性 (2)アイスパック試験陽性 (3)エドロホニウム(テンシロン)試験陽性 (4)反復刺激試験陽性 (5)単線維筋電図でジッターの増大
D. 支持的診断所見
血液浄化療法によって改善を示した病歴がある．
E. 判定
Definite：以下のいずれかの場合，MGと診断する． (1)Aの1つ以上，Bのいずれかが認められる． (2)Aの1つ以上，Cのいずれかが認められ，他の疾患が鑑別できる． Probable：Aの1つ以上，Dを認め，血液浄化療法が有効な他の疾患を除外できる．

(注)Cの各手技についてはガイドラインを参照
(日本神経学会監修：重症筋無力症/ランバート・イートン筋無力症候群診療ガイドライン2022，p.21，2022，南江堂より許可を得て転載)

与していることが報告されている．抗LRP4抗体は保険適用外の検査であるため，実臨床上は抗アセチルコリン受容体抗体や抗MuSK抗体がメインとなる．また，抗LRP4抗体は筋萎縮性側索硬化症などほかの神経疾患でも陽性となることが報告されており，抗LRP4抗体だけで重症筋無力症を診断することはできない．臨床所見上の診断には，エドロホニウム(テンシロン)テスト(図2)や，筋電図において易疲労性を示すwaning現象，上方注視テスト(上方を1分間注視させ，眼瞼下垂や複視の出現・増悪をみる)，アイスパックテスト(3～5分間両眼を冷やし，眼瞼下垂や複視の改善をみる)，睡眠試験などが用いられる．診断基準を表1に示す．

1. アイスパックテスト[2)]

眼瞼を保冷剤などで冷やすことで，コリンエステラーゼのアセチルコリン分解作用が低下し，神経接合部のアセチルコリンが増加することにより，筋疲労性の改善を認めるため，眼瞼下垂や複視が改善する．冷却前後で眼瞼下垂が2 mm以上改善した場合に陽性となる．一般的には冷やす時間は2分とされているが，眼瞼下垂のように上眼瞼挙筋が表層近くにある場合には2分で問題ないものの，複視症状のある場合には外眼筋が表層よりも深いため5分程度の冷却時間を要する．しかし，実際には疼痛が生じ5分間冷却し続けることは難しいため，2分の評価になることが多い．

2. エドロホニウムテスト

小児では一般的に，1 mLのアンチレクスを生理食塩液9 mLで希釈し，10 mLシリンジで用意する．点滴の三方活栓から緩徐に静脈注射し，症状の改善の有無を確認する．開始後，顔色や発汗，呼吸状態，心拍数など被検者の状態を観察し，副作用の有無について確認する．有症状の際には，すぐにアトロピンを投与する．新生児，乳児，幼児ではエドロホニウムの投与量は0.2 mg/kgで，1 mgを超えないようにする．

Ⅳ 治療と管理

大人であれば，胸腺腫を認める場合にはまず切除することが第一選択になるが，思春期前での発症では胸腺を切除してしまうと発達に影響がでてしまう可能性があることや，薬物治療などによる寛解率が高いことから，全身型の重症例でない限り胸腺摘出は勧められない．また，小児期以降に発症した眼筋型においては，胸腺摘出の有効性のエビデンスはない．

そのほかの治療については，抗コリンエステラーゼ阻害薬，ステロイド，免疫抑制薬，血液浄化療法，大量ガンマグロブリン静注療法，斜視の残存や眼瞼下垂がある場合には手術を検討するなど，大人と同等の治療法になる．

1. 抗コリンエステラーゼ阻害薬

眼筋型や軽度全身型に適応がある．ピリドスチグミン（メスチノン®）を内服する．初期量として0.5～1 mg/kgを4～6時間ごとに投与し，数日ごとに最低効果量を確認する．小児の1日最大投与量は定まっていないが，実際には3～4 mg/kg/日でとどめ必要最低量で維持するよう心がける[3)]．メスチノン®の副作用には腹痛，下痢，発汗，気管支分泌亢進，動悸，頭痛，コリン作動性クリーゼ，呼吸筋麻痺，線維性攣縮，縮瞳，徐脈などがある．

2. ステロイド

眼筋型や潜在性全身型で，抗コリンエステラーゼ阻害薬が無効の場合や副作用のため継続困難の場合には，ステロイド内服に移行する．成人の重症筋無力症に対しては，2022年のガイドライン[3)]では低用量経口ステロイドが推奨され，経口プレドニゾロン（PSL）5 mg/日以下の具体的な目標が提示されたが，小児における適切な投与量や総投与期間はまだ一定の見解はない．小児へのステロイドパルス治療の適応はあるが，治療初期の増悪や合併症を起こす可能性もあり，まずは内服から開始する．全身型ではまずステロイド内服が第一選択となる．連日投与のほうが症状の変動はないが，副作用軽減のためには隔日投与がよいとされ，初期増悪のことを考慮し，0.5 mg/kg（朝1回）内服から漸増していく方法が推奨される．思春期前では，眼筋型や潜在性全身型ではプレドニゾロン1～1.5 mg/kgの隔日投与を目安に漸増する．全身型では1～2ヵ月かけ最大3 mg/kgを目安に漸増する．多くの場合は最大量まで必要とせず，寛解する．寛解が得られた場合には，寛解量を2～3週間維持し，1週ごとに漸減し，1ヵ月程度で1～2 mg/kg隔日まで減量し維持する．寛解導入後は，2～3ヵ月で減量を開始する．ステロイド自体は対症療法であり，長期で使用する場合には成長障害を来す可能性があるため，ステロイドから免疫抑制薬に変更していくことが望ましい[3)]．

3. 免疫抑制薬

ステロイドの離脱困難例や副作用のため継続困難例に対しては，小児には保険適用外ではあるが，アザチオプリンやタクロリムスを併用する．アザチオプリンは通常，0.5 mg/kg/日（分2～4）で導入し，週ごとに0.5 mg/kg/日ずつ増量し，最大2.5 mg/kg/日で維持する．副作用として肝機能障害，骨髄抑制による汎血球減少，慢性投与による悪性腫瘍の合併に注意する必要がある．タクロリムスは0.05 mg/kg/日より開始し，0.2 mg/kg/日前後（分1）で維持し，12時間後の血中濃度が10 ng/mLを超えないようにする．副作用として筋痙攣，耐糖能異常，腎機能障害，白質ジストロフィ様変化がある．

そのほかにもシクロスポリンやシクロホスファミド，ミコフェノール酸モフェチルの小児への有効性の報告はあるが，報告数は少ない．

4. 血液浄化療法

常用的な使い方ではなく，筋無力症クリーゼや，

表2｜大人と小児の相違点

	小児	大人
発症ピーク	5歳未満	50歳前後
症状	眼瞼下垂，複視が多い	眼瞼下垂，複視が多い
性差	女性が多い	女性が多い
抗体	seronegativeが多い	抗アセチルコリン受容体抗体が多い
寛解率	11歳以下で45% 12～16歳で22%	20%未満
全身型への移行率	19.3～36%	20%
治療	抗コリンエステラーゼ阻害薬，ステロイド，免疫抑制薬，IVIG，血液浄化療法 胸腺腫がある場合には，思春期前は成長障害がでるため，重症例でない限り切除しない	抗コリンエステラーゼ阻害薬，ステロイド，免疫抑制薬，IVIG，血液浄化療法 抗アセチルコリン受容体抗体陽性例では胸腺腫切除(重症例では症状改善次第，切除)

胸腺摘出の際の周術期管理目的に施行される.

5. 大量ガンマグロブリン静注療法

血液浄化療法と同様に常用的な使い方ではなく，筋無力症クリーゼや胸腺摘出の際の周術期管理目的に施行される. 安全性について血液浄化療法と比較すると非侵襲的で，血液循環動態に影響が少なく，感染症や血液凝固異常も少ないが，効果発現はやや遅い.

6. 手術

大人の場合，抗コリンエステラーゼ阻害薬やステロイド内服中に，眼瞼下垂や斜視角度の変動がみられず，症状が固定している場合には手術を検討するが，小児の場合，両眼視や弱視予防のため，手術やプリズム眼鏡を早期に検討することもある.

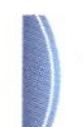

V 予後

小児の寛解率は，12～16歳では22%であるのに対し，11歳以前では45%と高いとの報告がある. また全身型への移行率は，眼筋型は平均7.8ヵ月で36%が全身型に移行[4]，平均9ヵ月で19.3%が全身型に移行した報告がある[5]. 大人と小児の違いについて**表2**に示す.

寛解しても，成人後，妊娠や出産を契機に再燃する可能性もあるため，長期において観察する必要がある.

文献

1) Nomura Y, et al：Childhood myasthenia gravis in Japan：clinical analysis of 184 cases at Segawa Neurological Clinic for Children for 30 years. Neuro-Ophthalmology 31：201-205, 2007
2) Golnik KC, et al：An ice test for the diagnosis of myasthenia gravis. Ophthalmology 106：1282-1286, 1999
3) 日本神経学会監修，重症筋無力症/ランバート・イートン筋無力症候群診療ガイドライン作成委員会編：重症筋無力症/ランバート・イートン筋無力症候群診療ガイドライン2022. 南江堂，東京，2022
4) Mullaney P, et al：The natural history and ophthalmic involvement in childhood myasthenia gravis at the hospital for sick children. Ophthalmology 107：504-510, 2000
5) Vanikieti K, et al：Juvenile ocular myasthenia gravis：presentation and outcome of a large cohort. Pediatr Neurol 87：36-41, 2018

IV. 小児の眼疾患を知る

4. 眼窩疾患

九州大学眼科 筒井紗季
田邉美香

早期発見・診断・治療のポイント

- 小児の急速な眼瞼腫脹では感染性・非感染性，どちらの可能性も念頭に置く．
- 眼窩リンパ管奇形や乳児血管腫では，視覚感受性期を念頭に置いた観察・治療が重要である．

小児での眼窩疾患は，眼瞼腫脹や眼球突出を主訴に受診する症例が多く，臨床現場では感染性か非感染性かの判断が重要である．小児ではできる検査や診察は限られ，訴えも少ないため情報も得られにくい．頻度の多い眼窩病変を知っておくことで，適切なタイミングで検査・治療にあたりたい．

乳児血管腫

I 概説

いちご状血管腫，毛細血管性血管腫とさまざまな呼称がある．血管内皮細胞が増殖する良性腫瘍である．乳児期で最も頻度の高い脈管性良性腫瘍であり，日常診療で遭遇することも多い．わが国での有症率は1.7%で女児に多い．

増殖期→安定期→消退期→消失期の一連の経過が特徴的とされている(図1)．

II 症状

出生時には病変がないかあっても目立たないが，生後2週間程度で赤色斑として明らかとなり，6ヵ月までに急速増大する(増殖期)．5歳頃までに消退する(退縮期)ことが多いが，長期にわたるケースもあり個人差はある．

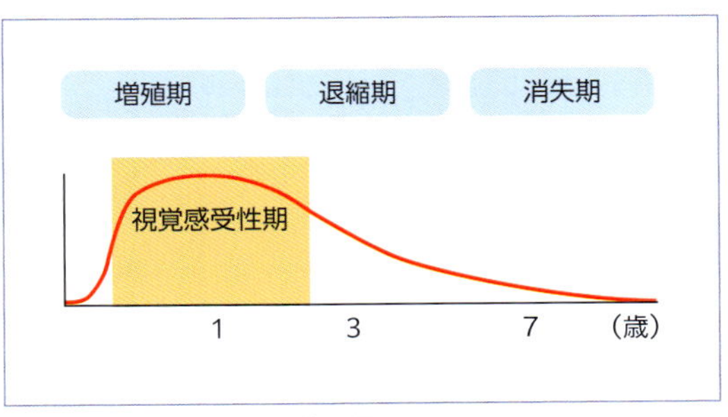

図1｜乳児血管腫の自然経過
——が乳児血管腫の自然経過を示す．増殖期と視覚感受性期が重なるため，弱視への配慮が必要である．

III 検査と診断

表在性(局面型・腫瘤型)ではstrawberry appearanceを呈し，深在性ではblue appearanceを呈する．

局面型・腫瘤型は特徴的な所見のため，肉眼での診断が容易である．深部型ではほかの腫瘍との鑑別のため画像診断を要する．MRIではT1強調像で低信号，T2強調像で高信号を呈する．動静脈奇形のようなシャント形成はなく，dynamic studyでは早期より均一に強く増強される．退縮期では線維脂肪組織になるため，増強効果は低下する．

組織像は，増殖期では内皮細胞・周皮細胞の増生を認める．消退期には脂肪や線維性組織に置き換わる．そのため，増殖期から退縮期で組織

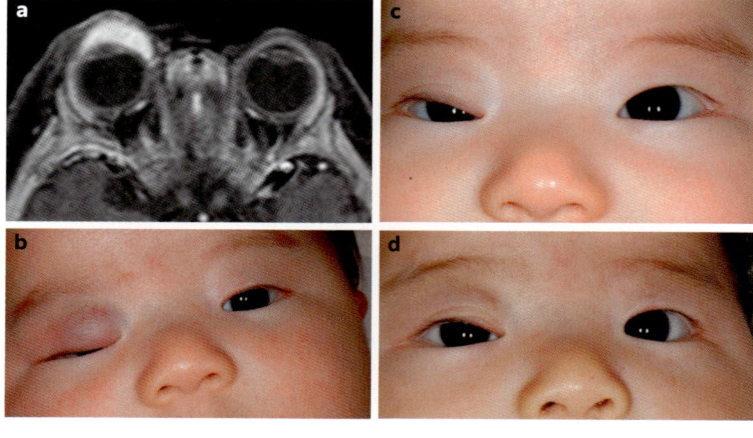

図2｜プロプラノロールによる治療症例

a 造影MRI．右上眼瞼皮下に造影効果を伴う病変を認める．
b 生後2.5ヵ月．増殖による眼瞼腫脹を認め，弱視が懸念される状態．
c 生後3ヵ月．プロプラノロール開始後3日目．
d 治療開始後1ヵ月．上眼瞼腫脹は改善傾向にあり，瞳孔領が確認できる．

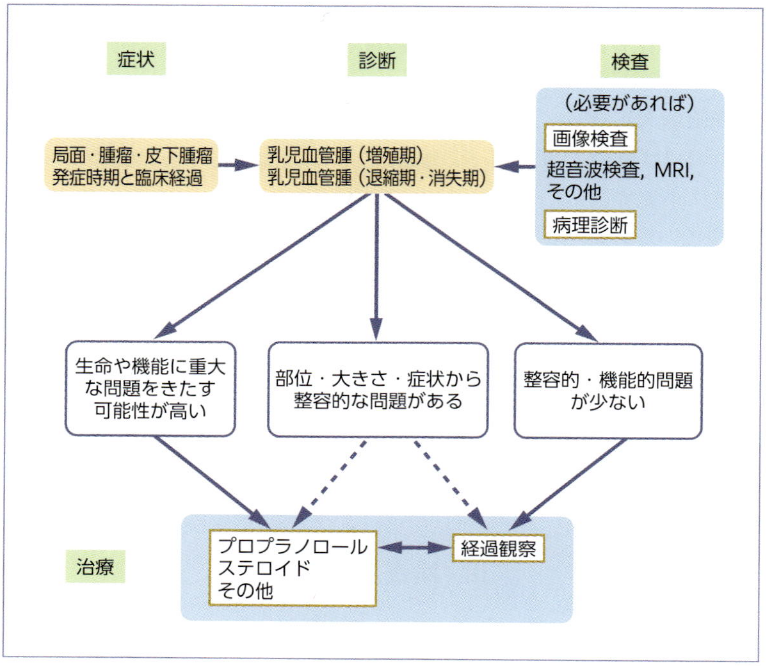

症状
診断
検査
局面・腫瘤・皮下腫瘤
発症時期と臨床経過
乳児血管腫（増殖期）
乳児血管腫（退縮期・消失期）
（必要があれば）
画像検査
超音波検査，MRI，その他
病理診断
生命や機能に重大な問題をきたす可能性が高い
部位・大きさ・症状から整容的な問題がある
整容的・機能的問題が少ない
治療
プロプラノロール
ステロイド
その他
経過観察

図3｜乳児血管腫のアルゴリズム
（文献2）より）

像は異なるものの，いずれの時期においてもグルコーストランスポーターの一種であるGLUT-1に対する免疫染色で陽性を示す．先天性血管腫ではGLUT-1が陰性となるため鑑別になる．

Ⅳ 治療と管理

生後5ヵ月頃までにピーク時の80%の大きさに達するとされている[1]．小児では視覚感受性期と増殖期が重なる(図1)．形態覚遮断弱視はほかの弱視と比べて治療に抵抗性であり，予後不良であるため注意が必要である．急速増大するケースもあるため，生後数ヵ月は頻回なフォローを行うこと，また増大時には早めに受診するよう保護者への指導を行うことが重要である．

機能障害を来す可能性のある症例では早期治療介入が必要であり，プロプラノロール(図2)，ステロイド療法，レーザー，手術療法などさまざまな治療選択がある．

2017年のガイドライン改訂では，診療アルゴリズムとプロプラノロールがエビデンスレベルAの治療薬として記載されたことが大きな変更点となっている(図3)[2]．プロプラノロールはβ受容体遮断薬であり，副作用(徐脈，低血圧，気管支けいれんなど)の観点から小児科との連携が欠かせない．

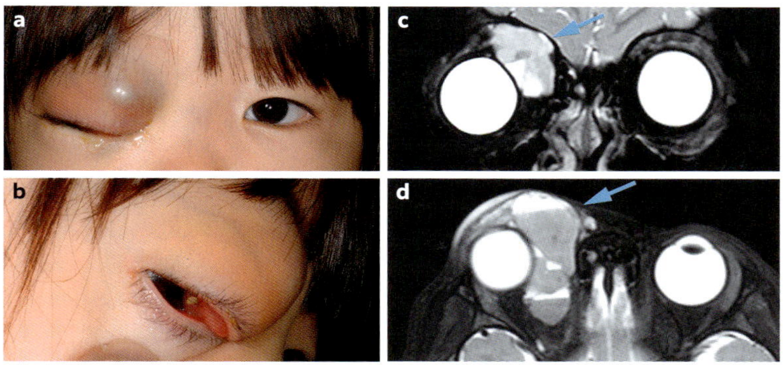

図4｜リンパ管奇形の一例
生後，右上眼瞼腫脹と軽快を繰り返していた．1週間前から急速増大し，大学病院へ紹介となった女児．
a・b 右上眼瞼腫脹と内側に腫瘤を触知する．
c・d MRI T2強調像にて多房性の嚢胞状病変を認める．内部は出血によりさまざまな信号強度が混在し，ニボーを形成している．

急速増大を来す症例や治療方針に悩む症例は，早めに治療可能な医療機関に紹介するのが望ましい．

V 予後

退縮する時期には個人差がある．未治療の2～6割で何らかの後遺症（毛細血管拡張・皮膚のたるみ・瘢痕）が残るとされている．

リンパ管奇形（リンパ管腫）

I 概説

胎生期のリンパ管形成期に病変を形成し，上気道感染・外傷・月経を契機に急性増悪を来す眼窩良性疾患である．1万人に1.1～5.3人の頻度でみられ，小児の良性血管系腫瘍の25％を占め，小児では多い．性差はない．

異常な細胞増殖はなく腫瘍的性質に乏しいことから，ISSVA分類ではリンパ管奇形に分類されている．わが国では「リンパ管腫」と呼ばれることが多かったが，小児慢性特定疾病・保険病名・ICD-10では「リンパ管腫」，難病疾病では「リンパ管奇形」が用いられている．ICD-11では「リンパ管奇形」が用いられる見込みであり，徐々にリンパ管奇形の呼称が浸透しつつある．

II 症状

胎生期に腫瘤を形成するため，体表にある場合には出生時から腫瘤を認めることも多いが，眼窩リンパ管奇形では多くは無症状である．内部の出血が起きると，突然の眼瞼腫脹と強い疼痛で発症する．皮下血腫や結膜下出血を来すこともあり，病変の位置によっては眼球運動障害や視神経障害を認める．

III 検査と診断

MRIで多房性嚢胞状病変を認め，リンパ液や出血により多彩な信号強度を来す（図4）．造影MRIでは嚢胞壁はわずかに造影されるが，内部の造影効果は認めないことが静脈奇形との鑑別になる．CTでは低吸収な腫瘤，多房性嚢胞を認めることもあるが，MRIのほうが情報量は多い．小児では被曝の観点からも可能ならMRIでの評価が望ましい．

病理学的には拡張した脈管系構造で，内腔にはリンパ液や血液がみられる．リンパ管内皮細胞の同定にはD2-40染色が有用である．

IV 治療と管理

軽度であれば経過観察を基本とするが，視機能障害の問題が大きな場合には治療介入を積極的に考慮する．眼瞼腫脹による弱視や，筋円錐内病変による視神経障害へ配慮しながらの治療選択が必要である．治療は大きく外科的切除，硬化療法，内科的治療に分けられる．

1. 外科的切除

外科的切除を行う場合には，出血を生じやすいため安全にできる範囲で切除を行う．術後再出血・血腫を予想して，終了時にはドレーンの留置が有用である．

2. 硬化療法

囊胞内に硬化剤を注入することで，囊胞の縮小を得る治療である．硬化剤にはエタノールやOK-432，ブレオマイシンがある．わが国ではOK-432が唯一の適応承認薬である．囊胞内に注入することで炎症を惹起し，その炎症修復過程でリンパ管を縮小・消失させる治療法である．投与後の二次的な炎症が術後問題になることもあり，使用後の経過観察には留意が必要である[3]．

3. 内科的治療

これまで有効性が証明されている内科的治療はなかったが，2018年よりわが国で治験が行われ，2021年に世界に先駆けてシロリムス（mTOR阻害薬）内服療法が適応承認されたことが注目されている．リンパ管奇形では，病変内に*PIK3CA*遺伝子変異を高率に認めることがわかっている．*PIK3CA*はPI3K/AKT経路のPI3Kを構成する分子である．細胞増殖・代謝に関わるPI3K/AKT経路の細胞内シグナル下流にあるmTORをシロリムスが阻害することで，治療効果を発揮するとされている．

Ⅴ 予後

リンパ管形成異常により生じたリンパ管囊胞を中心に構成される腫瘤性病変のため，腫瘍性増大は認めないが，自然消失はまれであり，炎症や内出血を繰り返すことで腫大が増強することがある．整容的・機能的障害を生じる疾患であり，新たに承認されたシロリムスの今後の症例蓄積研究や他治療との併用報告が待たれる．

眼窩蜂巣炎

Ⅰ 概説

細菌感染によって眼窩軟部組織に生じる急性化膿性炎症である．眼窩内は眼窩脂肪を主とする粗な軟部組織のため，感染を生じると急速に拡大する．視神経や外眼筋を巻き込むと視機能障害を生じる．静脈系が豊富であるため敗血症や髄膜炎を来すこともあり，生命を脅かすこともある．

原因としては①副鼻腔炎・歯性感染・涙囊炎など眼窩周囲感染，②遠隔の感染による血行性感染，③外傷などが挙げられる．小児の眼窩蜂巣炎の多くは副鼻腔炎に起因する．これは，解剖学的に骨紙様板が薄いことや，副鼻腔から眼窩内への静脈には弁機構がなく血行性に感染が拡大しやすいことがいわれている[4]．

起因菌としては，*Staphylococcus aureus*, *Streptococcus pneumoniae*が最多である．3歳以下では*Haemophilus influenzae*によるものも多いとされていたが，ワクチン接種が普及してからは減少している[5]．

Ⅱ 症状

片側性の疼痛を伴う眼瞼腫脹，結膜浮腫を認める．炎症の広がりによっては，眼球偏位・眼球運動障害により複視を生じる．視神経症では視力低下を来す．

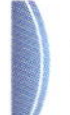

Ⅲ 検査と診断

1. 眼科検査

児の年齢に応じて，視力・眼圧・細隙灯顕微鏡・倒像鏡・相対的瞳孔求心路障害（relative afferent pupillary defect：RAPD）の有無・中心フリッカについて検査を行う．小児では機嫌不良で検査できない場合も多いが，眼窩内炎症を疑った場合には，眼瞼腫脹が強くても開瞼させてRAPDを確認しておくとよい．

2. 画像検査

眼窩内の炎症波及の程度や原因精査，他疾患との鑑別に欠かせない．MRIまたはCTで評価をする．MRIは炎症部位の判定や膿瘍検出に優れる．CTは副鼻腔や眼窩骨の評価に有用である．問診で外傷歴がある場合にはCTでの撮影を行う（MRIでは金属禁忌となるため）．

表1｜リンパ管奇形と眼窩蜂巣炎の鑑別点

	リンパ管奇形	眼窩蜂巣炎
臨床症状	通常は無痛性眼瞼腫脹，圧痛は乏しい	有痛性眼瞼腫脹 紅斑
病歴	幼少期より眼瞼腫脹と軽快を繰り返すようなエピソードがある	急性発症 発熱・悪寒などの全身症状
血液検査	特定の異常がみられないことが多い	白血球・CRP上昇 血沈亢進など炎症マーカーの上昇
MRI	T2強調像にて信号強度が混在する多房性囊胞状病変	炎症箇所や膿瘍部位はT2強調像でやや高信号，T1強調像で外眼筋と等信号

リンパ管奇形，眼窩蜂巣炎ともに眼瞼腫脹を主訴に初診することが多い．

IV 治療と管理

抗菌薬の全身投与を行う．体格に応じた抗菌薬の投与を行い，活気不良な児では補液を含め全身管理が必要なため小児科と連携して治療する．副鼻腔炎が確認された際には，膿瘍の穿刺排膿や副鼻腔開放が必要となるケースもあるため，耳鼻咽喉科へのコンサルトをする．

培養結果を待たずに，ABPC/SBTなどのペニシリン系や第3世代セフェム系など広域スペクトラム抗菌薬で加療を開始する．治療反応性と培養結果をみて，抗菌薬を適宜変更する．治療への反応が乏しい場合には，病巣進展がないかを再評価し，抗菌薬の変更や外科的処置を検討する．

V 予後

眼窩蜂巣炎と眼窩周囲蜂巣炎では後遺症や合併症の頻度に大きな違いがあるとされている．臨床的には眼球突出や眼球運動障害がみられない症例もあり，判断に悩むこともある．画像評価と迅速な治療開始が重要である．

リンパ管奇形と眼窩蜂巣炎の鑑別点を**表1**に示す．

文献

1) Chang LC, et al；Hemangioma Investigator Group：Growth characteristics of infantile hemangiomas：implications for management. Pediatrics 122：360-367, 2008
2) 令和2－4年度厚生労働科学研究費難治性疾患政策研究事業「難治性血管腫・脈管奇形・血管奇形・リンパ管腫・リンパ管腫症および関連疾患についての調査研究」班：血管腫・脈管奇形・血管奇形・リンパ管奇形・リンパ管腫症診療ガイドライン2022，2023
3) 尾山徳秀ほか：さまざまな眼窩リンパ管腫の治療―眼窩減圧術を施行した症例とOK-432硬化療法を施行した症例―．日眼会誌 113：732-740，2009
4) 鈴木章平ほか：当科で経験した眼窩および眼窩周囲蜂窩織炎19例の臨床的検討．小児感染免疫 21：112-116，2009
5) Ambati BK, et al：Periorbital and orbital cellulitis before and after the advent of Haemophilus influenzae type B vaccination. Ophthamology 107：1450-1453, 2000

Ⅳ. 小児の眼疾患を知る ► 5. 全身疾患に伴う眼疾患

1）先天代謝異常

九州大学眼科 **塚本晶子**

早期発見・診断・治療のポイント

- 新生児マススクリーニングによる異常の発見や，小児科からの紹介受診.
- 両眼の角膜混濁，白内障，視神経萎縮，網膜色素変性などを認める.
- 精神発達遅滞，発育障害，骨格異常，難聴などさまざまな全身症状を伴うことが多く，他科との連携が必要.
- 早期治療介入により発症予防，進行防止できるものがあるため早期診断が大切.
- 弱視予防のための屈折矯正や，必要に応じてロービジョンケアを行う.

Ⅰ 概説

先天代謝異常は，代謝性酵素欠損や活性障害により特定の物質が体内に蓄積したり必要なものが欠乏することで，さまざまな症状を生じる遺伝性疾患であり，しばしば眼所見を伴う．わが国では，発症予防や治療が可能な先天代謝異常に対して新生児マススクリーニングを行い，早期診断・早期治療介入に努めている．現在公費で行う新生児マススクリーニングの対象疾患は，内分泌疾患の2疾患（先天性甲状腺機能低下症・先天性副腎皮質過形成症）と代謝異常症（糖代謝異常・アミノ酸代謝異常・有機酸代謝異常・脂肪酸代謝異常）のなかの18疾患である．さらに，近年の医学発展により治療可能な先天性疾患は増えており，原発性免疫不全症（primary immunodeficiency：PID），脊髄性筋萎縮症（spinal muscular atrophy：SMA），ライソゾーム病のうちムコ多糖症Ⅰ型（mucopolysaccharidosis：MPS Ⅰ），ムコ多糖症Ⅱ型（MPS Ⅱ），ファブリー病（Fabry disease：FD），ペルオキシソーム病のうち副腎白質ジストロフィが，拡大新生児マススクリーニングの対象疾患として一部の自治体や医療機関にて有償で行われるようになってきている[1, 2].

先天代謝異常においては特徴的な眼所見をもつ疾患も多く，診断補助として眼科診察が必要になる場合がある．本稿では，小児慢性特定疾患に含まれる先天代謝疾異常のなかで，眼所見を伴う疾患および眼皮膚白皮症について述べる（表1）.

Ⅱ 症状

1. 脂質代謝異常

家族性高コレステロール血症では，幼児の重症例と成人期に皮膚や腱の黄色腫を生じる．lecithin-cholesterol acyltransferase（LCAT）欠損症では，幼少期から角膜混濁を生じる．脂肪酸代謝異常症は痙攣，低血糖，心筋症などが主な症状であり特徴的な眼症状はないが，短鎖アシルCoA脱水素酵素欠損症では視神経萎縮の報告がある.

2. 糖代謝異常

ガラクトース血症では白内障を生じる.

3. アミノ酸代謝異常

高チロシン血症2型では，チロシン結晶の析出による角膜びらん・角膜潰瘍が早くて生後数ヵ月

表1｜眼症状を伴う代表的先天代謝異常

	先天代謝異常	眼症状
脂質代謝異常	家族性高コレステロール血症	眼瞼黄色腫
	lecithin-cholesterol acyltransferase（LCAT）欠損症	角膜混濁
	短鎖アシルCoA脱水素酵素欠損症	視神経萎縮
糖代謝異常	ガラクトース血症	白内障
アミノ酸代謝異常	高チロシン血症2型	角膜びらん・潰瘍
	ホモシスチン尿症	水晶体亜脱臼
	高オルニチン血症	脳回転状脈絡膜網膜萎縮症
ライソゾーム病	ムコ多糖症Ⅰ型（Hurler症候群）	角膜混濁，緑内障
	ムコ多糖症Ⅱ型（Hunter症候群）	網膜色素変性
	ムコ多糖症Ⅳ型（Morquio症候群）	角膜混濁（微細）
	ムコ多糖症Ⅵ型	角膜混濁，緑内障，網膜色素変性
	マンノシドーシス	角膜混濁，白内障（棘状白濁）
	ガラクトシアリドーシス	角膜混濁，チェリーレッドスポット
	シアリドーシス	チェリーレッドスポット
	GM1-ガングリオシドーシス	チェリーレッドスポット
	GM2-ガングリオシドーシス	チェリーレッドスポット
	異染性白質ジストロフィ	視神経萎縮
	ニーマン・ピック病	チェリーレッドスポット
	ファブリー病	渦巻き状角膜混濁
	ムコリピドーシスⅢ型	角膜混濁，網膜症，乱視
	シスチン症	角膜びらん，網膜色素変性
ペルオキシソーム病	ペルオキシソーム形成異常症	白内障，緑内障，角膜混濁，網膜色素変性
	副腎白質ジストロフィ（小児大脳型）	視野狭窄，斜視，皮質盲
	レフサム病	網膜色素変性
金属代謝異常	Wilson病	Kayser-Fleischer角膜輪
原発性免疫不全症	毛細血管拡張性運動失調症	球結膜毛細血管拡張，眼球運動失行，眼振
	先天性角化異常症（Revesz症候群）	両側滲出性網膜症
	チェディアック・東症候群	眼皮膚白皮症所見
その他	眼皮膚白皮症	虹彩低色素，黄斑低形成，眼振，羞明

からみられるが，思春期以降に生じることもある．ホモシスチン尿症では，水晶体亜脱臼が8歳頃までに認められる（図1）．高オルニチン血症は幼少期からの視力低下で発症し，夜盲・視野狭窄が緩徐に進行する脳回転状脈絡膜網膜萎縮症を伴うタイプがある．5～6歳頃に網膜中間周辺部に小円形の萎縮巣が出現し，次第に拡大融合し特徴的な眼底像を示す．

4. ライソゾーム病

ムコ多糖症Ⅰ型（MPS Ⅰ）は特徴的顔貌，精神運動発達遅滞，角膜混濁，緑内障，難聴などを呈する．ムコ多糖症Ⅱ型（MPS Ⅱ）では角膜混濁は基本的にはみられず，成人期に網膜色素変性を生じる（図2）．シアリドーシス，ガラクトシアリドーシス，GM1・GM2-ガングリオシドーシス，ニー

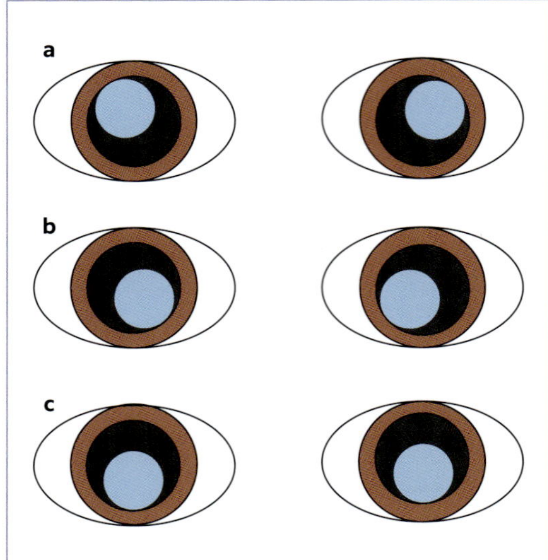

図1｜水晶体偏位の特徴
Marfan症候群は外上方(**a**)，ホモシスチン尿症は内下方(**b**)，Marchesani症候群は下方(**c**)に水晶体偏位を起こしやすい傾向にある．

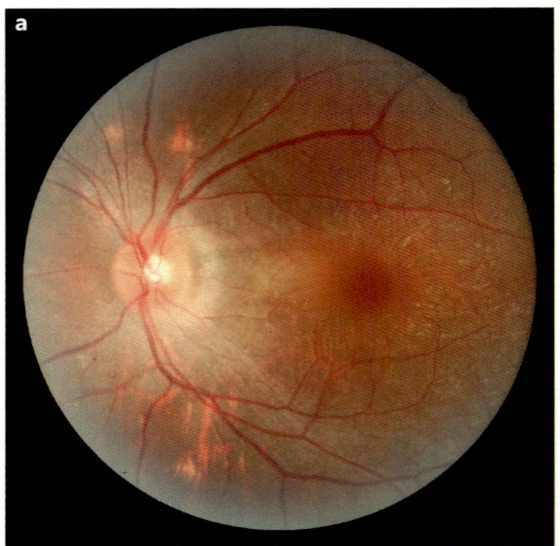

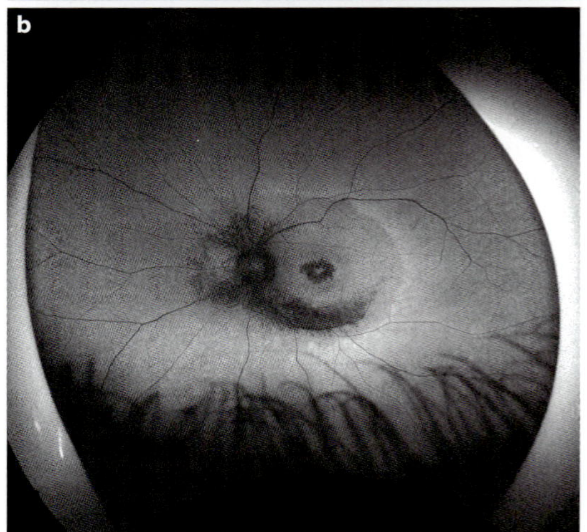

図2｜ムコ多糖症Ⅱ型
後極を中心に網膜色素変性を認める．眼底自発蛍光をとると変性部がわかりやすい(**b**)．この症例では就労相談，ロービジョンケアを要した．

マン・ピック病などのスフィンゴリピド症では，眼底のチェリーレッドスポットがみられる．ファブリー病は渦巻き状角膜混濁を生じる(図3)．

5. ペルオキシソーム病

ペルオキシソーム形成異常症では，白内障，緑内障，角膜混濁，網膜色素変性などを来す．レフサム(Refsum)病は網膜色素変性が必発である．

6. 金属代謝異常

Wilson病ではKayser-Fleischer角膜輪を認める．

7. 原発性免疫不全症(PID)

PIDに含まれる疾患には次のようなものがある．

①複合免疫不全症(combined immunodeficiency：CID)
②免疫不全を伴う特徴的な症候群
③液性免疫不全を主とする疾患
④免疫調節障害
⑤原発性食細胞機能不全症および欠損症
⑥自然免疫異常
⑦先天性補体欠損症

拡大新生児マススクリーニングの対象になる①CIDは，T細胞系B細胞系両者の免疫不全を伴った疾患の総称であり，日和見感染を含む易感染性，重症感染症が主な症状である．毛細血管拡張性運動失調症は歩行失調，眼球運動失行，眼振，眼球結膜の毛細血管拡張を認め，②に分類される先天性角化異常症のうち重症型のRevesz症候群では両眼の滲出性網膜症，④に分類されるチェディアック・東症候群(Chédiak-Higashi syndrome：CHS)は皮膚・毛髪・眼における部分的白子症を認める[3]．

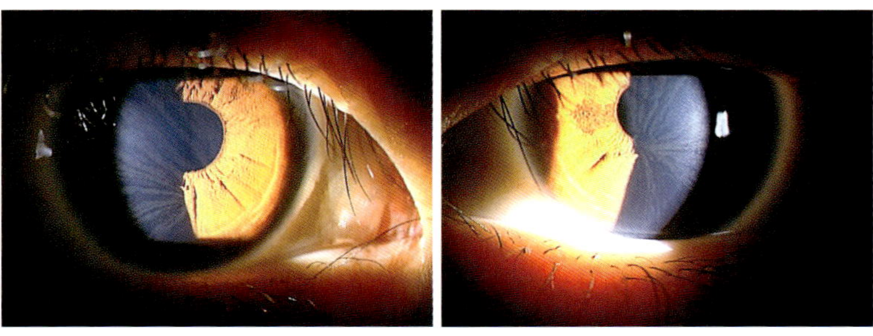

図3｜ファブリー病
両眼に渦巻き状角膜混濁を認める.

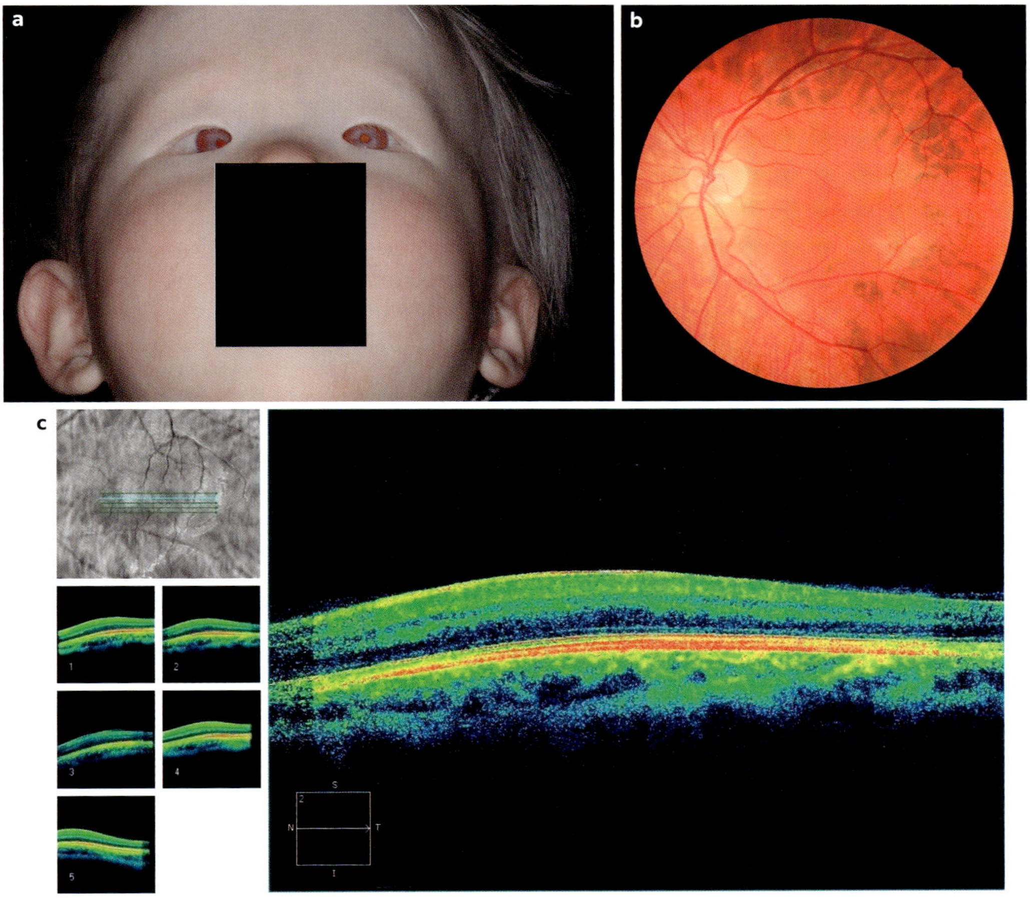

図4｜眼皮膚白皮症
a 銀灰色の毛髪，灰白色の透き通った虹彩を認め，瞳孔領から赤色調の眼底反射がみえる.
b 眼底は赤橙色で脈絡膜血管が著明に観察され，中心窩反射は欠如している.
c OCTにて黄斑低形成を認める.
※**a**と**b**・**c**は別の症例.

8. 眼皮膚白皮症（oculocutaneous albinism：OCA）

頭髪・皮膚，虹彩の色素が薄く灰白色を呈する.黄斑低形成のため視力不良であることが多く，羞明や眼振を生じる（図4）.出血傾向を示すヘルマンスキー・パドラック症候群（Hermansky-Pudlak syndrome：HPS）や，免疫不全を伴うチェディアック・東症候群は症候性型眼皮膚白皮症に分類される[4, 5].

Ⅲ 検査と診断

スクリーニングで代謝異常疾患が疑われたら，全身所見の有無を精査し，遺伝子検査や酵素活性検査などにより診断する．それぞれの診断基準は，小児慢性特定疾病情報センターや難病情報センターのホームページを参照されたい[3～5].

Ⅳ 治療と管理

各疾患別に，酵素補充療法，対症療法を行う．重症複合免疫不全症では早期に骨髄移植や造血幹細胞移植が行われる．眼科治療としては，幼少期の視覚発達時期には，必要に応じて適切な屈折矯正を行い弱視防止に努める．網膜色素変性を伴う疾患や眼皮膚白皮症では，羞明に対する遮光眼鏡の装用やロービジョンケアを行う[3～5].

Ⅴ 予後

早期に診断され，適切な管理がなされると視力予後，生命予後の比較的良い疾患もあるが，網膜色素変性など進行性病変に対しては長期にわたる経過観察とケアが必要になる．また，精神発達遅滞児では適切な屈折矯正が行われないまま見過ごされていることもある．幼児期の適切な屈折矯正はどの疾患においても大切であり，弱視防止の観点から治療時期を逸さないよう定期的な眼科受診が求められる．

文献

1) 小林正久：新生児スクリーニングの今後の展望．小児内科 55：1751-1754，2023
2) 日本先天代謝異常学会編：新生児マススクリーニング対象疾患等診療ガイドライン2019．診断と治療社，東京，2019
3) 小児慢性特定疾病情報センター：先天性代謝異常の疾患 https://www.shouman.jp/disease/search/group/list/08/%E5%85%88%E5%A4%A9%E6%80%A7%E4%BB%A3%E8%AC%9D%E7%95%B0%E5%B8%B8（2024年10月閲覧）
4) 眼皮膚白皮症診療ガイドライン作成委員会：眼皮膚白皮症診療ガイドライン，日皮会誌 124：1897-1911，2014
5) 眼皮膚白皮症診療ガイドライン作成委員会：眼皮膚白皮症診療ガイドライン 補遺．日皮会誌 127：133-135，2017

2）母斑症

国立成育医療研究センター眼科　安齋葉月

大田母斑

早期発見・診断・治療のポイント

- 緑内障の合併に注意する.

Ⅰ 概説

出生時より額，眼の周囲に生じる青灰色の母斑である.

Ⅱ 症状

強膜もしくは虹彩にも色素沈着を認める．出生時より認められ，思春期以降に色素増生を認めることがある.

Ⅲ 治療と管理

通常，治療は不要である．続発性緑内障の発症に注意し，定期的に眼圧評価を行う.

神経線維腫症Ⅰ型（von Recklinghausen病）

早期発見・診断・治療のポイント

- さまざまな原因で起こる緑内障の発症に注意する.
- 視神経乳頭の腫脹や萎縮をみたら視神経膠腫を疑う.

Ⅰ 概説

生後早期よりみられる皮膚のカフェオレ斑が特徴的である．神経線維腫を皮膚・中枢および末梢神経に生じる進行性の疾患であり，そのほか視神経膠腫・髄膜腫・骨病変・眼疾患の合併が多い．本疾患は*NF1*を原因遺伝子とする常染色体顕性遺伝疾患であり，3,000人に1人の頻度で発症する．孤発例は約40%に認められる[1].

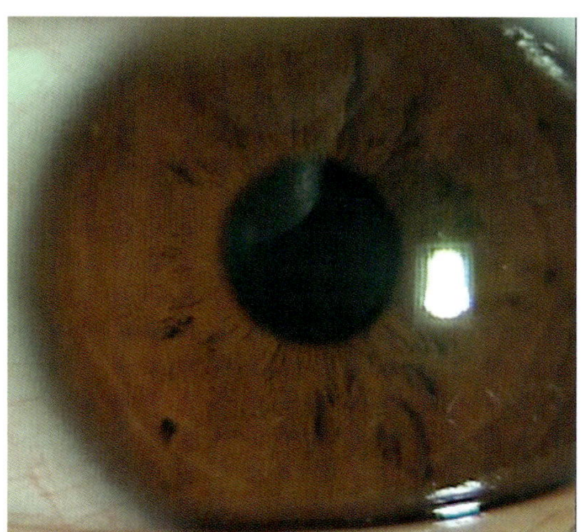

図1｜神経線維腫症Ⅰ型の前眼部所見（右眼，12歳女児）
10時方向に黄色の虹彩結節を認める.

Ⅱ 症状

黄色もしくは茶色の虹彩結節（Lisch nodule）が高頻度に出現する（図1）．メラニン細胞過誤腫であり，虹彩実質もしくは隅角に両眼性にみられる．出現頻度は年齢とともに増加し，5歳では約半数に認められ，30歳ではほぼ全員に認められる[2]．上眼瞼に叢状神経線維腫を認める場合や，後部胎生環を認める場合は緑内障の合併に注意する．そのほか，ぶどう膜外反や隅角の形成不全にも注意が必要である.

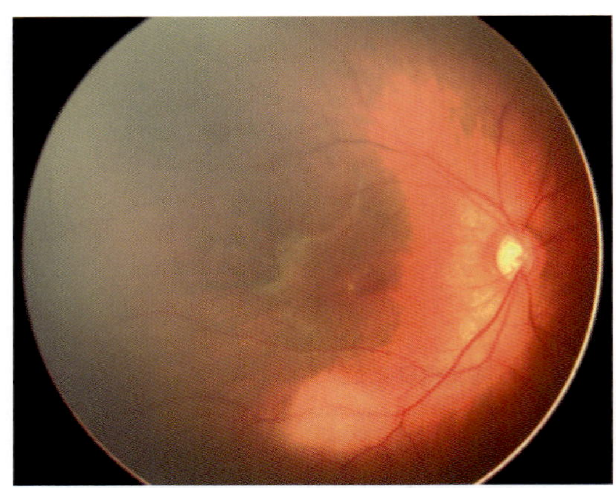

図2｜結節性硬化症の眼底所見(右眼，乳児)
平坦で灰白色半透明の網膜過誤腫を認める.

Ⅲ 検査と診断

視路に発症する神経膠腫は重要な視機能低下の原因であり，進行性の視力･視野障害を認める．視神経乳頭の腫脹や萎縮を認める場合，視神経膠腫を疑い頭蓋内評価を行う．

Ⅳ 治療と管理

視神経膠腫を認める場合，外科的切除では視機能障害が増大し術後合併症も多いため，近年では初期治療として化学療法が選択される機会が多い．しかし，化学療法では再発が多く，視機能の維持や回復は不確実である．化学療法による治療で制御困難な場合は放射線療法も考慮されるが，重篤かつ長期的な障害が問題となる．分子標的治療の発展を受け，本疾患でも新たな治療となる期待がもたれている．

Ⅴ 予後

視神経膠腫は生命予後への影響は少ないが，視機能への影響が問題となる．

結節性硬化症(Bourneville-Pringle病)

早期発見･診断･治療のポイント

- 全身管理とあわせて経過観察を行う.

Ⅰ 概説

顔面の皮脂腺腫(組織的には血管線維腫)，知能障害，てんかん発作を3徴とし，脳，皮膚，腎臓，眼，心臓に過誤腫性増殖を伴う．本疾患は*TSC1*もしくは*TSC2*を原因遺伝子とする常染色体顕性遺伝疾患であるが，孤発例が2/3を占める[3)]．

Ⅱ 症状

網膜過誤腫は主要な診断基準の一つであり，本疾患患者の約半数にみられる．そのうち1/3は両眼性である．平坦で灰白色の半透明な病変が最も一般的であるが(図2)，隆起性多結節性の石灰化病変がみられることもある．後極にみられることが多く網膜表層に存在する．通常は非進行性である．まれに腫瘍内血管からの網膜・硝子体出血を認める．網脈絡膜に色素脱失病変を認めることがある．

Ⅲ 検査と診断

フルオレセイン蛍光眼底造影(fluorescein angiography：FA)では早期に腫瘍内の微細血管が認められ，後期では腫瘍内に色素貯留を認める．

Ⅳ 治療と管理

通常，治療は不要である．全身管理とあわせて眼底の経過観察を行う．

Sturge-Weber症候群（脳三叉神経血管腫症）

早期発見・診断・治療のポイント

- 緑内障の管理に注意する.
- 脈絡膜血管腫を合併する場合, 緑内障術中および術後の滲出性網膜剝離に注意する.

I 概説

顔面の血管腫と同側の髄膜血管腫, 緑内障を特徴とする疾患である. ほとんどが孤発性であり, 遺伝形式や発症原因は不明である. 顔面には出生時より特徴的な海綿状血管腫（ポートワイン母斑, 火炎状母斑）が三叉神経第1枝, 第2枝領域に存在する（図3）. 通常は片側性であるが両側にみられることもある. 髄膜血管腫により大脳皮質の萎縮や石灰化を来し, てんかんや精神発達遅滞, あるいは片麻痺を来すこともある.

II 症状

緑内障は本疾患で最も重篤な眼症状であり, 58～71%にみられる[4]. 緑内障は乳幼児期に発症することもあれば, 小児期や青年期に出現することもある. 乳幼児期に発症する場合は, 原因として隅角の発生異常が最も考えられるため, 薬物治療は補助的治療となり, 線維柱体切開術を行う必要がある. 小児期から青年期に発症する場合は, 血管腫による上強膜静脈圧の上昇が原因となることが多く, 薬物治療が第一選択となる. その他の眼症状として, 眼瞼・上強膜・結膜・網膜・脈絡膜の血管奇形がある.

びまん性脈絡膜血管腫も高頻度に合併し, 眼底に赤橙色の隆起性病変を呈する（図4）. 通常黄斑部で最も厚く, 後極もしくは眼底全体に観察される. 脈絡膜隆起に伴い遠視化がみられる. 滲出性網膜剝離や網膜色素線条を生じることもある.

III 検査と診断

脈絡膜血管腫を認める場合, FAは早期相では造影増強がみられ, 後期相では蛍光色素の貯留が増す. 滲出性網膜剝離を合併していれば蛍光ブロックがみられる. B-mode超音波検査では脈絡膜の肥厚を認め, 滲出性網膜剝離を伴うことがある.

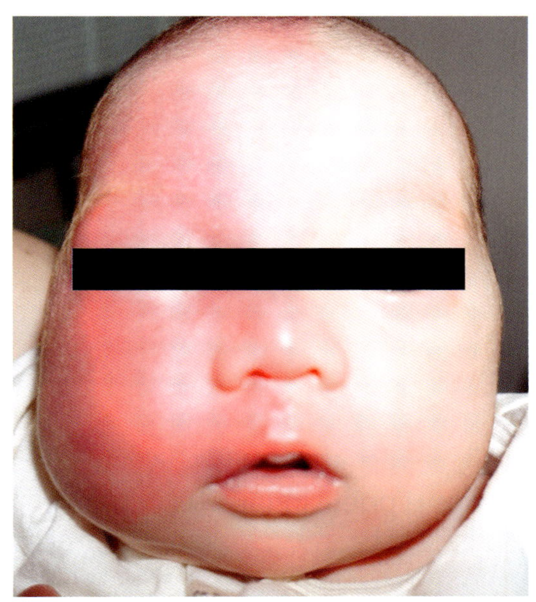

図3｜Sturge-Weber症候群の顔面写真（乳児）
右半側の顔面血管腫を認める.

IV 治療と管理

手術の第一選択は線維柱体切開術となるが, 複数回の手術を要することもまれではない. 線維柱体切開術が無効な場合には濾過手術やチューブシャント手術を行うが, 滲出性網膜剝離の合併を避けるため, 過濾過に注意が必要である. 術後の滲出性網膜剝離のリスクは脈絡膜血管腫の大きさに依存する.

V 予後

本疾患の緑内障は難治性である.

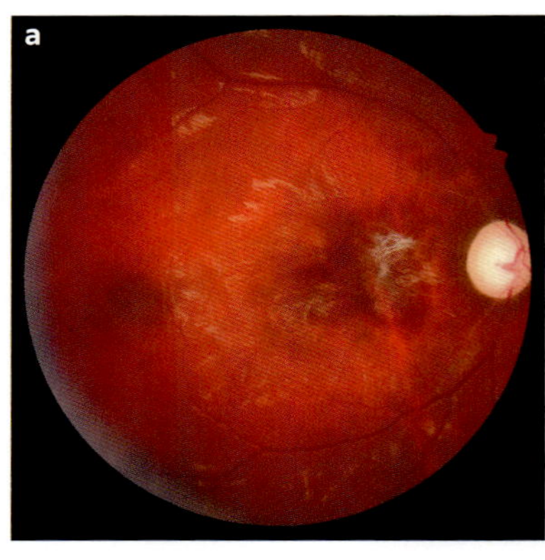

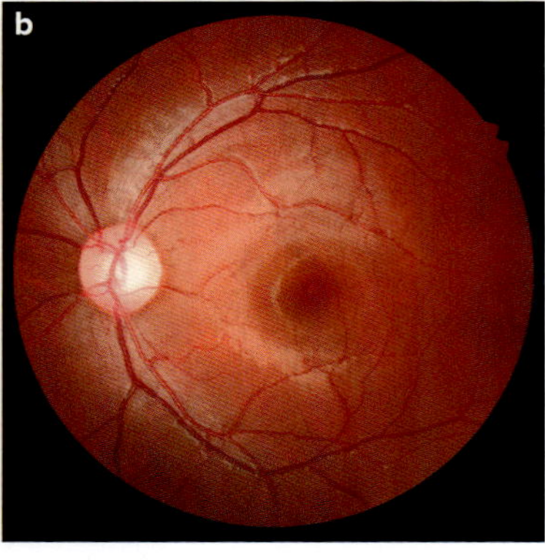

図4｜Sturge-Weber症候群の眼底所見(10歳男児)
a 右眼．広範囲にびまん性の脈絡膜血管腫を認める．
b 左眼．正常眼底．

小脳網膜血管腫症(von Hippel-Lindau病)

早期発見・診断・治療のポイント

- しばしば無症候性であるため，小児期から成人期を通じて診断される可能性がある．
- 早期診断が全身疾患の発見と管理に役立つ．

Ⅰ 概説

von Hippel-Lindau病は網膜や小脳，脳幹および脊髄の血管腫を特徴とし，腎臓，肝臓および膵臓の腺腫，血管腫および嚢胞を伴う常染色体顕性遺伝疾患である．癌抑制遺伝子*VHL*(3p25)の変異が原因である．腎細胞癌は本疾患の約25%に発生し，褐色細胞腫は約10%に発生する．本疾患の発生率は出生36,000人に1人と推定されている[5]．

Ⅱ 症状

網膜赤道から周辺部に，赤橙色の隆起性病変である網膜血管腫と流入・流出血管の拡張・蛇行を認めるのが特徴的である．網膜血管腫は両眼性，多発性に認められる．周囲に滲出性変化を伴い，黄斑浮腫や線維性増殖を生じて黄斑円孔や黄斑上膜，牽引性網膜剥離を引き起こすこともある．

Ⅲ 検査と診断

FAでは早期相に栄養動脈による腫瘍の急速な充満が認められる．中期相では腫瘍の強い過蛍光を示し，後期相では腫瘍から硝子体への色素漏出を認める．OCTもしくはOCTAは，網膜浮腫や流入・流出血管の描出に役立つ．網膜血管腫を認めた場合，本疾患を疑い詳細な家族歴の聴取を行い，頭部・脊椎のMRIや腹部のCTなど全身検索の実施が望ましい．

Ⅳ 治療と管理，予後

滲出性変化が強い場合は治療適応となり，網膜光凝固や光線力学療法などのレーザー治療もしくは網膜冷凍凝固が一般的である．小さな無症候性病変は安定していることが多く，この場合は定期的な眼底診察が選択肢となる．広範囲に及ぶ滲出性網膜剥離や脈絡膜剥離，牽引性網膜剥離を伴う症例では，強膜内陥術や硝子体手術が有効である．

毛細血管拡張性運動失調症(Louis-Bar症候群)

早期発見・診断・治療のポイント

- 毛細血管拡張は紫外線曝露が誘因となるため，紫外線対策を十分に行う．

Ⅰ 概説

小脳性運動失調，免疫不全，眼と皮膚の毛細血管拡張を特徴とする常染色体潜性遺伝疾患である．失調症状より発症し，その後毛細血管拡張が出現する．失調症状は進行性である．

II 症状

最も主要な眼症状は結膜の毛細血管拡張である．瞼裂間に好発するが，結膜円蓋部に及ぶこともある．紫外線曝露が誘因となるため，本疾患と診断された際には早期からの紫外線対策が重要である．その他の眼症状としては，眼球運動失行がみられる．

III 治療と管理

眼疾患に対する有効な治療法はなく，全身管理と感染対策が重要である．

脳眼動静脈蔓状血管腫症（Wyburn-Mason 症候群）

早期発見・診断・治療のポイント

- 網膜動静脈奇形を認めた場合，早急に頭蓋内評価を実施する．
- 動静脈奇形に伴う眼合併症に注意して経過観察を行う．

I 概説

眼と中枢神経系の動静脈奇形を特徴とする非遺伝性疾患である．主に網膜・視床・中脳に発生し，網膜と中枢の病変は同側に観察されることが多い．

II 症状

動静脈間に異常毛細血管叢が存在する軽症例から，多数の動静脈吻合が認められる重症例まで幅広く存在する（図5）．重症例では血管周囲に滲出や色素沈着もみられ，中枢神経病変を高率に合併する[6]．動静脈吻合により，網膜硝子体出血や網膜静脈閉塞，血管新生緑内障を生じる場合がある．

III 検査と診断

FAでは早期相で血管内への急速な充満を示す．色素漏出はみられない．

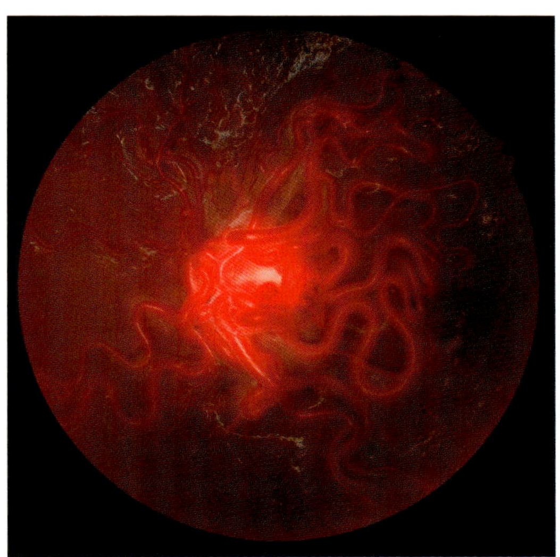

図5｜脳眼動静脈蔓状血管腫症の眼底所見（左眼，6歳男児）
網膜動静脈吻合を認める．

IV 治療と管理

網膜光凝固や網膜冷凍凝固の有用性は確立されていない．

V 予後

疾患の重症度が低い患者の場合，生命・視力予後は一般的に良好である．疾患の重症度が高い患者では視力予後は不良であり，中枢神経系の血管奇形により脳出血を引き起こす可能性がある．

文献

1）Kissil JL, et al：What's new in neurofibromatosis? Proceedings from the 2009 NF Conference：new frontiers. Am J Med Genet Part A 152A：269-283, 2010
2）Ragge N, et al：Images of Lisch nodules across the spectrum. Eye 7：96-101, 1993
3）Staley BA, et al：Tuberous sclerosis complex：diagnostic challenges, presenting symptoms, and commonly missed signs. Pediatrics 127：e117-e125, 2011
4）Sharan S, et al：Port-wine vascular malformations and glaucoma risk in Sturge-weber syndrome. J AAPOS 13：374-378, 2009
5）Maher ER, et al：Von Hippel-Lindau disease：a genetic study. J Med Genet 28：443-447, 1991
6）Ferry AP：Other phakomatoses. Retina, Ryan SJ(ed). Mosby, St. Louis, 596-607, 2001

Ⅳ. 小児の眼疾患を知る ► 5. 全身疾患に伴う眼疾患

3) 色素失調症

長崎医療センター眼科 **中尾志郎**

早期発見・診断・治療のポイント

- 皮膚科, 小児科からの紹介となることが主であり, 早期受診を促す.
- 全年齢に対して必ず眼底検査を行う.
- 網膜病変が確認されたら, 広角蛍光眼底造影検査を施行する.
- 無灌流領域に対してレーザー光凝固を早期かつ密に施行する.

Ⅰ 概説

色素失調症は, Bloch-Sulzberger症候群としても知られており, 1906年にGarrodにより報告された, *IKBKG*遺伝子の異常に起因する, X連鎖顕性遺伝の全身疾患である. そのため, 多くの男児は胎生期に致死となることが多いが, 体細胞モザイクや47XXYの核型として出生に至る例もある. 100,000人出生に対し0.7人というまれな疾患ではあるが, 皮膚病変が特徴的であり, ほかに中枢神経, 骨, 髪, 歯, 爪に症状を呈する. 眼病変の合併が35%にみられ, 主に網膜病変となる.

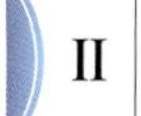

Ⅱ 症状

皮膚病変はBlaschko線に沿って出現し, 出生時から生後数週の水疱期(図1), 6ヵ月以内の疣状発疹期(図2), 6ヵ月以降の色素沈着期, 4～5歳以降の色素消退期の4期を経る. そのほか, 歯の異常(歯牙欠損, 歯牙形態異常, 萌出遅延など), 毛髪の異常(脱毛, 羊毛状の毛など), 爪の異常(隆起状爪, 陥凹状爪など), 中枢神経系の異常(精神発達遅滞, けいれん発作など)を示す. 眼病変は主に網膜病変であり, 血管の閉塞性変化に起因する. その結果として網膜出血, 網

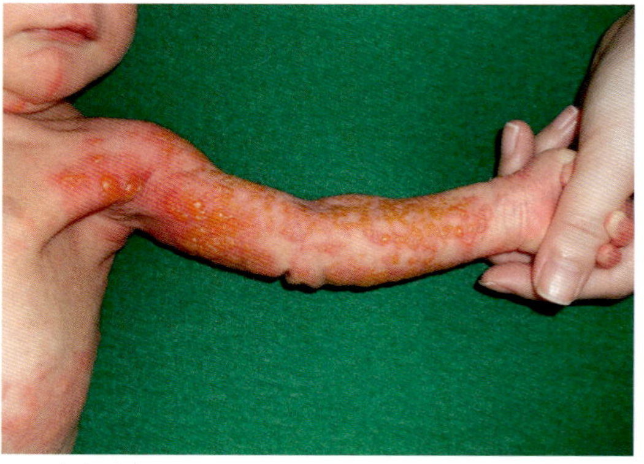

図1 | 水疱期
緊満性の小水疱を認める.
(画像提供：長崎大学病院皮膚科・アレルギー科)

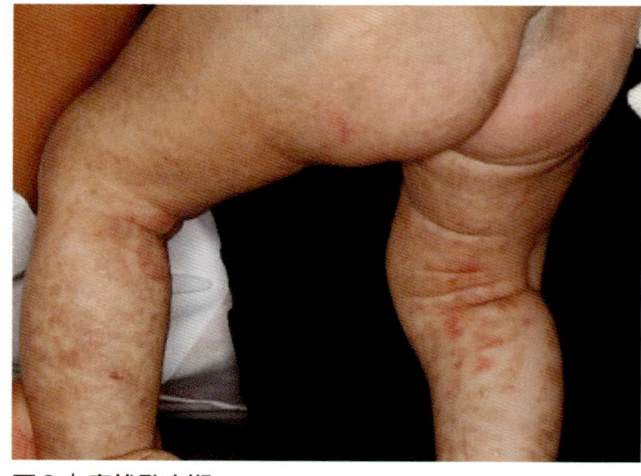

図2 | 疣状発疹期
水疱は消失し, 過角化を伴う丘疹が出現.
(画像提供：長崎大学病院皮膚科・アレルギー科)

膜血管の拡張・蛇行，新生血管，硝子体出血，牽引性網膜剝離を来し，白色瞳孔に至る例もある．

III 検査と診断

色素失調症は，体表面の特徴的な所見にて診断可能である．そのほか，分子遺伝学的検査で*IKBKG*遺伝子のエクソン4からエクソン10までの欠失がみられる．

網膜病変は網膜血管の閉塞性変化による結果として，網膜動脈の閉塞，網膜静脈の拡張，網膜出血，網膜血管の蛇行・吻合などの所見が現れる（図3）．閉塞性変化は後極網膜だけでなく，周辺部網膜にも出現する．そのため，周辺部網膜まで観察を要する．前述の所見が認められれば，広角蛍光眼底造影検査を直ちに行い，無灌流領域の有無を確認すべきである（図4）．乳幼児期に同様の網膜所見を認める疾患としては，未熟児網膜症（retinopathy of prematurity：ROP），家族性滲出性硝子体網膜症，胎生血管系遺残があるが，特徴的な皮膚所見により容易に鑑別は可能である．また診察頻度は，出生直後，4ヵ月までは1ヵ月ごと，1歳までは3ヵ月ごと，3歳までは6ヵ月ごとが推奨されているが，1歳までに網膜病変がない場合，網膜病変を発症する可能性は低い[1]．

IV 治療と管理

蛍光眼底造影検査で無灌流領域を認めた場合，全身麻酔下でレーザー光凝固術を施行する．稀少疾患であるため，凝固条件の推奨はないものの，aggressive ROPと同様に後極・周辺部網膜問わず無灌流領域に対して密なレーザー光凝固を施行している報告が多い[2]．ROPでの抗VEGF薬硝子体内注射がわが国でも保険適用となり，色素失調症に対しても海外では抗VEGF薬硝子体内注射の報告はあるものの[3]，まだまだ症例数が少ない状況である．牽引性網膜剝離を呈している場合，硝子体手術も検討されるが硝子体術者の判断となる．レーザー光凝固施行後も増殖性変化が出現しないか，定期的な眼底検査を要する．

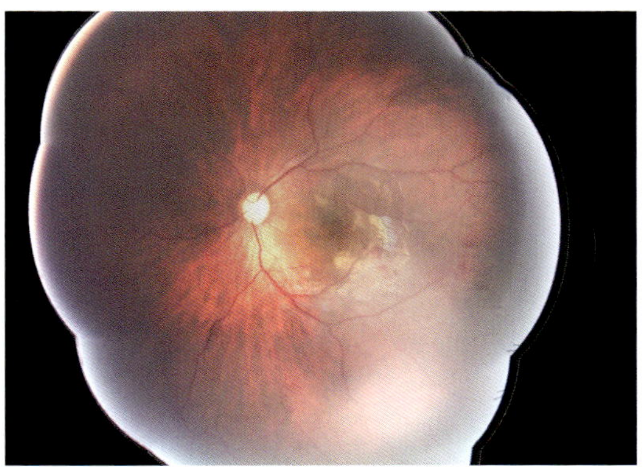

図3｜色素失調症の眼底所見
小出血の散在および血管の拡張・蛇行を認める．

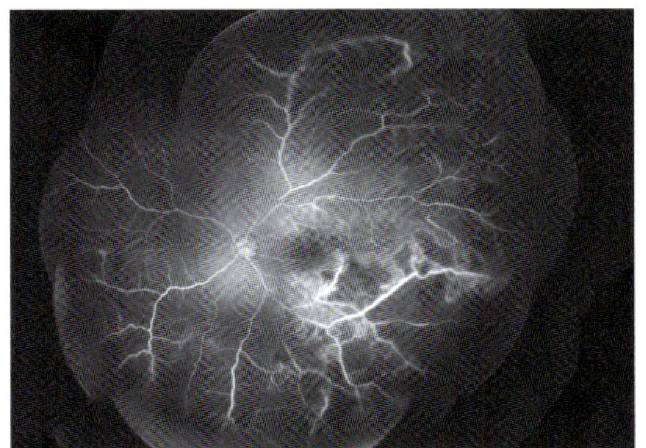

図4｜蛍光眼底造影検査所見
後極から周辺部にかけて網膜に無灌流領域を認める．

V 予後

ROPや家族性滲出性硝子体網膜症と同様，牽引性網膜剝離を呈している場合，視力予後は不良であるが，黄斑部に異常を認めない場合，視力予後は良好である．

文献

1) Swinney CC, et al：Incontinentia pigmenti：a comprehensive review and update. Ophthalmic Surg Lasers Imaging Retina 46：650–657, 2015
2) Nakao S, et al：Early lasar photocoagulation for extensive retinal avascularity in infant with incontinentia pigmenti. Jan J ophthalmol 64：613-620, 2020
3) Shah PK, et al：Intravitreal bevacizumab for incontinentia pigmenti. J Pediatr Ophthalmol Strabismus 50：52-54, 2013

Ⅳ. 小児の眼疾患を知る ▶ 5. 全身疾患に伴う眼疾患

4) Stickler症候群・類縁疾患

産業医科大学眼科 **松下五佳**

早期発見・診断・治療のポイント

- 強度近視を伴う小児の網膜剝離をみた場合，原因疾患として念頭におく必要がある．
- 細隙灯顕微鏡でみられる水晶体後面のベール状硝子体変性が早期発見のポイントとなる．
- 全身の所見も早期診断のポイントとなる．

Stickler症候群

コラーゲンの構成要素であるプロコラーゲン遺伝子の変異が原因で，眼および全身の結合組織に異常を来す常染色体顕性遺伝の疾患である．多くは*COL2A1*遺伝子の変異を示す．強度近視，ベール状の硝子体変性，周辺部網膜変性が特徴で，小児における裂孔原性網膜剝離の主要な原疾患である．全身合併症として口蓋裂，顔面正中の低形成，感音性難聴，関節変性などがみられる．

Ⅰ 検査と診断

水晶体後面や網膜面上にみられるベール状の硝子体変性が特徴的な所見である(図1)．網膜には傍血管網膜変性（血管に沿った色素変性）がみられ，同部位は眼底自発蛍光にて若年者では過蛍光，高齢者では低蛍光を呈する傾向がある(図2)．軽度の黄斑低形成を高率に合併し，OCTで浅い中心窩陥凹や中心窩網膜内層の遺残，OCTAで中心窩無血管領域の縮小〜欠如を認める(図3)．合併する黄斑低形成の程度は軽症であり，視力は良好なことが多い．若年性の白内障や緑内障を合併する場合がある．

早期発見のポイントとしては，強度近視，細隙灯顕微鏡でみられる水晶体後面のベール状硝子体変性，OCTで見つかる軽症の黄斑低形成が挙げられる．これらがみられる場合には積極的に眼底検査を行う必要がある．また，若年性網膜剝離の家族歴や全身の所見についても早期診断の一助となる．

Ⅱ 治療と管理

網膜剝離に対し硝子体手術やバックリング手術が行われるが，多発裂孔や巨大裂孔，鋸状縁断裂などが原因であることが多く難治性である．欧米では予防的な網膜冷凍凝固やレーザー光凝固

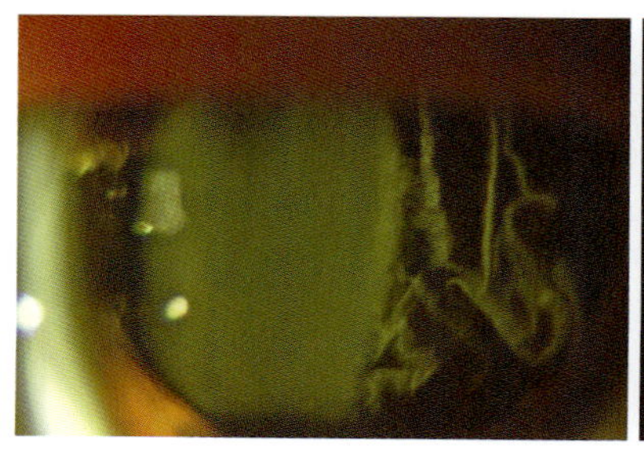
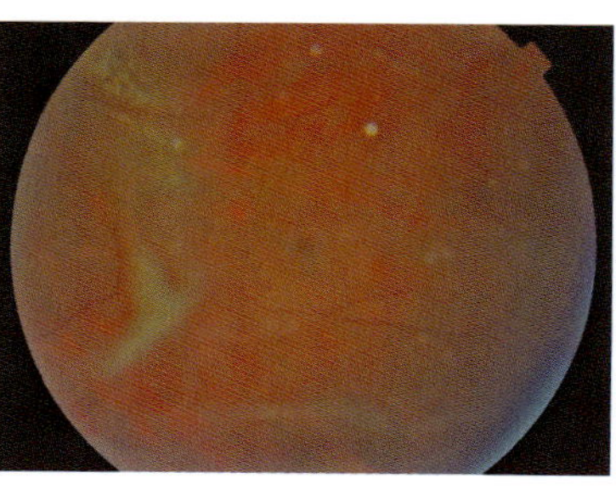

図1｜Stickler症候群でみられる硝子体変性
水晶体後面，網膜面上にベール状の硝子体変性がみられる．
（文献1)より）

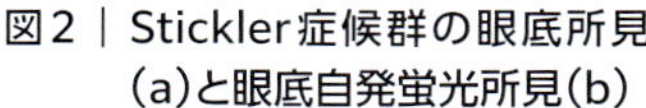

図2｜Stickler症候群の眼底所見(a)と眼底自発蛍光所見(b)
ベール状の硝子体変性，裂孔原性網膜剝離を認める．眼底自発蛍光(b)では，傍血管網膜変性の部位が過蛍光を呈している．

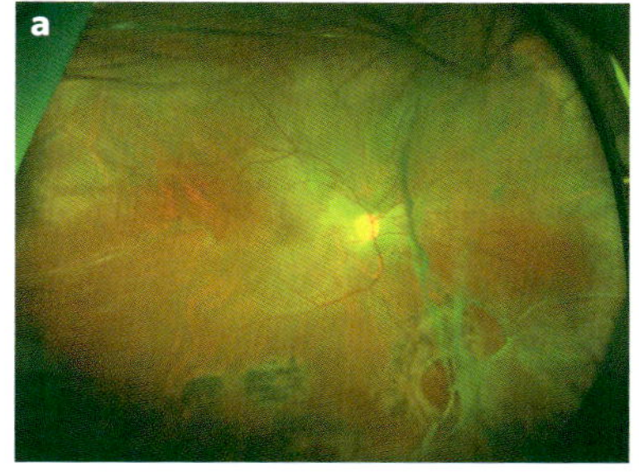

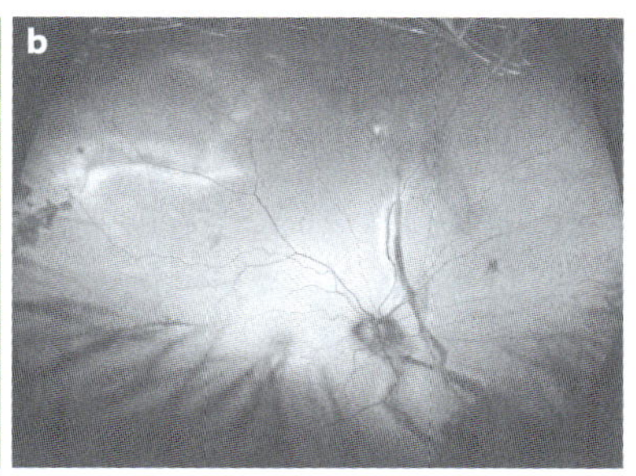

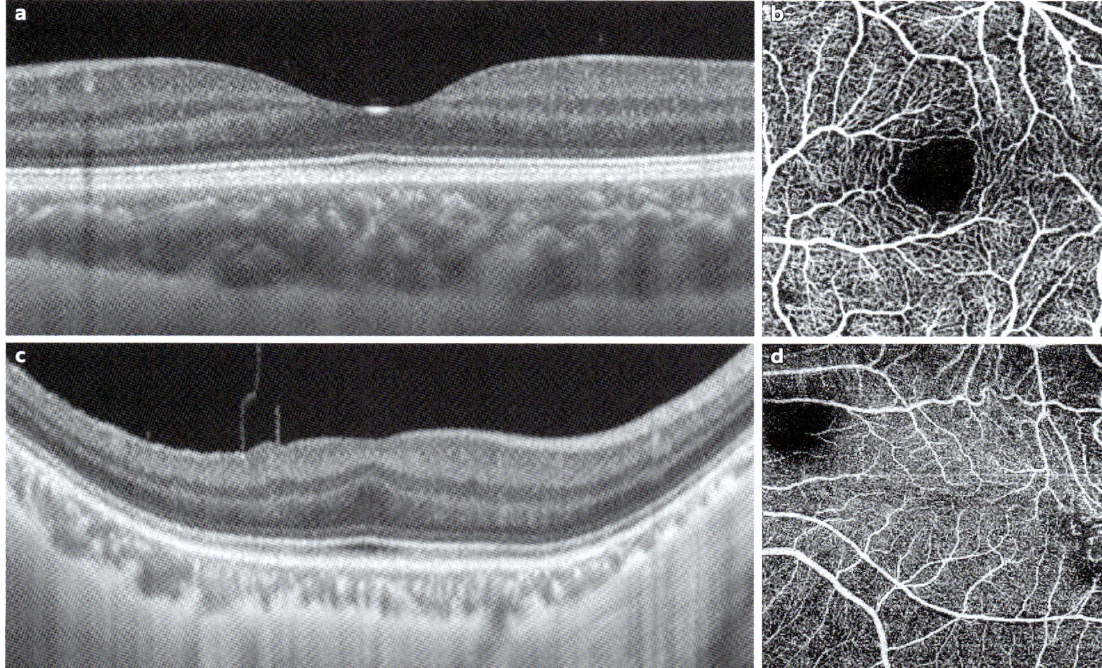

図3｜Stickler症候群のOCT，OCTA所見
正常の黄斑所見(**a**・**b**)と比較すると，OCT(**c**)で中心窩の網膜内層遺残を認め，OCTA(**d**)では中心窩無血管領域の欠如を認める．黄斑低形成の所見である．
(c：文献2)より)

が推奨されている．網膜剝離は小児期に好発し，両眼性に起こす危険性があるため，片眼に網膜剝離を認める場合は僚眼についても注意して経過観察を行う必要がある．

常染色体顕性遺伝を示すため，次子以降についても幼少期から眼底検査を勧める．

類縁疾患(Wagner病)

類縁疾患として，硝子体の液化を特徴とする遺伝性の網膜硝子体変性疾患であるWagner病がある．コンドロイチン硫酸プロテオグリカンの一つであるバーシカンをコードする*VCAN*遺伝子の発現異常が原因と考えられており，常染色体顕性遺伝を示す．Stickler症候群と異なり全身合併症はみられない．硝子体の液化によるempty vitreousと呼ばれる所見が特徴である．周辺部の無血管性の硝子体変性，網膜血管周囲の色素性の網脈絡膜変性，視神経乳頭の血管走行逆位(視神経乳頭からの耳側血管が鼻側に偏位する)がみられる．裂孔原性網膜剝離を生じる場合がある．

文献

1) 松下五佳ほか：OCULISTA 28：61-66，2015
2) Matsushita I, et al：Ophthalmology 124：896-902, 2017

5）中枢性視覚障害

神戸大学眼科 **中西裕子**

早期発見・診断・治療のポイント

- 視反応が不良で眼内に異常がない場合に想起し，原因となる疾患を検索する．
- 他科・多職種や教育・療育機関と早期に連携し，視覚環境を最適化する．

Ⅰ 概説

中枢性視覚障害(cortical/cerebral visual impairment：CVI)は，眼球や視神経に大きな問題がなく，外側膝状体以降，視覚情報の統合や認知にかかわる視覚野や高次中枢の異常によってもたらされる視行動の障害で，小児の視覚障害の主な原因になる．

CVIの原因は，未熟児，周産期や生後の低酸素脳症，脳の奇形や感染症，てんかん，代謝障害や遺伝子異常など多岐にわたる(表1，2)[1]．

Ⅱ 症状

視反応の不良，顔や人を見分けられないことで周囲から気づかれることが多い．CVIの特徴を図1に示す[2]．視線が一瞬外れる程度から全く見ようとせず視線が合わないものまでさまざまで，唐木は，両眼がそろって偏位する「眼球偏位」が特徴と述べている[2]．呼吸や体調，姿勢により視反応が変化するためこれらに留意し，いきなり音の鳴る視標などを追わせるのではなく，臥位で児の反応をよく観察する．視覚情報の伝達にかかわる視神経から外側膝状体，一次視覚野までの異常では，障害部位に応じた視野障害や視力低下，コントラスト感度の低下が生じ，高次中枢以降では伝達された視覚刺激を解析する経路が障害されるために，注意や認知，運動知覚，奥行き知覚，方向感覚の低下が生じる．

表1｜中枢性視覚障害の原因

脳腫瘍
中枢神経系奇形
colpocephaly，皮質異形成，片側巨脳症，全前脳胞症，滑脳症，脳回肥厚症，多小脳回，Porencephalic cyst，裂脳症
水頭症
低酸素性虚血性脳症
周産期，特に脳室周囲白質軟化症を伴う未熟児
出生後(心停止や心臓手術など)
感染症
子宮内(TORCH症候群*，ジカウイルス)
出生後(髄膜炎，脳炎，亜急性硬化性汎脳炎，進行性多巣性白質脳症，脳マラリア)
代謝および遺伝性疾患(表2)
後部可逆性脳症症候群(PRES)
てんかん発作，点頭てんかん
毒素および薬物
一酸化炭素，シスプラチン，シプロフロキサシン，シクロスポリン，子宮内薬物曝露，コカイン，鉛，水銀，メタンフェタミン，メトトレキサート，メトロニダゾール，亜酸化窒素，ヘビ咬傷，タクロリムス，ビンクリスチン
外傷
双生児輸血症候群

＊TORCH症候群：トキソプラズマ症，その他(梅毒)，風疹，サイトメガロウイルス，ヘルペスウイルス

(文献1)より改変)

Ⅲ 検査と診断

眼球の所見のみで視反応の異常を説明できず，表1に示す原因を有する場合に疑う．CVIの視機

表2｜中枢性視覚障害に関連する代謝異常ならびに遺伝子異常

- 15q13.3 microdeletion syndrome
- 1p36 deletion syndrome
- 22q13.3 deletion syndrome（Phelan McDermid syndrome）
- 3p deletion syndrome
- 9p deletion syndrome
- 5,10-methenyltetrahydrofolate synthetase deficiency
- Aicardi syndrome
- Alpha-thalassemia X-linked disability syndrome
- Aromatic L-amino acid decarboxylase deficiency（AADC）
- Bosch-Boonstra-Schaaf optic atrophy syndrome
- Citrullinemia
- Coffin-Sirissyndrome
- Cohen syndrome
- Congenital disorders of glycosylation
- Congenital hypotonia, epilepsy, developmental delay, and digital anomalies
- Cri du chat syndrome
- D2-hydroxyglutaric aciduria
- De Grouchy syndrome
- Dihydropyrimidine dehydrogenase deficiency
- Glycosylphosphatidylinositol biosynthesis defects
- Helsmoortel-van der Aa syndrome（ADNP syndrome）
- Hemolytic-uremic syndrome
- Hypoglycemia
- Incontinentia pigmenti
- Infantile neuroaxonal dystrophy
- Intermittent porphyria
- KAT6A syndrome
- Maple syrup urine disease
- Marden-Walker syndrome
- Megalencephaly-polymicrogyria-polydactyly-hydrocephalus syndrome
- Menkes syndrome
- Metachromatic leukodystrophy
- Miller-Dieker syndrome
- Mitochondrial disorders, Leigh syndrome
- Mowat-Wilson syndrome
- Mucopolysaccharidoses,　especially Hurler syndrome
- Neuronal ceroid lipofuscinosis
- Opitz C syndrome
- Ornithine transcarbamylase deficiency
- Pallister-Killian syndrome
- Pelizaeus-Merzbacher syndrome
- Pitt-Hopkins syndrome
- Pontocerebellar hypoplasia
- Proliferative vasculopathy and hydranencephaly-hydrocephaly syndrome（Fowler syndrome）
- Propionic acidemia
- Pseudo-TORCH syndrome
- Renal failureand hemodialysis
- Rett syndrome
- Sotos syndrome
- Squalene synthase deficiency
- Tay-Sachs disease
- Trisomy21
- Tuberous sclerosis complex
- Vanishing white matter disease
- Wolf-Hirschhorn syndrome
- X-linked adrenoleukodystrophy
- Xia-Gibbs syndrome
- You-Hoover-Fong syndrome
- Zhu-Tokita-Takenouchi-Kim syndrome
- Other gene variants
  COL4A3BP, DIAPH1, FARS2, GRIN1, GRIN2B, GNB1, HECW2, HSPE1, KIF1A, MAPK8IP3, PGAP1, PURA, PSMD12, QARS, RERE, SPATA5, SPTBN4, TRAPPC2L

（文献1）より）

能の評価で，神経学的な疾患や発達遅滞から一般的な視力・視野検査や神経心理学的テストを行うことが難しい場合，被検者の反応を検者が判断する強制選択選好注視法（forced-choice preferential looking method：FPL）や，視覚誘発電位（visual evoked potential：VEP）を用いる．MRIで検出される構造の評価は有用であるが，てんかんや遺伝性疾患などでは必ずしも異常を呈さず，MRIで異常がなくてもCVIは除外できない（図2）．原因が明らかでないCVIにおいて，疾患の特徴や発達遅滞を有する際には，代謝異常や遺伝子異常について小児科や遺伝子診療部を通じて検査を検討する．

見ない
根気がない
特定のものにだけ反応する
見落としが多い

チラッとしか見ない
動くものを見失う
気が散りやすい

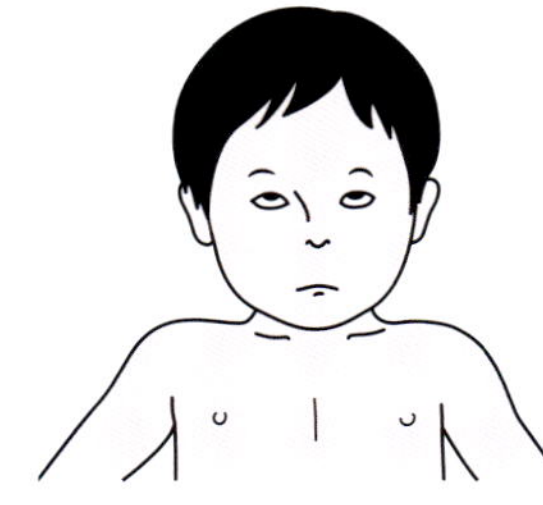

中枢性視覚障害では両眼がそろって偏位，無表情，視線が合わない，興味を示さない，追視しないといった特徴を示す．

図1｜中枢性視覚障害の特徴

（文献2）より）

IV 治療と管理

原因が多様かつその視機能評価の難しさから，小児のCVIの標準的な治療は確立されていない．CVIは視覚のみならず脳性麻痺やてんかん，自閉

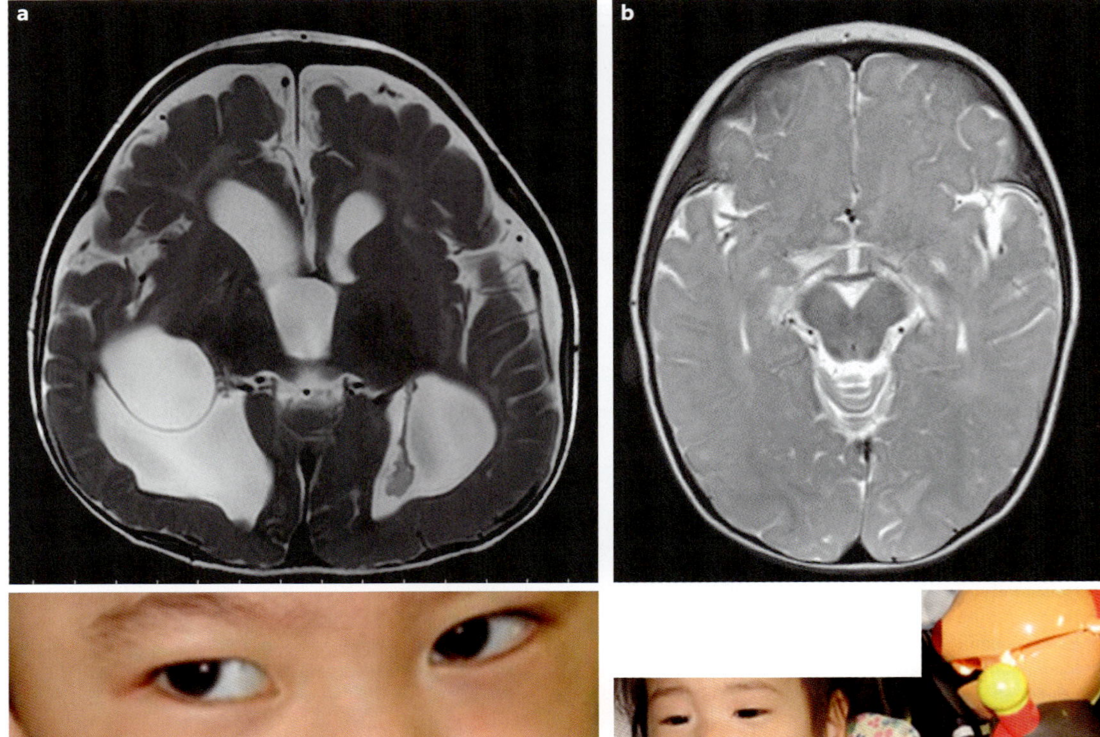

図2｜中枢性視覚障害の症例（MRIおよび顔写真）
a 早産低出生体重児で脳室内出血，出血後水頭症，症候性てんかんを合併した．視反応に乏しく，人形などへの追視不良，右方視が多く，眼振も認めた．
b 生後早期から視反応不良や発達の遅れあり．眼底には軽度視神経萎縮がみられた．在胎中や周産期の異常なし．MRIでは明らかな占拠病変や脳室拡大なし．左側からのおもちゃに興味を示さない．

スペクトラム症などさまざまな神経発達障害が併存しているため，他科や多職種と連携してケアし，眼合併症に対する治療，屈折異常に対しては眼鏡装用，眼位や原因疾患の状況をみながら適応があれば斜視手術を検討する．また，家族や教育機関と連携し，混み合い効果（crowding effect）を避け，動きや高コントラスト，色を組み合わせた視覚刺激を用い，視野障害に配慮した教室での席の配置，テキストの文字の大きさやマスキング，照明の明るさの調節といった視覚環境の最適化を図る．座位から仰臥位に変えるといった姿勢の変化で視反応の改善がみられる場合は，眼球が偏位しにくい姿勢を維持しながら物を見せる．

Ⅴ 予後

CVIでは，視機能の発達や改善はみられるとされるが，正常な視機能，視覚発達までは到達できない．背景にある神経障害が重症であるほうがその予後は不良である．原因疾患や診断時年齢など予後にかかわる因子についての一定の見解は得られていない．

文献

1) Chang MY, et al：Advances in the evaluation and management of cortical/cerebral visual impairment in children. Surv Ophthalmol 65：708-724, 2020
2) 唐木　剛：小児の中枢性視覚障害．あたらしい眼科16：1665-1669，1999

IV. 小児の眼疾患を知る

6. 心因性視覚障害

ひがしやま瀬田眼科クリニック　東山智明

早期発見・診断・治療のポイント

- 心因性視覚障害は，器質的疾患を除外し，かつ心因性視覚障害を示唆する特徴的な検査所見から総合的に診断する．
- 経過観察中は，器質的疾患を常に念頭に置く．経過中に一度も良好な視力を確認できない場合，器質的疾患の可能性も考えCTやMRIといった画像検査を積極的に行う．

I　概説

心因性視覚障害とは，視力低下や視野欠損などを説明するに足る器質的疾患を認めず，心理的要因が発症メカニズムに関与していると考慮せざるを得ない視機能障害である．すなわち，心因性視覚障害は除外診断であるため，さまざまな検査で系統的に器質的疾患を除外する必要がある．

心因性視覚障害は，6～15歳が好発年齢で，女児が多く，男児の約2～3倍またはそれ以上ともいわれている．また，両眼発症が多い．視力低下の自覚に乏しく，学校健診などで視力低下を指摘されて受診することが多い．ストレスの原因には学校や家庭での問題が多いが，原因がはっきりしないこともしばしばある．

II　症状

心因性視覚障害では，視力低下や視野異常を認める．ただし，著明な視力低下や視野異常があるにもかかわらず，日常生活は支障なく普通に過ごしているなど矛盾を認めることが多い．また，色覚異常を認めることもあり，見えるものがすべてピンク色に見えるなど，色視症を訴える場合もある．一方，検査時に児は本当に見えておらず，決して嘘をついているわけではない．この点が詐病や仮病と異なる．

心因性視覚障害では，上記の症状以外に，複視や眼痛，近見障害などの眼症状を訴えることもある．また，頭痛や胸痛，難聴などの全身症状を合併することもある[1]．さらに近年，従来からの典型的な心因性視覚障害だけでなく，発達障害に伴う心因性視覚障害についても報告されている[2]．

III　検査と診断

心因性視覚障害は，器質的疾患を除外し，かつ心因性視覚障害を示唆する特徴的な検査所見（検査結果の矛盾点や再現性の乏しさなど）から総合的に診断する（表1）．心因性であるため，自覚的検査では異常を認める一方で，他覚的検査は正常であり，自覚的検査と他覚的検査が合致しないのが本疾患の特徴である．

特徴的な検査所見を認める場合，心因性視覚障害と容易に診断できるが，特徴的な検査所見を認めず診断が難しい場合もしばしばある．一方，当初に心因性視覚障害と考えられていたが，その後器質的疾患が明らかになった症例も報告されている．そのため，心因性視覚障害と決めつけずに，常に器質的疾患の可能性を念頭に置いて診療する．経過中に一度も良好な視力などを確認できな

表1｜心因性視覚障害の診断に有効な検査および検査所見

検査	所見
対光反射	正常
屈折検査	オートレフラクトメータの値がばらつく（再現性が低い）
視力検査	レンズ打ち消し法などで視力が改善 途中からLandolt環の切れ目をすべて逆さまに答える 裸眼視力と屈折度数の乖離，近見視力と遠見視力の乖離
限界フリッカ値測定	値がばらつく，異常な高値など非定型的な結果
視野検査	静的視野検査：花環状視野，水玉様欠損など 動的視野検査：らせん状視野，求心性視野狭窄，管状視野など
色覚検査	一般的な色覚異常に当てはまらない非定型的な応答 視力が0.1以上あるにもかかわらず石原色覚検査表のデモンストレーション表が読めない
画像検査（CT・MRI）	視神経疾患や頭蓋内疾患を認めない

表2｜心因性視覚障害におけるレンズ打ち消し法（トリック法）の一例（9歳女児）

遠見視力	RV＝0.2（1.5×S＋2.00 D◯S－2.00 D） LV＝0.3（1.5×S＋2.00 D◯S－2.00 D）
近見視力	nRV＝0.1（1.0×S＋2.00 D◯S－2.00 D） nLV＝0.1（1.0×S＋2.00 D◯S－2.00 D）

い場合，器質的疾患の可能性も考えCTやMRIといった画像検査を積極的に行う．

また，弱視の可能性を鑑別するために，これまでの3歳児健診や就学時健診，学校健診などの結果についても詳しく問診する．

1. 対光反射

視神経障害の除外に有用である．片眼性または両眼性でも左右差がある視神経障害では，相対的瞳孔求心路障害は陽性となる．一方，心因性視覚障害は器質的疾患を認めないため，正常である．

2. 屈折検査

過度の調節緊張のためにオートレフラクトメータの値がばらつき，再現性が低い場合がある．後述するように，裸眼視力と屈折度数の乖離も診断の一助となるため，必要であれば調節麻痺下での屈折検査を行い，正確な屈折度数を測定する．

3. 視力検査

心因性視覚障害では，裸眼視力は0.1～0.5であることが多いが，0.1以下の視力を認めることもしばしばある．通常の方法で眼鏡矯正を行っても良好な視力が出ないことが多く，矯正不能な場合もある．

心因性視覚障害では，同じ度数のプラスレンズとマイナスレンズを加入し，プラスマイナス0となる度数で視力を測るレンズ打ち消し法（トリック法）で良好な視力が出ることがある（**表2**）．最初に少し強めのプラスレンズを加入してわざと見えにくくし，その後マイナスレンズを加入して見やすくなったと感じさせる方法である．また，同様にプラスの度数を加入してから徐々に度数を減らしていく雲霧法での測定や，度数なしレンズの加入による測定でも，良好な視力が出ることがある．いずれの場合も，「眼鏡をかけること」「レンズを加入すること」＝「見やすくなる」と児が思うように心理的に誘導しつつ声かけをしながら検査すると，視力が出やすくなる．これらの方法で良好な視力が確認できれば，心因性視覚障害の診断が容易であるが，良好な視力が確認できないこともしばしば経験する．低年齢であるほど，これらの方法で視力が出やすい傾向がある．

一方，途中からLandolt環の切れ目をすべて逆さまに答える，または途中から全く見えないと言って答えなくなる，などの所見を認めることがある．これらも心因性視覚障害の診断の一助となるため，視力検査の結果にコメントとして記載する．

また，裸眼視力と屈折度数の乖離や，近見視

表3｜心因性視覚障害におけるCFF測定の一例（10歳男児）

	消失域（Hz）	出現域（Hz）
右眼	21 37 40	54 52 54
左眼	40 39 43	52 58 55

力と遠見視力の乖離を認める場合も，検査結果に矛盾があり，診断に有用である．そのため，視力検査は遠見の矯正視力だけでなく，裸眼視力や近見視力も測定するとよい．

4. 限界フリッカ値測定

心因性視覚障害では，限界フリッカ値（critical flicker fusion frequency：CFF）は正常と異常のどちらを示す場合もありうる．ただし異常の場合でも，測定値がばらつく，60 Hzなどの異常な高値を認める，再現性が乏しいなど，一般的な視神経疾患の結果と異なることがある（表3）．このような検査結果は心因性視覚障害を示唆する所見となる．また，心因性視覚障害では，検査時にやる気がない，全く応答をしないなどの様子も診断の一助となるため，検査結果に記載する．

5. 視野検査

心因性視覚障害の約半数に視野異常がみられる．静的視野検査では，花環状視野（図1）[3]や水玉様欠損などを呈することがある．また動的視野検査では，らせん状視野（図2）や求心性視野狭窄（図3）[4]，管状視野（測定距離を変えても視野の広さが変わらない）などを認めることがある．特にらせん状視野はほかの器質的疾患では認めないため，心因性視覚障害を強く疑う所見となる．ただし，視野異常は必ずしも上記のような典型的な異常所見を認めるとは限らず，中心暗点や水平半盲などさまざまな視野異常のパターンを呈しうる．

また，心因性視覚障害による視野異常を疑う場合，対座法や保護者への問診も参考になる．対座法の結果や日常生活の様子と，視野検査の

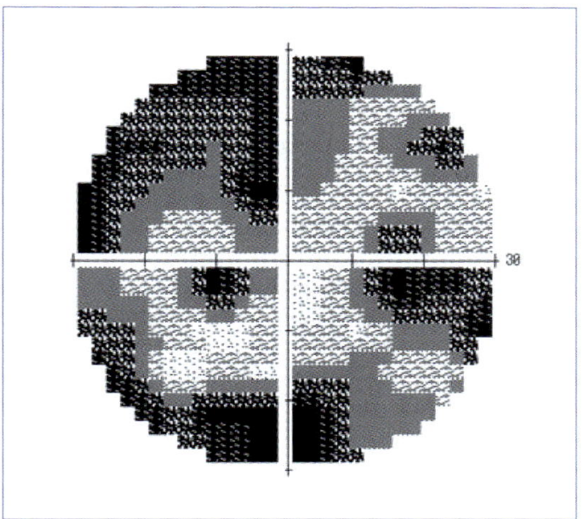

図1｜花環状視野
静的視野検査の視野感度の濃淡表示（グレースケール）で，凹凸状に切れ込みのある花環状の感度分布が表示される．また，視野内部にも限局した感度低下が散在している．（文献3）より）

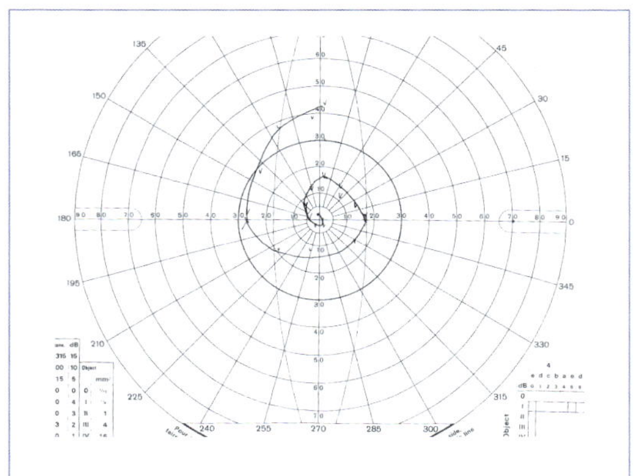

図2｜らせん状視野
10歳女児．典型的ならせん状視野狭窄を認め，心因性視覚障害と考えられた．（文献4）より）

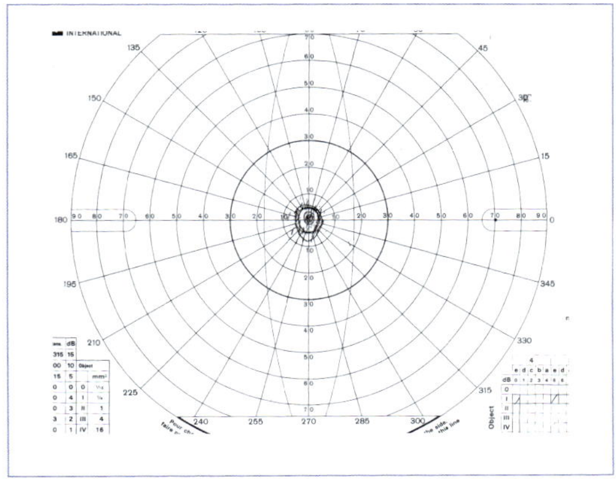

図3｜求心性視野狭窄
5歳女児．求心性視野狭窄を認めた．（文献4）より）

<table>
<tr><th>表</th><th>1</th><th>2</th><th>3</th><th>4</th><th>5</th><th>6</th><th>7</th><th>8</th><th>9</th><th>10</th><th>11</th><th>12</th><th>13</th><th>14</th><th>15</th><th>16</th><th>17</th><th>18</th><th>19</th></tr>
<tr><td>正常</td><td>12</td><td>8</td><td>29</td><td>57</td><td>5</td><td>3</td><td>15</td><td>74</td><td>97</td><td>45</td><td>5</td><td>73</td><td>−</td><td>−</td><td>−</td><td>26</td><td>42</td><td>35</td><td>96</td></tr>
<tr><td>1型色覚</td><td rowspan="2">12</td><td rowspan="2">3</td><td rowspan="2">70</td><td rowspan="2">35</td><td rowspan="2">2</td><td rowspan="2">5</td><td rowspan="2">17</td><td rowspan="2">21</td><td rowspan="2">−</td><td rowspan="2">−</td><td rowspan="2">−</td><td rowspan="2">−</td><td rowspan="2">5</td><td rowspan="2">2</td><td rowspan="2">45</td><td>6</td><td>2</td><td>5</td><td>6</td></tr>
<tr><td>2型色覚</td><td>2</td><td>4</td><td>3</td><td>9</td></tr>
<tr><td>その他</td><td></td><td></td><td>28</td><td>51</td><td></td><td>8</td><td></td><td>91</td><td>90</td><td>5</td><td></td><td>13</td><td></td><td></td><td></td><td></td><td></td><td></td><td></td></tr>
</table>

<table>
<tr><th>表</th><th>20</th><th>21</th><th>22</th><th>23</th><th>24</th><th>25</th><th>26</th><th>27</th><th>28</th><th>29</th></tr>
<tr><td>正常</td><td>上下たどれる</td><td>上下たどれる</td><td>たどれない</td><td>たどれる</td><td>たどれる</td><td>たどれる</td><td>たどれる</td><td>たどれる</td><td>たどれる</td><td>たどれる</td></tr>
<tr><td>1型色覚</td><td>下方たどれる</td><td>上方たどれる</td><td rowspan="2">異なる線をたどる</td><td rowspan="2">たどれない</td><td rowspan="2">たどれない</td><td rowspan="2">たどれない</td><td rowspan="2">たどれない</td><td rowspan="2">異なる線をたどる</td><td rowspan="2">異なる線をたどる</td><td rowspan="2">異なる線をたどる</td></tr>
<tr><td>2型色覚</td><td>上方たどれる</td><td>下方たどれる</td></tr>
<tr><td>その他</td><td></td><td></td><td></td><td></td><td></td><td></td><td></td><td></td><td></td><td></td></tr>
</table>

<table>
<tr><th>表</th><th>30</th><th>31</th><th>32</th><th>33</th><th>34</th><th>35</th><th>36</th><th>37</th><th>38</th><th>計</th><th>判定</th></tr>
<tr><td>正常</td><td>たどれる</td><td>たどれる</td><td>認識できる</td><td>認識できる</td><td>認識できる</td><td>認識できる</td><td>認識できる</td><td>認識できる</td><td>認識できる</td><td>11</td><td></td></tr>
<tr><td>1型色覚</td><td rowspan="2">異なる線をたどる</td><td rowspan="2">たどれる</td><td rowspan="2">切痕部を認識できない</td><td rowspan="2">切痕部を認識できない</td><td rowspan="2">異なる位置で認識</td><td rowspan="2">異なる位置で認識</td><td rowspan="2">異なる位置で認識</td><td rowspan="2">異なる位置で認識</td><td rowspan="2">認識できる</td><td>6</td><td></td></tr>
<tr><td>2型色覚</td><td>6</td><td></td></tr>
<tr><td>その他</td><td></td><td></td><td></td><td></td><td></td><td></td><td></td><td></td><td></td><td>7</td><td></td></tr>
</table>

図4｜心因性視覚障害における色覚検査(石原表)の一例
8歳女児. 一般的な先天色覚異常と異なる非定型的な結果を認めた.

結果に乖離を認める場合は, 心因性視覚障害を示唆する所見となる.

6. 色覚検査

心因性視覚障害では約半数に色覚異常がみられる. 色覚検査で異常を認める場合, 通常の遺伝性の色覚異常では説明がつかないような非定型的な結果を示すことが多い(図4).

一方, 石原色覚検査表のデモンストレーション表は, 視力が0.1以上あれば色覚が正常でも異常でも応答可能となっている. そのため, 視力が0.1以上あるにもかかわらず石原色覚検査表のデモンストレーション表が読めない場合は, 視力検査の結果と乖離があり心因性視覚障害を示唆する所見となる.

7. 画像検査

経過観察中に一度も良好な視力が確認できないなど, 器質的疾患の可能性がある場合は積極的にCTやMRIで画像検査を行う.

8. その他

器質的疾患を除外できない場合, OCTや網膜電図(ERG), 多極所ERG, 視覚誘発電位(VEP)などを行う.

Ⅳ　治療と管理

原因となるストレスが明確な場合は, そのストレスをできるだけ減らせるよう, 保護者に助言する. 一方, 原因がはっきりしない場合も多く, その場合保護者には, 児ができるだけ穏やかに過ごせるような環境を整えてもらうよう説明する.

そのほか, プラセボ点眼薬や度なし眼鏡(暗示眼鏡), だっこ点眼(スキンシップを増やす目的で, 保護者の膝に児の頭をのせて点眼)が有効な場合がある.

長期間症状が続く難治例では, 精神科への紹介も考慮する. ただし, その場合も治療効果の確認のため必ず眼科の併診を継続する.

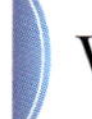

Ⅴ　予後

治療期間は数ヵ月～数年と症例により大きく異なるが, 予後は良好である.

文献

1) 村木早苗：心因性視覚障害. 眼科診療プラクティス20 小児眼科診療, 樋田哲夫編. 文光堂, 東京, 276-279, 2008
2) 富田　香：OCULISTA 103：65-70, 2021
3) 東山智明：心因性視覚障害. ファーストステップ！子どもの視機能をみる―スクリーニングと外来診療, 仁科幸子ほか編. 全日本病院出版会, 東京, 198-202, 2022
4) 東山智明：心因性視覚障害. 小児眼科学, 東　範行編. 三輪書店, 東京, 431-435, 2015

Ⅳ. 小児の眼疾患を知る

7. 神経発達症

大阪大学眼科 **松下賢治**

早期発見・診断・治療のポイント

- 神経発達症には特異的な視覚特性があり，発達スクリーニングの際に視覚過敏や視覚鈍麻を生じることに留意する．
- 神経発達症の視覚特性は幼年期から発症し，光に対して過敏に反応しまぶしく感じる（対光反射異常），文字が読めない（読字障害），眼精疲労（輻湊障害）などの症状を示す．特に，社会性とも関わりの強い「視線の特異性」は，わずか2ヵ月齢から始まることから適正発見に努める．
- 神経発達症は，社会的不適応に陥ることにより，心身症や精神疾患，反抗的な行動など二次障害が起こる場合があり，早期発見による早期介入が理想的である．

Ⅰ 概説

古典的な「神経発達症（発達障害）」は，「精神発達の遅れ」が明らかなほど比較的重度の障害を意味するものとして使われていた．しかし，現在のいわゆる「神経発達症（発達障害）」の概念は，1960年代に微細脳機能障害の概念が小児神経学に導入されたことに始まり，「知的障害(ID)」を含みながらも，「自閉症(autism)」「学習障害(LD)」に加え，「注意欠如・多動症(ADHD)」や「高機能自閉症(HFASD，アスペルガー症候群)」「広汎性神経発達症(PDD)」などの一連の症候群をまとめる大綱概念として形成され，多くは重度の知的障害を伴わない(図1，表1)[1, 2]．2013年，米国精神医学会が作成した『精神疾患の分類と診断の手引(Diagnostic and Statistical Manual of Mental Disorders 5：DSM-5マニュアル)』で，自閉性障害，アスペルガー障害，特定不能の広汎性神経発達症，小児期崩壊性障害，Rett障害という亜型分類が撤廃され，autism spectrum disorders(ASD)という単一の診断基準にまとめられた．それに伴い，ASDの症状は①対人・社会的コミュニケーション障害，②限局性反復性行動と定義付けられた．この改訂の際に神経発達症の視覚特性(視覚異常)が注目されることになる．

実際にASD患者と接すると，潜在的な視覚症

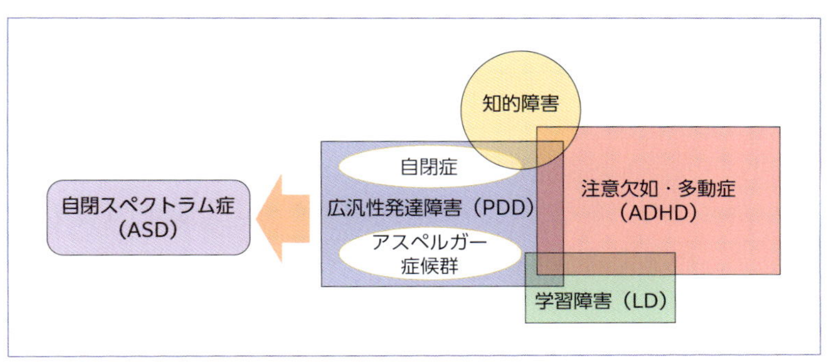

図1 | 神経発達症の分類
学習障害は神経発達症に含まれ，注意欠如・多動症（ADHD）や広汎性発達障害（PDD）に合併している場合が多い．

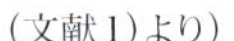
（文献1）より）

表1｜神経発達症に含まれる各疾患の特徴

自閉症(autism)	言葉の発達の遅れ，コミュニケーション障害 対人関係・社会性の障害，パターン化した行動，こだわり
高機能自閉症 (HFASD，アスペルガー症候群)	言葉の発達の遅れはない，コミュニケーション障害 対人関係・社会性の障害，パターン化した行動，興味・関心の偏り，手指の不器用さ(言語発達に比べて)
自閉スペクトラム症 (ASD)	対人コミュニケーション障害，限局性反復性行動 副次項目に感覚反応の亢進/低下が追加
学習障害(LD)	「読む」「書く」「計算」の能力が知的発達に比べて極端に低下
注意欠如・多動症 (ADHD)	不注意，多動多弁，衝動的行動
知的障害(ID)	かつて精神遅滞と呼ばれていたもの．コミュニケーション，自己目標，社会的技能，自己管理，社会資源の利用，自身の安全の維持の3項目以上で制限を伴う平均を著しく下回る知的機能

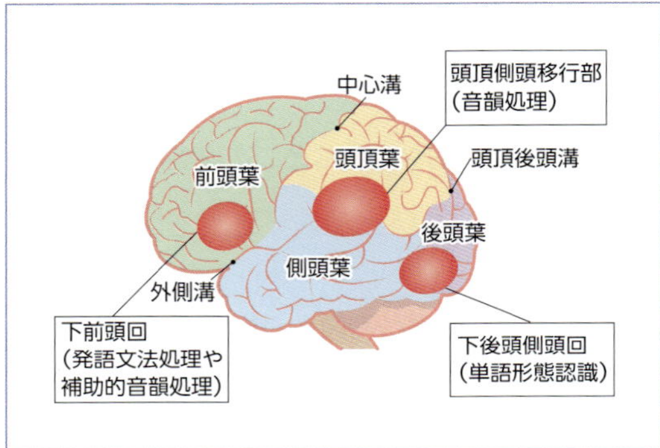

図2｜脳の読字神経回路
読み障害では左頭頂側頭移行部と左下後頭側頭回の機能低下がみられる．

状を有していることがあり，社会適応の困難さの原因の一つとなる可能性がある．学習障害では，全般的な知能が正常範囲にあり，視覚や聴覚などの末梢感覚器の障害がなく，学習環境や本人の意欲にも問題がないにもかかわらず，「読み書き」や「計算」など特定の領域における習得困難がみられる状態が生じている．医学的には，神経発達症のなかの学習能力の特異的神経発達症として分類され(図2)，読字・書字・計算力の3領域の障害に細分化される．

ASDを中心とした神経発達症の患者数は年々増加傾向にあり，多くの教育・報道番組で取り上げられ，国内でも社会的重要性が認知されてきた．わが国におけるASDの有病率は診断基準の違いのため単純な比較は困難であるが，1996年は0.21%，2005年は0.27%，2012年は4.48%と近年増加している．また，DSM改訂前の世界におけるASDの有病率は1～2.6%と報告されているが，2014年米国疾病予防管理センターは全米のASD有病率は68人に1人であるというデータを発表し，世界中でASDと診断される人が急増していることが示された．さまざまな状況で社会的コミュニケーションおよび社会的相互関係の持続的障害が存在するため，社会不適応となり自立生活に支障を来すことが社会問題となりつつある．

Ⅱ 症状：神経発達症児の視覚特性(視覚異常)について

ASDの病態は，対人および社会的コミュニケーション障害と限局性反復性行動があることから，これまで高次脳機能障害が注目されてきたが，ASD患者が聴覚や視覚，触覚などさまざまな感覚刺激に対する感覚異常を示すことが多いことが注目されるようになった．DSM-5では，感覚刺激に対する過敏性・鈍感性および，環境における感覚的側面での異常な興味(痛みや温度に対して無関心，特定の音や触感に対する嫌悪感，過度にもののにおいを嗅ぐあるいは触る，光や動きへの魅了)を認めることが，ASDの診断項目として追加されている．例えばASDの特徴には，表2に示すような視覚特性がある．このなかで，ASD患者の最も特徴的な視覚特性として知られているものは，社会性とも関わりの強い「視線の特異性」である．Jonesらは，新生児からの研究でその特徴がわずか生後2ヵ月から始まっていることを示した[3]．これは，脳の回路の刈り込み時期が関与していると思われ，また遺伝的素因が関わる可能性を示唆している．しかし，視覚受容に近い部分，すなわち眼球からくる視覚の特異性もあり，羞明と輻湊不全が最近注目されている（表3）．羞明については，現時点では瞳孔径の拡大や対光反射応答時間の増大と縮瞳率の低下が原因の一つとして挙げられている．また，視力や屈折に特異的な異常はないが，眼球運動系に特異性を示し，斜視や輻湊障害が指摘されるケースもある．

視覚過敏をもつ患児は，光に対して過敏に反応し，光がまぶしい（対光反射異常）という訴えに加え，文字が読めない（読字障害），眼精疲労（輻湊障害）などの症状を示す．結果的に，さまざまな二次的な精神症状（疲れやすい，過眠，不安，いらいら，頭痛，落ち着きのなさ，集中力消失）が起こる．この視覚過敏はscotopic sensitivityの過剰反応でコントラストが著しく障害されていることに由来すると考えるグループがおり，米国の教育心理学者のIrlenは，このような視覚認知の問題が有色レンズや有色フィルムをかざすことで改善されることを報告している[4]．

一般的には，読字障害とは音韻性で，文字の音声化（decoding）の障害のことを指すが，書字の障害を伴うことが多い．しかし，特異的読字障害（dyslexia）は，視覚特性（視覚異常）と関わりがあるものがある．さらに，後天性に起こる機能障害と区別するため，発達性読み書き障害と称されることもある．特異的読字障害の有病率は，定義や基準の多様性，サンプリング法など研究方法の違い，言語の違いにより大きくばらついている．アルファベット語圏で有病率が高いことが知られているが，コホート研究で米国でも5.3～11.8％と幅がある．一方，わが国では学習障害全体の調査は近年にも行われているが，これまで読字障害については0.98％以下という極めて低い値が1968年に報告され人種や言語の違いに関心が集まったものの，それ以降の大規模疫学研究はまだ行われていない．

表2｜ASDの視覚特性

1. 視覚探索の優位性（静止画処理機能が高い）
2. 表情のスキャンパターンの非効率性（視線異常）
3. 動的視覚の欠如（動的画像処理機能が低い）
4. 中心視野の優位性（周辺視野がぼやける）
5. 聴覚刺激が視覚に影響する（感覚統合）

表3｜眼球を原因とする，ASDの視覚特性

1. 羞明
   a. 対光反射の減弱（瞳孔異常）
   b. 視覚読み書き困難
2. 輻湊不全
   a. 複視（斜視）
   b. 視覚読み書き障害

表4｜ASDの視覚症状

1. 羞明	5. 砂嵐現象
2. 視覚の読み書き困難	6. 内視現象
3. 立体視覚の異常	7. 相貌失認
4. 動的視覚の異常	

III 検査と診断

まず問診で発達サーベイランスを，次いで知能検査，読み書き検査で読字障害の判定を行い，ASDなどほかの神経発達症の併存にも配慮する．客観的には，高度であるが，大脳形態機能検査として頭部画像検査（CT，MRI），SPECTを用いた脳血流検査，機能的MRI（fMRI）による機能検査を，また認知能力評価として視覚認知機能・言語機能・聴覚認知機能・記憶力検査などを行うことで評価が可能である[5]．

一方，特有の視覚特性（表4）がASDに合併することが広く知られてきたにもかかわらず，これまで一般眼科検査ではASD患者の視覚異常は検出されず，視覚は正常とされることが多かった．そのため，ASDに関連する視覚症状は高次視覚機能のみに由来し，視覚過敏も脳における異常と理解されてきた．例えば，magnocellular pathwayがASDの視覚特性の一部を説明できることが報告されている．ヒトでは視覚情報は大細胞系（magnocellular system，M系）と小細胞系（parvocellular system，P系）によって処理される．M系は粗い形態視，運動視，立体視に重要で，

P系は細かい形態視，色認知を司るといわれている．これまで，ASD患者におけるM系の異常や，時空間的情報統合の困難性，大脳皮質野の抑制系の異常が報告されており，これらの視覚特性には視覚処理機構の異常が関与することが指摘されているが，その端緒はすでに網膜内にもある．

そして羞明と関連する眼症状には，瞳孔径の拡大や対光反射応答時間の増大と縮瞳率の低下が挙げられる．また，視力や屈折に特異的な異常はないが，眼球運動に関する異常について述べているシステマティックレビューがあり，斜視や輻湊障害が指摘されている．このことから，特異的ではないが，眼位検査，眼球運動検査，輻湊調節検査，両眼視検査などから異常を検出することがある．

Ⅳ 治療と管理

社会適応で困難を抱えることは，二次的に心理的問題を起こし，適応障害やうつ病の原因ともなりうる．長期の不適応は不可逆的変化を生じることもあり，早期発見による早期介入が理想的である．しかし実際には，3歳までの乳幼児期の早期診断は難しく，問題が顕在化していない疾患について家族に伝え，介入することは躊躇される．そのため，支援体制のできる範囲で適正発見に努めることがよいと思われる．

視覚症状についてまず介入が可能なのは斜視や輻湊障害で，一般的な治療法に準じて対応する．一方，羞明に伴う視覚特性は対応が難しく，多くは遮光が用いられる．

読字障害に関しては，わが国では大阪医科薬科大学LDセンター方式，鳥取大学方式，東京学芸大学方式といった治療的介入法で指導が行われている．しかし，ADHDやASDなどの併存症や，読字障害が引き金となって起こる行動障害や情緒障害である二次障害に対する配慮は，長期にわたって治療を行うことが重要である．

Ⅴ 予後

ASDの大半を占めるアスペルガー症候群を含む高機能自閉症は，知的機能の遅れがなく周囲に気づかれないため診断が遅れがちである．その結果，周囲からの不適切な対応や，成人に至って初めて社会的不適応に陥ることにより，心身症や精神疾患，反抗的な行動などが起こる場合があり，不幸な顛末として犯罪に至る場合もある．このような状態を「二次障害」というが，逆に成人の場合は，二次的な精神疾患をきっかけにASDと診断される場合が多く見受けられる．二次障害の症状は，周囲の働きかけや活動環境が良い方向に変化すると速やかに消失することが多いので，ASDの特性を周囲が適切に理解し対応することが重要となる．

そこで，幼少期の神経発達症のスクリーニングに加えて，特異的な視覚特性をもつことを把握することが，神経発達症の視覚症状の早期発見・早期診断につながる．これまでASDの視覚特性には視覚処理機構の異常が関与することが指摘され，読字障害の発症機序に，①単語を区別する音素の認知や分割に障害がある音韻処理障害説と，②急速な時間的変化や低空間周波数・低コントラストの物体認知に障害がある大細胞障害説の2つが注目されてきた．これら脳機能の発達期の問題から生じている症状が根治することは難しいが，神経発達症の視覚症状を理解し，治療介入や環境因子を調整することで，症状の改善に努めることは重要である．そのため，可能なら介入が容易な就学前に適切な社会適応を促すことが最も有効な治療手段と思われる．

文献

1) 厚生労働省：発達障害の理解のために，2008 https://www.mhlw.go.jp/seisaku/17.html（2025年2月閲覧）
2) 五十嵐隆，平岩幹男編：発達障害の理解と対応，改訂第2版．中山書店，東京，2014
3) Jones W, et al：Attention to eyes is present but in decline in 2-6-month-old infants later diagnosed with autism. Nature 504：427-431, 2013
4) Irlen H：The Irlen Revolution：A Guide to Changing Your Perception and Your Life. Square One Publishers, New York, 2010
5) 稲垣真澄ほか編：特異的発達障害 診断・治療のための実践ガイドライン．診断と治療社，東京，26-33，2014

Ⅳ. 小児の眼疾患を知る

8. 色覚異常

むらき眼科 村木早苗

早期発見・診断・治療のポイント

- 先天色覚異常は自覚できないため，なるべく早い時期に色覚検査を行い，自身の色覚特性を知る機会を与えるべきである．
- 仮性同色表で色覚異常の検出を行い，色相配列検査で色覚異常の程度を判定する．
- 治療法はない．診療では今後の生活や進路の注意点を助言する．

Ⅰ 概説

先天色覚異常には赤緑色覚異常，青黄色覚異常，杆体1色覚がある．いずれも網膜の視細胞である錐体の欠損で起こる．L-錐体もしくはM-錐体の欠損は赤緑色覚異常，S-錐体の欠損は青黄色覚異常，L-・M-・S-錐体すべての欠損は杆体1色覚となる．先天赤緑色覚異常はさらに，L-錐体が欠損する1型色覚とM-錐体が欠損する2型色覚に分けられる．先天青黄色覚異常は3型色覚ともいう．先天色覚異常は遺伝子異常が原因であり，先天赤緑色覚異常はX連鎖潜性遺伝で男性の5%，女性の0.2%にみられる．先天青黄色覚異常は常染色体顕性遺伝でその頻度は13,000～65,000人に1人，杆体1色覚は常染色体潜性遺伝でその頻度は0.0025～0.0055%でいずれも性差はない．したがって，日常臨床で遭遇するほとんどは先天赤緑色覚異常である．

Ⅱ 症状

先天赤緑色覚異常は赤と緑の感覚が正常色覚より弱い．その程度はさまざまで，正常色覚と区別がつかないほど軽いものから，赤と緑の区別が難しいくらい強いものまである．区別しにくい色は赤と緑だけではない．オレンジと黄緑，緑と茶，青と紫，ピンクと白，緑と灰色，赤と黒，ピンクと青（水色）などが挙げられる[1]．しかし，程度いかんにかかわらず，生来の見え方であるために自覚できない．他人の見え方と比較して初めて気がつくのである．それゆえ，なるべく早い時期に色覚検査を施行し，自身の色覚特性を知る機会を与えることは重要である．長波長感受性錐体であるL-錐体を欠損している1型色覚は，赤などの長波長領域の色を感じにくく暗い色と捉えている．しかし，その点を除けば1型色覚と2型色覚の見え方は非常に似ており，臨床上はその区別は必須ではない（図1）．

Ⅲ 検査と診断

1. 各検査の要点

1）仮性同色表（図2）

先天赤緑色覚異常を検出する目的で用いる．

- 石原色覚検査表Ⅱ

国際版38表，24表，コンサイス版14表がある．学校検診ではコンサイス版14表が用いられることが多い．眼科クリニックでは取りこぼしがないように，より多くの表数の検査表を用いるのが望ましい．国際版38表と24表は検出表の数は同じであり，検出の能力は同等である．

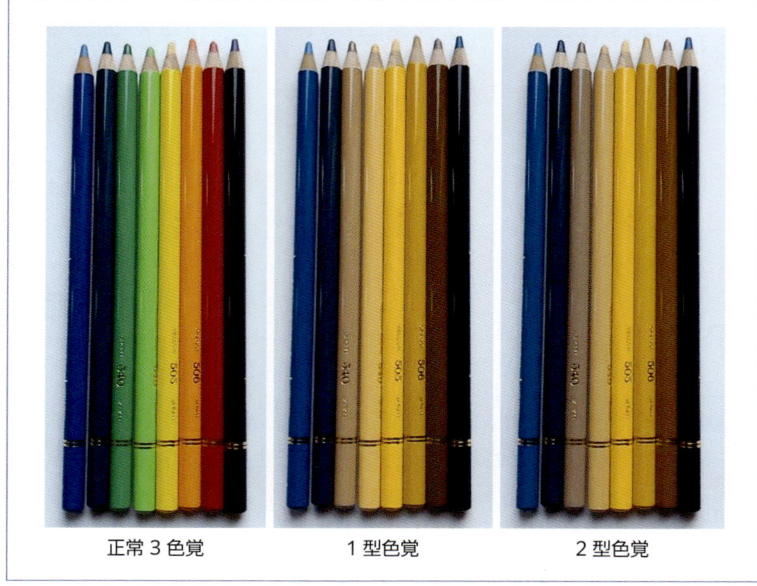

図1｜強度異常のシミュレーション画像

色覚体験ツール「色のシミュレータ」（浅田一憲氏開発）により変換．1型色覚と2型色覚の見え方に大きな違いはない．

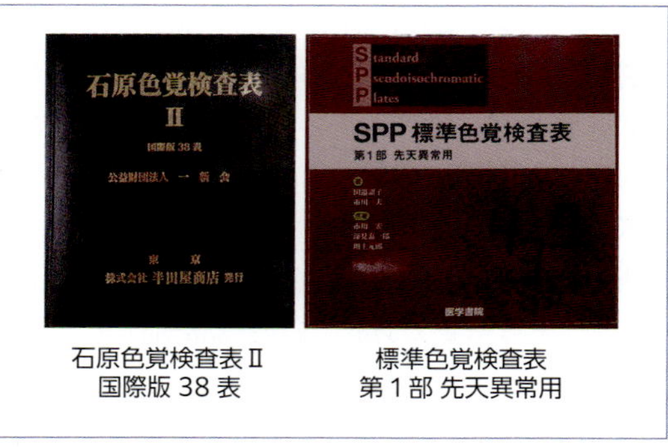

図2｜仮性同色表

検出表は数字表と環状表からなり，両者の誤読数の合計で判定する．被検者は正常でも異常でもない読み方をすることがあるが，その場合は誤読としてカウントする．それぞれの検査表で設定されている誤読数に従って，色覚異常の有無を判定する．色覚異常の有無にかかわらず読めるデモンストレーション表が，数字表と環状表にそれぞれ1表ずつ含まれる．デモンストレーション表が読めない場合は検査への理解不足，視力不良，詐病，心因性視覚障害を疑う．

分類表は2桁の数字からなり，どちらの数字が見やすいかで1型か2型か判定する．多数決で判定するので同数の場合は判定不能となる．

石原色覚検査表Ⅱの異常検出能力は高いが，型判定は参考程度にとどめる．

- 標準色覚検査表第1部 先天異常用（SPP1）

デモンストレーション表4表，検出表10表，分類表5表から構成されている．

検出表は10表中8表以上正答した場合に正常色覚とみなす．多くの表は2桁の数字からなり，2桁とも読んだ場合はどちらの数字がより見やすいかを尋ねる．2桁とも読めても，色覚異常がある場合に読みやすい数字についてより見やすいと答えた場合は誤答にカウントし，同等の見え方であれば正答にカウントする．デモンストレーション表が読めない場合は石原色覚検査表と同様，検査への理解不足，視力不良，詐病，心因性視覚障害を疑う．

分類表は2桁の数字からなり，どちらの数字が見やすいかで1型か2型か判定する．多数決で判定するので同数の場合は判定不能となる．

SPP1の異常検出能力は高く，型判定の精度も高いので参考になる．ただし，型判定については確定できないことに留意すべきである．

2）色相配列検査（パネルD-15テスト）（図3）

先天色覚異常の程度判定の目的で用いる．

木箱に固定された基準色票1個とばらばらの色票15個より構成されている．被検者は基準色票から順に色の似ている色票を並べていく．検査が終了したら色票を裏返し，色票の裏に書いてある数字を記録用紙に記入し，線でつないでいく．検査は2回行い，軽いほうの結果を採用する．

- 判定方法(図4)

間違えず並べた場合(no errors)，1本の横断線(one error)，近い番号での前後の間違い(minor errors)はパスとみなす．横断線が2本以上ある場合はフェイルとみなす．フェイルの場合は，横断線の傾きが記録用紙のどの指示線に平行かにより型判定を行うことができる．

- 結果の解釈

パスした場合(no errors, one error, minor errors)は軽度から中等度の色覚異常，フェイルした場合は強度の色覚異常がある．

- 検査の注意点

あくまでも色覚異常の程度判定を行う目的の検査であり，色覚異常の有無を判定しているのではないことに留意したい．型判定はフェイルした場合にだけ行うことができ，精度は高く参考になる．

2. 検査の注意点

1)照明

照明光により結果が左右されることがあるので注意したい．取扱い説明書には，石原色覚検査表は500ルクスを超えない，標準色覚検査表は200～500ルクス，色相配列検査は約6,500K(平均的な昼光色)と記載されている．厳密でなくてもよいと考えるが，紙面が見にくくなるほど明るい照明下や，極端に暗い場所で行うことは避けたい．

照明の色は自然光，蛍光灯なら昼白色や昼光色を用いる．黄色味を帯びた電球色は用いない．

2)その他の注意点

被検者にはあらかじめ間違ってもよいことを伝え，検者は検査中に返答を聞き直すことは避け，淡々とした態度で臨むのがよい．直接手で触れると変色の原因になるので，直接触れたい場合は手袋をするか筆でなぞるかする．保管するときは露光を避ける．

3. 検査の流れ(図5)

石原色覚検査表で色覚異常の有無を判定し，

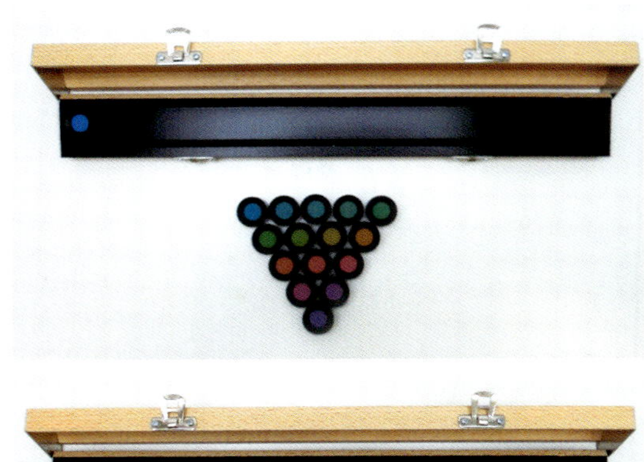

図3｜パネルD-15 テスト(Farnsworth Panel D-15 test)
それぞれの色票の裏には数字が書いてある．検査後は木箱ごと裏返して裏の数字の並びで判定する．

色覚異常がある場合はパネルD-15テストへと進む．パネルD-15テストでは色覚異常の程度を判定する．色覚異常の程度が強度の場合には型判定を行うことができる．石原色覚検査表で色覚異常の疑いと判定された場合は，標準色覚検査表第1部をあわせて行うことで判定しやすくなる場合がある．標準色覚検査表第1部で色覚異常と判定されたなら，パネルD-15テストへと進む．石原色覚検査表で色覚異常の疑い，標準色覚検査表第1部で正常色覚と判定された場合は，アノマロスコープの施行が望ましい．また，石原色覚検査表で正常色覚と判定されたなかにも，ごく軽度の色覚異常が含まれる場合がある．誤読数が少なくても，検査表を読みにくそうにして時間がかかる場合や，誤読のパターンが色覚異常の読みである場合は，念のためアノマロスコープの施行が望ましい．

IV 治療と管理

治療法はない．先天色覚異常は自覚できないので，今後の生活上の注意点を説明する．どのような見え方かという質問には，赤と緑の感じ方が正常色覚よりも弱いことを説明する．ほかに説明しておくべきポイントを以下に示す．

- 他人と違うように見ていても自分ではわからないので，色だけで判断するときには注意する．可

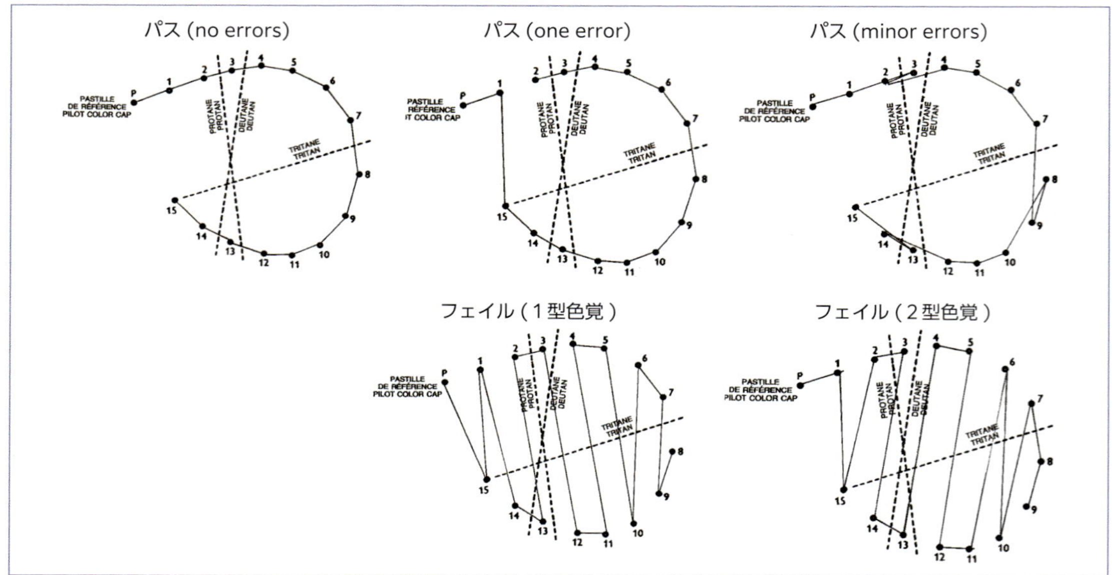

図4｜パネルD-15テストの検査結果例
no errors, one error, minor errorsはパスと判定する．2本以上の横断線はフェイルと判定し，横断線の傾きで型判定を行う．

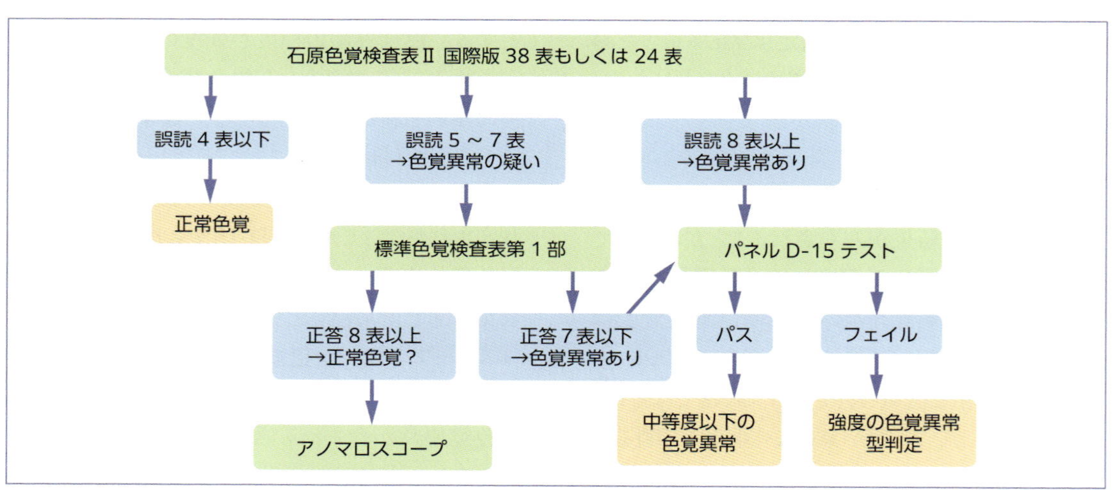

図5｜検査の流れ
「色覚異常の疑い」の段階でパネルD-15テストに進むことはせず，まずは別の仮性同色表で色覚異常の有無を判断する．誤読が多く非定型的な結果を示す場合は，心因性視覚障害の可能性を考慮する．

能なら他人に聞く．

- 程度が軽いと判定された場合でも，疲れているとき，対象物が遠くにあるとき，暗い場所などでは色を誤認しやすくなるので注意する[1)]．
- 日常生活で困ることはほとんどないが，色の判断が重要な位置を占める職業への就労は困難な場面があると思われるので，職業選択をするうえで自身の色覚特性に留意する[2)]．

Ⅴ｜予後

生涯にわたり先天色覚異常の程度や型は変わらない．

文献

1）岡島　修ほか：色覚異常者の色誤認と職業適性．臨眼 51：7-12，1997
2）中村かおる：先天色覚異常の職業上の問題点．東女医大誌 82：E59-65，2012

Ⅳ. 小児の眼疾患を知る

9. 眼外傷

昭和医科大学眼科　恩田秀寿

早期発見・診断・治療のポイント

- 外傷直後は嗚咽やショックにより病歴聴取が難しいときには，家族やほかの当事者から聴取する．
- 鈍的眼球打撲症では，散瞳する前に対光反射や眼球運動を検査する．
- 嘔気・嘔吐がみられる場合には，閉鎖型の眼窩骨折を疑い，画像検査を行う．
- 脱水に注意を要する．

Ⅰ 概説

子どもは大人よりも体重が軽く，身体の柔軟性や骨の可塑性が良好であるため，けがにはめっぽう強い印象がある．しかし，大人の常識では考えられない行動をとることがあるため，子どもには特徴的な受傷機転と眼外傷疾患が存在する．体操の前転時に自身の膝が眼に直撃し眼窩骨折を発症することも，子ども特有の受傷機転である．Kinoshitaらの報告[1)]にある母集団では，眼外傷は男性に多い傾向があり，発症年齢は世代間に差はなかった．眼外傷の受傷機転の分類(表1)，眼外傷の原因となる物体の分類(表2)，スポーツ眼外傷の分類(表3)，眼外傷で生じる眼疾患の分類(表4)を示す．受傷の特徴として，表1の受傷機転において眼部への強打，投擲や被弾，転落が72%を占め，表3のスポーツ種目において野球・サッカーが81%を占めた．しかし，国や地域，習慣が異なれば眼外傷の統計も異なるため，あくまで日本のある地域の特徴である．

表1｜小児眼外傷の受傷機転による分類

(n＝469)

受傷機転のカテゴリー	症例数(%)
眼部への強打	161(34)
投擲(とうてき)や被弾	99(21)
転落	80(17)
液体，刺激物の曝露	34(7.2)
物体への衝突	25(5.3)
砂などの粒子の飛入	21(4.4)
突眼・自傷行為	18(3.8)
掻爬	8(1.7)
動物によるもの	7(1.4)
熱傷	2(0.4)
不明	14(2.9)

Ⅱ 症状

1. 鈍的外傷と症状

表4において，最も多い小児の眼外傷疾患は眼球打撲症である．眼球打撲症とは，鈍的外傷後にもかかわらず打撲に伴う疼痛以外は無症状のものを指す．網膜振盪症もこれに含まれる．網膜打撲壊死(図1)は，網膜振盪症が重症化したもので重度の視力障害を来す．見え方だけでなく飛蚊症の有無を聴取し，飛蚊症を自覚してれば散瞳薬を使用した眼底検査を行い，網膜出血，硝子体出血，網膜裂孔の有無を精査する．複視や眼球運動痛を訴えるようであれば，眼窩骨折を想定しCT検査を実施する(図2)．さらに，嘔気・嘔吐

表2｜眼外傷を引き起こした物体による分類

(n＝469)

物体の種類	症例数(%)
身体の一部	93(19)
ボール	86(18)
地面/床	41(8.7)
液体	34(7.2)
家具	31(6.6)
玩具	12(2.5)
砂	11(2.3)
紙	8(1.7)
動物	7(1.4)
野球のバット/各種ラケット	6(1.2)
フック	6(1.2)
ペン/鉛筆	5(1.0)
箸	5(1.0)
枝・植物	5(1.0)
火	1(0.2)
その他の鈍器	85(18)
その他の鋭利物	17(3.6)
不明	16(3.4)

が強い場合には閉鎖型骨折に伴う迷走神経反射症状を疑い，外眼筋や脂肪絞扼の有無を調べる．眼心臓反射による徐脈を伴っている場合は重症であり，早急な対応が必要となる．

眉毛外側の打撲直後から同側の視力低下を自覚している場合には外傷性視神経症(図3)の可能性があるため，対光反射で相対的瞳孔求心路障害(relative afferent pupillary defect：RAPD)の有無を確認する．外傷性視神経症は高所からの転落や，自転車転倒による壁や地面への衝突後などの高エネルギー外傷後に生じることが多い．

ボールや玩具を使用した遊びでは，それらの物体が眼部を直撃することがある．受傷直後から急激な視力低下を来すものに，外傷性黄斑円孔(図4)や脈絡膜断裂に伴う黄斑下出血(図5)がある．花火や空気銃の誤った使用方法によって思わぬ眼外傷が生じてしまうことがある．着火後に打ち上げ花火の筒を覗き見たり，ロケット花火を人に向けて発射したりすると，時に花火が眼球を直撃

表3｜スポーツ種目による分類

(n＝107)

種目	症例数(%)
野球・ソフトボール	70(65)
サッカー	17(15)
テニス	4(3.7)
バスケットボール	3(2.8)
ハンドボール	2(1.8)
体操	2(1.8)
空手	2(1.8)
その他	7(0.6)

表4｜眼外傷疾患の分類

(n＝488)

眼外傷の分類	症例数(%)
眼球打撲症	307(62)
結膜下出血	48(9.8)
角膜裂傷	56(11)
結膜裂傷	4(0.8)
虹彩毛様体炎	5(1.0)
虹彩離断	2(0.4)
前房出血	16(3.2)
網膜浮腫	6(1.2)
水晶体混濁	2(0.4)
硝子体出血	1(0.2)
外傷性視神経症	1(0.2)
球後出血	1(0.2)
眼表面の異物	4(0.8)
不明	35(7.1)

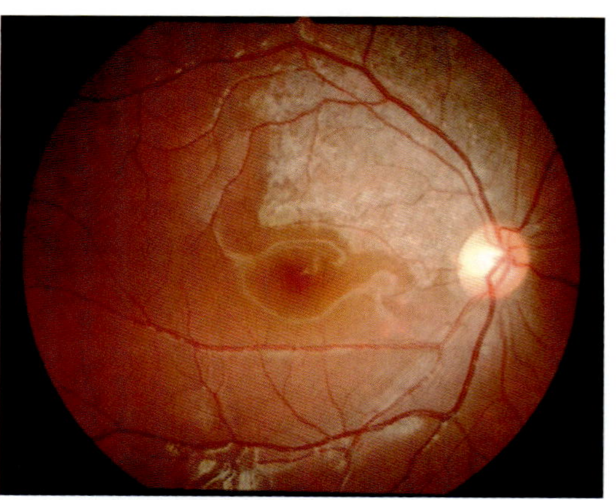

図1｜網膜打撲壊死(右眼)
14歳．上方の白い色調の部分の網膜が徐々に壊死し，脈絡膜が直接観察できるようになる．

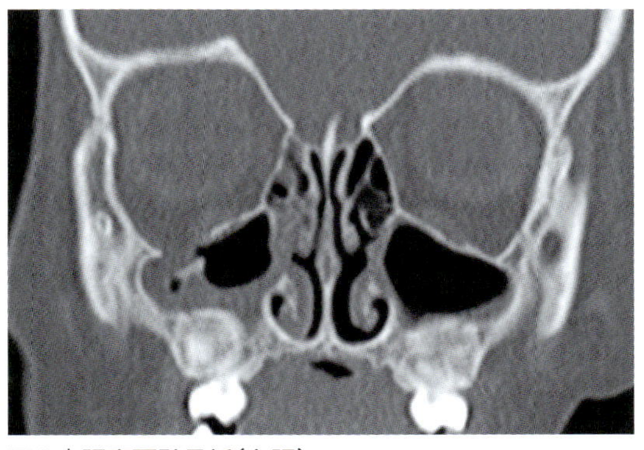

図2｜眼窩下壁骨折(右眼)
3歳．転落時に右顔面を受傷．小児には珍しく骨片の偏位が大きい．3日後に手術を実施し，下壁を整復した．

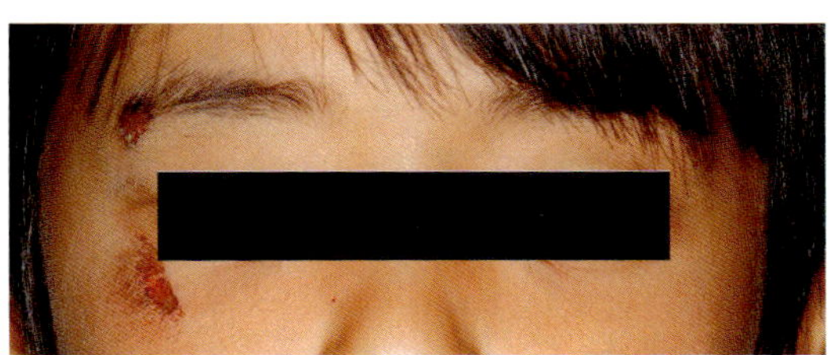

図3｜外傷性視神経症(右眼)
6歳．自転車による転倒．右外側眉毛部と頬部に血餅を伴う打撲瘢痕を認める．対光反射にて右眼にRAPDを検出した．

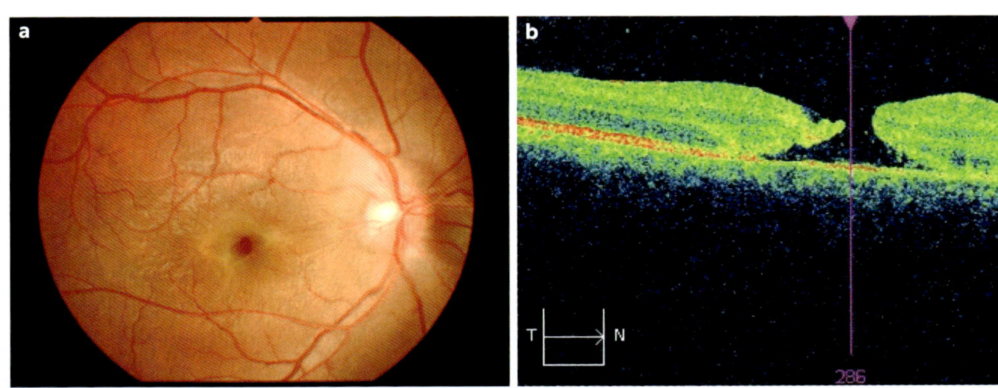

図4｜外傷性黄斑円孔(右眼)
a 10歳．野球のボールが直撃し受傷．
b 受傷直後のOCT．黄斑円孔はfluid cuffは生じずに自然閉鎖した．

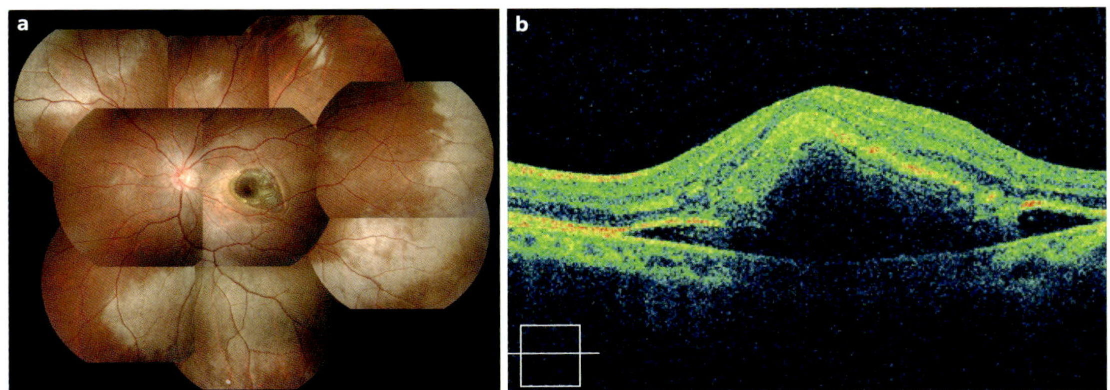

図5｜網膜振盪症と脈絡膜断裂に伴う黄斑下出血(左眼)
a 16歳．パノラマ眼底写真．
b 受傷直後のOCT．断裂した脈絡膜から黄斑下に出血を来している．
徐々に出血は吸収し，縦に走る断裂部が観察できるようになった．

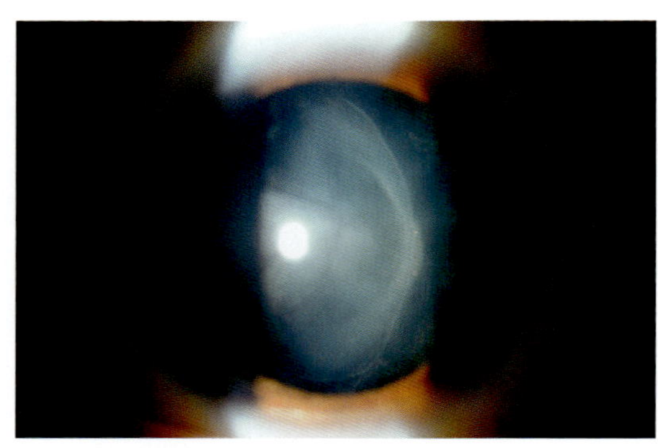

図6｜急性発症の外傷性白内障(右眼)
13歳．打撲時の介達外力によって後嚢が破嚢している．

する．この場合，熱傷と眼球打撲傷が同時に発症するため，急激な眼痛と視力低下が生じる．

先が鈍な細長いものが眼に刺さった場合，前房出血による急激な視力低下や外傷性白内障(図6)による視力低下が生じる．前房出血はさらに眼圧上昇を来すことが多いため嘔吐も認める．外傷性白内障による視力低下には，急性あるいは遅発性発症がある．

2. 裂傷・穿孔性外傷・異物と症状

外見から眼球結膜の出血がみられれば，結膜裂傷，強角膜裂傷，瞼板裂傷を疑う．開瞼できない状態で痛みを伴う流涙を訴える場合には，結膜内の異物やそれに伴う点状表層角膜炎を想起する．点眼麻酔後に開瞼器を使用し，細隙灯もしくは眼科手術顕微鏡下でこれらを確認する．上眼瞼も翻転し，異物の有無や裂傷を検査する．小児のテノン膜は厚いため，結膜裂傷がわかりづらいことが多い．積極的にリサミングリーンなどの生体染色を行い，裂傷部位を確認する．前述の症状に加え粘稠性眼脂を認める場合，汚物混入による汚染も考慮する．出血を伴う流涙を訴える場合には，新鮮な結膜裂傷や角膜裂傷部からの前房水の漏出を疑う．鉛筆やカッターナイフが刺さった場合には，これらを強く疑う．内眼角部の打撲後に流涙があれば涙小管損傷を疑い，可能であれば通水試験を行う．

Ⅲ 検査と診断

子どもの診察は年齢によっては困難なときがあり，年齢が低いほど眼の診察を嫌がる傾向にある．簡単に診察させてくれる場合はむしろ軽傷のことが多い．子どもは痛みや光刺激に対して非常に弱い．しかも，外傷は必ず痛みを伴うため手に負えないときがある．診察時の除痛，鎮静ができればよいが，点滴ルート確保や内服・座薬投与も一苦労である．症状と受傷機転から疾患を絞り込み，できる限りの各種検査を行う．特に前眼部，顔面写真などの画像検査は必須であり，眼窩骨折を疑えばCTを実施できる施設を紹介する．

Ⅳ 治療と管理

眼外傷には治療を急ぐ疾患があり，治療が遅れれば不可逆性の視機能障害が生じる可能性がある．小児の眼窩骨折は脂肪や外眼筋が嵌頓することが多く，緊急手術の対象になりやすい．迷走神経反射症状があれば緊急な処置が必要になる．特に嘔吐する小児では脱水症状が生じている場合があるため，採血と輸液を行い処置や検査に備える．

Ⅴ 予後

各疾患によって視力や眼球運動の予後は異なる．一般的に外傷は，早期治療のほうが予後はよい．しかしながら，網膜振盪症や外傷性黄斑円孔のように自然治癒する疾患もある．裂傷や穿孔性眼外傷では眼内炎が発生する可能性があるため，感染を予防し発症を注視しなければならない．

文献

1) Kinoshita M, et al : Characteristics of pediatric ocular trauma in a pediatric emergency department in Japan. Am J Emerg Med 70 : 75-80, 2023

Topics

虐待による眼外傷

大阪大学眼科 **森本 壮**

虐待による乳幼児頭部外傷(abusive head trauma in infants and children：AHT)における眼外傷

児童相談所が相談を受けた子どもの虐待件数は年々増加し，2022年度は21万9,170件で過去最多に達している[1]．AHTは，5歳未満の子どもの頭部に鈍的外力や激しい揺さぶり，またはその両方が意図的に加えられたことで頭蓋骨や頭蓋内に生じる損傷と定義され，偶発的な事故や内因性の病態ではおよそ説明し難い頭部外傷である．AHTでは脳以外に脊髄，骨，眼，皮膚などの臓器にも障害が及ぶことが多く，眼では網膜出血(retinal hemorrhage：RH)を伴う．AHTの診断には，三徴候(硬膜下血腫，脳浮腫，RH)[2]が重要とされ，少量の硬膜下血腫に不釣り合いな重度の脳実質異常もAHTを示唆する所見ではあるが，眼科医による眼底所見の評価もAHTの診断の確定に重要である．

乳幼児のRHを来す疾患のパターンは非特異的であり，一方，AHTに伴うRHは特徴的である．AHTでは頭部の激しい揺れに伴う眼の揺れによって硝子体が揺れ，硝子体と強固に付着している網膜が牽引されることによってRHが生じると考えられており，網膜周辺部にまで及ぶ激しい多層性のRHが認められる[3]．

AHTにみられる眼底所見

AHTでは，網膜疾患の既往はなく，白血病や血液凝固能の異常などの血液疾患，高血圧や代謝性疾患，炎症性疾患，腫瘍などの全身疾患を伴わない患児に突然発症し，以下のような眼底所見を呈する(**表1**)[3]．

①無数の出血点(点状，斑状)．
②網膜前，内境界膜下，網膜内(浅層～深層)，網膜下，時に脈絡膜まで及ぶ多層性出血．
③網膜の動脈と静脈の両方から起こる出血．
④広範に分布し，後極だけでなく中間周辺部や周辺部まで広範囲に及び，円周方向では全周に及ぶ多発性出血．
⑤中心に白色点を伴う出血斑．
⑥出血性網膜分離を伴うこともある．
⑦網膜ひだ(輪状や放射状)を伴うこともある．

表1｜AHTにみられる眼底所見

①無数の出血点(点状，斑状)がみられる．
②出血の網膜の層内分布は網膜前，内境界膜下，網膜内，網膜下，時に脈絡膜まで及ぶ多層性出血がみられる．
③出血は網膜の動脈と静脈の両方から起こる．
④出血は広範に分布し，後極だけでなく中間周辺部や周辺部まで広範囲に及び，円周方向では全周に及ぶ多発性出血がみられる．
⑤中心に白色点を伴う出血がある．
⑥出血性網膜分離を伴うこともある．
⑦網膜ひだ(輪状や放射状)を伴うこともある．

・眼球打撲や顔面打撲などの外傷はなく，顔面，眼瞼，結膜，眼球内組織(虹彩，隅角，強膜)の出血はみられない．
・多くの場合は両眼性であるが，片眼性，あるいは両眼性であっても左右差がみられる場合がある．

AHTは外力によって生じるが，眼球打撲や顔面打撲などの外傷でみられる顔面，眼瞼，結膜，眼球内組織(虹彩，隅角，強膜)の出血はみられない．

多くの場合は両眼性であるが，片眼性，あるいは両眼性であっても左右差がみられる場合がある．

AHTの眼底病変の発症のメカニズム

AHTの眼底所見は，網膜の多層性･多発性出血(**図1**)，網膜分離，網膜ひだが特徴であり，健常な網膜に突然，短時間に，左右同時に生じる．

乳幼児の眼球が強く揺さぶられ，それが繰り返されることによって，網膜に固く接着している硝子体が網膜をさまざまな方向に強く牽引し，広い範囲で網膜の組織損傷と網膜血管の破綻が生じる(**図2**)．そのため，後極だけでなく中間周辺部や周辺部まで広範囲でかつ全周に広がる無数の出血点(点状，斑状)がみられる．

また，網膜全層が強く牽引されるため，網膜前，内境界膜下，網膜内，網膜下，時に脈絡膜まで及ぶ多層性出血がみられる．硝子体による牽引は，網膜の動静脈の両方に及び，両方の血管からの出血がみられる．

さらに，血管の損傷だけでなく網膜の組織損傷も

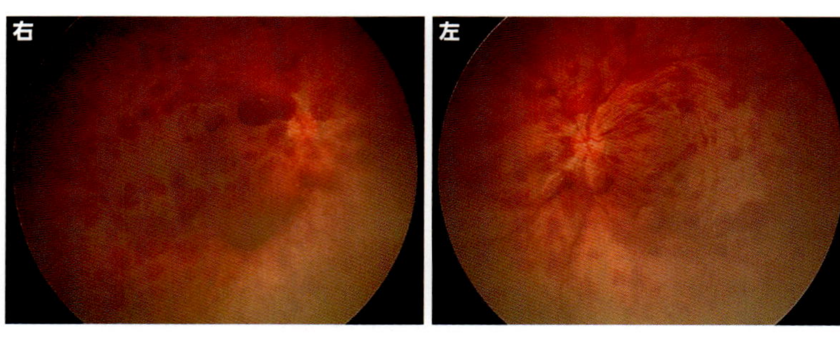

図1 | AHTの眼底所見
両眼に広範な多層性・多発性出血を認める.

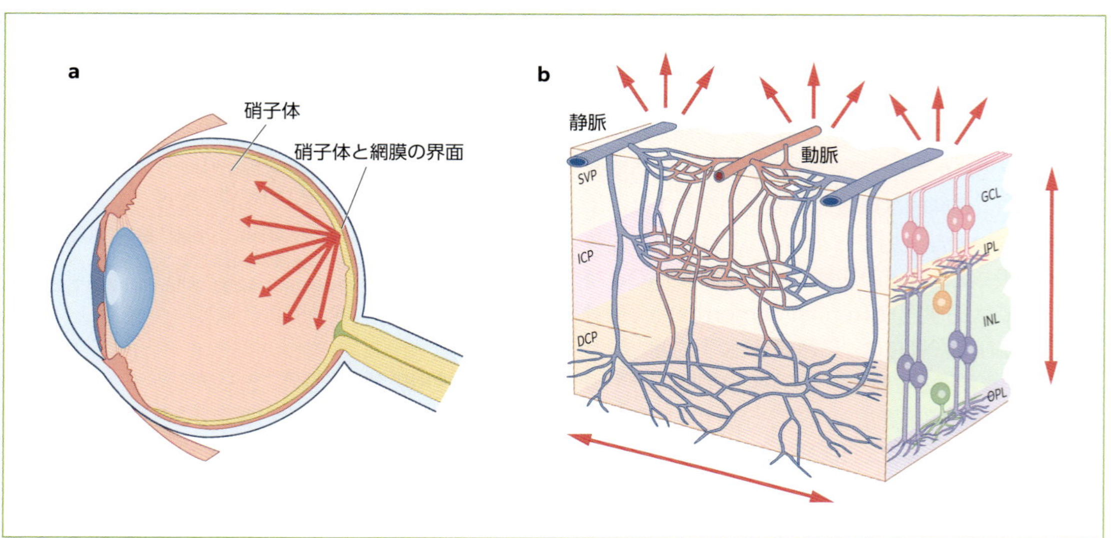

図2 | AHTの眼底病変発症のメカニズム
眼球が強く揺さぶられることによって硝子体が網膜を垂直・水平・回転方向に牽引し(**a**), 網膜の動静脈の破綻や組織損傷を来す(**b**).

表2 | AHTの眼障害との鑑別疾患

①低所からの転倒・転落
②眼球打撲
③Terson症候群
④心肺蘇生による胸部圧迫
⑤脳深部静脈血栓症
⑥白血病や血液凝固機能異常

生じ, 中心に白色点を伴う出血は軽度の網膜の牽引を示し, 網膜の牽引が強度な場合は出血性網膜分離, 輪状や放射状の網膜ひだなどがみられる. 網膜ひだは, 硝子体線維が網膜に強く接着している後極部血管アーケードや視神経乳頭周囲, 網膜血管の枝に沿って形成されることが多い[3].

AHTの眼障害との鑑別疾患

AHTの眼底出血は, 発症のメカニズムが特異的であり, 眼底所見についてもほかの疾患と大きく異なり, 診断の確定は容易であると考えるが, 児童相談所による被虐待児の保護や裁判など社会的な側面から鑑別すべき疾患として以下の疾患が挙げられる(**表2**).

▶低所からの転倒・転落による眼底出血

わが国では1歳前後の乳幼児がソファやベッドからの落下(低位落下)によって急性硬膜下血腫とともに眼底出血が生じることがあると考えられており, 中村血腫Ⅰ型と呼ばれている[4]. しかしながら, 欧米ではほとんど報告がなく, わが国でも中村血腫Ⅰ型について再検討が必要と考えられている[5]. 一度の落下では眼球の激しい揺さぶりは起こらず, AHTでみられる眼底所見を呈することはない.

▶眼球打撲

眼球打撲では通常一方向から網膜の限定された範囲に外力が伝わるため, 広範な多層性・多発性出血はみられない. また, 両眼同時に生じる可能性は低く, 眼球打撲では眼瞼や結膜, 角膜, 虹彩, 水晶体など

Topics

に外力が伝わった所見がみられることから，AHTとの鑑別は容易である．

▶Terson症候群

硬膜下出血や脳浮腫による眼底出血で，脳圧亢進によって視神経が圧迫され，それに伴い網膜中心静脈も圧迫され，網膜内で静脈血の強いうっ滞が起こることによって生じる．そのため，静脈出血が主体であり，出血は後極部に限局し，周辺部に及ぶことはまれである．動脈からの出血はなく，牽引による網膜ひだや網膜分離はみられない．

▶心肺蘇生による胸部圧迫

心マッサージによる胸部の圧迫によって大静脈が圧迫され，眼を含む頭頚部の静脈血がうっ滞し，静脈主体の眼底出血が生じる．出血は少数で後極に限定されているため，AHTでみられる眼底出血とは大きく異なる．

▶脳深部静脈血栓症

海綿静脈洞の血栓による閉塞によって上流の眼静脈の血流が障害され，静脈主体の眼底出血が生じる．動脈から眼底出血を生じることはなく，また両眼同時に生じることはない．

▶白血病や血液凝固機能異常

全身の異常であるため，出血が網膜だけにみられることはない．これらの患者では，発症前から皮下出血や貧血，易出血などの症状がみられる．硬膜下血腫や脳浮腫による全身状態の悪化に伴い播種性血管内凝固症候群（disseminated intravascular coagulation：DIC）などの凝固異常が生じたとしても，AHTでみられる網膜全周に及ぶ広範で均一な多層性出血はみられない．また，硝子体牽引による網膜分離や網膜ひだは生じない．

上記の疾患との鑑別については，AHTでは，全身疾患のない小児での急性発症で，眼底病変についても多くは両眼同時の発症で，動脈と静脈の両方からの出血，網膜全層の出血で，出血点は後極だけでなく，中間周辺部や周辺部まで広範囲に均一に極めて多数みられ，さらに硝子体による網膜の牽引による網膜分離や網膜ひだがみられることから鑑別は容易である．

AHT患者の診療

AHTで眼科を直接受診することはなく，患児が救急外来に搬送され，救急医や小児科医が虐待を疑い，眼科医に診察を依頼してくる．AHTによる眼底出血かどうかの眼科医の診断は，患児の保護や事件としての立件の判断に影響するため，精密に行う必要がある．

眼科医は，AHTによる眼底病変（**表1**）を理解し，散瞳下で眼底検査を行い，所見を診療記録に記載する．文字だけでなく，眼底チャート図などを用いて出血などの病変の位置や大きさなどをできるだけ正確に記載する必要がある．可能であれば，眼底写真撮影を入院早期から行い，後極だけでなく周辺部も複数日で撮影を行う．乳児の眼底写真撮影は難しいため，可能な限り多くの枚数を撮影する．

事件として立件された場合は，診療記録が裁判での重要な証拠となるため，正確で詳細な記載が求められる．

最後に，AHTかどうかは眼科だけで判断するのではなく，小児科，脳神経外科，脳神経内科，放射線科などと連携して評価すべきである．

文献

1）こども家庭庁：令和4年度児童相談所における児童虐待相談対応件数（速報値）
https://www.cfa.go.jp/assets/contents/node/basic_page/field_ref_resources/a176de99-390e-4065-a7fb-fe569ab2450c/12d7a89f/20230401_policies_jidougyakutai_19.pdf（2024年9月閲覧）

2）Maiese A, et al：Pediatric abusive head trauma：a systematic review. Diagnostics (Basel) 11：734, 2021

3）Azuma N, et al：Retinal hemorrhages and damages from tractional forces associated with infantile abusive head trauma evaluated by wide-field fundus photography. Sci Rep 14：5246, 2024

4）中村紀夫ほか：小児の頭部外傷と頭蓋内血腫の特徴―第2報 急性・亜急性頭蓋内血腫．脳と神経 17：785-794, 1965

5）天笠俊介ほか：日本における虐待頭部外傷診療の問題点（The problem of care for abusive head trauma in Japan）．日救急医会誌 31：112-119, 2020

One Point Advice

保護眼鏡の推奨

えだがわ眼科クリニック 枝川　宏

スポーツ眼外傷の現状

独立行政法人日本スポーツ振興センター（JAPAN SPORT COUNCIL：JSC）が幼稚園児，小学生，中学生，高校生，高等専門学校生を対象とした学校活動における眼外傷の統計資料では，わが国の学校活動における眼外傷は例年約７万件起こっており，そのなかの約３万件（約４割）がスポーツによるものである（**図１**）．

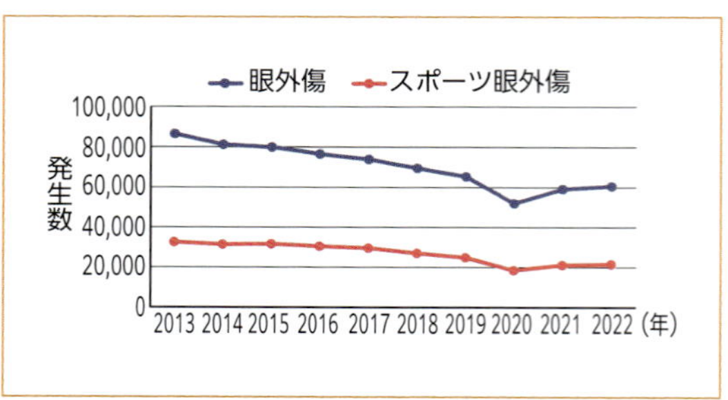

図１｜学校における眼外傷とスポーツ眼外傷の推移
（独立行政法人日本スポーツ振興センター資料）

重度スポーツ眼外傷の現状

JSCは，外傷によって身体のどの部分でも重度の障害が残った子どもに障害見舞金を給付している．最近の10年間（2013～2022年）でみると，給付が最も多かった部位は眼部で全体の約３割を占めている（**図２**）．その原因の約９割は球技で，球技のなかで多かったのは野球，サッカー･フットサル，バドミントン，ソフトボール，バスケットボールである（**図３**）．

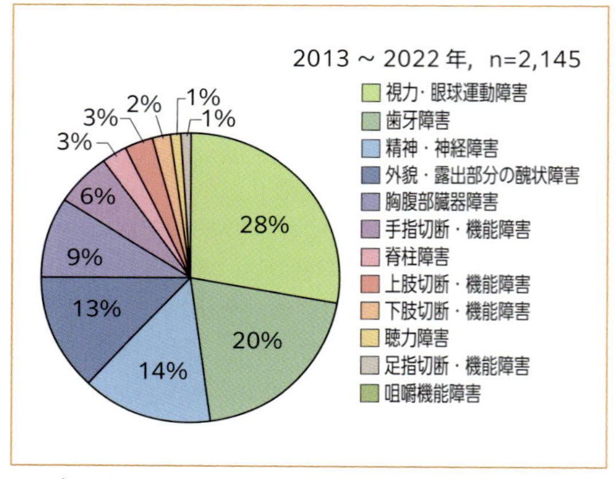

図２｜学校の管理下で重度障害が残った部位
（独立行政法人日本スポーツ振興センター資料）

スポーツ眼外傷の予防の必要性

眼は日常生活で得ている情報量の８割を取り入れているといわれている大切な器官だが，外傷には脆弱なので，一度の外傷で取り返しのつかない後遺症が残る可能性がある．したがって，眼に後遺症が残った子どもは生涯にわたって十分な情報が得られなくなり，仕事や日常生活でもハンディを負うことになる．学校におけるスポーツ眼外傷は幼稚園児，小学生，中学生，高校生，高等専門学校生では眼外傷の４割だが（**図４**），中学生，高校生，高等専門学校生だけをみると約８割を占めており（**図５**），スポーツ眼外傷を予防することはとても重要である．

スポーツによる眼外傷数が多い野球をJSCの学校等事故事例検索データベースでみると，その多くはバッティングのときの自打球やイレギュラーバウンドによる捕球ミスなど，ボールが近距離から高速度で飛んでくるような状況で起こっている．産業技術総合

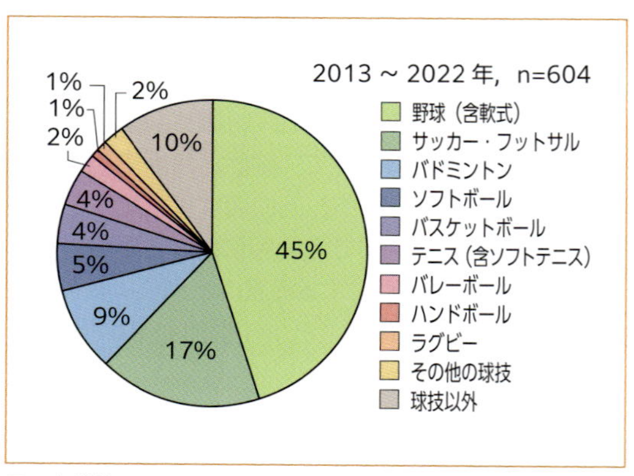

図３｜学校における重度スポーツ眼外傷の競技種目
（独立行政法人日本スポーツ振興センター資料）

One Point Advice

研究所の中学校野球部生徒を対象とした打撃実験では，打撃をした球の約１割は顔面に向かって飛んでくるファールチップで，打者の眼に当たるまでの時間は0.05秒であった．しかし，人がボールを見えてから身体が反応するまでの時間は約0.3秒かかることから，打者がファールチップを避けることは不可能であることがわかった．したがって，直接眼を守る手段が必要である．

米国におけるスポーツ用保護めがねの現状

米国眼科学会（American Academy of Ophthalmology：AAO）は，米国ではスポーツやレクリエーションによる眼外傷が年間に42,000件以上発生していて，その９割はスポーツ用保護めがね（**図６**）で防ぐことができると表明している．また，AAOは青少年アスリートのための競技種目による眼外傷の危険度を分類して，それぞれの危険度に応じたASTM International（American Society for Testing and Materials International）規格の各種のスポーツ用保護めがねを使用することを推奨している．

わが国におけるスポーツ用保護めがねの現状

わが国のスポーツ用保護めがねの安全基準は，一般財団法人製品安全協会によって2017年から制定作業が始まって2021年に制定され，WTO/TBT協定を通じて諸外国に通達された．現在のところ，わが国では安全規格があるのは子どもの野球用だけだが，今後はさまざまなスポーツ用保護めがねの安全規定を作る予定である．

スポーツ用保護めがねの普及

学校で起こる眼傷害で最も多い原因はスポーツで，小中高生では約4割，中高生では約8割を占めている．スポーツ用保護めがねは以前考えられていた眼傷害の予防手段よりも有用と考えられるが，わが国のスポーツ用保護めがねの取り組みは諸外国に比べて遅れている．これは，わが国ではスポーツ用保護めがねへの関心がうすいこと，学校やスポーツ現場でそれを使用する環境が整ってないことが理由として考えられる．今後は，それらを改善することによって，スポーツ用保護めがねが普及して，今よりもさらに子どもの眼をスポーツ眼外傷から守ることができるようになることが望まれる．

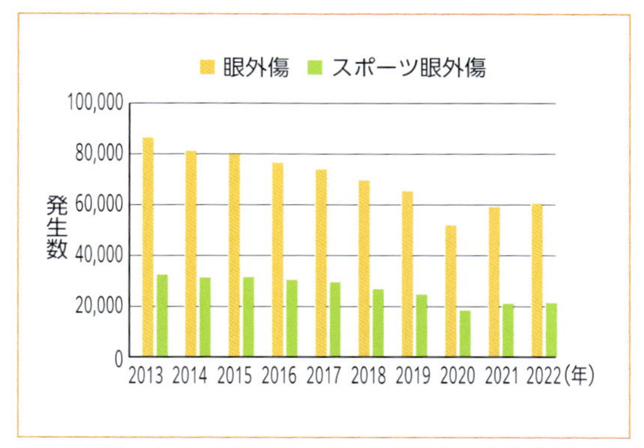

図４｜学校における眼外傷とスポーツ眼外傷の推移（幼稚園児～高校生）

（独立行政法人日本スポーツ振興センター資料）

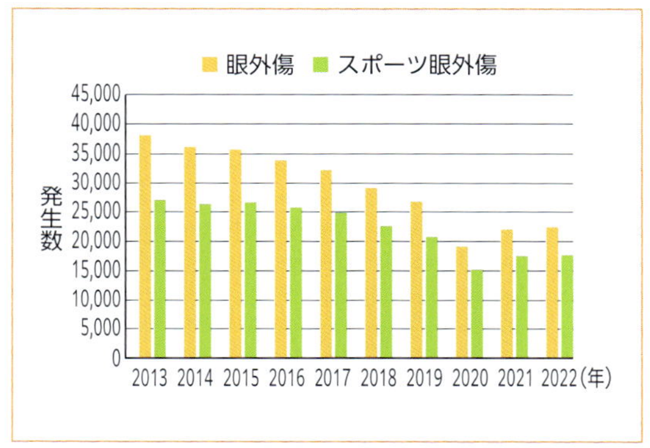

図５｜学校における眼外傷とスポーツ眼外傷の推移（中学生・高校生・高等専門学校生）

（独立行政法人日本スポーツ振興センター資料）

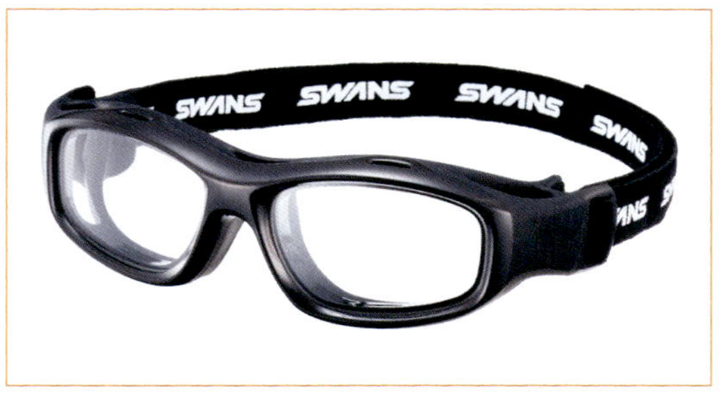

図６｜スポーツ用保護めがね

（画像提供：山本光学株式会社）

V．小児に対する治療の基本

V. 小児に対する治療の基本

1. 眼鏡による治療

埼玉県立小児医療センター眼科　**神部友香**

小児において注意すべきポイント

- 眼鏡は弱視，斜視，屈折異常に伴う視機能異常の治療としてどの年齢でも適応がある．
- アトロピンまたはシクロペントラートを用いた調節麻痺下屈折検査の結果をもとに眼鏡度数を決定する．
- 視機能の成長を踏まえて定期的な眼鏡度数の変更が必要である．
- 眼鏡は常用する必要があり，快適な装用のために小児用フレームの選択と調整が大切である．

小児の視機能は出生後急速に発達し，特に乳幼児期において視覚刺激は重要である．視覚発達が未熟な段階で適切な視覚入力が得られないと，弱視や斜視などの視覚異常が生じる可能性がある[1]．眼鏡は，網膜中心窩に鮮明な像を結ぶことで正しい視覚情報を脳に伝え，視機能を発達させる光学的治療用具である．個々の症例に応じた適切な眼鏡処方が求められる．

I　眼鏡処方の適応

小児の眼鏡処方は，以下のような視覚異常に対して適応となる．

- 屈折異常（遠視・近視・乱視）：年齢別の基準値を超える場合（表1）
- 不同視：2D以上の差がある場合
- 遠視を伴う内斜視
- 眼科器質疾患に伴う屈折異常

II　眼鏡処方開始の時期

眼鏡処方開始年齢の考え方は下記のとおりである．

- 早期発症内斜視や高度屈折異常，先天白内障術後など：年齢にかかわらず早期の眼鏡装用が望ましい．
- 3歳未満の中等度屈折異常：斜視，器質疾患，視力不良サインがない場合は，成長に伴う自然な屈折変化も考慮して経過観察を行い，眼鏡開始時期を決定する．
- 3歳以降：視力検査の結果や屈折度数を総合的に判断して処方する．
- 視力検査に回答できない乳幼児や，神経発達症児に対する眼鏡処方の適応も同様に考える．良好な視覚刺激を保証することは，小児の発達全般を促す点からも重要である[2]．

表1｜眼鏡適応の基準となる屈折値

	～1歳	1～2歳	2～3歳	3～4歳
近視	≧5.00	≧4.00	≧3.00	≧2.50
遠視（斜視なし）	≧6.00	≧5.00	≧4.50	≧3.50
遠視（内斜視あり）	≧2.00	≧2.00	≧1.50	≧1.50
乱視	≧3.00	≧2.50	≧2.00	≧1.50
斜視を伴わない不同視*				
近視性不同視	≧4.00	≧3.00	≧3.00	≧2.50
遠視性不同視	≧2.50	≧2.00	≧1.50	≧1.50
乱視性不同視	≧2.50	≧2.00	≧2.00	≧1.50

＊数値は不同視差を表す．単位はD.

（文献3）より）

III　眼鏡処方の進め方

まず診察で，斜視や眼科器質疾患のスクリーニングを行ったうえで，眼鏡を作製するための屈折検査を進める(図1).

1. 調節麻痺薬を用いた屈折検査

小児の調節力は10～14Dと非常に強いため，調節麻痺薬点眼を使用し調節を除去した屈折検査が必須となる．点眼を行っていない屈折値をもとに眼鏡を処方しても，網膜に像を結ばず治療効果が不十分となる．点眼後，検影法やオートレフラクトメータを用いて屈折値を測定する．

2. 調節麻痺薬の選択

アトロピン硫酸塩(以下，アトロピン)は調節力を完全に麻痺させる効果があり，内斜視に対して使用する．0.5～1%アトロピン点眼を用い，1日2回，5～7日間点眼し，効果持続期間は2～3週間である．副作用として，顔面紅潮，発熱，心悸亢進，口渇があるため，保護者へ事前に説明する．

シクロペントラート塩酸塩の調節麻痺効果は不完全であり，アトロピンと比較すると平均+0.45D，最大+1.5Dの残余調節量がある．通常，内斜視を伴わない症例に使用する．複数年眼鏡装用を行っており安定している学童期以降の内斜視症例では，アトロピンの代わりに用いることもある．外来で5分ごとに2回点眼し，初回点眼から45分後に検査する．点眼時に刺激があり，調節麻痺効果は24～72時間持続する．副作用として，眠気，幻覚，情動錯乱，熱感，口渇があるため，点眼後外来待機中にこれらの症状が出現しないか注意が必要である．

3. 眼鏡度数の決定

乳幼児や神経発達症児では，視力検査で回答が得られない，もしくは回答の信頼性が低いことから，調節麻痺下屈折値をもとに他覚的に眼鏡度数を決定する．完全矯正を原則とし，以下の点に留意する．

①遠視性弱視，乱視性弱視は調節麻痺下屈折値をもとに完全矯正とする．

②不同視弱視では小児は不等像視に適応するため，両眼とも完全矯正とする．

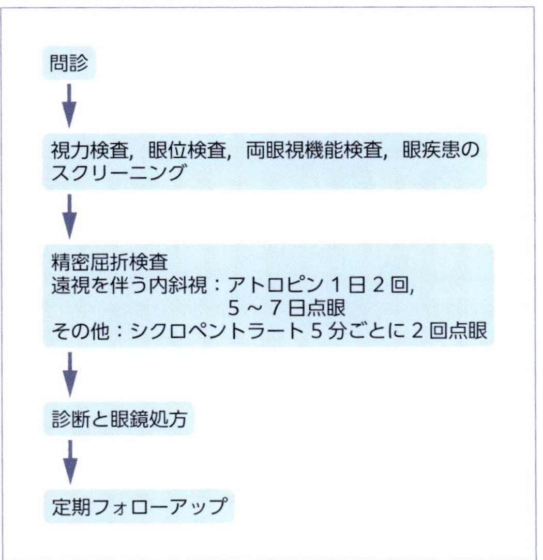

図1｜眼鏡作製の流れ

③近視は過矯正を避け，調節不全，近見時内斜視を生じないように注意する．未熟児網膜症など器質疾患に伴う強度近視の初回眼鏡は，半分程度の矯正度数で開始する．

④乱視度数も完全矯正する．オートレフラクトメータの乱視度は強めに検出されることが多い．

⑤視力検査に回答が可能な年齢では調節麻痺下屈折値をもとに装用テストを行い，最良の視力が得られる最もプラス側の屈折度数で処方する．

⑥弱視や斜視のない屈折異常に対する屈折矯正の適否は，屈折値，年齢，近見視力や両眼視機能をもとに総合的に決定する．中等度屈折異常では，装用時自覚視力が低下しない程度の度数で眼鏡適応とする．

⑦先天白内障術後の無水晶体眼では調節力が失われているため，測定された屈折値に+3.0Dを加えた単焦点レンズとする．

⑧内斜視への眼鏡処方：遠視を伴う内斜視では，アトロピン点眼下屈折値で+1.5～+2.0D以上の遠視は完全矯正を行う．完全矯正下眼鏡でも内斜視が残る場合，組み込みプリズム眼鏡や膜プリズムを追加することがある．高AC/A比のため完全矯正下でも近見時に内斜視が残

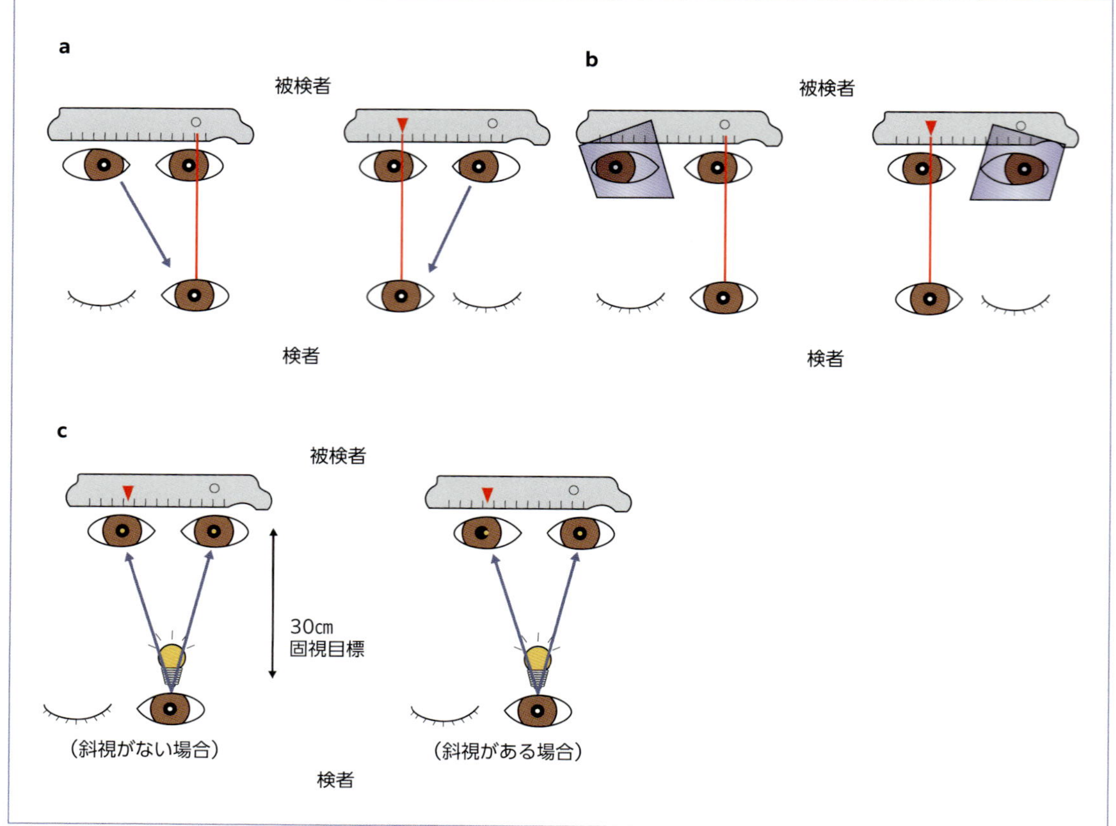

図2｜瞳孔間距離の測定方法

a 基本的な測定方法：スケールのゼロ目盛りを患者の片眼に合わせ，検者は片眼を閉じて左眼で患者の右眼を，右眼で患者の左眼の角膜辺縁の目盛りの値を読み取る.

b 斜視がある場合の瞳孔間距離の測定方法：片眼ずつ遮閉し，それぞれの角膜辺縁の値を読み取る.

c 近見瞳孔間距離の測定方法：片眼で両眼の角膜反射間の距離を読み取る.

存する非屈折性調節性内斜視では，遠見レンズと近見レンズを水平に2分割したエグゼクティブタイプ二重焦点レンズとする.

⑨外斜視への眼鏡処方：間欠性外斜視では調節性輻湊を利用して正位に持ち込む目的で，中等度以上の近視は完全矯正する．弱視のない遠視では視力が低下しない程度の低矯正とし，調節性輻湊による正位維持を促す.

4. 眼鏡処方箋と療養費支給

9歳未満の弱視，斜視，先天白内障術後の屈折矯正の治療用として用いる眼鏡およびコンタクトレンズ作製費用の一部は，申請すると療養費支給の対象となる．弱視等治療用眼鏡等作製指示書を利用して，眼鏡度数と瞳孔間距離(pupillary distance：PD)(図2)，検査結果を記載する．弱視のない屈折異常やアイパッチ，膜プリズムは療養費支給の対象とならない．再給付は，5歳未満で1年以上，5歳以上で2年以上経過していることが要件となる.

IV 眼鏡選びのポイント

眼鏡は常用させるため，装用のしやすさや安全性を考慮する必要がある．軽量で耐久性があり装用感に優れた小児用フレームを選ぶ．レンズは軽いプラスチック製が多い．子どもの顔の形状に合わせてフィッティングしやすいように，フレームを構成するパーツの形状が調整できるものを選ぶ(図3).

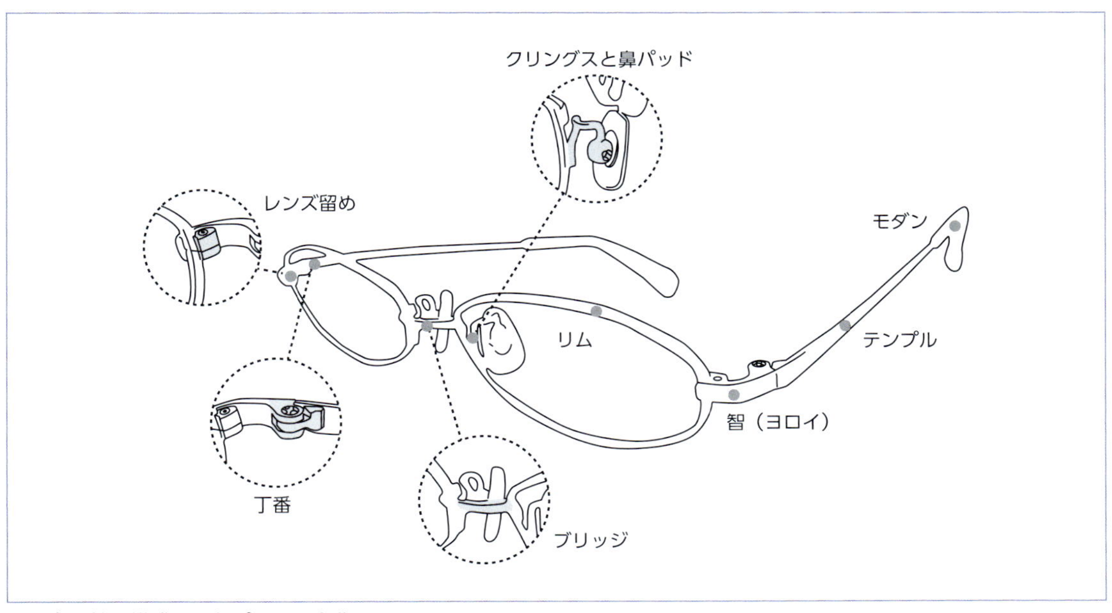

図3｜眼鏡を構成する各パーツの名称

（資料提供：株式会社オグラ）

表2｜眼鏡フィッティングのチェックポイント

チェック項目	チェックポイント
フレームの歪み	上下，左右からフレームの歪みを確認する
鼻パッドの位置・向き	鼻パッドが適切な位置・向きで，潰れていないか（図4）
テンプルの長さ	フレームが短すぎてフロントが浮いていないか，長すぎて鼻眼鏡になっていないか
モダンの形状	耳介に沿って正しく曲がっているか（図5） 耳の後ろを圧迫していないか
頂点間距離	レンズ後面から角膜頂点までの距離が12mmであること（図6） *±4.0D以上の度数では矯正効果が変わるため注意が必要
前傾角	フロントの傾きは7～10°（図6）

V 眼鏡処方後のフォローアップ

眼鏡処方後は，作製した眼鏡の度数やフィッティングを必ず確認する．レンズメーターで眼鏡度数とレンズ光学中心位置を計測し，眼鏡装用下で検影法を行い，適正な度数であることを確認する．

フィッティングずれが生じても，子どもは見えにくいことを訴えないため，定期受診で確認する（表2）．また，成長に伴う視力や屈折度数の変化を把握する．特に成長期では屈折変化が大きいため，就学前では3～6ヵ月ごと，就学後は1年ごとにフォローアップを行うことが推奨される．

眼鏡治療には，保護者への十分な説明が重要である．眼鏡が視力発達のための治療用器具であることを理解してもらう．子どもの日常活動を通して眼鏡は破損しやすく，定期的なメンテナンスが必要である．

また，幼稚園や保育所といった教育施設の場においても眼鏡の重要性を認識し，家庭のみならず保育施設でも積極的に眼鏡を装用することが視機能の発達につながる．

文献

1）仁科幸子：小児の眼鏡処方．眼科 64：427-432，2022
2）松本葉子ほか：アセスメント外来（発達評価外来）への視能訓練士の参加．日視能訓練士協誌 31：121-125，2002

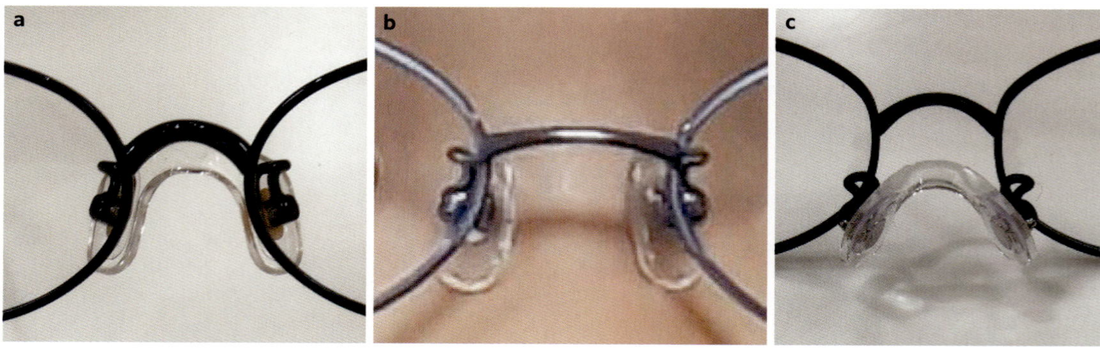

図4｜鼻パッド
a ツインタイプ，b セパレートタイプ，c Down 症候群専用フレーム．低い鼻への対応としてパッドの位置を下げている．
（文献4）より）

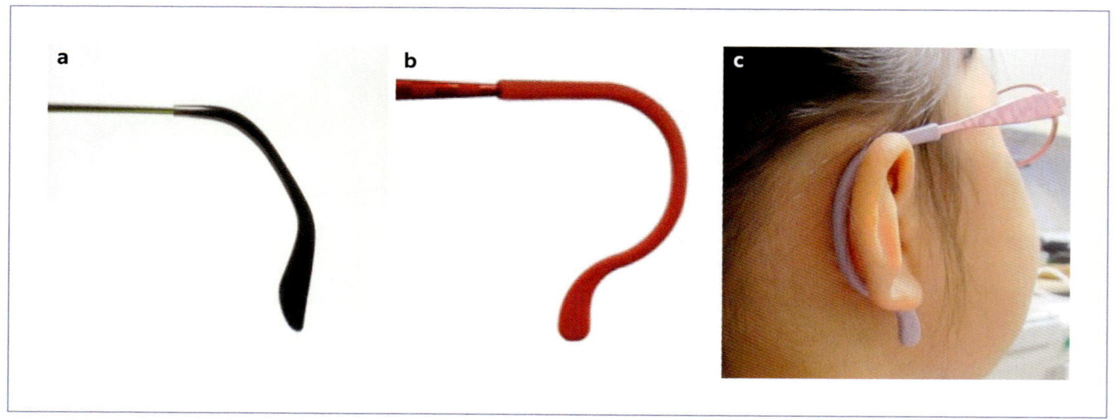

図5｜モダンの形状
a 2段曲げ，b 巻きつる，c モダンの正しい位置．
（文献4）より）

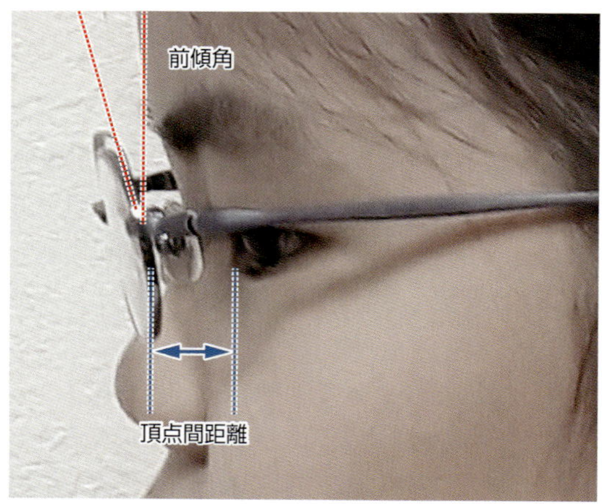

図6｜前傾角と頂点間距離
頂点間距離は 12 mm，前傾角は 7～10°が望ましい．
（文献4）より）

3）Wallace DK, et al：Pediatric Eye Evaluations Preferred Practice Pattern®：I. Vision Screening in the Primary Care and Community Setting；II. Comprehensive Ophthalmic Examination. Ophthalmology 125：184-207, 2018
4）神部友香：小児の眼鏡処方．ファーストステップ！子どもの視機能をみる―スクリーニングと外来診療，仁科幸子ほか編，全日本病院出版会，東京，160-166，2022

V. 小児に対する治療の基本

2. コンタクトレンズによる治療

京都府立医科大学眼科 鎌田さや花
ひがしはら内科眼科クリニック 東原尚代

小児において注意すべきポイント

- 乳幼児期に他覚的検査が実施できない場合は, レチノスコープによる度数決定, トライアンドエラーによるHCLデザイン決定が重要.
- 眼球サイズや角膜形状などは成長に伴う変化が大きいため, 適宜, HCLを交換する必要がある.
- 自分で症状を訴えられないことがある(きちんと装用できているか, 周囲が確認する必要がある).
- 視機能発達期であり, 健眼遮閉による弱視治療の併用が必要になることがある.
- 保護者の理解と協力が必須.

I 小児においてコンタクトレンズ装用が必要になる場合とは

強度の屈折異常, 不同視弱視, 角膜不正乱視などの疾患は眼鏡では十分な矯正効果を得られず, コンタクトレンズ(CL)が光学的なメリットと弱視治療という観点で医学的適応がある(表1). 本稿では, 乳児期にCL装用が必要な代表的疾患である先天白内障と, 幼児期にCL装用する疾患に分けて解説する.

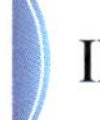

II 先天白内障術後の無水晶体眼に対して処方するコンタクトレンズ

1. コンタクトレンズの種類と処方のタイミング

片側の先天白内障は生後4～6週までに, 両側の先天白内障は生後6～8週までに水晶体を摘出することで, 形態覚遮断弱視, 斜視, 眼振の発症を防ぐことができる. 先天白内障の混濁が強ければ診断後すぐに水晶体摘出術を行うが, 眼内レンズを挿入しない場合には術後速やかにCLの処方を行う. 乳児期は瞼裂幅が狭いためCL装着が難しいこと, 角膜浮腫を予防できるCLの酸素透過率(Dk/L値)は24.1×10^{-9}(cm/sec)・(mLO$_2$/mL・mmHg)以上が必要[1]な点から, 直径が14.0 mmを超えるコンベンショナルなソフトCL(SCL)(ブレス・オー®:東レ社, 現在は販売中止)よりガス透過性の高いハードCL(HCL)が第一選択になる(図1). また, 無水晶体眼に対し眼鏡で屈折矯正を行うと, 20～30Dのように眼鏡レンズが分厚くなってしまうことや, 片眼性の無水晶体眼の場合にも眼鏡で矯正すると強い不等像視を来すため適応にならない.

表1 | 小児におけるCL装用の目的および適応となる主な疾患

屈折矯正目的	屈折異常(不同視弱視, 強度乱視など) 無水晶体眼(先天白内障術後, 水晶体偏位) 角膜不正乱視(円錐角膜, 角膜手術後, 外傷後など)
羞明の軽減目的	無虹彩症, 眼皮膚白皮症, 虹彩形成異常など
整容的目的	眼球ろう, 角膜混濁など

2. HCL処方の実際

無水晶体眼へのHCLトライアルは, +15.0Dのレンチクラールタイプを用いる. レンチクラール

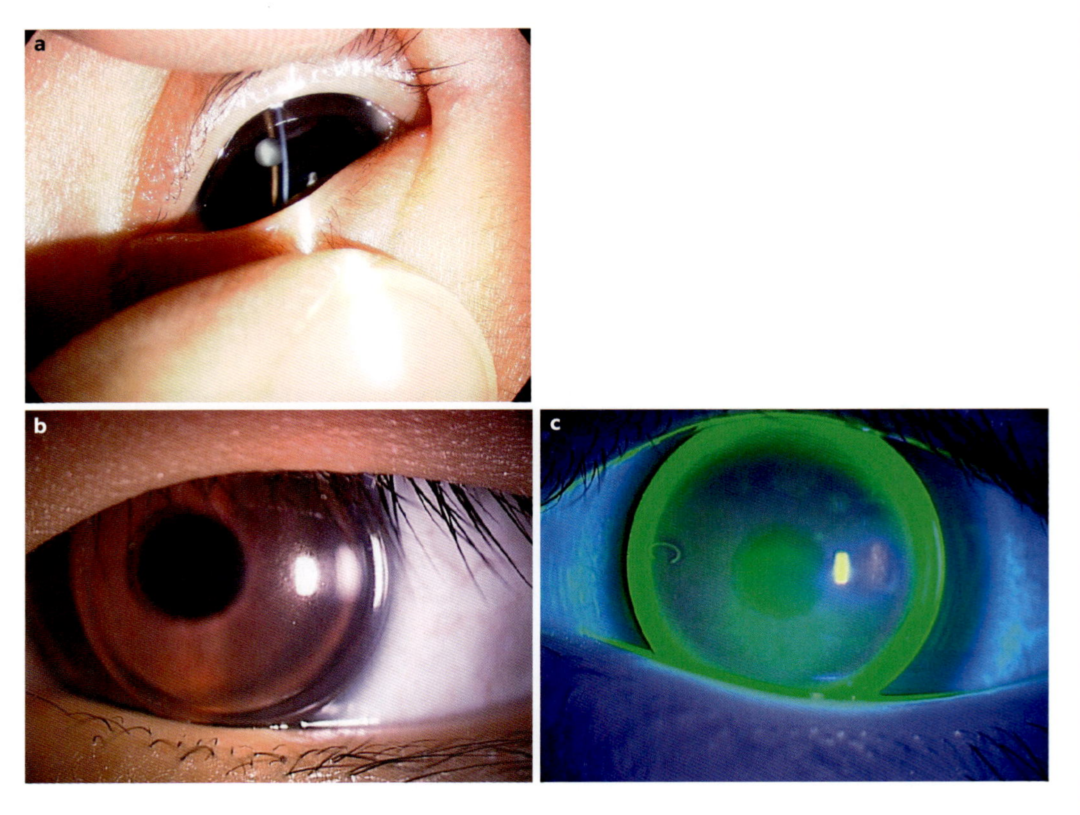

図1｜先天白内障術後にHCLを処方した症例
a 手術時前眼部写真．術前は強い水晶体混濁を認める．
b HCL装用時写真，c HCL装用時フルオレセイン染色．無水晶体眼に対して術直後からHCLを装用し，矯正視力は（1.0）に改善した．

加工は，レンズの周辺部を薄く加工することによりレンズを軽量化し，異物感を軽減させ，レンズの安定を良くする特殊加工である(図2)．

ベースカーブ(BC)の決定には，従来はトライアンドエラーを繰り返し行うしかなかったが，手術時の全身麻酔下に手持ち式のオートレフケラトメータで測定したケラト値を参考にすることもできるようになった．筆者らの経験則では，角膜径が小さい症例にはBC7.7 mm前後を，角膜径が大きな症例には成人と同じBC7.9 mm前後をファーストトライアルレンズで選択する[2]．フィッティングのパターンはごく少量のフルオレセインを用いて評価するが，泣いてしまったり眼を閉じてしまったりと診察は難渋することが多い．それでも何度も繰り返してベストなフィッティングを探す．度数はトライアルレンズ装用下に検影法を行って決定する．慣れないうちは散瞳して行うとよい．レンズサイズは8.8 mmを基本に，角膜径が大きな症例には9.0 mmなど調整する．乳幼児は瞬目回数が少ないため，HCLの重さも相まって下方安定になりやすい．瞳孔領とレンズの光学中心が合致しなければ視力の成長に影響するため，レンズ注文時に光学領域を大きくする工夫をする．レンズが結膜にずれやすい場合はエッジリフトを低くして対応する．

3. 無水晶体眼へのHCLの度数合わせ

術直後から乳児期に装用するHCLの度数は，視力発達が近方視から始まることを考慮して，レチノスコープを用いて－3D狙いで処方する．幼児期には生活状況や本人の行動の様子に合わせて徐々に焦点距離を離し，－1～－2D狙いにし

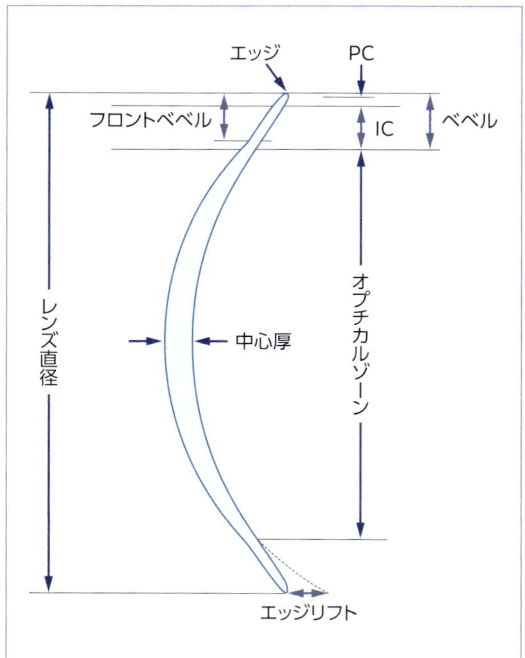

図2｜レンチクラールタイプのHCLの断面図
サンコンタクトレンズ社から発売されている薄型設計のSレンチクラールタイプ.
PC：peripheral curve(周辺カーブ)
IC：intermediate curve(中間カーブ)
(図版提供：株式会社サンコンタクトレンズ)

てもよい. もし度数を近方視のままとする場合は, HCLを装用した上からかける遠用眼鏡を作成する. はじめは保護者や保育所・幼稚園などの職員が, 児の活動内容に合わせて眼鏡のかけ外しを行い, 徐々に自分でも眼鏡のかけ外しができるようにサポートする. 就学前頃には, 遠近両用の二重焦点眼鏡を作成し, 練習しはじめる. 遠近両用眼鏡では近用部を広めにしておくと使いやすく, 慣れてきたら累進屈折力眼鏡を装用する. 最終的には眼内レンズの二次挿入を行ってHCLから離脱し, 必要に応じて同時視型の累進多焦点ソフトCLを装用する方法もある.

新生児の平均眼軸長は16.5 mmであるが, 最初の1年半で眼球は急速に成長し, 13歳までに23 mmまで増加する[3]. 同様に, 角膜曲率も大きく変化し, 新生児のときは51.2Dであるが, 成人では43.5Dへと変化する. 初回に良好なフィッティングで処方しても, 成長に伴う角膜形状などの変化によりフィッティング不良となればHCLは外れやすくなり, 紛失の原因になる. HCLを作り替える際には, 必ず角膜形状や眼軸長が変化することを踏まえてBCの見直しや度数交換を行う.

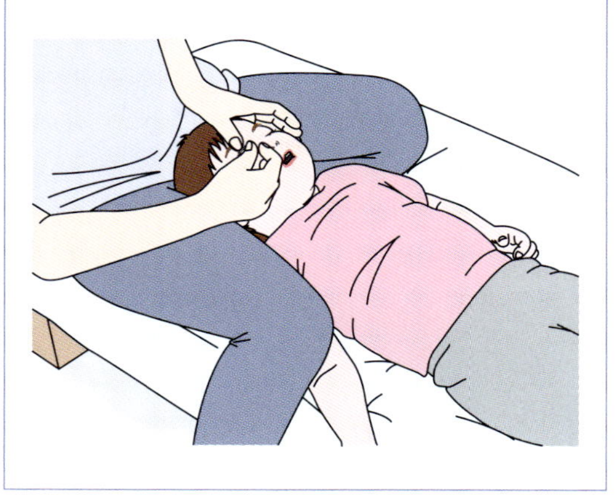

図3｜保護者が子どもにHCLを入れている様子
仰向けに子どもを寝かせ, 子どもの頭を保護者の両腿で挟んで固定しHCLを装脱する.

4. 乳幼児に対するHCL装脱とケアの指導

乳幼児へのHCLは, 装脱を担当する保護者に対して練習を指導する. まず, レンズ装用は児の頭部をしっかり固定し(図3), 人差し指と親指でレンズを挟んで持ち, 中指で下眼瞼を下げる. 他方の手で上眼瞼を開け, レンズを角膜上に載せる. 眼が上転している場合は, 角膜に押し付けないように注意しながら, 上眼瞼と眼球の間のスペースに滑らせるように入れる. 入れたあと, レンズが角膜上に載っていることを確認する. 外す際には眼瞼が翻転しないように, 睫毛の根本に両手の親指を当てて上下の眼瞼を開き, 上下の眼瞼でレンズの端を引っかけるように挟むと浮き上がって外れる.

レンズを扱う前に必ず手洗いをするように指導する. HCLの洗浄は研磨剤含有の洗浄液でこすり洗いを行ったのち, 水道水ですすいで専用の保存液に浸漬し管理する. 指導の際には, 具体的な手順や使用するケア用品を丁寧に説明し, 実際に目の前で一緒に行うことで安全にHCL装用ができるようにする.

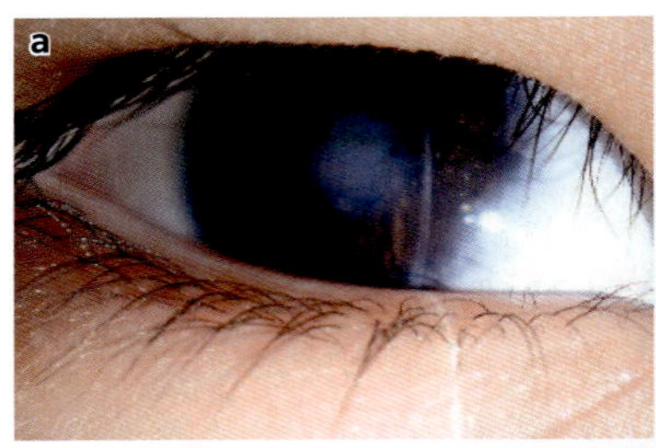

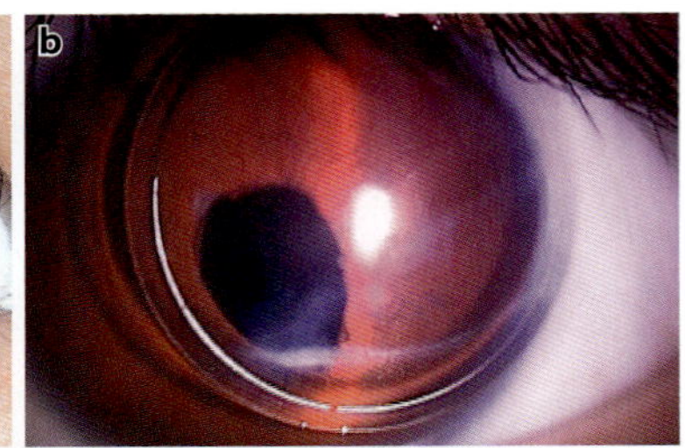

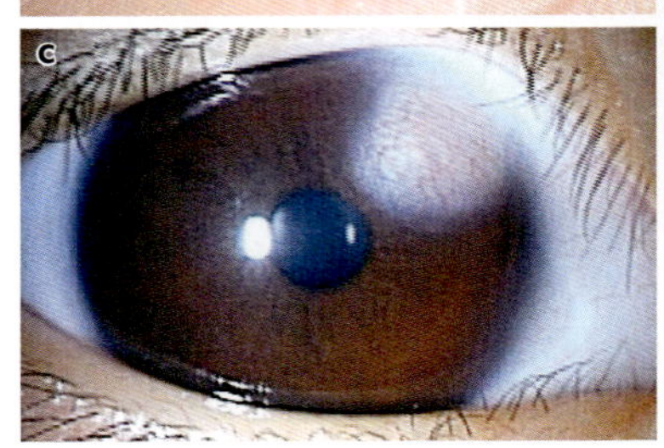

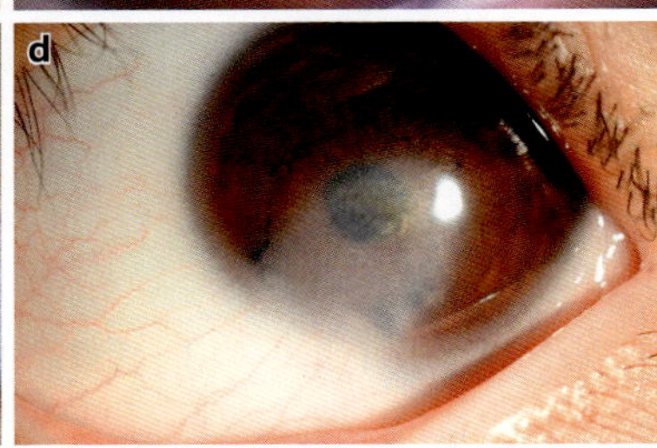

図4｜幼児期にHCL装用が必要になる疾患
a Peters異常の角膜混濁
b 穿孔性眼外傷および外傷性白内障の水晶体摘出術術後
c 輪部デルモイド
d 先天性角膜混濁

5. HCL装用時間と入園・就学時の準備

無水晶体眼の場合はHCL処方後，すぐに装用を開始し，夜間就寝時以外は毎日装用させる．充血など眼の異常がある場合は装用を中止して受診するように指導する．

患児が乳児期から入園する際には，弱視治療のために必要なHCLであることをよく説明し，園側の理解を得られるようにサポートする．幼児期に入園する場合は，その準備としてHCLが脱落したことを大人に伝えられるよう家庭で訓練させる．園の職員にHCLの再装用まではお願いできないものの，HCLが外れたときは保管しておいてもらう．基本的に就寝時はHCLを外すのが原則であるが，昼寝の前後で保護者が園に行き来するのは非現実的であるため，短時間であればHCLを装用したままの入眠もやむを得ない．発達や視機能にもよるが，就学前くらいになれば，児童自身でのHCLの装脱練習を行いはじめ，慣れてきたら一人でできるように指導する．

6. 弱視治療で装用するHCL費用

HCLによる屈折矯正は，装脱の困難さだけではなく，紛失時を含めた経済的負担も大きい．初回こそHCLの作成費用は健康保険を適用し，患者の負担割合以外の額を療養費として支給できるが，5歳未満での再給付は初回給付から1年以上経過後と定められている（小児弱視治療用眼鏡等の療養費支給制度）．筆者は初回作成時には療養費給付の手続きをとり，その後に紛失した場合は支払いが月々定額制で紛失補償などがついた購入プラン（例：サンセーフティ，サンコンタクトレンズ社）を提案している．視覚障害を伴い，申請条件を満たす場合には，身体障害者手帳や難病患者等の補装具費支給制度でCL費用の助成が受けられることもある．

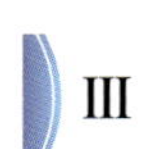

III 前眼部形成異常などの角膜混濁や外傷後や感染症後の不正乱視で幼児期に処方するHCL

前眼部形成異常による角膜混濁，穿孔性角膜外傷や角膜感染症後の不正乱視に対して，屈折矯正・弱視治療目的にHCLを処方することがある（図4）．例えばPeters異常の角膜混濁は成長とともに混濁が軽減するものの，視機能発達への影響は大きい．片眼性症例や左右差のある両眼性症例では，生後早期から健眼遮閉を行いつつ，角膜混濁が軽減してきて不正乱視や強度屈折異常を伴う場合に，4～5歳頃からHCL装用を行うことで視機能発達が得られることがある．

片眼性の場合，HCLのBCは健眼のケラト値を参考にするとよい．幼児期はオートレフケラトメータの計測も可能で度数決定も問題なくできる．ただし，視力発達のためには健眼遮閉が必須となる

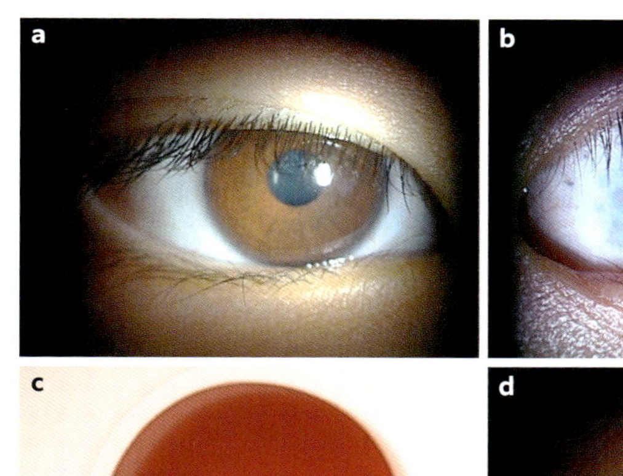

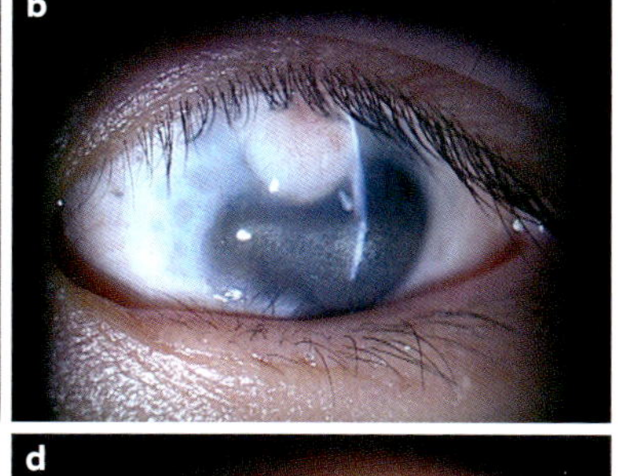

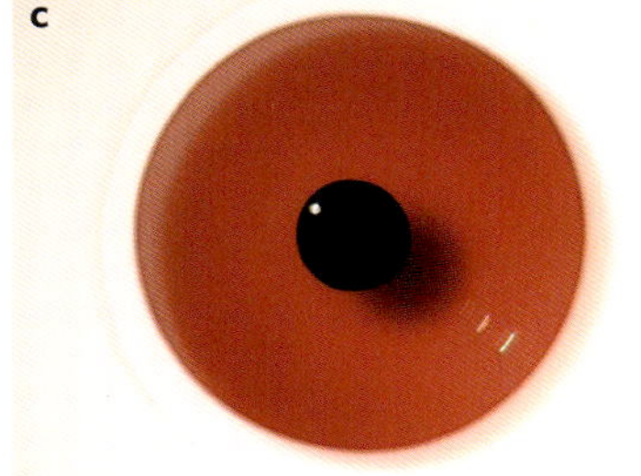

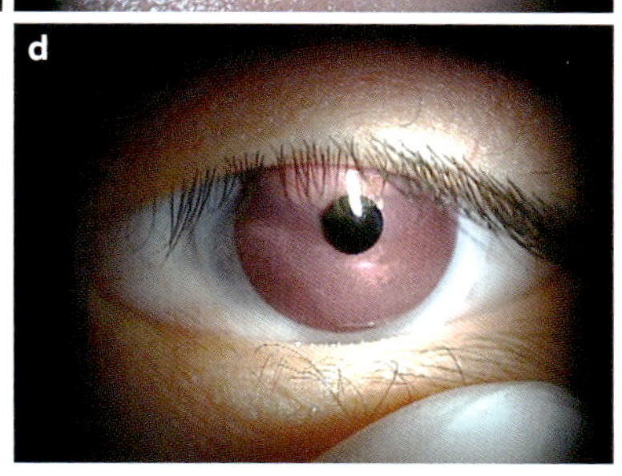

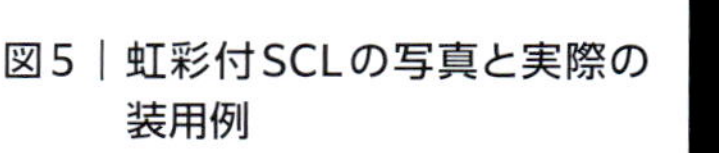

図5｜虹彩付SCLの写真と実際の装用例

a 右眼（僚眼）
b 左眼（先天緑内障，角膜混濁，輪部デルモイド）
c 虹彩付SCLの実物写真
d 虹彩付SCL装用時
11歳時に整容目的で虹彩付SCLを処方．デザインは健眼である右眼を参考にしてBC8.30/±0.0/14.0 mm，No.5（C）茶色，虹彩径11.0 mm，瞳孔径3.0 mmで処方した．
（cの画像提供：株式会社シード）

だけでなく，幼児期からのHCL装用は患児の抵抗にあって装用訓練に難渋しやすい．また，いったん装用できるようになってもHCLの痛みや異物感，健眼遮閉ができないといった理由からドロップアウトしやすい．

IV 整容目的で装用する虹彩付SCL

先天性の無虹彩症や外傷などで虹彩を失った例では，羞明感が強く，特に明所で見えにくいため，羞明軽減を目的に虹彩付SCLを処方することがある（図5）．5種類の虹彩色と5種類のタイプ（瞳孔領の部分が透明で屈折矯正効果を有するレンズと，瞳孔部分が黒く塗りつぶされ不透明な整容目的のみのレンズ）があり，全24通りのパターンからデザインを選択できる．片眼性では健眼に近い虹彩色，瞳孔径，虹彩径を指定して処方する．無虹彩症では，瞳孔領は透明で必要な屈折力をもった瞳孔付SCLを装用すれば，羞明の軽減やコントラスト感度の改善が期待できる．角膜全体が白色に混濁していて整容的に改善を得たいという例では，瞳孔部分が黒いタイプを選ぶ．経年劣化して色素が色褪せるため，1，2年で作り替えが必要になる．

文献

1) Holden BA, et al：Critical oxygen levels to avoid corneol edema for daily and extended wear contact lenses. Invest Ophthalmol Vis Sci 25：1161-1167, 1984
2) 東原尚代：乳幼児のコンタクトレンズ処方のコツを教えてください（Q&A）先天性疾患・小児疾患．あたらしい眼科 33：222-226，2016
3) Hussain RN, et al：Axial length in apparently normal pediatric eyes. Eur J Ophthalmol 24：120–123, 2014

V. 小児に対する治療の基本

3. 薬物治療

東京都立多摩総合医療センター眼科　大野明子

小児において注意すべきポイント

- 「子どもは小さな大人ではない」というジャン=ジャック・ルソーの言葉は現在小児医療において重要な基盤となっており，薬物治療の際に常に念頭に置く．
- 点眼薬，眼軟膏，内服のいずれも，大人では生じにくい副作用に注意する．
- 処方する際には具体的な薬剤投与方法を説明できるようにしておく．

I　小児に対する点眼治療

点眼薬は眼科で最も用いられる薬物治療であるが，小児専用の点眼薬は販売されておらず，安全性や適正な使用量についてのエビデンスは十分には得られていない．そのため，小児に点眼薬を使用する際には回数などで調整する．出生時から2歳頃までの外用薬の必要量の目安は大人の約1/2，3歳では大人の2/3の量で大人と同等の薬剤濃度が得られ，3歳以降は大人の量を実用上使用できるとされている[1)]．

大人でも適切な自己点眼ができる人は多くないが，小児，特に幼児に点眼するのは難しい．年齢に応じた工夫が必要で，泣いているときに点眼しないようにする．乳幼児の場合は，寝ている間に仰向けにし，内眼角に滴下するとよい（図1）．小さいうちはもう一人介助がついて手や頭を押さえたり，タオルで首から下を巻いたり，膝で頭を押さえたりするような工夫も有用である（図2，3）．もう少し成長すると，点眼の必要性を説明して膝の上に寝かせて点眼できるようになる（図4）．点眼後に口の中が苦くなることがあることも前もって伝えておく．

点眼薬の投与後に，大人よりも小児では全身薬物レベルがはるかに高くなることがわかっており，小児，特に新生児や乳幼児は点眼薬による全身への副作用が大人に比し強く出る．全身への副作用を軽減させるために点眼後に内眼角を圧迫し，涙嚢から副鼻腔を介して全身へ点眼薬が吸収される量を減らすとよい．点眼薬は最小限すなわち1滴のみ滴下し，3～5分間内眼角を圧迫するといった工夫は，用量依存性の全身副作用（例えばβ遮断薬による徐脈）を減らすことができる．

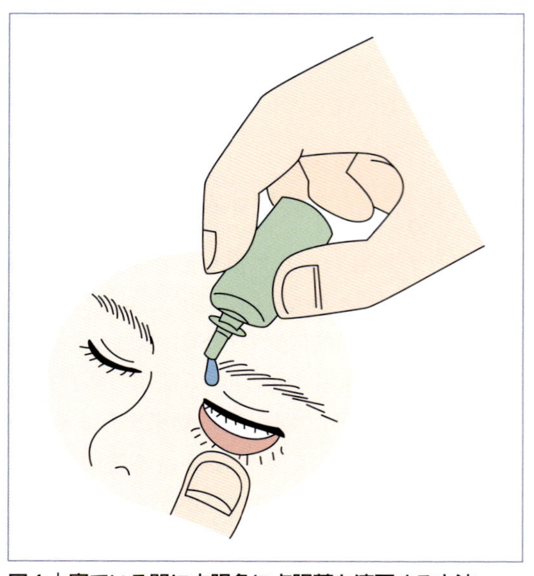

図1｜寝ている間に内眼角に点眼薬を滴下する方法

眼圧上昇や白内障といったステロイド点眼薬に

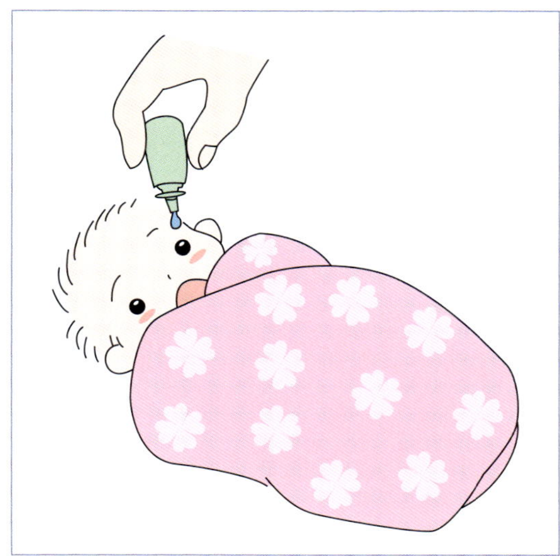

図2｜新生児や乳幼児はタオルで手足をくるんで点眼する

よる副作用は，大人だけでなく小児にもみられる．特に眼圧は，小児では50 mmHgを超すような著しい上昇を来す場合がある[2]にもかかわらず自覚症状を訴えないことが多く，必ず眼圧の計測を行いながら使用する．ステロイド点眼薬は比較的使用頻度の高い薬剤であり，眼圧上昇が見逃されれば緑内障となり，恒久的な視野障害を残すことになる．

小児緑内障の管理における薬物使用は生涯にわたる可能性があり，長期間使用することで薬剤への曝露が多くなり，潜在的な副作用の累積リスクが高くなる．新生児では，炭酸脱水酵素阻害薬の点眼によって，大人が内服した際に生じるような電解質異常を起こしうる．β遮断薬は0.25%といった低濃度のものから検討する．

アレジオン®眼瞼クリーム0.5%は，2024年5月に発売された新しい使用方法の抗アレルギー薬である．1日1回眼瞼に塗布すると薬剤が結膜側へ浸透し，アレルギー性結膜炎の治療に用いる．点眼が難しい小児に有益である可能性があるが，12歳未満への臨床試験は行われていない．

II 小児に対する眼軟膏での治療

眼軟膏も点眼薬と同様に，小児専用のものは販売されていない．使用量で調整するが，臨床的には塗布する眼の大きさで自然に使用量が決まってくるだろう．眼軟膏は点眼薬に比し投与しやすく，点眼薬よりも薬剤の効果が長く保たれ，また角膜などからの痛みを和らげる効果も期待できる一方，べたつきや見えにくさが生じ，嫌がる小児も少なくない．

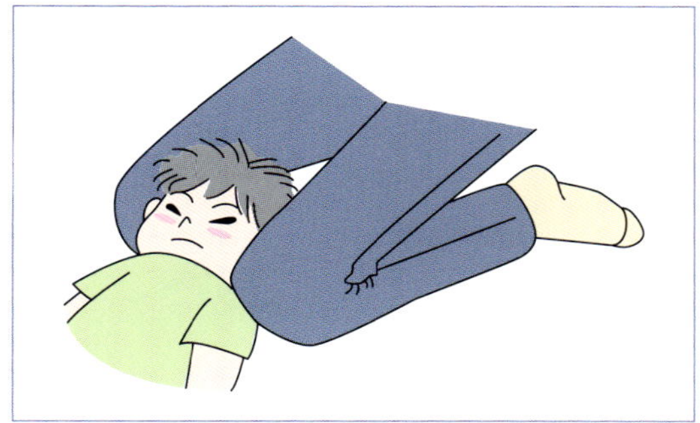

図3｜大人の膝の間で頭を固定し点眼する

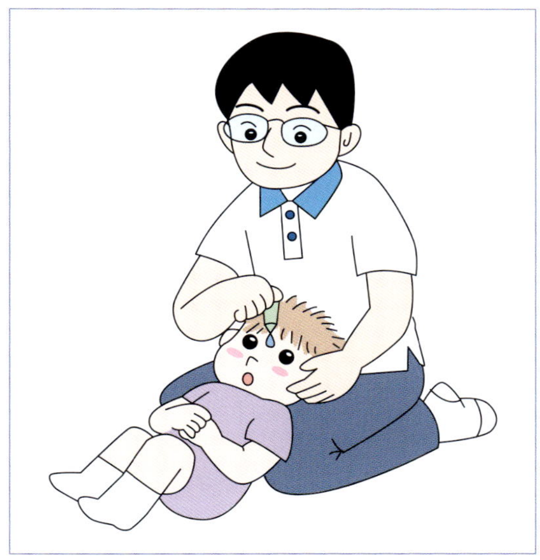

図4｜膝の上に寝かせて点眼する

ステロイド眼軟膏は，ステロイド点眼薬と同様に眼圧上昇といった副作用があり，非可逆的な眼障害を残す可能性があるため，必ず眼圧計測を行いながら使用する．

小児に眼軟膏を投与する方法も処方時に説明する．投与者はまず手を洗い乾かす．下眼瞼を下に引き，軟膏の先が目に触れないようにしながら，約5 mm程度の量を絞る（図5）．綿棒に眼軟膏をのせ，綿棒から塗る方法もよい．冷所から出した場合は少し温めて使用するとよいが，軟膏が垂れやすくなることに注意する．

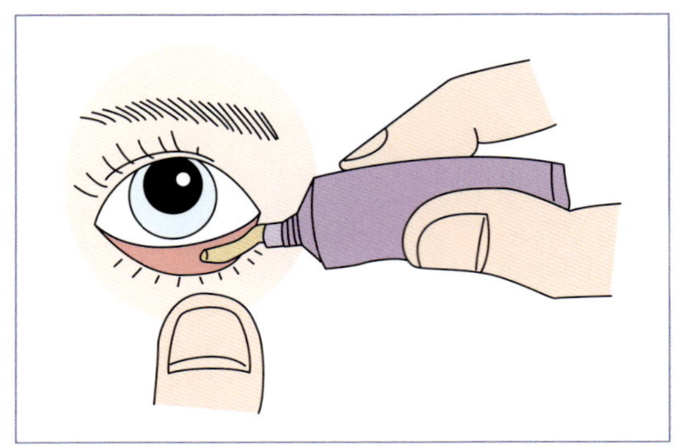

図5｜眼軟膏の投与方法

表1｜抗VEGF薬の眼内注射の大人との違い：未熟児網膜症の場合

- シリンジ製剤を用いる（キット製剤は使用できない）
- 角膜輪部から1～1.5 mm後方の強膜から刺入する
- 刺入角度は，硝子体腔中心より下方を向ける
- 針を深く刺入しすぎないように注意する
- 投与量はラニビズマブ0.02 mL，アフリベルセプト0.01 mL※

※アイリーア®4 mg（濃度40 mg/mL）を使用する．

（文献4）より改変）

III 小児に対する内服治療

小児の内服治療の際には，体重，体表面積，臓器の成熟度，吸収および排泄能力の発達段階に応じた薬剤および処方量の選択が必要となる[3]．

大人には一般的に使用されている薬剤であっても，小児では副作用が懸念されることがあり，また安全性が確立されていないものも少なくない．そのため，内服薬を小児に処方する際は十分な効果を上げる最小限の薬剤選択をするために，小児科医との連携や小児についての知識のある薬剤師の存在が欠かせない．

例えば大人に使用できる鎮痛薬は多数あるが，小児には原則としてアセトアミノフェンを選択する．Reye症候群を誘発する可能性があるとされるため，アスピリンは原則使用しない．

第一世代の抗ヒスタミン薬（ポララミン®など）は，小児において急性脳症を誘発することが知られており，小児には脳内移行の少ない新世代の抗ヒスタミン薬を選択する．テトラサイクリン系抗菌薬（ミノマイシン®など）は，歯牙の着色・エナメル質形成不全，また，一過性の骨発育不全を起こすことがあるため，特に8歳以下の小児では避けるべきである．

剤形に関しては，年齢や発達に応じて，水薬や座薬を選択したり錠剤ではなく粉末にしたりといった配慮も必要で，患児の生活に詳しく，実際に薬剤を投与することになる看護師や保護者とも剤形選択について相談する．現実には小児への投与に適した剤形のない薬剤が多く存在し，大人用の薬剤を粉砕したりカプセルを開けて中身を出したりといった転用が行われており，小児医薬品開発の必要性がいわれている．

IV 小児に対する眼内注射

小児に行われる眼内注射としては，未熟児網膜症の治療に使用される抗VEGF薬が挙げられる．未熟児網膜症の治療としては従来のレーザー光凝固治療に比し治療時間が短く，また効果発現が速く，2019年11月にラニビズマブ（ルセンティス®）が，2022年にアフリベルセプト（アイリーア®）が認可された．大人の眼内注射と同様に，清潔領域で局所麻酔下にて30 Gもしくはより細い針で施行されることが多いが，小児の眼球のサイズや水晶体の形状がより球に近いといった特性から，**表1**のような違いには十分に注意を払う必要がある．また，未熟児は基本的に集中治療室から動かせないので，処置用顕微鏡などを患児のところへ運ぶ必要があるほか，患児の頭を押さえたりする介助者も用意する．

ほかには網膜芽細胞腫に対して抗癌薬（メルファランなど），眼内炎に対して抗ウイルス薬や抗菌薬の眼内注射が施行される場合がある．

文献

1) Patton TF, et al：Pediatric dosing considerations in ophthalmology. J Pediatr Ophthalmol 13：171-178, 1976
2) Lam DSC, et al：Ocular hypertensive and anti-inflammatory responses to different dosages of topical dexamethasone in children：a randomized trial. Clin Exp Ophthalmol 33：252-258, 2005
3) Farkouh A, et al：Systemic side effects of eye drops：a pharmacokinetic perspective. Clin Ophthalmol 10：2433-2441, 2016
4) 未熟児網膜症眼科管理対策委員会：未熟児網膜症に対する抗VEGF療法の手引き（第2版）．日眼会誌 127：570-578, 2023

V. 小児に対する治療の基本

4. レーザー治療

東京都立大塚病院眼科 **太刀川貴子**

小児において注意すべきポイント

新生児期
- ROPのうちA-ROP, zone I網膜症の治療の第一選択は抗VEGF薬硝子体注射.
- 色素失調症は出生後可能な限り早期より眼底検査を実施する.

小児期
- FEVRのレーザー治療の標的は広い無血管野, 滲出所見, 新生血管.
- Coats病のレーザー治療の標的は無血管野と異常血管瘤(長めの波長を用いる).
- Coats病では眼組織のVEGFが高値の場合, 抗VEGF薬の併用も選択肢となる.
- Stickler症候群は10代前半での網膜周辺360度予防光凝固が有効.

I 新生児期に行うレーザー光凝固

1. レーザー光凝固装置(図1)

1)形態

できれば双眼倒像鏡光凝固装置が望ましい. 日常診療においても双眼倒像鏡が単眼倒像鏡より視認性の面で優れている. クベース内での治療は児への負担を軽くできる.

2)波長

光源にはグリーンYAGレーザー(波長532 nm), 半導体レーザー(ダイオードレーザー：diode laser)(810 nm), アルゴングリーンレーザー(514 nm), イエローレーザー(577 nm)などが使用される(図2).

近年光凝固装置は小型化し, クベース内凝固ができるようになり, 全身状態が不良な児の凝固治療が可能となった. まず光凝固装置が小型化したのは半導体レーザーで, その後4～5年でほかのレーザーも小型化されていった. 半導体レーザーは波長が長く, 凝固斑がしっかり出るまでに数分かかることがある. また, 確認できる光凝固後の灰白色の凝固斑がグリーン・イエローレーザーと同じ大きさ, 濃さである場合はより高出力を要すため, 瘢痕が広がりやすくなる. 特に黄斑近傍の有血管野に対する光凝固と高出力による瘢痕の広がりは視機能に影響するため, 光凝固装置の特性にも注意を払い治療する必要がある. まず治療に使用しているレーザーの波長の種類を確認してほしい.

2. 治療準備

レーザー光凝固治療を行うにあたっては, 表1に示したような準備を行う. また, 麻酔には局所麻酔(点眼麻酔), 鎮静, 全身麻酔があり, 新生児科医, 麻酔科医と協議して決める.

3. 治療

1)ポジション

双眼倒像鏡観察下での光凝固では仰臥位とし, 鎮静した児の全身をタオルなどでくるんで四肢の動きを抑制し, 介助者が両手で押さえて固定する.

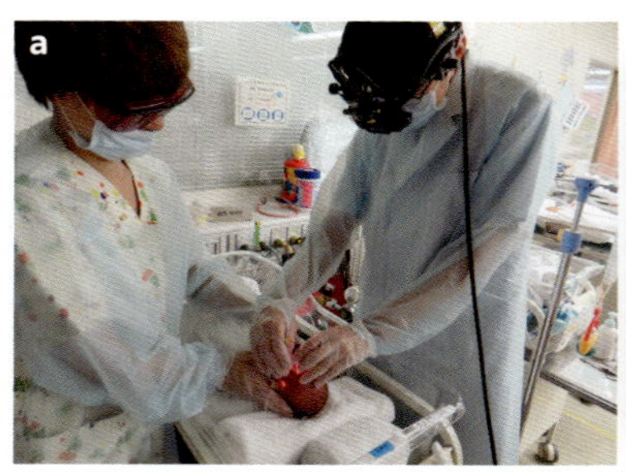

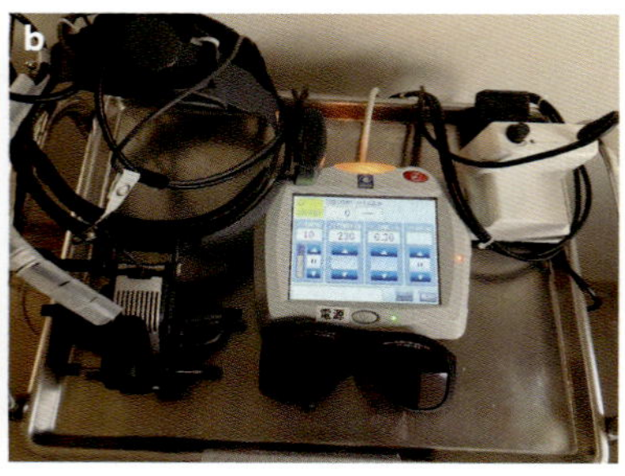

図1｜レーザー光凝固治療
a 施行姿．術者はレンズを持ちながら未熟児鈎で眼を回旋させ光を垂直に網膜に当てる．介助者は児を優しく固定する．
b レーザー双眼倒像鏡アタッチメント付き光凝固装置．

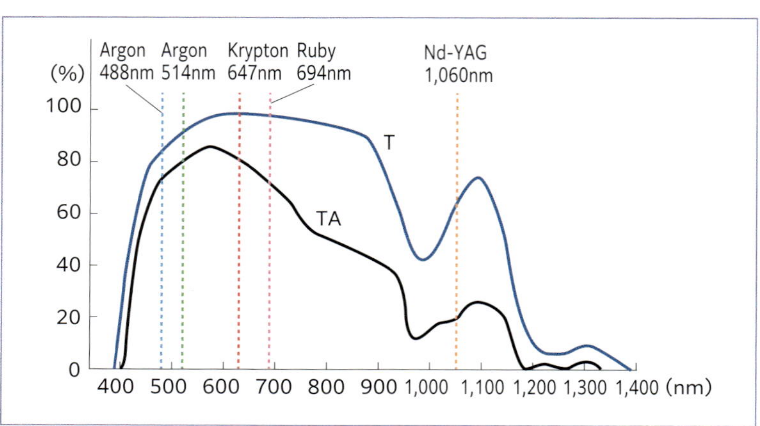

図2｜各種レーザー光の波長と透光体透過率および網膜凝固能率
横軸：各種レーザー光の波長[1)]
縦軸：透光体透過率（T）および網膜凝固能率（TA）

表1｜レーザー光凝固治療の準備

- インフォームドコンセント：在胎週数25週以下は全例眼科初診後速やかに計画を立てる．その他は未熟児網膜症（retinopathy of prematurity：ROP）が発症した段階で診断や治療の説明を行い，治療の同意書を得ておき，病状が変化した場合に迅速に対応できるように準備しておくとよい．
- 家族への連絡：治療前に看護師より電話連絡する．
- 新生児科への連絡，鎮静や麻酔の準備（全身状態が悪い場合は救命を優先）．
- 哺乳終了から1時間以上あける．
- 呼吸心拍モニターとSpO_2モニターを装着（治療中～検査後1日モニタリング）
- 散瞳は長く持続するCaputo点眼（フェニレフリン，トロピカミド，シクロペントラート）などが望ましい．
- 手洗い，マスク，プラスチック医療用手袋，ガウン
- ＋28Dレンズ，未熟児鈎，開瞼器，介助者はレーザー用保護眼鏡
- 表面麻酔（ベノキシール®点眼）
- 生理食塩液（治療時角膜乾燥に注意）
- 治療後虹彩後癒着予防のためステロイド点眼1日3回，0.3%アトロピン点眼1日3回を3日間

双眼倒像鏡での光凝固を行う場合，照射光が垂直に網膜に当たるように患児の身体を回転させるか，術者が回り込んで凝固する．児の右側から光凝固する場合は，患児の顔をやや左に傾け，児の右眼鼻側・左眼耳側網膜をまず凝固し，次に患児の身体を回転させるか，術者が逆側に回って右眼耳側と左眼鼻側を凝固する．未熟児鈎を凝固側強膜に沿わせるように入れると眼球が回旋する．＋28D前置レンズを周辺網膜に光を垂直に当てる方向にわずかにあおり，光を前置レンズの中心に入れると周辺に集光しやすい．上下方向は児を回転させることはできるが傾けにくい．強膜圧迫は不必要に強くしないように気をつけ，長時間押し続けないようにする．

2）治療時間

治療時間が長く及ぶと児に負担がかかるのみでなく，角膜が混濁しレーザー出力を上げても瘢痕がつかなくなり治療が継続できなくなる．中途半端な光凝固でさらに数日後光凝固を追加すると，浮腫や細胞滲出がより増加し網膜症が悪化する．適切な出力で照射すると凝固後1週間ほどで網膜色素上皮の形態学的な修復が得られるため，光凝固をする範囲を決めたら速やかに1回の治療で完結しなければならない．しっかり治療できれば次回の診察は1週間後でよい．

3）光凝固出力

光凝固はレーザー光が透光体を通過して網膜に達し，網脈絡膜のメラニン色素に吸収されて熱

を発生し，生体蛋白の熱凝固を起こすものである．効率よく凝固するには凝固能率〔TA：眼透光体の透過率（T）×網膜の吸収率（A）〕が高く，硝子体におけるレーザー光の散乱が少ないほうがよい．アルゴンのように透過率が低い（図2）[1]と組織混濁があるときは凝固しにくい．光凝固装置の特性にも注意を払い治療する必要がある．重度ROPの光凝固では，水晶体血管膜，硝子体動脈，角膜混濁などでレーザー光は透過しにくい．以前はグリーンYAGレーザーでも高出力（最大400 mWくらい）を要する症例があった．そして，そのような重症例の1回の照射発数は1,000発以上で黄斑近傍まで照射する必要があり，治療には苦渋した．しかし，抗VEGF薬硝子体注射がROP治療のラインナップに加わったことにより，先に抗VEGF薬硝子体注射を行うことで水晶体血管膜などを消失させ，さらに血管の伸展が期待できるので，レーザー出力を高める必要がなくなり（100～250 mW），必要照射範囲も狭くなった．

4. 未熟児網膜症（ROP）：0歳（修正30週～）

1）診断

双眼倒像鏡による定期検査に加えて，必要によりフルオレセイン蛍光眼底造影（fluorescein angiography：FA）を行う．FAは無血管野，増殖範囲，異常血管を明確にし，診断や治療の決定に有用である．診断は国際分類International classification of retinopathy of prematurity, third edition（2021年に改訂）[2]に基づいて行い，治療はETROP study[3]に従う．光凝固は長らくROP治療のゴールドスタンダードであったが，抗VEGF薬硝子体注射も治療の選択肢となり，新たな時代が始まった．

2）光凝固か抗VEGF薬硝子体注射か

水晶体血管膜や硝子体動脈の残存などにより視認性が悪いとき，黄斑に近い増殖，aggressive ROP（A-ROP），散瞳不良などは抗VEGF薬硝子体注射がよい．抗VEGF薬硝子体注射後は翌日に感染症のチェックを行い，2～3日後網膜血管に変化が現れるので経過を必ず観察する．光凝固治療は同日に行わない．注射後すぐに悪化するときは薬液が眼内に入っていない，あるいは感染の可能性も念頭に置く．

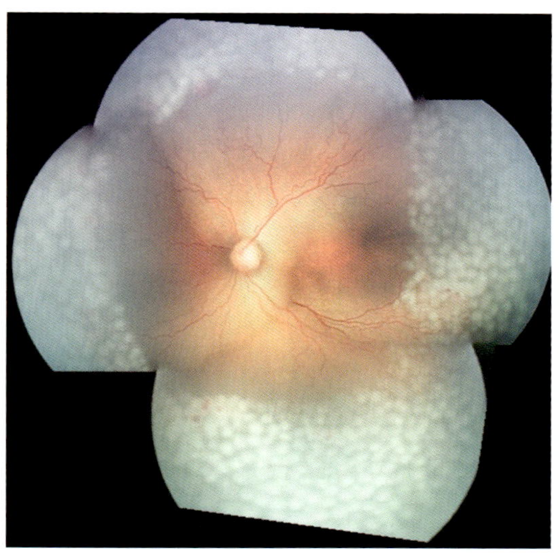

図3｜ROPの光凝固
グリーンYAGレーザー：凝固条件0.3秒，260 mW，1,599発凝固．治療回数1回，再治療なしで治癒．

zone Ⅰ領域の増殖に対する抗VEGF薬硝子体注射で改善し血管が伸展しても，さらにzone Ⅱで増殖し治療が必要になった場合や，zone Ⅱ網膜症の場合は注射か光凝固か迷うところであるが，退院後の再燃を考え，通院でのフォローアップが確実にできないときは光凝固を選択する（図3）．その場合も光凝固は隙間なく行う．

3）治療の注意点

隆起や発芽病変，増殖組織それ自体を直接凝固する必要はない．直接凝固すると出血し，大量であれば後の凝固が困難となる．増殖組織自体の凝固は，その根元に裂孔を形成することもあるので，慎むべきである．凝固後の効果は即効性がなく，術後数日間は，後極部血管の拡張・蛇行がむしろ悪化したように見えることがあるが，慌てないで1週間様子をみると次第に拡張・蛇行が軽快していくことが多い．また，まれに前房出血や硝子体出血を来すこともあるので，光凝固はできるだけ1回で終了させたほうがよい．もしも両眼同時に行う必要があるが時間的に難しいときは，片眼を1回で終了させ，翌日もう片眼を行ったほうがよい．特に全周光凝固が必要な場合，初心者は時間を要すためトレーニングをしてから行うべきである．浮腫や混濁があり凝固が出にくい場合は前置レンズを前後にわずかにずらし，スポットサイズを小さくして集光すると凝固が強く出る．それでも凝固斑が出にくければややパワーを上げる．

4）ROP光凝固治療の合併症

水晶体血管膜を消退させずに光凝固した場合，虹彩後癒着や前房出血が起こることがある．強力な光凝固は帯状角膜変性や水晶体混濁が学童期頃から徐々に起こることがあるが，進行は緩徐である．

5. 色素失調症：出生直後～3歳

1925年にBloch，1928年にSulzbergerが報告した．*NEMO*遺伝子を責任遺伝子とするX連鎖顕性遺伝疾患であり，95％以上は女児である．生後1ヵ月以内に皮膚の紅斑，水疱形成を生じ，疣贅状疹，色素沈着が出現する．増殖性網膜剝離で失明することがあるため，新生児科が本疾患を疑った場合は速やかに眼科と連携をとる必要がある．網膜症は生後早期から数週間で発症し，初期変化は3ヵ月以内に認められることが多い．眼所見は血管の蛇行や網膜出血，広範囲な無血管野，中心窩構造異常などで，出生後可能な限り早期より眼底検査を行い，重度網膜症の初期徴候を検出し，広角眼底FAを実施する．そのうえで，増殖が進行する前に無血管野に光凝固を密に行うことにより，治療が成功し網膜症の進行を抑えられる可能性がある．網膜所見が認められなくても生後3～4ヵ月は少なくとも1ヵ月ごと，3年までは半年に1回の頻度で眼底検査を計画する必要がある．

II 幼小児期に行うレーザー光凝固

10代になると成人と同様な光凝固治療が可能な場合があるが，個人差があるため，全身麻酔下でのFAや光凝固治療が必要な場合もある．

1. 家族性滲出性硝子体網膜症（familial exudative vitreoretinopathy：FEVR）：新生児期～10代後半

遺伝性疾患で原因遺伝子の多くは，網膜血管形成にかかわる一連のシグナル伝達経路に属している．常染色体顕性遺伝が多いが，遺伝形式は多様で孤発例も多い．家族内では臨床所見にばらつきがある．両眼性の疾患であるが，左右眼の重症度は差があることが多い．

多くの症例は無症状のことが多く，網膜周辺部の無血管領域や網膜血管成長先端部で多分岐や異常吻合を認めるにとどまるが重症例もあり，一部の症例は胎生期に網膜全剝離や網膜ひだがみられることがある．FEVRは網膜周辺に無血管野を有することが多いことからROPと病像が類似するといわれるが，病勢は異なりFEVRは胎内で発病し，多くの症例は出生早期に固定しており，進行が比較的緩徐である．しかし，ROP患児のなかにもFEVR遺伝子変異がまれにあり，在胎週数のわりに重症なROPを起こすことがあるので注意が必要である[4)]．

新生血管がなく，無血管野が狭い場合，あるいは牽引性剝離が瘢痕化し，網膜ひだを形成している非進行性の症例は経過観察を行う．光凝固治療が必要な場合は，範囲が広い無血管野をもつものや活動性を占める滲出所見をもつもの，あるいは新生血管を伴う場合である．光凝固治療の適応の判断にはFAが有用である．

図4はFEVRの眼底写真とFA写真である．眼底写真では活動性や無血管領域を特定することは困難であるが，異常血管，滲出所見，無血管野はFAで確認できる．このような滲出所見のある眼底であっても，ROPのような急速な悪化はない．そのため，経過観察をしながらも的確な早期治療を可能にするためには，定期的な眼底検査およびFAが必要である．

網膜ひだは非進行性の場合は光凝固は行わず経過観察でよいが，30％に網膜剝離が進行すると報告[5)]されており，両眼ともに注意しながらの経過観察が必要である．再燃については2歳前後で起こるものは活動性が高く，10代後半までは再燃が起こる可能性がある．

また，FEVRは若年者の裂孔原性網膜剝離の原因の一つである．発端者の家族に偶然見つかるような症例のなかに，網膜無血管領域に網膜

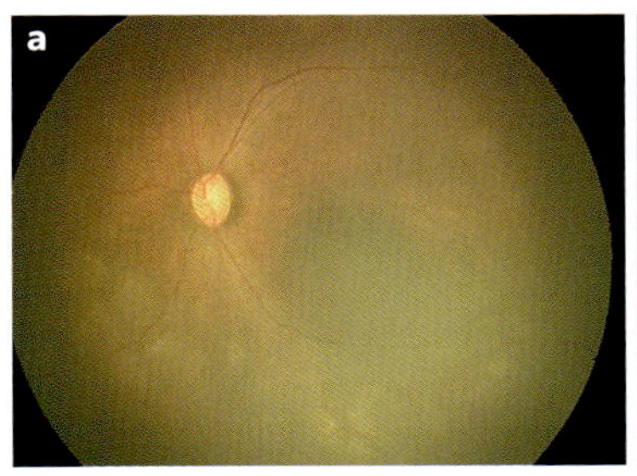
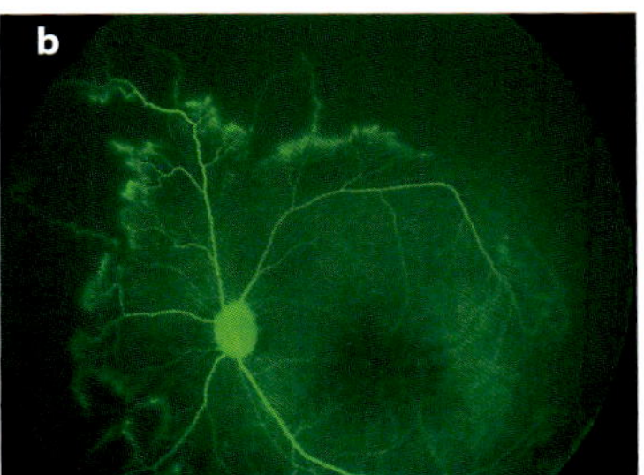
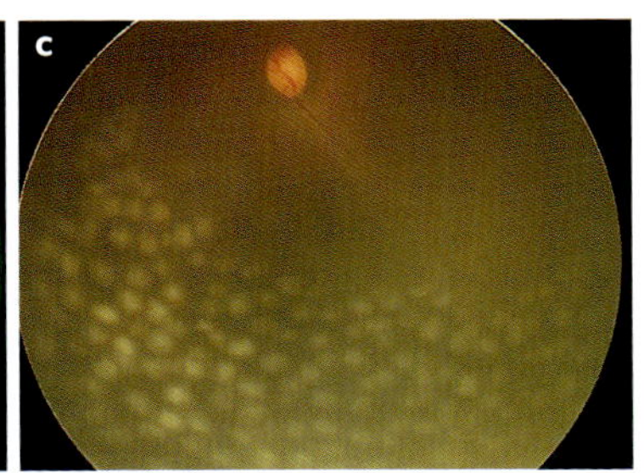

図4｜家族性滲出性硝子体網膜症
a・b 無血管野，網膜血管走行異常，滲出所見を認める．c レーザー後．

裂孔，萎縮円孔を併発し網膜剝離を生じることがある．網膜剝離予防は重要で，光凝固は無血管領域を広くカバーしたほうがよい．

2. Coats病：5～6歳

非遺伝性，90％以上が片眼性で男児に多い．幼少期から就学時に発症し，視力低下や斜視で発見される．原因不明の滲出性網膜症とされているが，異常血管瘤周囲の網膜内，前房水，硝子体においてVEGF濃度が上昇していること，網膜下にマクロファージやリンパ球の浸潤が認められることが報告されており，治療は網膜剝離がない場合は，網膜光凝固，冷凍凝固に加えて，テノン囊下ステロイド注射，抗VEGF薬の硝子体注射（オフラベル）の併用療法が報告されている．網膜剝離がある場合は手術適応になる．進行性の疾患で生涯にわたる経過観察を要する．

Coats病の光凝固は異常血管瘤と無血管野が標的である．光凝固の範囲の決定には，広角眼底カメラを用いたFAが有用である．血管，血管瘤の閉塞を目的とするときは，通常より比較的波長は長く，凝固時間もやや長めで行う．症例によっては汎光凝固が必要になることもある．Coats病の滲出と漿液性網膜剝離に対して光凝固治療の前に抗VEGF薬硝子体注射を用いて治療に成功した報告や，18歳の症例で14回の抗VEGF薬硝子体注射単独で治療が成功した報告がある．抗VEGF薬硝子体注射を光凝固治療に併用する場合，抗VEGF薬の効果は一時的で，周辺硝子体や網膜下滲出物が線維化し，牽引性変化を助長する可能性があることを念頭に使用する必要がある．

3. Stickler症候群：10代前半頃

常染色体顕性遺伝性疾患で眼や全身の結合組織に異常を来す疾患である．*COL2A1*遺伝子などの異常により起こる．幼小児期より強度近視があることが多く，網膜血管に沿った網膜変性が進行するという特徴があり，眼底自発蛍光検査が有用である．裂孔原性網膜剝離の発症と高い関連があり，海外では家系網膜剝離患者は50～60％と報告されており，10代での発症が多い．Stickler症候群の網膜剝離の特徴は鋸状縁断裂による巨大裂孔網膜剝離で，再発率が高く予後不良になりやすい．基底部網膜から赤道部にかけての360度光凝固（拡大基底部網膜レーザー光凝固）による網膜剝離予防治療の有用性が報告されている．網膜剝離の家族歴や網膜発症リスクが高い症例，すでに片眼に網膜剝離を生じている場合などは定期的なフォローアップをしながら積極的に10代前半頃に予防治療をすることが望ましい．

文献

1）野寄喜美春ほか：レーザー眼治療．医学書院，9-11，15-17，1987
2）Chiang MF, et al：Ophthalmology 128：e51-e68, 2021
3）Early Treatment for Retinopathy of Prematurity Cooperative Group：Arch Ophthalmol 121：1684-1696, 2003
4）東　範行ほか：日眼会誌 121：487-497，2017
5）Nishina S, et al：Am J Ophthalmol 153：81-87, 2012

V. 小児に対する治療の基本

5. 手術治療

いとう眼科 **野々部典枝**

小児において注意すべきポイント

- 成長途上の眼に対する手術適応を慎重に検討する.
- 児の体格に合わせた適切な手術体位をとる.
- 小児の眼球構造の特殊性を理解する.
- 長期的な術後経過観察と弱視治療を継続する.

I 手術適応の決定

視機能が発達途上にある小児の眼科手術では，手術適応を判断するうえで，その疾患が患児の視機能の発達にどの程度影響を及ぼしているかが重要なポイントとなる．全白内障や牛眼のように明らかに手術を急ぐ症例ばかりではなく，手術以外に有効な治療がないか，弱視に対する視能訓練への反応はどうかを先に検討し，手術時期を慎重に見極める場合もある．また，術後に期待される視力改善や疾患の進行抑制がどの程度見込まれるかも重要な要素であり，術後経過に対して根拠のある情報収集に努めるべきである．予後が不確実な場合には家族の理解度を十分に確認し，その意向を踏まえて手術を決定する．特に幼少児では全身麻酔が必要であり，麻酔のリスクや術後のケアに対する家族の協力態勢なども事前に話し合っておくことが不可欠である．

II 手術の際に知っておくべき小児の眼球構造

小児の手術を行うにあたって，成人との眼球構造の違いを理解しておかないと，術中操作に苦慮するのみでなく，術後の重大な合併症につながる．まずは小児眼科手術に精通した術者のもとで研鑽を積むのがよい．出生時の眼球は眼軸長が16～17 mmであるが，成人では約23～24 mmに成長する．それに伴って屈折も遠視から徐々に近視化していく．瞼裂の水平径が小さいため術野が狭い（図1）．結膜やテノン嚢組織は厚いが強膜は薄く，通糸時の穿孔には注意が必要である．角膜は剛性が低く自己閉鎖しにくいためサイドポートも縫合を要する．水晶体は眼球容積に占める割合が相対的に高く，毛様体扁平部が短いため，硝子体手術時のポート作成位置は年齢に応じて変更[1)]

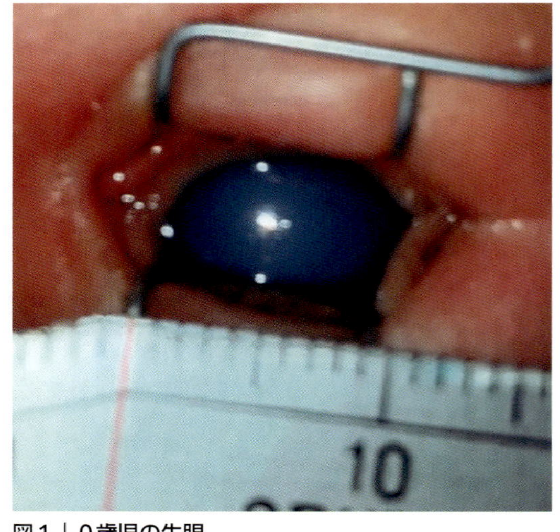

図1 | 0歳児の牛眼
開瞼しても結膜があまり見えず術野の確保が難しい．

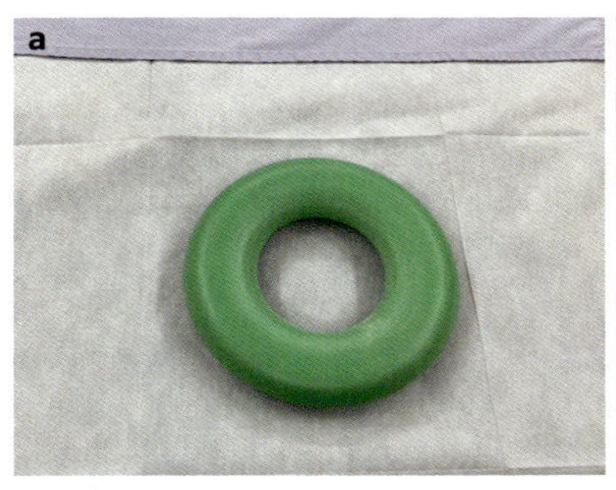
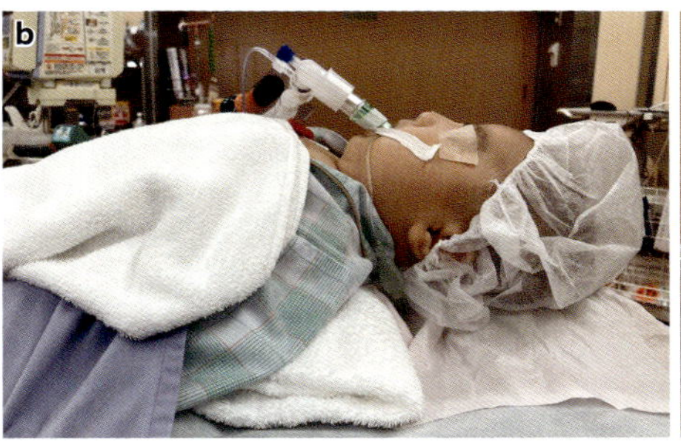
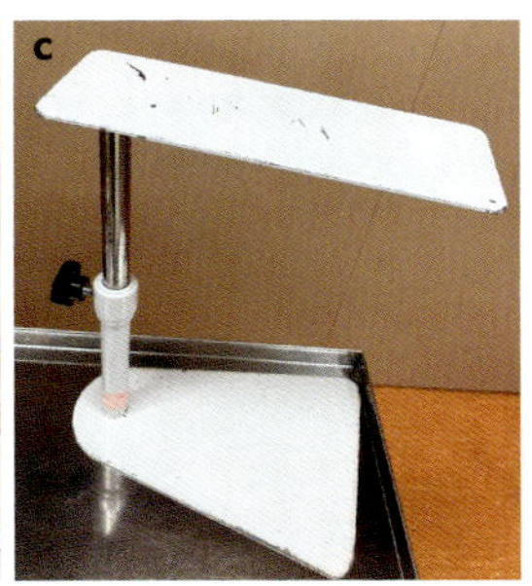

図2｜手術体位の確保
a 既成の円座枕.
b 児を仰臥位にし，眼が水平になるよう頚や肩の位置を調節する.
c 挿管チューブを保護するために，口元に保護器を配置する.

し，トロカールを穿刺する際には創口が角膜輪部に平行になるよう刺入する．水晶体嚢は極めて弾性があり，しかも硝子体圧が高いため，前房を適切な圧・深度に保たないと前嚢切開が外方へ流れてしまう．硝子体は液化が進んでおらず後部硝子体剥離は生じていないため，年齢と疾患に応じて硝子体の扱いが変わってくる．

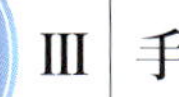

III 手術準備

1. 麻酔管理についての打ち合わせ

全身麻酔が必要な場合が多く，事前に十分な手術適応の検討と全身状態のリスク評価を小児科・麻酔科と連携して行う．予定手術の場合には，予防接種を避ける期間などの規定が各施設によって決まっているため，術前説明でよく確認しておく．手術直前に上気道炎などを発症すると手術を延期しなければならない場合もあり，事前に家族に説明し理解を得ておく必要がある．麻酔深度が浅いとBell現象によって眼球が上転してしまうので，筋弛緩薬の使用や局所麻酔の併用などの対応をあらかじめ相談しておくとよい．

2. 手術体位の確保

全身麻酔の場合は導入後に適切な手術体位をとり，ドレーピングの前に必ず術者自身が頭部の位置や眼球の位置を確認する．既成の枕（図2a）ではサイズが大きい場合，児の頭部に合わせて円座を作成し，基本的には眼が水平になるよう枕の高さを調節する．頚や肩の下にタオルや低反発ウレタンフォームなどを敷き，無理のない手術体位を確保する（図2b）．挿管チューブに誤って触れないよう顔面保護器（図2c）などで保護する．消毒・洗眼で顔を傾ける際には，必ず麻酔科医に声をかけてチューブ類を意識しながら行う．局所麻酔の場合は，バスタオルなどで体幹を固定し，顔面をしっかり保持してもらう．

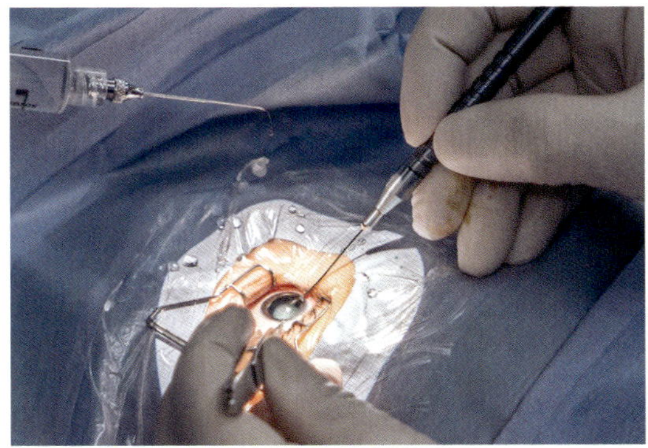

図3｜ドレーピング
ドレープはぴったりと皮膚に貼りつけ，かけ水が内部に浸入しないようにする.

3. ドレーピング

内眼手術では，ドレープがしっかり皮膚に貼れていないと術野のかけ水がドレープ内に入り，皮膚に触れた水が術野に逆戻りして術野の汚染の原因となったり，児が低体温となったりするのでしっかりと密着させる（図3）．乳幼児では余剰のドレープを折りたたみ，非被覆部を適切なサイズに

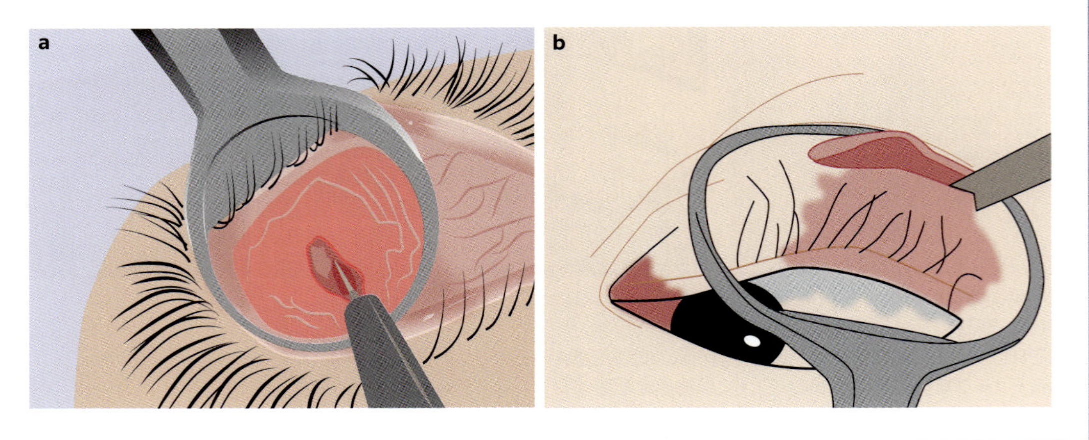

図4｜霰粒腫の切開法
a 経結膜的切開：尖刃刀で腫瘤の中央を瞼縁に垂直になるよう切開する.
b 経皮的切開：円刃刀で腫瘤の中央を瞼縁と平行に切開する.

調整する.

IV　手術の実際

1. 小児霰粒腫手術

全身麻酔の可否や霰粒腫の進行度によって治療方針を決定する. ①局所麻酔による摘出術, ②全身麻酔による摘出術, ③無麻酔下での切開術[2], ④ステロイド軟膏塗布の4つの選択肢がある. 全身麻酔がすぐにできない場合には③を素早く行うのが有用である. 摘出術は, 限局型の場合は経結膜的(図4a)に, びまん型の場合は経皮的(図4b)に行うのが原則である. びまん型では進行すると皮膚が赤く薄くなってくるので, 皮膚が破壊されて瘢痕を残す前に処置が必要である. ほかに, 結膜側に破裂してポリープ状に飛び出すこともある. 自然に脱落することが多いため保存的に様子をみるか, 出血や眼脂などの症状が続き治療を希望する場合は根部で切除する.

2. 下眼瞼睫毛内反手術

鼻側の下眼瞼に多く, 羞明や結膜充血, 流涙, 眼脂の原因となる. 先天鼻涙管閉塞や発達緑内障などでも類似した症状を呈するため, 必ず鑑別を行う. 睫毛内反は成長とともに自然軽快傾向があるが, 角膜に接触していると角膜上皮障害や乱視の原因となり視力発達を妨げる可能性がある. そのため, 視力と屈折の変化を継続的に評価し, 3～4歳を過ぎても自然軽快傾向がない場合や弱視を引き起こしていると考えられる場合には手術を考慮する. 場合によっては眼鏡などによる屈折矯正も考慮する. 手術は軽症例には通糸埋没法, 縫合法を, その他はHotz変法(皮膚眼輪筋切除＋瞼板固定)などを, 内反の範囲や程度に応じて通糸の数を調整して行う. 抜糸が困難な場合には吸収糸(7-0 PDS®など)を使用する. 術後はこまめに屈折値を確認し, 乱視の改善があれば矯正の変更に対応する.

3. 小児白内障手術

小眼球や小角膜, 虹彩欠損などの先天的な合併症がないかを術前に確認し, 手術計画を立てる. 術前にB modeエコーで眼軸長の左右差や明らかな網膜剝離がないか, 胎生血管系遺残はないかなどを検査しておき, 術中にも眼底を確認する. 水晶体吸引＋後嚢切開＋前部硝子体切除が基本術式である. 眼内レンズを挿入するかどうかは, 児の年齢と合併する疾患による. 眼内レンズを挿入しない場合はサイドポートを2ヵ所作成し, 25Gカッターと灌流を用いて手術可能である. 眼内レンズを挿入する場合は強角膜トンネルを作成するが, 前房圧を十分に維持するためvisco-

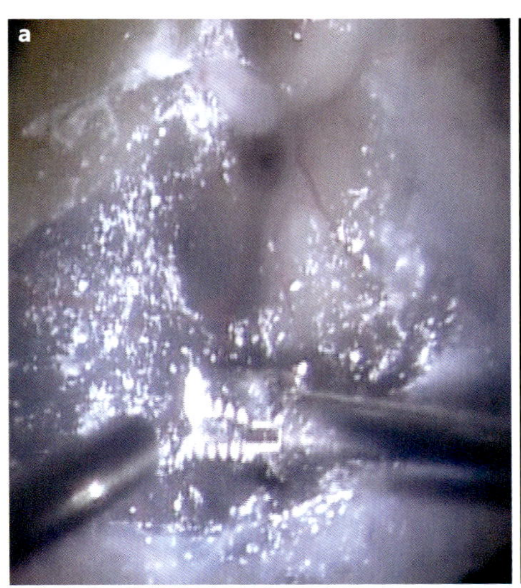
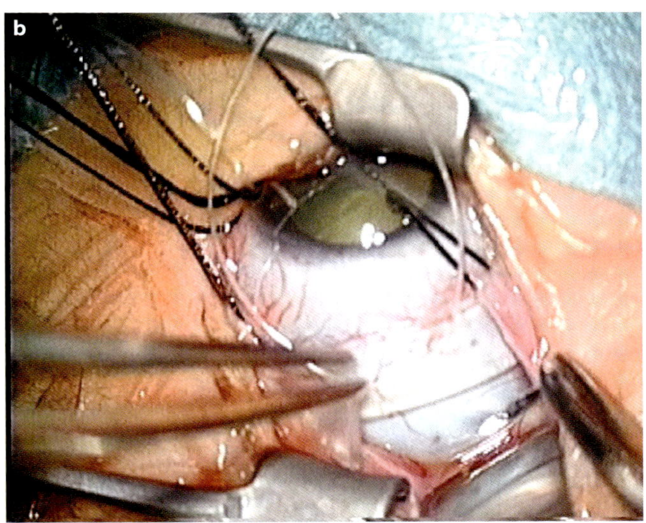

図5｜網膜硝子体手術の実際
a 未熟児網膜症の硝子体にトリアムシノロンを散布し，硝子体膜を剥離している．
b 4直筋に3-0シルクで制御糸をかけ，2 mm幅のベルトを縫着する．

adaptive型の粘弾性物質を使用し，切れのよいナイフを用いて水晶体嚢を破損しないよう注意して穿孔する．水晶体嚢は弾性に富むので，チストトームの先端を用いると前嚢切開のきっかけをつくりやすい．硝子体圧が高く前嚢切開が外に流れやすいため，前嚢鑷子で小さめを意識して前嚢切開を完成させる．後発白内障の発生を遅らせるため，前嚢をなるべく研磨しておく．後嚢切開は前嚢切開よりも1 mm程度小さく作成する．創の自己閉鎖が得られにくいため原則としてサイドポートも縫合する．筆者は基本的には10-0ナイロンを使用するが，抜糸の困難が予想される場合には吸収糸での縫合も選択肢となる．

4. 小児網膜硝子体手術

外科的な治療を要する小児の網膜硝子体疾患には，未熟児網膜症，家族性滲出性硝子体網膜症，胎生血管系遺残，Coats病，朝顔症候群，Stickler症候群などの先天異常や発育異常を伴う網膜剝離が多く，自分で症状を訴えないため発見時には進行した状態であることも多い．極めて難治で複数回の手術を要し，それでも良好な結果は得られない場合が多い．網膜と強固に癒着している硝子体や，液化・変性した硝子体を的確に処理し，裂孔を形成せずに終了することが鍵となる．硝子体剥離を起こしたつもりでも網膜側には何層にも硝子体膜が残存していることが多く，トリアムシノロンを散布して(図5a)複数回確認する．術後に指示体位や安静を保持することが困難であり，眼内にシリコーンオイルを留置することもしばしばあるが，長期に留置すると乳化して眼圧上昇の原因となったり，脳内への移行も報告[3]されているため慎重に使用する．

5. 網膜復位術・輪状締結術

成人で行われることが減っている術式であるが，小児の網膜剝離においては第一選択となることも多く，時に硝子体手術と併用する．強膜に通糸する際に穿孔に注意し，針先の向きを常に意識する(図5b)．全身麻酔で筋弛緩がかかっていると術野が展開しやすい．小児に輪状締結術を行うと術後炎症が比較的強く，眼圧上昇も必発であるため，あらかじめ瞳孔管理や眼圧管理を指示しておく．

表1｜縫合糸の形状による特徴

モノフィラメント	● 1本の糸からできている ● 組織通過時の損傷が少ない ● 柔軟性に欠け取り扱いにコツが必要 ● 細菌付着と増殖のリスクが低い
ブレイド	● 複数の繊維を編み込んである ● 柔軟で操作性がよく扱いやすい ● 結紮部位の保持力が高い ● 編み目に細菌が付着しやすく感染巣となる可能性がある

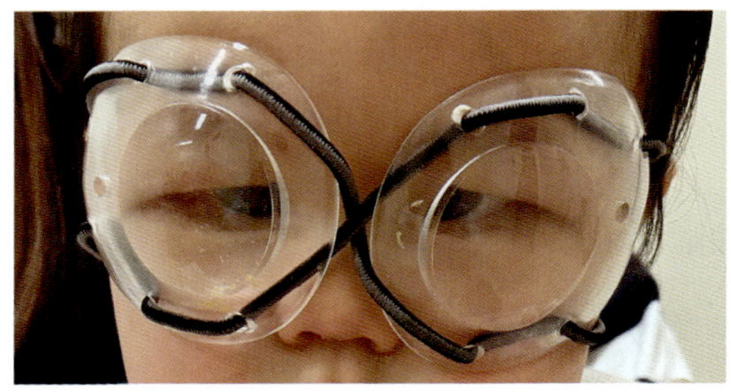

図6｜度付きの透明眼帯
眼鏡完成までの間，＋13D入りの術後眼帯を両眼に装着しているところ．

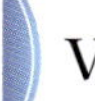

V 術後管理

1. 術後診察

術後に嫌がって十分な診察ができないと，縫合糸の緩みや術後感染の初期徴候の発見が遅れたり，必要時に抜糸ができないことがある．しかし，術直後には無理に開瞼器などを使用すると激しい抵抗にあい，かえって前房が虚脱する恐れもあるため無理に器具を使用しない．

2. 抜糸

角膜やサイドポートを縫合する際には，10-0ナイロン（非吸収性・モノフィラメント）を使用する頻度が高いが，脱落しなければ抜糸が必要となる．糸が細いためルーペや顕微鏡での操作が必要となり，体動があるとピントが合わせにくく，攝子や剪刀で周辺組織を傷つける危険がある．手術時に吸収糸を用いるのも選択肢である．初回手術時に縫合糸の特徴（表1）を理解してPDS®（吸収性・モノフィラメント）やバイクリル（吸収性・ブレイド）を縫合部位に応じて使い分けておくと，術後管理がしやすくなる．

3. 眼帯

術直後は血液や滲出液の吸収のため，また創の保護のためにも金属ヘスをガーゼで覆った眼帯がよいが，遅くとも翌日には弱視予防のために透明な眼帯にする．水晶体を切除して無水晶体の場合には，度付きの透明眼帯（図6）も販売されており，眼鏡やコンタクトレンズを処方するまでの一時的な処置として有用である．

4. 術後点眼

炎症が強くでやすい低年齢の児では確実な術後点眼が必要であり，家族への点眼指導を行う．無理やり開瞼して点眼しようとすると号泣して点眼薬が流れてしまうため，仰臥位で何か視標を見せておき，自然に開瞼しているタイミングを見計らって点眼できるとよい．どうしても難しい場合には寝ているときに内眼角ぎりぎりに点眼薬を落とし，そっと下眼瞼を引くなどの工夫もある．

文献

1）Lemley CA, et al：An age-based method for planning sclerotomy placement during pediatric vitrectomy：a 12-year experience. Trans Am Ophthalmol Soc 105：86-89, 2007
2）野田実香：小児の霰粒腫治療のコツ．眼科手術 35：263-267，2022
3）Eller AW, et al：Migration of silicone oil into the brain：a complication of intraocular silicone oil for retinal tamponade. Am J Ophthalmol 129：685-688, 2000

One Point Advice

小児と保護者への説明をどうするか

徳島大学眼科　四宮加容

小児に対する治療の特殊性

小児の理解力や協力度は年齢により異なるため，小児の治療には成人と異なる特殊な配慮が求められる．小児医療におけるインフォームド・コンセントは，1995年に米国小児科学会によって声明が出された．これを基盤として小児患者への医療介入においては，親または法的後見人からインフォームド・コンセントを得ることが，医療法等の法律によって定められている[1]．治療を受ける本人は成長·発達過程にあるため，法的な同意としては求められなくても，本人の能力の範疇のなかで医療に関する話し合いに参加してもらう．そして，理解や協力が得られる年齢の子どもには同意・賛成（インフォームド・アセント）を得たうえで診療を行うことが望ましい．

患児に応じた説明で安心させる

一般的な眼科診療で用いられる成人向けの説明では，小児には理解が困難であり，患児の年齢や発達に応じた説明が必要である．乳児の場合，本人の理解と同意を得ることは実質的に不可能であるため，主に保護者への説明が中心となる．ただし，乳児であっても医療従事者からの挨拶や声かけは重要であり，信頼関係の構築に寄与する．幼児以上の年齢では，簡単な言葉で説明を行うことで，ある程度の理解が得られると考えられる．小学生以上の年齢になると，診療内容の大部分を理解し，自身の希望を伝えることが可能となる．患児の成長段階に応じてその意思を尊重することが重要である．

臨床現場で手術について保護者に説明するとき患児が同席していることが多く，その際には，小児が恐怖を感じる可能性のある言葉を避ける配慮が求められる．

小児への説明方法のポイント

①シンプルでわかりやすい言葉を使用する：医療用語や難しい表現を避け，患児が理解しやすい言葉を選ぶ．

②視覚的な補助を活用する：図や絵を使って説明することで，患児の理解を助ける．

③安心感を与える：手術は怖くないことを伝え，不安を和らげるために優しく接する．

【睫毛内反症手術の例】

「○○ちゃんの目はまつげが当たっているから痛くて，涙がたくさん出てるんだ．まつげの向きを治すために病院にお泊まりしてまぶたの手術を行うよ．○○ちゃんが寝ている間に先生が治しておくね．起きたら手術はもう終わっているから，お部屋に戻ってお母さんやお父さんと一緒にいられるよ」

保護者に対しては詳細かつ丁寧な説明を

小児眼科診療における患者は幼少であるため，治療方針の決定には保護者の理解と協力が不可欠である．保護者に対して十分な説明を行い，治療の目的や方法について理解を得ることが重要である．説明の際には，検査の様子を直接見てもらうことで，病状の理解を深めることができる．例えば，視力検査において大きな視標が見えない様子や左右の視力差を観察してもらうことで，視力不良を実感してもらうことができる．また，遮閉板などを用いて見え方を体験してもらうことも効果的である．術後に整容が変化する手術では，写真（モデル写真として本人・保護者の同意を得ている症例）を準備しておくと理解が進みやすい（**図1**）．

説明が一通り終了したあとは，保護者に質問がないかを確認し，丁寧に回答することが重要である．また，後日新たに疑問が生じた場合でも，いつでも質問できることを伝え，保護者に安心感を与えるよう努める．

初診から入院手術までの説明

初診から手術決定に至る過程において，主に保護

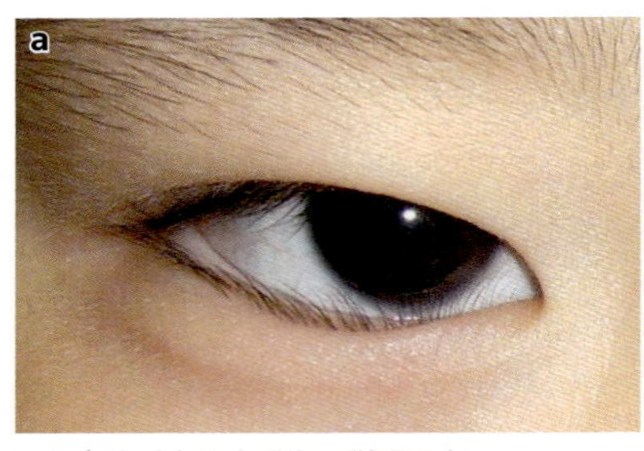

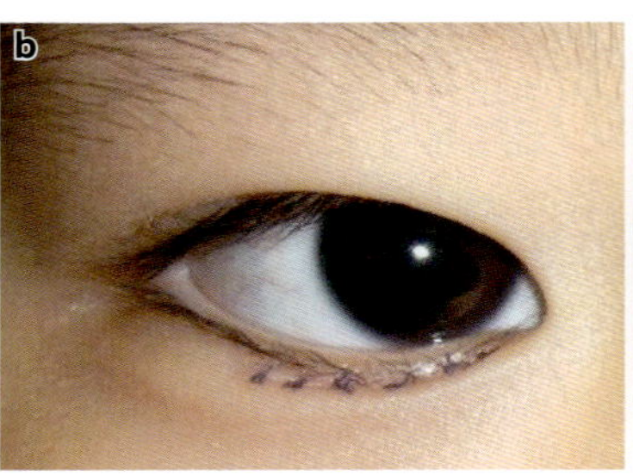

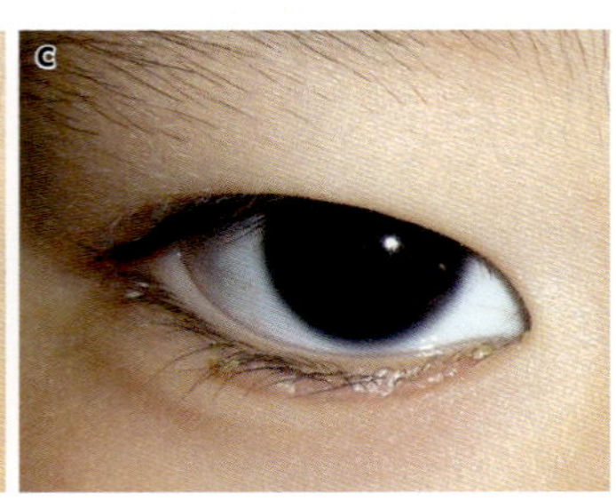

図1｜睫毛内反症手術の説明写真
a 術前，**b** Hotz変法１週間後，**c** Hotz変法２ヵ月後．
睫毛内反症手術では下眼瞼にしわがつくことや皮膚縫合の吸収糸が数週間残ることを写真を用いて説明する．
「溶ける糸なので抜糸は不要です」「1～4週間程度で糸がなくなります（期間は個人差があります）」

者に病状や治療方針の説明をするが，その理解は個人によりさまざまである．そのため筆者は説明の際に，保護者の前で病名や治療のポイントをメモ書きし，そのメモを面談後に渡すようにしている．これにより，話の要点を整理しやすくなる．また，保護者が帰宅後に疾患について調べたり，ほかの家族と情報を共有したりすることが容易になる．治療方針に不安がある場合は，希望すればセカンドオピニオンを受けることが可能である旨を伝える．このようなアプローチにより，保護者が情報を十分に理解し，適切な治療方針を選択できるよう支援する．

また，入院手術に関しては，説明書や同意書を準備しておく．特に，以下の内容を説明書に明記することが推奨される．

- 病名，病状
- 治療の目的・必要理由
- 検査・治療の内容など
- 検査・治療に伴う副作用・合併症，危険性および予後
- 今回の治療で期待される効果と限界
- ほかの選択肢（代替可能な医療行為）について
- 治療を行わなかった場合に予測される経過

手術入院に関する全体の流れを示す

小児の手術入院において，保護者の協力は不可欠である．保護者は仕事を休んだり制限したりする必要が生じることが多く，患児の生活も通常とは異なる状態になる．入院手術までに何回くらい通院するのか，入院や手術によってどのような制限が発生するのか，また，術後にどのような点眼や処置が必要となるのかを事前に説明しておく必要がある．このため，筆者は初診から術後までの全体の流れを示すプリントを作成し，保護者に渡している．術後の制限（例えばプールや運動，登校など）についての情報も提供する．これにより，手術とその後のケアに対する理解を深め，必要な準備を整えることができる．

保護者への説明方法のポイント

①詳細かつ丁寧な説明：手術の目的，方法，リスク，術後のケアなどについて，具体的に説明する．
②質問を受け付ける：保護者の疑問や不安に対して十分に時間を取り，丁寧に回答する．
③重要ポイントのメモを提供する：説明した内容をメモにまとめ，保護者に渡すことで，あとから確認できるようにする．

以上，小児の入院手術について，小児と保護者に説明する際の注意点を解説した．小児には年齢，発達に応じたわかりやすい言葉や手段で安心感を与える．保護者には詳細な説明と情報を提供することで信頼関係を築き，入院や手術に対する不安を軽減することができる．このように，家族全体が治療に安心して臨めるよう医学的配慮に加え，心理的・社会的側面への配慮も重要である．

文献

1） 竹之内直子：小児看護におけるインフォームドコンセント/アセント．小児看護 47：298-304，2024

V. 小児に対する治療の基本

6. 鎮静と麻酔

国立成育医療研究センター手術・集中治療部 **糟谷周吾**

小児において注意すべきポイント

- 前医小児科より事前に周産期歴，既往歴，全身性疾患などの患者情報・サマリーを入手する．
- 基礎疾患から鎮静や全身麻酔のリスクが懸念されれば，検査・手術の適応と時期を当該科と協議する．
- 点眼薬の全身的影響と，麻酔の眼圧への影響を考慮する．
- 頭位や体位変換時，モニタリング機器や点滴・気管チューブなどに配慮する．
- 絶飲食時間の適正化，局所麻酔の併用，術後嘔気予防を計画する．

I 術前評価

早期産児や併存疾患などの既往歴・現病歴について，それまでの経過サマリーなどから情報を収集する．併存疾患による肺・心・肝・腎・造血機能など臓器障害の懸念がある場合，事前に当該科にコンサルテーションしておく．問診と身体所見の確認は，全身状態評価において最も重要となる．小児では術前の健康状態は良好なことが多いが，喘息，アレルギー，上気道感染，動揺歯，いびき，シックコンタクトを必ず確認する(表1)．

表1 | 術前評価の項目

項目	確認する情報
周産期歴	早期産児ではNICU記録サマリ，母子手帳
既往歴	他院入院歴，麻酔や手術歴，肥満，上気道感染，循環器疾患，呼吸器疾患，アレルギー等，成長・発達の状態
家族歴	麻酔に関連した合併症の有無，喫煙の曝露
常用薬	常用薬・サプリを確認し，休薬期間が必要なものについて薬剤部等と共有する
身体所見	呼吸循環に関わる身体活動制限の有無，夜間のいびき・無呼吸など呼吸障害，開口・頚部可動域制限，動揺歯，呼吸音・心音異常，皮膚発疹等
感冒の履歴	最近1ヵ月間の感冒症状の有無，期間と症状(現状の咳・鼻汁・発熱等の感冒症状，鼻閉・多呼吸・努力呼吸)
ワクチン接種	術前：生ワクチン3週間・不活化ワクチン3日・新型コロナウイルスワクチン1週間 術後：1週間以降

II 上気道感染の既往では全身麻酔は延期

小児では上気道感染時の全身麻酔は，周術期の低酸素血症や喉頭痙攣などの有害事象が増加する．手術の緊急性が低ければ，改善後しばらくは延期することが望ましい．上気道感染で改善後4週間以上，下気道感染や喘息大発作で改善後6週間以上の期間を設けることが理想的である．

III 術前検査

その実施は，取り扱う患者層や安全性などを考慮し，各医療施設での取り決めに従う．一般に小児では，手術・検査前スクリーニングとしての感染症・血算・生化学的検査・胸部X線検査は，管理上のリスク評価としての有用性は乏しく，必要時のみ実施すれば基本的には十分である．

表2｜鎮静において必要な項目と鎮静深度の分類

<table>
<tr><th rowspan="2">鎮静の基本的考え方</th><td>緊急時にレスキュー可能な体制を確認・整備する</td><th colspan="5">鎮静と全身麻酔の分類</th></tr>
<tr><td>リスクが大きい場合は，全身麻酔等を考慮する</td><th>鎮静深度</th><td>浅い鎮静</td><td>中等度</td><td>深い鎮静</td><td>全身麻酔</td></tr>
<tr><th rowspan="7">鎮静における確認と整備が必要な項目</th><td>鎮静の事前説明と同意</td><th>反応性</th><td>呼びかけで正常反応</td><td>軽い刺激で覚醒</td><td>強い刺激で覚醒</td><td>痛み刺激で未覚性</td></tr>
<tr><td>気道管理に焦点を当てた患者評価</td><th>気道開通性</th><td>影響されない</td><td>維持され介入は不要</td><td>閉塞しやすい</td><td>介入必要</td></tr>
<tr><td>緊急時のバックアップ体制</td><th>呼吸</th><td>影響されない</td><td>適切</td><td>不十分な場合がある</td><td>不十分</td></tr>
<tr><td>鎮静前の経口摂取制限</td><th>循環</th><td>影響されない</td><td>通常は維持</td><td>通常は維持</td><td>障害されうる</td></tr>
<tr><td>患者の監視</td><th>担当者</th><td colspan="2">主科，管理監視体制の整備が望ましい</td><td colspan="2">適切な緊急対応のできる麻酔科医等</td></tr>
<tr><td>検査終了後のケアと覚醒確認</td><th>その他</th><td colspan="4">薬剤で反応の特性は異なる．ケタミンは解離性麻酔薬で自発呼吸は維持されるが，深い鎮静～全身麻酔に相当する</td></tr>
</table>

表3｜鎮静・麻酔薬の使用量の目安

薬剤名	効果	目的	1回使用量	副作用	注意点
ミダゾラム	鎮静，健忘	全身麻酔導入・維持，局所麻酔併用時の鎮静	0.15 mgずつ反復，最大0.6 mg/kgまで	気道閉塞，呼吸抑制	上気道閉塞を来すため体位や呼吸様式に注意，鎮痛作用はない
ケタミン	鎮痛，鎮静	全身麻酔導入・維持	1～2 mg/kg	口腔内分泌物増加，喉頭痙攣，頭蓋内圧への影響	自発呼吸は温存されることが多い，多剤併用時の気道閉塞に注意
デクスメデトミジン	鎮静	局所麻酔下の非侵襲的処置と検査時の鎮静	12 μg/kg/時で10分間投与後，1.5 μg/kg/時で持続投与	初期投与時の徐脈・高血圧	鎮静状態は比較的浅く，刺激入力による体動が多い
フェンタニル	鎮痛	全身麻酔・鎮静時の鎮痛	1～2 μg/kgずつ反復投与	呼吸抑制，嘔気	鎮静薬を併用した場合の著明な呼吸抑制
抱水クロラール	鎮静	検査時の鎮静	座薬30～50 mg/kg，最大1.5 g	気道閉塞，呼吸抑制	長い半減期，再鎮静
トリクロホス	鎮静	検査時の鎮静	内服20～80 mg/kg，最大2 g	気道閉塞，呼吸抑制	長い半減期

IV 全身麻酔と鎮静

全身麻酔もしくは鎮静のどちらで行うかは施設ごとに体制が異なる．不動化が必要な小児の眼科手術では，麻酔科医による全身麻酔下に行われる．鎮静では体動がほぼ必発であり，その選択は十分に考慮し，目標の鎮静深度を鎮静担当者と共有しておく．鎮静深度は予期せず深くなるため，合併症の際に緊急対応が可能な体制で臨む．鎮静を安全に行うための基本的項目を**表2**に示す．また，**表3**に薬剤一覧を示す．内服薬は効果発現が緩徐でも作用時間は長く，静注薬使用より安全とは限らない．

表4｜術後嘔気嘔吐(PONV)のリスク評価と対策

リスク因子	手術時間が30分以上/年齢3歳以上/斜視手術/PONVの既往(各1点), 合計点(0-4)			処方の例	
合計点	PONV頻度	リスク分類	対応策の例	投薬	用量
0	10%	低リスク	なし/$5HT_3$拮抗薬/デキサメタゾン	デキサメタゾン	0.1～0.2 mg/kg
1	10%	中リスク	$5HT_3$拮抗薬/デキサメタゾン	オンダンセトロン	0.1 mg/kg(最大4 mg)
2	30%	中リスク	$5HT_3$拮抗薬/デキサメタゾン	グラニセトロン	40 μg/kg(最大1 mg)
3	50%	高リスク	$5HT_3$拮抗薬/デキサメタゾン/完全静脈麻酔の考慮	メトクロプラミド	1.2 mg/kg(最大10 mg)

V 術中管理における注意点はデバイス保護と情報共有

気道確保には気管挿管と声門上器具があるが，声門上器具は口腔内からの突出部が長く，顕微鏡下手術で支障となる可能性があるため，事前に麻酔科と協議しておく．体躯の小さい新生児や早期乳児では，移動や体位変換で容易に気管チューブ・点滴の事故抜去となりうる．顔の向きや体位を変える，ドレープを外すときなどは麻酔科医や看護師と共有する．円滑なコミュニケーションができる環境形成は重要である．手術終了前に残りの所要時間を「あと10分」などと共有すれば，麻酔科医は調整しやすい．

VI 術後嘔気嘔吐(PONV)のリスク評価と対策

PONV(post-operative nausea and vomiting)は術後の嘔気嘔吐で，30分以上の手術，3歳以上，頭頸部手術(特に眼科手術)，乗り物酔いの既往がリスク因子であり，30～80%の患者にみられる．周術期の不快な体験として痛みに次いで問題で，高リスク患者では予防策を講じることが望ましい(表4)[1]．静脈麻酔薬での麻酔管理におけるPONVの頻度は10～20%と，吸入麻酔薬と比べ大きく減少する．

VII 眼圧と麻酔の関係を理解する

全身麻酔薬はほぼどれも眼圧を軽度低下させる(表5)．薬剤の違いが臨床的判断を変えるかは

表5｜眼圧と麻酔関連薬の関係

内容	眼圧への影響
バイタル関連	血圧，心拍数，血中二酸化炭素分圧($ETCO_2$と相関)の著明な変動時には眼圧が影響を受ける
麻酔関連	気管挿管直後，体位，陽圧換気による影響を避けるため，安定した状態で測定する
気管挿管	直後1～2分間，12～18%の一過性の上昇がみられるが，5分以内に戻る．3～5分以上待って測定する
声門上器具(LMA等)	2 mmHg未満の一過性上昇，もしくはほぼ変化なし．3～5分以上待って測定する
抱水クロラール	有意な変化なし
ミダゾラム	有意な変化なし
デクスメデトミジン	有意な変化なし
プロポフォール	麻酔導入時の使用で30%程度低下し，麻酔中は持続する
ケタミン	変化なし，あるいは一過性に3 mmHgの上昇
セボフルラン	30%程度低下し麻酔中は持続する
フェンタニル	麻酔導入時のプロポフォール併用時に一過性に30%程度の低下，30分以内に戻る
レミフェンタニル	麻酔導入時のプロポフォール併用時に一過性に30%程度の低下，30分以内に戻る
ロクロニウム	有意な変化なし
スキサメトニウム	一過性に30%程度の上昇，5分以内に戻る

不明で，また胸腔内圧，血圧，血中二酸化炭素分圧からも影響を受けるが，正常範囲内なら影響は軽微であろう．各施設で薬剤や測定タイミングを統一するのがよいかもしれない[2)]．麻酔中の眼圧変動として，麻酔深度が深い気道確保直後は眼圧が低く，麻酔維持期には次第に眼圧は事前値に近似する[3)]．ケタミンが最も眼圧低下作用が少ないがその影響は限定的であり，小児の全身麻酔での日常的使用は一般的ではない．

Ⅷ 点眼薬では全身的副作用に配慮する

点眼された薬物は，テノン囊から拡散して球後へ達し，後極部網膜に拡散する．小児の点眼量は体重あたりでは成人に比べ多い．点眼薬の血中濃度は，全身的に薬理作用を及ぼすレベルに達する場合があり，その投与間隔と副作用に注意する[4)]．副作用の発現は，点眼薬の種類，投与回数，間隔，濃度に大きく影響される．アトロピンでは顔面紅潮や発熱，シクロペントラートでは眠気や幻覚が報告される．

Ⅸ 眼心臓反射(OCR)に注意した操作

oculocardiac reflex (OCR) は，三叉神経V1分枝－脳幹－迷走神経を介した反射で，徐脈(20%以上の減少)，洞停止などを来す．外眼筋への牽引が強いほど，急激なほど起こりやすい．局所麻酔の併用や十分な麻酔深度はその発生を減少させる．アトロピンの予防投与がなされ，不安定な場合には手術操作をいったん解除する．

Ⅹ 麻酔の合併症はまれだが重篤な場合がある

全身麻酔時の合併症リスクは，患者の背景状況や併存疾患で異なり，ときに眼科的検査・手術では問題となる．比較的多いものは，喉頭痙攣・抜管後喘鳴などで数%程度，ほかに点滴漏れ，体温低下などである．その他，誤嚥は約1/3,000，アナフィラキシーは約1/5,000，悪性高熱症は約1/5,000程度の頻度で発生しうるが，これらは薬剤選択や患者背景，経験年数などにも影響される．早産児では，受胎後60週相当まで麻酔後の無呼吸が5%程度みられるためICU管理が望ましい．

Ⅺ 覚醒時せん妄・興奮では創部や身体に危険が及ばないよう気をつける

覚醒時せん妄・興奮 (emergence delirium：ED，emergence agitation：EA) は，麻酔覚醒時に観察される一過性の精神・行動変容で，失見当識，混乱，落ち着きのなさ，多動，過度の興奮状態などを示す．7歳未満に多く，程度によるが吸入麻酔薬で80%程度まで生じる可能性があり，静脈麻酔薬では大きく減少する．1時間程度で自然に改善するが，点滴の事故抜去による身体的危険が及ばないよう保護的観察が必要である．

Ⅻ 局所麻酔の併用を積極的に行う

小児に適応可能な局所麻酔には，球後麻酔，眼球周囲，テノン囊下に分けられる(表6)．解剖学的に眼窩内に占める眼球容積が成人より大きく，局所麻酔の注入量は少ない[5)]．小児の斜視手術では，効果と施行の容易さからテノン囊下ブロックの実用性は高い．局所麻酔の併用は，オピオイドの使用量を減少させ，呼吸抑制や嘔気の副作用も軽減できるため，可能な範囲で積極的に併用することが有用である．薬剤選択と濃度については，事前に麻酔科医と連携したうえで決定しておく．

XIII 術前の絶飲食は十分な水分摂取が大切

麻酔開始までの飲食は，清澄水2時間前，母乳4時間前，固形物6時間前まで可能である(2-4-6ルール)．海外では清澄水を1時間前まで許容する．清澄水とは，お茶，透明なリンゴジュースやスポーツドリンクなどのことで，胃内排出が早く15分程度で半減する．これは誤嚥性肺炎との関連性が乏しく，長い制限で低血糖や口渇感などの不快感を招くため，絶飲食時間(NPO)を守ったうえで積極的摂取が望ましい．食事の胃内排出

表6｜眼科手術における局所麻酔方法

小児の眼科的神経ブロック		手術	用量	薬剤	利点	その他
球後麻酔	retrobulbar, intraconal	網膜硝子体，白内障，緑内障，斜視	4.5 mLまで	0.2～0.5%ロピバカイン，0.5%ブピバカイン，1～2%リドカイン等	術後疼痛の軽減，嘔気嘔吐の減少	出血，眼球穿刺，外眼筋偏位の潜在的危険性
眼球周囲	peribulbar, extraconal	斜視，網膜硝子体，光彩，眼球	10 mLまで			眼窩内の眼球容積が大きい乳児以下では球後麻酔より適する
テノン嚢下	sub-Tenon	斜視，網膜硝子体，白内障，緑内障	4 mLまで			斜視に最適，眼窩内の眼球容積が大きい乳児以下では球後麻酔より適する

時間は個人差が大きく，時間が短縮化する見込みはない．小児の使用は少ないものの，糖尿病治療薬のGLP-1受容体作動薬は著しく胃内容排泄時間を延長させるため，事前の中止が望ましい．

XIV 日帰り麻酔（鎮静）は選択可能であり，その基準を守る

家族のサポートがあり，自宅から近隣医療施設へのアクセスが良い場合で，全身状態が良好であるならば，短時間手術が選択肢となる．施設内で体制を整備する場合，日帰り手術の基準が役立つ（表7）．

表7｜日帰り手術の基準

対象疾患	睫毛内反症，霰粒腫，斜視，術後抜糸
身体状態	ASA-PS classⅠかⅡ
手術時間	約1時間以内
家族の受容	理解と同意があり，児を援助できる 帰宅後の経過観察と異常事態への対応が確立している
近隣医療機関	速やかに小児に対応可能な医療機関へ受診できる

文献

1) Gan TJ, et al：Fourth consensus guidelines for the management of postoperative nausea and vomiting. Anesth Analg 131：411-448, 2020
2) Mikhail M, et al：Effect of anesthesia on intraocular pressure measurement in children. Surv Ophthalmol 62：648-658, 2017
3) Termühlen J, et al：Does general anesthesia have a clinical impact on intraocular pressure in children? Paediatr Anaesth 26：936-941, 2016
4) Lewis H, et al：Update on anaesthesia for paediatric ophthalmic surgery. BJA Educ 21：32-38, 2020
5) Jean YK, et al：Regional anesthesia for pediatric ophthalmic surgery：a review of the literature. Anesth Analg 130：1351-1363, 2020

Ⅵ. 小児を育む連携と支援

Ⅵ. 小児を育む連携と支援

1. 視覚障害児に対する医療・福祉・教育機関の連携

大阪大学大学院生命機能研究科脳神経工学講座 不二門 尚

Ⅰ 視覚障害児教育と障害者の権利に関する国際条約

障害者の権利に関する国際条約が，わが国においても2014年に批准された．

この条約のなかで，障害者は差別なく教育を受ける権利があることがうたわれ，視覚障害者に関しては，点字や定位および移動のための技能を習得できるようにすること，学問的および社会的発達を最大にする環境を整えるように適切な措置(合理的配慮)をとるようにと記載されている[1]．

その後，国連の障害者権利委員会において，日本政府の出した締約国報告の審査が2022年に行われ，総括所見が公表された．その勧告のなかでインクルーシブ教育(視覚障害児と障害のない子が同じ教室で教育を受ける教育環境)の実現が最も強く求められた．日本政府の出した対策案では，本人および保護者の意向を最大限に尊重し，特別支援教育を改善する形で対応するとしているが，特別支援学級在籍児は，授業時間の半分以上を通常学級で過ごしてはならないという通達が出されており(2022年4月)，やや混乱がみられる．

障害児の教育体制として，イタリア，スウェーデン，イギリスなどの国々では，障害のある児童生徒は地域の学校で学ぶことを基本としている．イギリスでは，視覚支援学校がほとんどない状態である[2]．その代わり，視覚障害教育専門資格を有するリソース教師(qualified teacher of the visually impaired：QTVI)が各学校を巡回して，視覚障害児をサポートする教員に対して，支援法の指導を行っている．わが国でもインクルーシブ教育の方向で，視覚障害児も通常学校に通うケースが増えている．理想的なインクルーシブ教育は，一般の教員が障害児教育に関する知識を身につけたうえで教育が行われることだが，わが国ではマンパワーの不足もあり，特別支援学校と一般学校が共存するなかで，いかに合理的配慮に基づくインクルーシブ教育を達成するかが課題になっている．

Ⅱ 発達過程にある視覚障害児の特性とリハビリテーション

視覚障害児は，感覚情報の80%を占める視覚情報を利用できないことにより，発達に支障を来すことが報告されている．視覚情報がないか非常に少ない場合，身の回りにある物や外にある物の視覚的イメージの形成や空間的概念の形成が不十分となる．このため，身の回りの状況を即座に把握することが困難となり，運動や行動が制限される．また，見よう見まねという視覚的模倣の難しさを伴い，これらの要因が単独にあるいは相乗して学びが制約される[3]．

全盲の幼児に対しては，視覚以外の感覚(触覚，聴覚など)を使用して，外界の情報を安全に得る方法を取得することを支援することが必要である．学童期になってからは，点字の学習などを支援する必要がある．残存視覚のある低視力児に対しては，拡大鏡，タブレット端末などの使用法の訓練が必要となる．

a
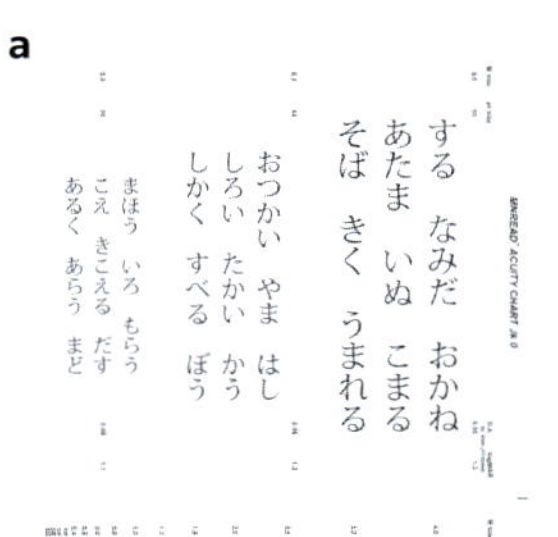

b
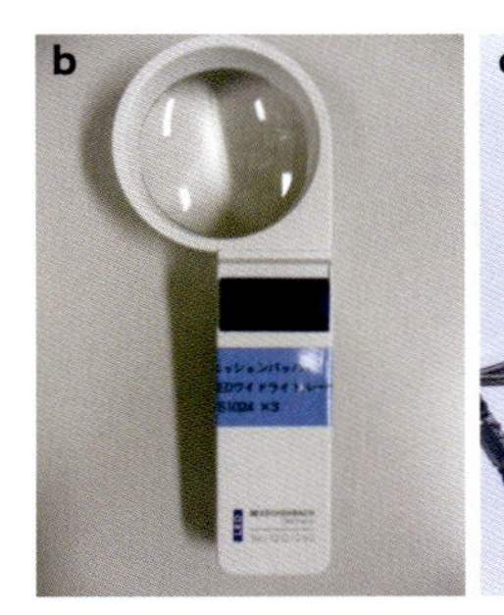
c
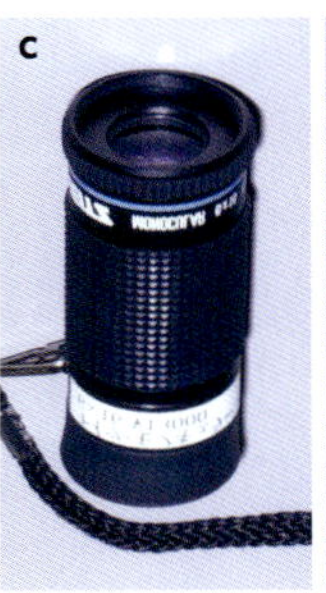
d
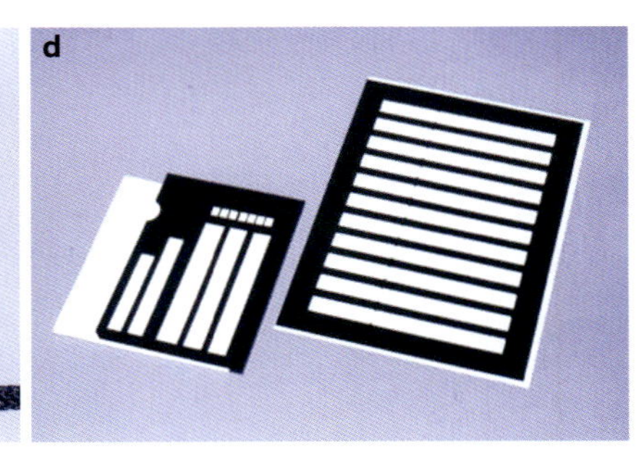

図1｜視覚補助具
年長児には，小児用reading chart（MNREAD-Jk）(**a**)を用いて読書能力を測定したうえで拡大鏡(**b**)を処方する．単眼鏡(**c**)も必要に応じて処方する．タイポスコープ(**d**)も読書時の補助具として有効である．

III　小児期に視覚障害を来す眼疾患の種類

視覚障害の原因疾患は，先天素因によるものとして，先天白内障，家族性滲出性硝子体網膜症，無虹彩症，Leber先天黒内障，視神経萎縮，黄斑低形成，網膜芽細胞腫，先天緑内障などがあり，後天素因としては未熟児網膜症が挙げられる．視機能は視力0から0.3以上まで幅広く分布する[4, 5]．

IV　医療サイドの視覚障害児ケア

視覚障害児のケアは，家族が追視をしないなどの患児の行動に気づき，眼科医を受診することが出発点になる．眼科医は，追視の有無，眼振の有無などを参考に視覚障害があると判断し，視機能検査として視力・視野測定を行い，眼底検査などの検査を進めて診断を確定する．網膜剥離など治療が必要な場合にはこれを施行する．

V　小児に対するロービジョン外来

眼科での治療により症状が安定したら，できるだけ早期にロービジョン外来を紹介する．屈折矯正は器質的な疾患でも必要であり，眼鏡処方を行う．無虹彩症のように羞明を訴える場合は遮光眼鏡を処方する．並行して，身体障害者の手帳の申請を行い，視覚支援学校への早期の相談を勧める流れになっている．

乳幼児期に重篤な視覚障害を来す難病の全国調査（2020年度）[6]で，視覚難病の乳幼児のロービジョンケアを行っていると回答のあった82の医療施設に対して，視機能検査の方法，視覚補助具の選定，療育/就学相談，教育機関との連携などについてアンケート調査を行った[7]．47施設（57%）から回答が得られた．視機能検査に関しては，縞視力の検査，Goldmann視野計による視野検査，羞明の評価はほぼ全施設で行われ，読書視力の検査も36%の施設で行われていた．拡大教科書の文字サイズの選定，点字の必要性の説明も，約半数の施設で行われていた．補助具の選定もほぼ全施設で行われ（図1，2），多くの施設で補助具の使い方指導が行われていた．小児のロービジョン患者が多い施設では，早期から視機能検査をもとに補助具の選定が行われていると考えられた．ただし，教育機関との連携に関しては，自由意見として「ロービジョンクリニックで処方した補助具が教育の現場で役立っているか，教育するうえで困っていることは何かといった教育現場での情報のフィードバックが不十分」という意見があった．

VI　視覚特別支援学校，福祉施設での教育

1. 支援施設の種類

視覚に障害のある子どもの就学前の支援や教育は，主として各都道府県の視覚特別支援学校（視覚支援校）が担っている（全国で67校，表1）．幼児の主要な教育指導は，視覚支援校の幼稚部で行われている．さらに，各校で0歳からの乳幼

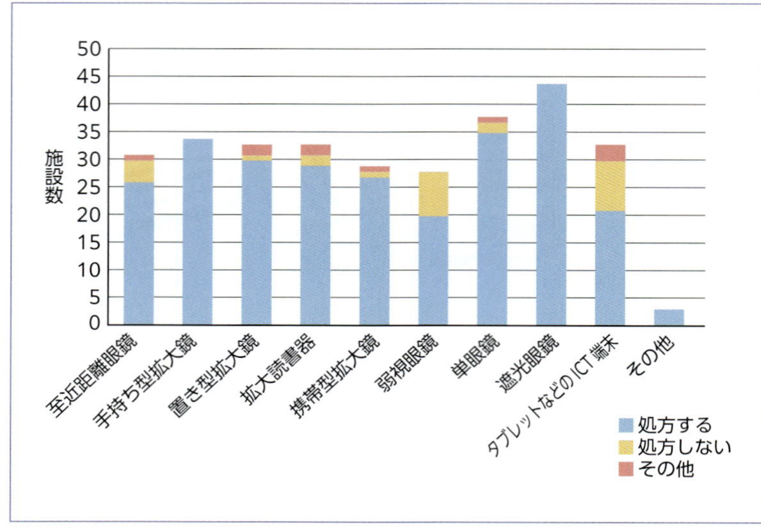

図2｜補助具の処方(乳幼児および学童)
乳幼児のロービジョンケアを行っている施設(47施設)では，さまざまな視覚補助具が処方されていた．

児の養育相談や指導等の早期の支援活動も取り組まれている．一方，視覚障害児のための福祉施設としては，障害児通所支援事業所(児童発達支援・放課後等デイサービスなど)と，福祉型障害児入所施設(障害児を入所させて，日常生活の指導および独立自活に必要な知識技能の付与を行う)がある．

2. 乳幼児期の視覚障害の支援の内容

1)保護者への支援

子どもに視覚障害があることを眼科医から告知されると，保護者は動揺し，養育の不安を増大させる．視覚情報が不足すると，子どもは人や物，環境に対して自発的な興味をもちにくいが，ともにかかわり楽しんでくれる人がいると，外界への関心を広げることができる．保護者には，子どもに安心感を与え，明るい声かけや温かい積極的なふれあいをすることが必要である．また，同じ障害の子どもをもつ保護者同士の交流は支え合う力になるため，出会いの少ない視覚障害児の保護者の集いは支援活動の大事な取り組みとなる[3)]．

2)活動範囲の拡大

視覚に障害のある子どもは身の安全の確認が難しく，運動するきっかけをもちにくくなる．そこで，身近な生活の場で安全な環境をつくって運動能力を高め，心身の発達を促す取り組みが必要となる．身体全体で触れ合う動きや，遊具の利用は運動意欲を高める．リズムのある音楽は，身体の動きと組み合わせることで活動範囲拡大の手段となる[3)]．

3)生活動作の学び，身辺の自立

幼児期は生活の基本的な動作を，身近な人々の動作を見ることで習得していく．見えない子どもへの動作の示し方として，同じ方向からの共同動作で行うことが有効である．スプーンの使い方では，指導者は後方の同じ方向から，スプーンを持つ自分の手の上に子どもの手を乗せ，手の動き全体から感じとらせる方法が有効である．一方，視覚が残存している子どもには，動作を間近でしっかり見せることが必要となる．補助をするときには事前に声かけをし，さまざまな状況で具体的体験としての学びができるように配慮することが重要である[3)]．

4)触知覚の活用

全盲の視覚障害児は「手で観る」という手段を活用する．残存視覚のある視覚障害児にも見えにくさを補うため触覚を使う方法を教える必要がある．触覚による情報収集は，手を伸ばし触れた指先や手のひらを意識的に動かして得られる．この触知覚を活用するには子どもの探索意欲が不可欠で，知りたい，確かめたいという気持ちを高める必要がある．十分な時間的ゆとりをもって，子

表1｜全国の視覚支援学校(盲学校)

	校名	ホームページ
北海道	1. 北海道旭川盲学校	http://www.kyokumo.hokkaido-c.ed.jp/
	2. 北海道帯広盲学校	http://www.obihiro-sb.hokkaido-c.ed.jp/
	3. 北海道函館盲学校	http://www.hakodatemou.hokkaido-c.ed.jp/
	4. 北海道札幌視覚支援学校	http://www.sapporoshikaku.hokkaido-c.ed.jp/
東北	5. 青森県立盲学校	http://www.kenmo-shien.asn.ed.jp/
	6. 青森県立八戸盲学校	http://www.hachinohemo-shien.asn.ed.jp/
	7. 岩手県立盛岡視覚支援学校	http://www2.iwate-ed.jp/iwp-m/
	8. 秋田県立視覚支援学校	http://www.kagayaki.akita-pref.ed.jp/shikaku-s/index.html
	9. 宮城県立視覚支援学校	https://myg-shikaku.myswan.ed.jp/
	10. 山形県立山形盲学校	http://www.yamagata-sb.ed.jp/htdocs/
	11. 福島県立視覚支援学校	https://fukushima-sb.fcs.ed.jp/
関東甲信越	12. 茨城県立盲学校	http://www.ibaraki-sb.ibk.ed.jp/
	13. 栃木県立盲学校	http://www.tochigi-edu.ed.jp/mogakko/nc2/
	14. 群馬県立盲学校	https://mogakko-ses.gsn.ed.jp/
	15. 埼玉県立特別支援学校塙保己一学園	https://mo-sb.spec.ed.jp/
	16. 筑波大学附属視覚特別支援学校	https://www.nsfb.tsukuba.ac.jp/
	17. 東京都立文京盲学校	http://www.bunkyo-sb.metro.tokyo.jp/site/zen/
	18. 東京都立久我山青光学園	http://www.kugayama-sh.metro.tokyo.jp/site/zen/
	19. 東京都立葛飾盲学校	http://www.katsushika-sb.metro.tokyo.jp/
	20. 東京都立八王子盲学校	http://www.hachioji-sb.metro.tokyo.jp/
	21. 千葉県立千葉盲学校	https://cms1.chiba-c.ed.jp/chiba-sb/
	22. 神奈川県立平塚盲学校	https://www.pen-kanagawa.ed.jp/hiratsuka-sb/
	23. 神奈川県立相模原中央支援学校	https://www.pen-kanagawa.ed.jp/sagamiharachuo-sh/
	24. 横浜市立盲特別支援学校	https://www.edu.city.yokohama.lg.jp/school/ss/yokomou/
	25. 横浜訓盲学院	http://kunmou.jp/f_top.html
	26. 山梨県立盲学校	http://www.ysvi.kai.ed.jp/
	27. 長野県松本盲学校	https://www.nagano-c.ed.jp/matsumou/
	28. 長野県長野盲学校	https://www.nagano-c.ed.jp/nagamo/
	29. 新潟県立新潟よつば学園	http://www.niigatayotsuba-gk.nein.ed.jp/
中部	30. 富山県立富山視覚総合支援学校	http://www.shikaku-sh.tym.ed.jp/
	31. 石川県立盲学校	https://cms1.ishikawa-c.ed.jp/mouxxs/home
	32. 福井県立盲学校	http://www.fukuipref-sb.ed.jp/
	33. 静岡県立静岡視覚特別支援学校	http://www.edu.pref.shizuoka.jp/shizuoka-sb/home.nsf/IndexFormView?OpenView
	34. 静岡県立沼津視覚特別支援学校	http://www.edu.pref.shizuoka.jp/numazu-sb/home.nsf/IndexFormView?OpenView
中部	35. 静岡県立浜松視覚特別支援学校	http://www.edu.pref.shizuoka.jp/hamamatsu-sb/home.nsf/IndexFormView?OpenView
	36. 愛知県立名古屋盲学校	https://nagoya-sb.aichi-c.ed.jp/
	37. 愛知県立岡崎盲学校	https://okazaki-sb.aichi-c.ed.jp/
	38. 岐阜県立岐阜盲学校	https://school.gifu-net.ed.jp/gifumou-s/
	39. 三重県立盲学校	http://www.mie-c.ed.jp/sbmie/
近畿	40. 滋賀県立盲学校	http://www.vi-sh.shiga-ec.ed.jp/
	41. 京都府立盲学校	http://www1.kyoto-be.ne.jp/mou-s/
	42. 和歌山県立和歌山盲学校	https://www.wakayama-sb.wakayama-c.ed.jp/
	43. 奈良県立盲学校	http://www.e-net.nara.jp/sns/mou/
	44. 大阪府立大阪南視覚支援学校	https://www2.osaka-c.ed.jp/osakaminami-s-ss/
	45. 大阪府立大阪北視覚支援学校	https://www2.osaka-c.ed.jp/osakakita-s-s/
	46. 兵庫県立視覚特別支援学校	http://www.hyogo-c.ed.jp/~kenritsu-svn/
	47. 神戸市立盲学校	http://www2.kobe-c.ed.jp/mo-se/index.php?page_id=0
中国・四国	48. 鳥取県立鳥取盲学校	https://cmsweb2.torikyo.ed.jp/torimo-s/
	49. 島根県立盲学校	http://www.shimanet.ed.jp/moh/
	50. 岡山県立岡山盲学校	http://www.okamo.okayama-c.ed.jp/
	51. 広島県立広島中央特別支援学校	http://www.hiroshima-sb.hiroshima-c.ed.jp/
	52. 山口県立下関南総合支援学校	http://www.s-minami-s.ysn21.jp/
	53. 香川県立視覚支援学校	https://www.kagawa-edu.jp/mogaku02/
	54. 愛媛県立松山盲学校	https://matsuyama-sb.esnet.ed.jp/
	55. 徳島県立徳島視覚支援学校	https://tokushikaku.tokushima-ec.ed.jp/
	56. 高知県立盲学校	http://www.kochinet.ed.jp/mo-s/mt/
九州	57. 福岡県立福岡視覚特別支援学校	http://fuku-vss.fku.ed.jp/Default2.aspx
	58. 福岡県立北九州視覚特別支援学校	http://kita-vss.fku.ed.jp/Default2.aspx
	59. 福岡県立柳河特別支援学校	http://yana-ss.fku.ed.jp/Default2.aspx
	60. 福岡県立福岡高等視覚特別支援学校	http://fukuh-vss.fku.ed.jp/html/
	61. 佐賀県立盲学校	https://www.education.saga.jp/hp/mougakkou/
	62. 熊本県立盲学校	https://sh.higo.ed.jp/kumamo/
	63. 長崎県立盲学校	http://www.news.ed.jp/mou/
	64. 大分県立盲学校	http://shien.oita-ed.jp/mou/index.html
	65. 宮崎県立明星視覚支援学校	https://cms.miyazaki-c.ed.jp/9721/htdocs/
	66. 鹿児島県立鹿児島盲学校	http://www.edu.pref.kagoshima.jp/ss/kagoshima-b/
	67. 沖縄県立沖縄盲学校	http://www.okimo-sh.open.ed.jp/

どもが両手で丁寧に物に触れるようにし，言葉での解説を加えることが有用である[3]．

5）残存視覚のある視覚障害児の視機能の発達の促進

視覚は視機能の感受性が高い乳幼児期に，事物の鮮明な映像を見ることによって発達する．残存視覚のある視覚障害児の見え方には大きな個人差があるが，早期から眼を意識的に使えるようにする支援が必要である．色やコントラストが明瞭な玩具の使用，輪郭線が明瞭で図柄，文字が大きい絵本の提示など，見やすい環境づくりによって見る意欲を高め，近距離でじっくり見る習慣をつける．あわせて，眼と手の協調運動を育てることも重要である[3]．

Ⅶ 視覚特別支援学校の現状と眼科医療サイドとの連携

全国の視覚支援学校67校および視覚支援施設6施設に対して，乳幼児の受け入れ体制と，医療機関への要望についてアンケート調査を行った（第23回日本ロービジョン学会）．アンケートの内容は，視覚障害乳幼児（0歳〜小学校入学前）の教育，相談窓口の有無，生徒の人数，医療機関との連携の有無，医療機関の種類，医療機関からの情報についての希望，重複障害児の受け入れの有無，医療機関に望むことである．

65施設（89％）より返答が得られた．視覚障害乳幼児の教育は58施設（89％）で行われており，相談窓口は62施設（95％）にあった．医療機関との連携は58施設（89％）で行われていた．連携先は，校医（主として眼科開業医），大学病院，および地域の病院であった．重複障害児は全施設（100％）で受け入れていた．医療機関からどのような情報があると，教育するうえで有用かという質問に対して，診断名，視力，視野の情報が有用ということであった．そのほか，眼鏡の処方箋，選定した補助具の情報，身体障害者手帳の取得の有無などの情報があるとよいとのことであった．医療機関に望むことでは，視覚障害があるとわかった時点で，早期に支援学校の教育相談に紹介してほしいという意見が多かった．保護者への病状の説明は，丁寧に時間をかけて行ってほしいという意見も多かった．視覚支援学校・施設と，眼科医療サイドとの連携は，現状では必ずしも緊密ではなく，今後の連携強化が望まれる．

インクルーシブ教育が推進される時代となったが，視覚障害児に対する普通学校での支援体制は不十分な場合もあり，ロービジョン連携手帳の活用などにより，医療サイドと教育サイドの連携が進むことが望まれる．

文献

1）芝田裕一：視覚障害児・者の歩行訓練における課題（3）―障害者権利条約におけるorientation and mobility（定位と移動）とhabilitation．兵庫教育大学研究紀要 45：31-38，2014

2）宮内久絵：イギリスにおけるインクルーシブ環境下での視覚障害教育に関する研究動向．特殊教育学研究 52：47-56，2014

3）猪平眞里編著：視覚に障害のある乳幼児の育ちを支える．慶應義塾大学出版会，2018

4）三井田千春ほか：医療機関と教育機関の連携による小児のロービジョンケア．眼臨紀 13：655-661，2020

5）守本典子：若年者のロービジョンケア．臨眼 75：364-369，2021

6）厚生労働科学研究費補助金 難治性疾患政策研究事業（令和2年度〜4年度）乳幼児期に重篤な視覚障害をきたす難病の診療体制の確立 https://www.infant-intractable-eye-disease.com/（2024年8月閲覧）

7）不二門　尚ほか：視覚障がい乳幼児/学童のロービジョンケアに関する医療機関の現状調査．日本ロービジョン学会誌 24：69-72，2024

Ⅵ. 小児を育む連携と支援

2. ロービジョンケアの進め方

浜松医科大学眼科 稲垣理佐子

Ⅰ ロービジョン児の就学先の選定

ロービジョン児の特別支援学校に就学できる障害の程度は，学校教育法施行令第22条の3に「両眼の視力がおおむね0.3未満のもの又は視力以外の視機能障害が高度のもののうち，拡大鏡等の使用によっても通常の文字，図形等の視覚による認識が不可能又は著しく困難な程度のもの」と定められている．したがって，両眼視力が0.3未満だからといって視覚特別支援学校へ入学するわけではない．では，ロービジョン児の就学先はどのように決められるのだろうか．

ロービジョン児の就学先には視覚特別支援学校，小中学校等の通常の学級，通級指導教室による指導，特別支援学級がある．その選択は，保護者，専門家からの意見などを参考に，最終的には市区町村の教育委員会が決定するが，原則として「本人・保護者の意見を最大限尊重し，教育的ニーズと必要な支援について合意形成を行う」としている．市区町村教育委員会は，就学予定者の10月1日現在の学齢簿を10月31日までに作成するため[1]，医療側は9月末までにはロービジョン児の視機能評価を行い，学業に必要な視覚の有無を検討して，保護者および視覚特別支援学校に説明をしておく(図1)[1]．

文部科学省の障害のある子どもの教育に関する基本的な方針としては，「障害のある子供と障害のない子供が，可能な限り同じ場で共に学ぶことを目指すべき」としている[2]．そこで現在は，視覚特別支援学校に就学する生徒は少なく，普通学校内の弱視特別支援学級での指導や，通常学級に在籍しながら弱視通級指導教室での指導，視覚特別支援学校での教育相談を行うケースが多い．当院のロービジョン児も通常の小学校へ就学するケースが多く，数ヵ月に1度や必要時に視覚特別支援学校で教育相談を受けている．一方，重度な両眼の前眼部低形成異常やLeber先天黒内障など視覚障害が明らかで，視力の向上が望めず拡大読書器や点字が必要なロービジョン児は視覚特別支援学校へ就学し，視覚に特化した手厚い教育を受けている．

Ⅱ ロービジョン児の特徴と対応

小児は視覚の発達途上のため自分が見えていないという自覚がない．網膜色素変性では低年齢のうちは視力も良く，夜盲も自覚しない．現代の日常では暗い場所が少ないことから，暗い場所に行ったとき極端に怖がったとしても，保護者は夜盲と考えないことが多い．また，小児は調節力があり接近視をして見るため，保護者は「髪の毛も小さなごみも拾っている」と低視力を認識していないことがある．そのため，眼科を受診して初めて低視力を指摘されたときには，強いショックを受ける．

医療者は視機能の評価を正しく行い，保護者の心理的な負担に配慮しながら説明をする．その場合，視力や視野の結果だけではなく，現在の状態，疾患から予測される問題点，それに対する必要な対処方法や代替手段，環境整備などを説明する．特に進行性の疾患では過剰に悲観することのないように，可能な範囲で通常学級での教育を続ける方法を提案する．

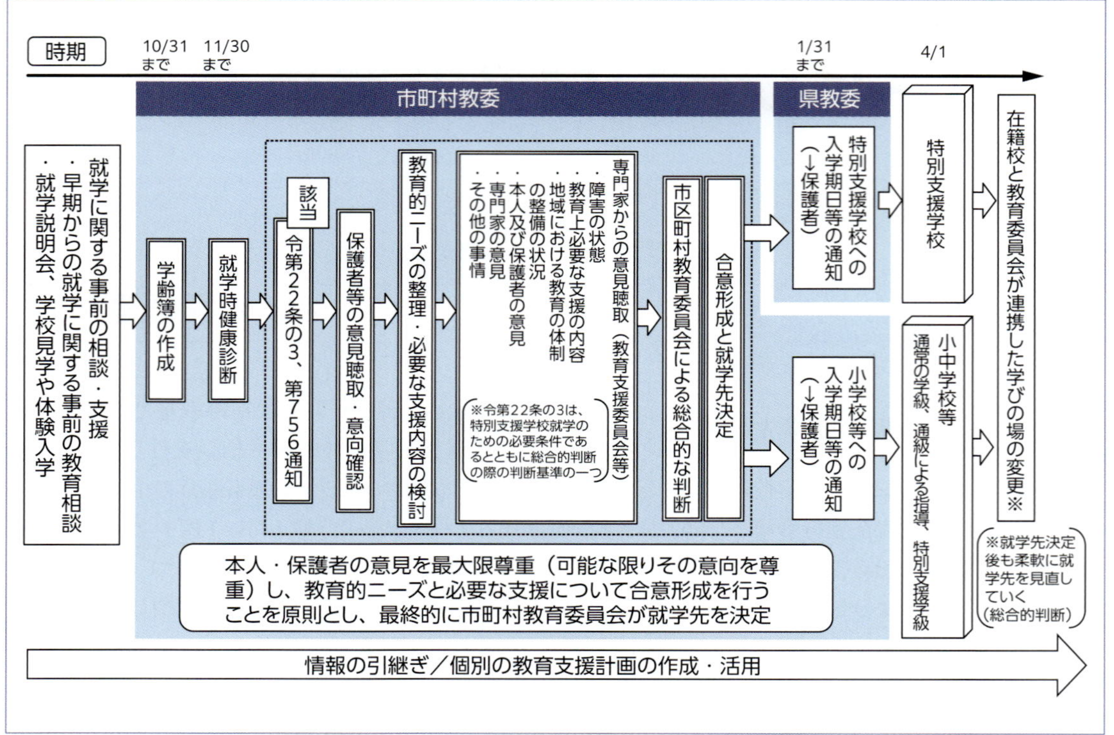

図1｜ロービジョン児の就学先決定についての流れ

当院では一般外来受診日にはできる範囲での検査を行い，学校での問題点などを質問する．時間のかかる検査や話し合いが必要であれば，ロービジョン外来で対応をしている．保護者や学校からの要望があれば，個人情報の開示について了解を得たうえで，視覚特別支援学校の教員や担任の教員が同席して話し合うこともある．

Ⅲ　ロービジョン児の検査（視力検査・屈折検査）

小児は視機能の発達段階であるため，屈折異常があれば，調節麻痺薬を使用し屈折異常を矯正し，視力の発達を促す．視力検査では，遠見視力だけでなく近見視力も測定する．近接視することで，どのくらいの視標まで認識できるのかを測定する．潜伏眼振を含め眼振があれば片眼と両眼では視力が異なるため，両眼視力も測定する．

先天白内障術後では眼鏡のピントが合っている距離を確認し，学業に支障がないか評価する．低学年では黒板も教科書の字も大きいため，中間距離に合わせた眼鏡でも不自由はないが，高学年になると遠近両用眼鏡や拡大鏡が必要となる．

病院の視力検査は「字ひとつ」で行っているが，学校では黒板の字も教科書も「字づまり」である．視力検査で(0.3)であっても，「一生懸命見ている視力」では，見ることだけで疲れてしまう．両眼で楽に読める文字の大きさを測定するためには，MNREAD-Jで読書速度と臨界文字サイズを測定する．就学前はひらがなが読めず，低視力のためか小児の幼児性のためか判断しづらいこともある．その場合は読書速度は参考とし，どのぐらいの文字サイズであれば困難なく読めるのかを確認し，そのポイント数を伝える．MNREAD-Jがなければ，学年相応の教科書を音読している状態を観察し，本文，かな，解説など，どのぐらいの文字でつまずくのかを定性する．

眼振の向きや視野の暗点の位置によっては，横書きと縦書きで読みやすさが異なる場合がある．低学年では訴えはないが，高学年になると文

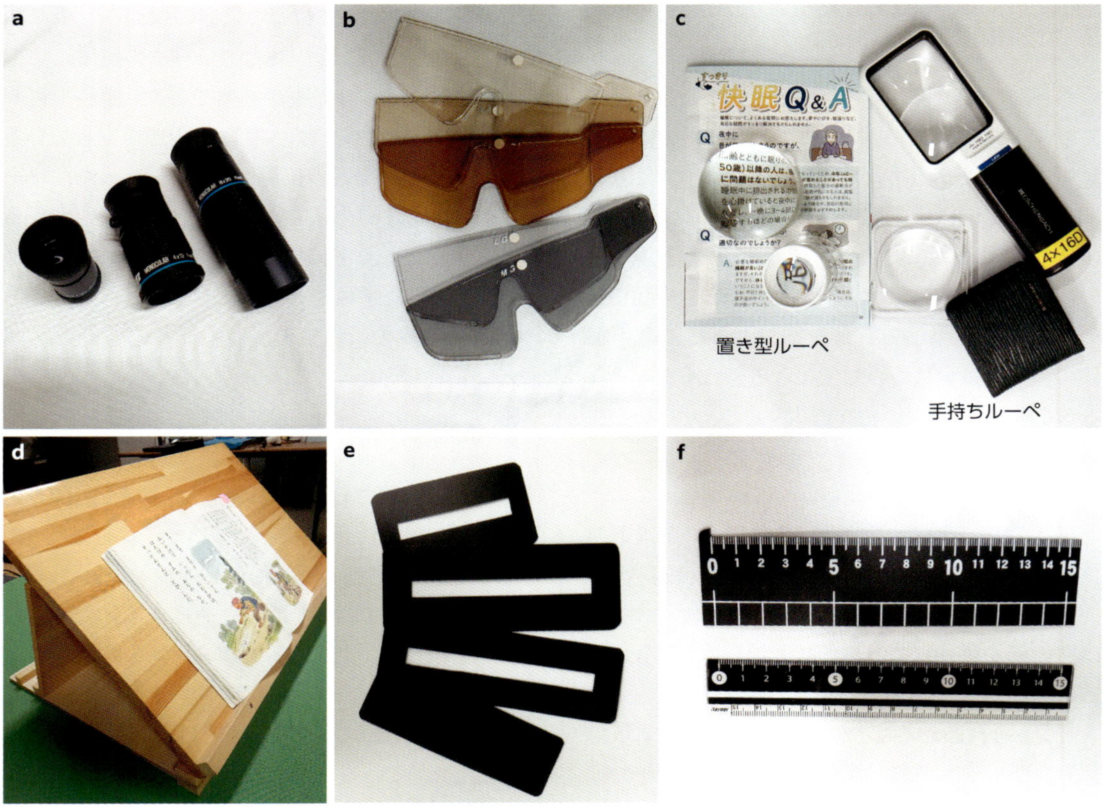

図2｜視覚補助具
a 単眼鏡．遠見時に使用，b 遮光眼鏡のトライアルセット，c 拡大鏡，d 書見台，e タイポスコープ，f 白黒反転の定規．

章の読みやすさの違いを自覚できる．違いがあれば読みやすい方向で配布資料を作成することを依頼する．

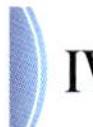

IV 視覚補助具

1. 拡大教科書

拡大教科書の文字の大きさは18～26ポイント（小学校3年生までは22～30ポイント）がある．拡大教科書は紙面反射率の低い用紙を使用し，視覚障害者に読みやすいゴシック体を標準としている．しかし，本文は拡大されているが，ルビや解説などの文字は小さい．また，文字が拡大されることから全体の冊数が増えて重くなる，という欠点がある．2019年から文部科学省の「GIGAスクール構想」によって，すべての小中学生に1人1台端末の整備がされるようになった．PDF版拡大図書はUDブラウザ（iPad，iPhone対応）を使用して文字の拡大，コントラストの変更，音声での読み上げなどが簡単にできるようになった．

2. 単眼鏡（図2a）

単眼鏡は，黒板の字や遠方の人の表情，歩行者信号の確認に使用する．当院で単眼鏡を使用していたロービジョン児の視力は0.1以下であった[3]．単眼鏡は遠くのものが拡大され見やすくなるが，広い空間では視標がとらえづらい．また，距離によってピント合わせが必要なため，慣れるには練習を要する．当院では単眼鏡の練習は視覚特別支援学校に依頼している．単眼鏡を就学前に導入した者はその後も継続して使用していたが，使用開始年齢が遅くなると補助具に対する抵抗があり，使用が難しかったと報告されている[4]．就学前に単眼鏡を紹介し，遊びながら楽しんで見る習慣をつけることを提案している．

3. 遮光眼鏡(図2b)

羞明については，こちらから尋ねないと見逃してしまいがちである．網膜色素変性や眼白皮症，無虹彩症などの羞明を予想されるような疾患では，屋外での様子や屋外から室内へ移動したときの状態を保護者に尋ねる．外来で遮光眼鏡を目の前にかざしたり外したりすると，目つきや顔つきの変化から羞明感の有無を推測できる．遮光眼鏡の濃い色はいじめの対象になる恐れもある．なるべく薄く目立たない色を選択することが多い．

4. 拡大鏡

拡大鏡は，当院での調査[3]では視力0.1以下のロービジョン児が使用していた．拡大教科書を使っていても，図表や解説などが見えにくい場合は拡大鏡を併用していた．拡大鏡は大きく分けて置き型ルーペと手持ちルーペがある(図2c)．

ピントを合わせることが難しいためか低学年では置き型ルーペが処方されていたが，高学年では手持ちルーペが処方されていた[3]．

5. その他

ロービジョン児は近接視で小さな文字も読むことができるが，近づくことによって視野は狭くなり，読書速度が低下する．また姿勢が悪くなり，十分な光を取り込めなくなる．その場合は書見台(図2d)の使用を提案する．

行飛ばしをしたり紙面の反射が眩しいときには，タイポスコープ(図2e)を紹介する．タイポスコープは行幅ぐらいの窓をあけたものだが，当院では黒のファイルを切ったものを渡している．

小学2年生になると長さの計測について学習するが，目盛りは拡大ができないため，ロービジョン児には難しい課題である．少しでも見やすくなる，白黒反転の定規(図2f)を勧めている．

書見台は場所を要するため，教室では置く場所などを考慮しなければならない．視神経炎後や錐体ジストロフィなど色覚異常を合併する場合には，色に対する配慮も必要である．赤のボールペンでの採点やコメントではなく朱赤の採点ペンや赤鉛筆[5]，色覚異常に適応したチョークの使用，字の太さ，明るさへの提案が必要である．同名半盲や眼位性眼振があれば，半盲側や顔を向けている側に座るなど座席の位置も考えたい．また，ロービジョン児は物を見て認識するのに時間がかかるという特徴も，学校側に理解してもらいたい．これらのように学校でのロービジョン児への配慮と同時に学校の教員やほかの生徒への啓発も必要となる．

V 視覚特別支援学校との連携

我々は病院での視機能評価を保護者に伝えるとともに，個人情報の開示について了解を得たうえで視覚特別支援学校へ提供し連携を取っている．視覚特別支援学校では，ロービジョン児が在籍する学校へ訪問し，ロービジョン児への対応や教育，環境整備などを行っている．また，定期的な教育相談のほか，進学時などはその都度相談に応じてくれている．

＊　＊　＊

ロービジョン児が障害のない児童と同じ場所で，充実した時間を過ごすことができるよう他施設との連携をもち，それぞれの役割を果たして支援をしていくことが重要と考える．

文献

1) 文部科学省：障害のある子供の教育支援の手引～子供たち一人一人の教育的ニーズを踏まえた学びの充実に向けて～，参考資料
https://www.mext.go.jp/content/20210701-mxt_tokubetu01-000016487_04.pdf(2024年10月閲覧)
2) 文部科学省初等中等教育局特別支援教育課：障害のある子供の教育支援の手引～子供たち一人一人の教育的ニーズを踏まえた学びの充実に向けて～，令和3年6月
https://www.mext.go.jp/content/20210629-mxt_tokubetu01-000016487_01.pdf(2024年10月閲覧)
3) 稲垣理佐子：弱視児の就学時前からのロービジョンケアと教育との連携．眼臨紀 15：338-342，2022
4) 濱村美恵子ほか：大阪医科大学病院における過去11年間の療育相談．日視能訓練士協誌 33：119-126，2004
5) 宮浦　徹：学校へのアドバイス．ファーストステップ！子どもの視機能をみる―スクリーニングと外来診療，仁科幸子ほか編．全日本病院出版会，東京，261-265，2022

One Point Advice

教育機関と連携した早期ケア

国立成育医療研究センター眼科 松岡真未

子どものロービジョンケアの特徴

大人と子どもが異なる点は，子どもは心身ともに発達段階にあるということである．先天性の疾患では，視覚刺激の遮断による情報入力の遅れが心身発達の妨げとなる可能性が高く，早期にロービジョン（low vision：LV）ケアを開始することが非常に重要である．LV児の保護者が最初に視覚障害を知る場所が眼科の医療機関である．そこで恒久的な視覚障害があると知った保護者のショックは計り知れず，なかなか障害を受容できないことが多い．保護者の障害の受容と子どもの成長発達を促すため，早期から社会的支援へとつなげていく必要がある．

院内相談とその相談内容

国立成育医療研究センターでは，患者に対する視機能評価，視覚補助具の選定に加え，2015年からは東京都立久我山青光学園と連携した院内ロービジョン相談（以下，院内相談）を積極的に行い，医療機関と教育機関の直接的な連携をしてきた（**図1**）．視覚特別支援学校の教員が視覚支援コーディネーター（以下，コーディネーター）として年12回程度，当センターで院内相談を行っている．対象は医師および視能訓練士が視機能評価後，診察を行った患者である．対象者の年齢は生後2ヵ月～23歳まで，視力は晴眼（1.2）から両眼の眼球摘出（失明）まで，身体状況については全身症候群・知的発達遅滞・難聴・肢体不自由等の重複障害を伴うケースもあり，患者背景はさまざまである．事前に受付カード（**図2，3**）に患者の基本情報（年齢，居住地，所属施設・学校，眼科以外に通院中の医療機関，療育機関，社会環境など），相談希望項目を記載してもらい，医師・視能訓練士が行った視機能検査の結果を医師が追記し，相談カードとして完成させる．視力値以外に見えにくさの原因が眼位検査，視野検査，眼底所見から認められる場合は詳細を追記する．特に0歳児では視反応，

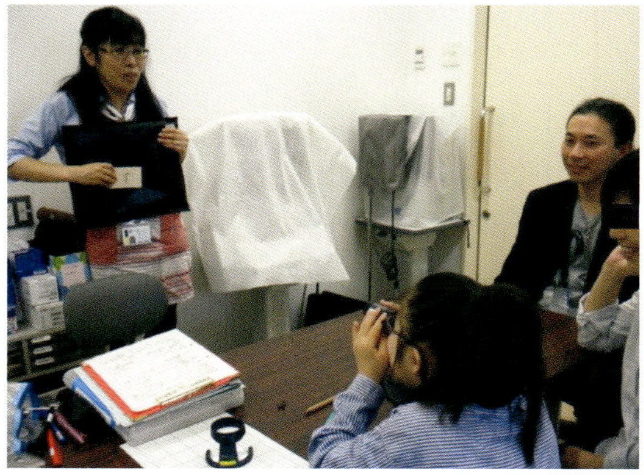

図1｜院内相談の様子

屈折，縞視力，眼底検査，視覚誘発電位，網膜電図といった他覚的所見をそろえ，予想される見え方とする．これらの視機能の情報を相談開始前に医師・視能訓練士がコーディネーターに伝え，コーディネーターは患者に提供できる情報を事前に収集しておく．

院内相談の内容は乳児，幼児，学童，青年期によって大きく異なり，養育相談，就学相談，教育相談，就労に向けた自立相談の役割を担う．乳児は身体を自由に動かすことができて，周りの物に手を伸ばしても安全な生活環境の設定が重要[1]である．幼児期になると物や身体を使って遊ぶようになる．おもちゃの選び方も，コントラストがはっきりしたものや光る玩具など視覚を使用し見る経験を積めるようなものを紹介する（**図4**）．それと同時に，基本的な生活に必要な食事や排泄，衣服の着脱を習得する必要がある．

子どもの数が少ない地域では，就学に向けての相談は年少，年中から開始し，年長の時点では市区町村の就学相談を受ける必要がある．就学先は地域の視覚特別支援学校，通常学級，通級指導教室，弱視特別支援学級の在籍のほか，他の身体の疾患を補うための特別支援学校に就学する選択肢もある．視覚障害のみであれば，視覚特別支援学校でLVケアを行うことが多いが，重複障害児や普通学級の在籍となっ

アイサポート教育相談　受付カード

久我山チェック欄 □

受付年月日	年　月　日　｜受付者氏名
ふりがな 相談者氏名 （本人）	（男・女）
生年月日 年齢	平成／令和　年　月　日生　歳　月　｜学年｜　歳（　歳児）（　年）
ふりがな 保護者氏名 （父・母）	（父）　（母）
住　所 連絡先	〒　－ Tel　メールアドレス Fax（有・無）
所属校 施設等	（所属施設名）※該当箇所にご記入をお願いいたします ・幼稚園（　）・その他（　） ・保育園（　）・（　）学校 ・療育機関（　）
相談内容	※相談内容について、該当するものに○をお願いします。 ①子育てについて（　） ②就学について（　） ③基本的生活習慣等について（　） ④視覚障害について（　） ⑤その他　具体的にご記入ください
その他 身体の状況	（眼科以外に通院中の医療機関） 医療機関名 ①　病院　科 ②　病院　科 療育機関名 ①　PT　OT ST
	（視覚障害の手帳について）※いずれかに○をお願いします。 視覚障害の手帳を取得して【有・無】 級　取得日（　年　月　日）
	（その他の身障手帳について）※いずれかに○をお願いします。 ・手帳を取得して【有・無】 ・障害種【知的・肢体・聴覚・その他】　級 ・愛の手帳　度
眼の状況	（主治医）Dr.　通院頻度　／　ケ月
	（眼疾患）
	（視力）右　裸眼　矯正 左　裸眼　矯正 両　裸眼　矯正
	（見え方の特徴）例：配慮すべき注意事項など

図2｜基本情報を入力する受付カード

た場合，就学先で視覚の支援が受けられない懸念がある．その場合，地域の視覚特別支援学校より巡回相談などの教育相談を受けることに向けての相談ができる．

就学後の低学年では，見えにくいことで周りにぶつかってしまう，またはぶつかられることがないよう互いに意識付けを行う必要がある．また単眼鏡やルーペ，書見台といった視覚補助具を活用することを覚え，学年が上がるにつれて不慣れや恥ずかしさで使えないことがないような配慮が必要である．小学校3年生頃になると定規の目盛りが見えない，コンパスがうまく使えない，地図が読めない，辞書などのルビが見えにくいといった問題が出てくる．LV特有の見えにくさによるものなのか，子どもの学習レベルの違いかわからないと，保護者の意見が増えるのもこの頃である．

高学年になると勉強の難易度も上がり，授業についていきにくくなってきているとの相談もある．保護者から「見えないなら見えないと言ってほしい」との声が聞かれるが，特に生まれつきLVの場合，本人の「見える」と周りが思う「見える」にギャップが生じている場合がある．「本人が見えないと言ってくれないので困っている」「思春期に差しかかり見えないと言ってくれない」などといった保護者からの相談が増えてくる時期である．中学校への進学や，高校受験にあたっての就学先決定，入試の時間延長の配慮，自立に向けたコーディネーターの意見を継続的に聞くことができる環境を整えること[2]は，心理的サポートの側面もある[3]と考える．

先天的疾患以外にも手術を契機に見えにくくなった

One Point Advice

食事	※いずれかに○	衣服の着脱	※いずれかに○
	①形状について		①衣服の着脱について
	初期食・中期食・後期食・普通食		全介助・一部介助・自立
	②偏食について		
	あり・なし		
	③アレルギーについて		
	あり・なし		
		歩行・身体の動き	※いずれかに○
排泄	※いずれかに○		①歩行について
	①オムツの使用 あり・なし		全介助・一部介助・自立
	終日オムツ		②身体の動きについて
	一部オムツ		年齢よりゆったり・年齢相応
	パンツ		③療育機関にかかっている
			あり・なし
言葉・意思の伝達	※いずれかに○	学習の状況	※いずれかに○
	①意思の伝達方法について		①文字の認識について
	喃語　あり・なし		塗り絵　可・不可
	2・3語文で話す		文字　読める・読めない
	年齢相当に話す		文字　書ける・書けない
			はさみが　使える・使えない
他	お話は年齢相応だが少しゆっくり。衣服はほぼ自立もボタンが苦手。今後作業療法を受ける予定あり。塗り絵は殴り書きに近い。		
	患者氏名		令和　年　月　日
相談記録	・見え方について 母は日常ではあまり気にならないが、本・テレビ・小さなものを見るときの距離が近い →自分で見たい、やりたいという気持ちを大切に、近くでもよいので見る経験をするのがよい。 ・就学について 視覚特別支援学校と弱視学級についての説明。もう少し大きくなったらそれぞれを見学してみること、5歳時で就学相談を受けること等を説明。 ・保育園入園について 医師に、日常の見え方や生活を説明して、意見書として提出する。 視覚特別支援学校の育児相談の活用で、巡回相談ができることの説明。		
次回予約	心配事ができたらいつでも、医師、学校へ相談してくださいと伝えた。 （久我山青光学園育児相談への登録）		

図3｜結果カード

ことで，在学先から転校を余儀なくされることがある．在籍校の教員が患児の対応に困り，医療機関での相談を勧められる症例もあった．網膜色素変性といった進行性の疾患の場合，どのタイミングで視覚支援が必要となるか予測しにくい．保護者や患者が視覚支援の必要性を感じていない段階で院内相談を受けた場合，かえって不安を煽ってしまう結果となることもある．医師や視能訓練士がコーディネーターと連携することが非常に重要である．

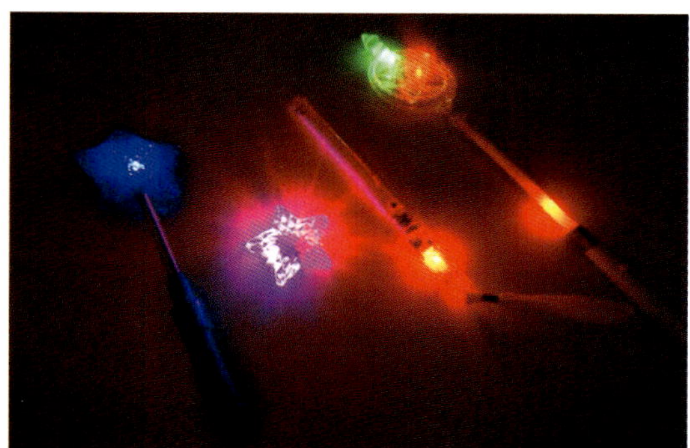

図4｜ロービジョンにおける赤ちゃん用玩具の一例
光るものを使用し，聴覚に頼らず見る経験を積んでいく．

中間型アウトリーチ支援

仲泊らは，「中間型アウトリーチ支援」を推奨してきた．視覚リハビリテーションに関する専門職が，視覚障害当事者が日常よく訪れる各施設（眼科など）に出向いて視覚リハビリテーションに関する相談や情報提供を行うことと定義している[4, 5]．患者の見えにくさ，眼疾患以外の全身疾患，患者または保護者の障害の受容状況，就学状況を把握しサポートするシステムは，小児の中間型アウトリーチ支援として今後も広がりをみせていくと考えられる．

文献

1）香川スミ子ほか：「おもちゃを取ろうとして手を伸ばす」，「落としたものを探す」頃の生活，目の見えない乳幼児の発達と育児，視覚障害乳幼児発達研究会．英智舎，東京，43-46，2023
2）三井田千春ほか：医療機関と教育機関の連携による小児のロービジョンケア．眼臨紀 13：655-661，2020
3）稲垣理佐子：弱視児の就学時前からのロービジョンケアと教育との連携．眼臨紀 17：316-322，2024
4）仲泊　聡ほか：総合的視覚リハビリテーション システムプログラムの開発．平成22年度総括・分担研究報告書．厚生労働科学研究費補助金障害者対策総合研究事業感覚器障害分野，2011
5）仲泊　聡：高齢者の視覚障害の実態とリハビリテーション．高齢者の視覚障害とそのケア，長寿科学研究振興財団編．長寿科学振興財団．愛知，161-171，2012

Advanced Techniques

重複障害児に対する支援

産業医科大学眼科 村上美紀

発達の段階に合わせ個別対応する

重複障害児では，患児の発達の段階や身体症状を考慮しつつ個別対応することが必要である．小児神経科医との連携は必須であり，検査時の点眼薬の使用可否や麻酔・抑制・啼泣の可否など，主治医と相談しつつ診察・検査・ケアを行う．保育者と信頼関係を築き，困難な育児に取り組む姿勢を認め，保育者のよき理解者となるよう心がける．

保育者からの情報・行動観察で視機能を評価する

障害児では自覚的な訴えがなく，検査協力も得られにくい．視機能の評価をする際には，保育者の訴えや生活面での情報，検査や診察の際の行動観察が重要となる．羞明のある児では，「晴れた日に外に出ると機嫌が悪くなって眼を閉じる」「カーテンを閉めると眼を大きく開ける」，夜盲のある児では「暗い部屋に入りたがらない」「薄暗くなると物を探すのに時間がかかる」などの訴えを聞くことがある[1]．

おもちゃなどを使って追視が可能か，交代視できているか，周辺視野が使えているか観察し，見えている範囲などを推測することが必要である．画像診断や電気生理学的検査などの他覚的所見，全身疾患の存在から合併頻度の高い眼疾患を念頭に置いて視機能を推察する．羞明や夜盲などが疑われる場合は，見せたいものを本人の見えそうな場所に提示するなどの助言が，作業療法や言語療法などの療育の際にも有用である．

他覚的屈折検査は児の状態によって検査方法を選択する

重複障害児では，他覚的屈折検査をもとに眼鏡を処方する．強い屈折異常のある児，固視ができずレフラクトメータの検査結果が不正確な児，眼前に器具を置かれるのを拒む児も多い．顔の前に器具を置かれることを嫌がる場合には，羅式検影レンズや鈴木式オーバースキアレンズなど小さな器具を用い（**図1**），手早くレチノスコピーを行うとよい．

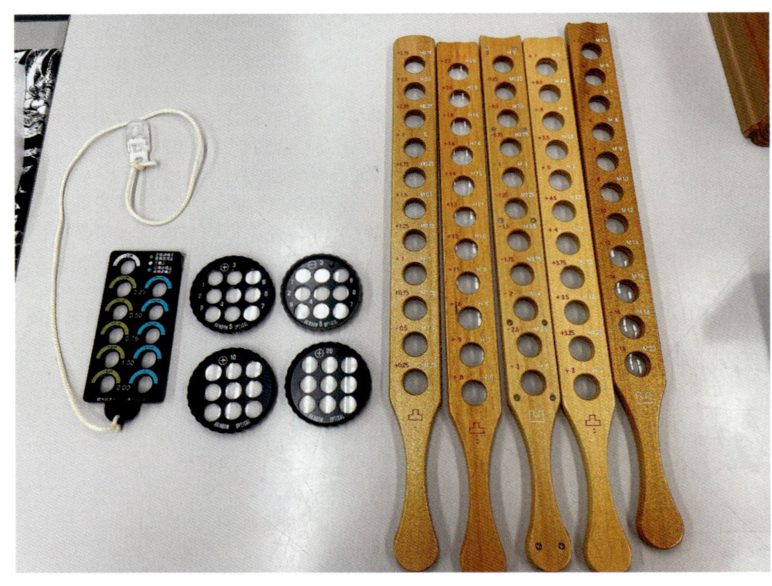

図1｜レチノスコピー用レンズ
左から鈴木式オーバースキアレンズ，羅式検影レンズ，畑式スキヤスコープ．

検査や器具に慣れにくい児も多いため，毎回同じ手順で診察を行い徐々に慣らすようにする．

弱視治療や補装具の利用には工夫が必要

耳介の位置や形の奇形がある児や補聴器を使用している児では，眼鏡のフレームの工夫が必要な場合もある．軟らかいフレームのものやベルトで固定するものを提案する．

感覚が過敏で眼鏡がかけられない児もいる．療育や遊びの時間に眼鏡を装用させ，徐々に装用時間を長くできるとよい．羞明が強い児で眼鏡装用が困難な場合には，部屋や車のカーテンを閉める，バギーのフードを深めにかぶせるなど，光刺激を緩和する方法を提案する．羞明があり光を遮ることが必要な旨，療育機関や学校に積極的に情報提供を行いたい．意見書など書面での依頼が有効である場合が多い．

視覚聴覚二重障害児の療育は優位な残存機能を活用する

視覚聴覚二重障害児は，学童期までに半数(46%)，思春期までの小中学校期に82%が発症している．全盲ろう児は1%に過ぎず，それ以外はいずれかの感覚が残存するとされている[2]．

CHARGE症候群や未熟児網膜症など生後早期に視覚聴覚重複障害が判明している場合には，早期の補聴器の装用とロービジョンケアが必要になる．補聴器は生後数ヵ月までに装用開始できないと装用に難渋するといわれている．視覚補助具が十分使えない児も多く，ハイコントラストを利用した環境整備や触覚を利用した探索方法などを提示し，特別支援学校(視覚障害)の教育相談の利用も勧める．単一の感覚器双方の障害状況の差異を把握し，どちらの感覚を優位に活用できるのかについて検討し，コミュニケーション法の選択と指導法の検討を行うことが望まれる[1]．そのため，言語聴覚士やほかの職種とも十分な情報交換が必要である．

視覚聴覚重複障害の多くは知的障害・肢体不自由などほかの障害も併せ持つ．健康管理を行いつつ，養育・教育支援が必要となる．稀少疾患も多いため，必要時に小児慢性特定疾病情報センターのホームページ[3]などを調べながら診察にあたるのも方法である．

全身的な発達の評価も重要

教育分野でよく使用されている視覚障害乳幼児向けの検査に，広D-K式視覚障害児用発達診断検査がある．対象年齢は0歳2ヵ月～5歳で，「Ⅰ．運動発達」には全身運動，手指運動，移動，「Ⅱ．知的発達」には表現，理解，「Ⅲ．社会的発達」には活動，食事，衣服，衛生，排泄，の各分野を含んでおり，発達のばらつきもみることができる．五十嵐[4]は，視覚単一の障害児では食事や手指運動の遅れがみられることが多いが，重複障害ではほかの領域にも遅れがみられると述べている．暦年齢とかけ離れた発達の遅れがある場合，知的障害との重複も視野に入れた療育が必要となる．

就学相談への情報提供を積極的に行う

乳幼児期から特別支援学校(視覚障害)の教育相談の利用を推奨し，就学相談や学校見学など就学前の相談支援を受けられることを保護者に情報提供する(**図2**)．

就学相談で教育委員会に提供したい情報を**表1**に示す．歩行や運動に関することは患児の安全を確保するために重要であり，保護者の了承を得て「眼科的な情報は必ず全校で情報共有を」と依頼する．本人からの訴えがない場合に，ロービジョンの状態に起因する行動はほかの障害の影響とみなされがちであるため，眼科からの積極的な依頼が必要である．

特別支援学校では，例えば小学部では，視覚障害のみの単一障害の学級編成は児童6名で1学級，視覚障害以外に主に知的障害など，ほかの障害を併せ持つ児童で編成する学級(以下，重複障害学級)は児童3名で1学級と，それぞれ学級編成の標準の数が規定されおり，重複障害学級はより一人一人の障害の状態等に応じることができる支援体制により，適切な指導と必要な支援が受けられる．就学相談では視機能評価と発達面での評価，学校での配慮事項等を文書で提供し，適切な支援教育ができるよう支援したい．

文献

1）障害のある幼児と共に育つ 生活の理解と指導(令和5年3月) 文部科学省

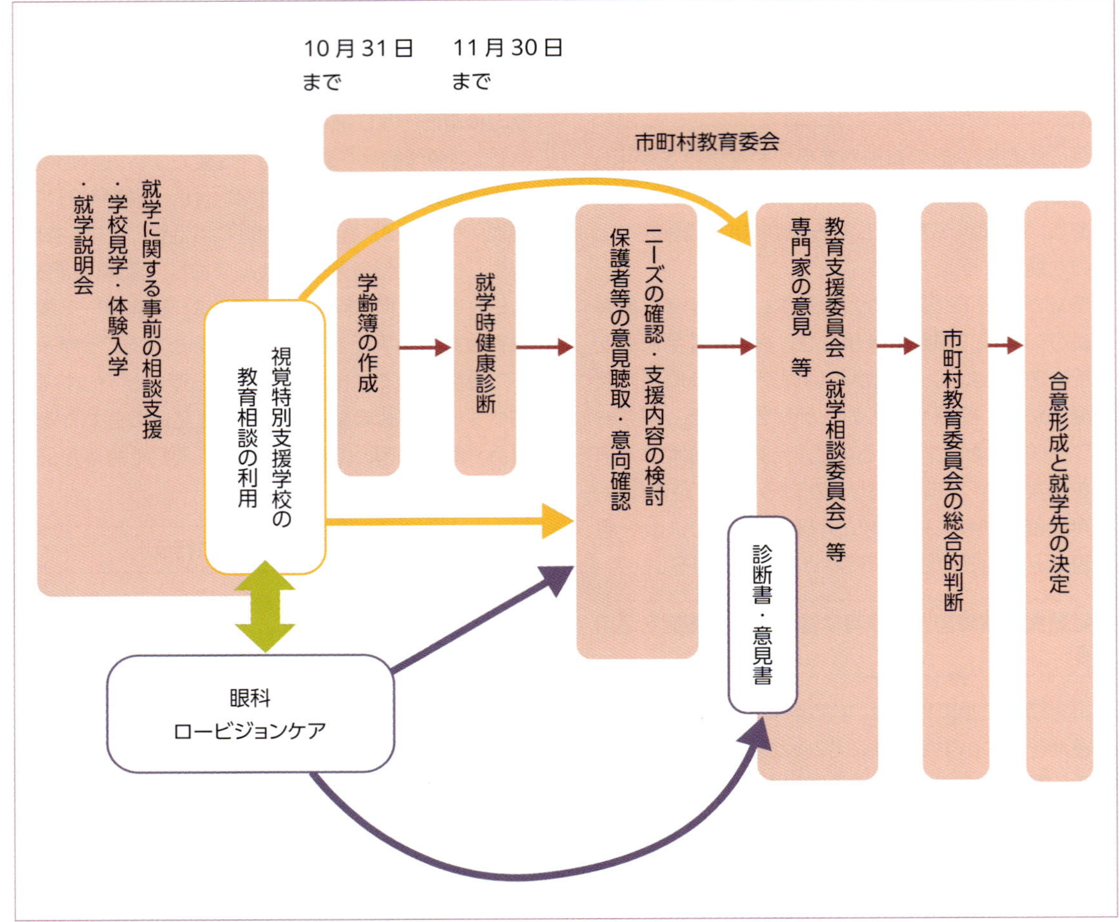

図2｜就学相談の流れと医学的・教育学的情報提供

（文献5）より改変）

表1｜教育分野に提供したい情報

①診断名
②視機能検査の結果：視力，視野，羞明，夜盲など
③（できれば）発達検査の結果
④本人が自分の見えにくさを理解できていない／本人からは訴えないこと
⑤歩行に関する評価と配慮（手引き歩行／音源定位／歩行器やウォーカーの利用など）
⑥ハイコントラストを利用した環境整備
⑦触覚の積極的利用
⑧補装具・補助具の使い方：発達段階に応じて

厚生労働省 内閣府 https://www.mext.go.jp/content/20230309-mxt_youji-000028051_20.pdf（2024/9/3）
2）先天性および若年性の視覚聴覚二重障害の原因となる難病の診療マニュアル（第1版）厚生労働科学研究費補助金（難治性疾患政策研究事業）
https://dbmedj.org/manual/contents/（2024/8/16）
3）小児慢性特定疾病情報センター
https://www.shouman.jp/about/principle/（2024/8/16）
4）五十嵐信敬：視覚障害児の発達と指導．コレール社，東京，1-222,1993.
5）文部科学省：障害のある子供の就学先決定について
https://www.mext.go.jp/a_menu/shotou/shugaku/detail/1422234.htm（2024年10月閲覧）

Advanced Techniques

視覚障害児が受けられる福祉制度

大阪母子医療センター眼科　**遠藤高生**

乳幼児期からの身体障害者手帳申請

身体障害は，厚生労働省による身体障害認定基準(視覚障害)に基づいて認定されるが，乳幼児では正確な視機能評価は容易ではない．通常，乳幼児においてはLandolt環視力検査が可能となり，障害の程度を判定することが可能となる年齢(概ね3歳)以降で，年齢を考慮して妥当と思われる等級を認定してよいこととなっている．その際，必要に応じて網膜電図(ERG)や視覚誘発電位(VEP)，CTやMRIといった画像診断を行い参考とする．

ただし，明らかに視機能がない場合(両眼の無眼球症や網膜全剝離など)には早期の申請も可能である．

小児慢性特定疾病

小児慢性特定疾病(以下，小慢)は，児童期に発症する疾病で，①慢性に経過する，②生命を長期にわたって脅かす，③症状や治療が長期にわたって生活の質を低下させる，④長期にわたって高額な医療費の負担が続く，の4要件を満たすもので，18歳未満の患児(引き続き治療が必要と認められた場合は20歳未満まで)が医療費助成の対象(指定医療機関で行われたものに限る)となる．

申請には小慢指定医(5年以上の診療経験を有し，学会が認定する専門医資格を持っているか，都道府県等が実施する小慢指定医研修を修了した医師)が小慢医療意見書を記載する必要がある．眼科医が記載することになる疾病はほとんどの場合，網膜芽細胞腫である(その他の疾患は小児科などで記載されることが多い)．網膜芽細胞腫の場合，眼球摘出後の義眼の費用も助成の対象となる(その後自己負担額は乳幼児医療費助成制度で申請することができる)．

指定難病

原因が不明で治療方法が確立していない，いわゆる難病のうち，厚生労働大臣が定める疾病を指定難病といい，341疾病(2025年1月現在)が該当する．眼科疾患としては網膜色素変性症や前眼部形成異常などがある．

表1｜指定難病における重症度分類(網膜色素変性症の場合)

重症度分類のⅡ，Ⅲ，Ⅳ度の者を対象とする．
Ⅰ度：矯正視力0.7以上，かつ視野狭窄なし
Ⅱ度：矯正視力0.7以上，視野狭窄あり
Ⅲ度：矯正視力0.7未満，0.2以上
Ⅳ度：矯正視力0.2未満
注1：矯正視力，視野ともに，良好な方の眼の測定値を用いる
注2：視野狭窄ありとは，中心の残存視野がゴールマンⅠ-4視標で20度以内とする

指定難病において一定以上の重症度を示すものが助成の対象となる．ただし，重症度分類を満たさないものの，月ごとの医療費総額が33,330円を超える月が年間3月以上ある場合(軽症高額該当)も助成の対象となる．

診断基準および重症度(**表1**)を満たす場合には，特定医療費助成制度に基づいて医療(指定医療機関で行われたものに限る)・介護(要介護認定が必要)に対して助成が行われる．申請には難病指定医(5年以上の診療経験を有し，学会が認定する専門医資格を持っているか，難病指定医オンライン研修を修了した医師)が臨床調査個人票を記載する必要がある．

特別児童扶養手当

20歳未満で，精神または身体に障害を有する児童を監護する保護者に支払われる手当で，1級で月55,350円，2級で月36,860円(2025年1月現在，所得制限あり)が支給される．障害の程度としては，1，2級は視覚障害等級の1～3級に概ね相当する(**表2**)．申請のためには特別児童扶養手当認定診断書を記載する．診断書の内容は，障害年金診断書とほぼ同様である．

障害児福祉手当

20歳未満で，精神または身体に重度の障害を有する児童に支払われる手当で，月額15,690円(2025年1月現在，扶養義務者の所得制限あり)が支給され

表2｜特別児童扶養手当における障害等級

等級	障害の状態
1級	視力の良い方の眼の視力が0.03以下のもの
	視力の良い方の眼の視力が0.04かつ他方の眼の視力が手動弁以下のもの
	ゴールドマン型視野計による測定の結果，両眼のI/4視標による周辺視野角度の和がそれぞれ80度以下かつI/2視標による両眼中心視野が28度以下のもの
	自動視野計による測定の結果，両眼開放視認点数が70点以下かつ両眼中心視野視認点数が20点以下のもの
2級	視力の良い方の眼の視力が0.07以下のもの
	視力の良い方の眼の視力が0.08かつ他方の眼の視力が手動弁以下のもの
	ゴールドマン型視野計による測定の結果，両眼のI/4視標による周辺視野角度の和がそれぞれ80度以下かつI/2視標による両眼中心視野が56度以下のもの
	求心性視野狭窄又は輪状暗点があるものについて，I/2の視標で両眼の視野がそれぞれ5度以内におさまるもの
	自動視野計による測定の結果，両眼開放視認点数が70点以下かつ両眼中心視野視認点数が40点以下のもの

る．特別児童扶養手当が保護者に支給されるものであるのに対し，障害児福祉手当は児童本人に支給されるものである．障害の程度としては，視覚障害等級の1～2級に相当する(**表3**)．申請のためには障害児福祉手当認定診断書を記載する．

自立支援医療(育成医療)

18歳未満の障害のある児童が対象で，その障害を除去・軽減する効果が期待できる治療(指定医療機関で行われたものに限る)に対して医療費が助成される．障害者手帳は必ずしも必要としない．実際には乳幼児医療費助成制度でカバーされることが多いが，乳幼児医療費助成制度が適応される期間の短い自治体で治療を受ける場合や，県外で手術を受ける場合(一度高額の自己負担分を支払い，その後居住地の自治体から払い戻しを受ける必要がある)に利用されることが多い．申請には自立支援医療(育成医療)意見書を記載する必要がある．意見書には，「治療後の障害回復状況の見込み」を記載する欄があり，見込みがない場合には認可されない．整容性の改善のみが目的の斜視手術では対象とならず，「両眼視機能の向上」などが期待できるものに限る．

障害年金

障害年金は，病気やけがによって，日常生活や仕事などが制限されるようになった場合に受給することができ，原則として20歳から65歳になるまでに請求することができる．通常，障害認定日後3ヵ月以内に作成された診断書が必要となるが，20歳前に初診日および障害認定日がある場合は，20歳の誕生日前後3ヵ月以内に作成された診断書とすることができる．

表3｜障害児福祉手当における認定基準

基準	障害の状態
視力障害がある場合	視力の良い方の視力が0.02以下のもの
視力障害と視野障害がある場合※	視力の良い方の眼の視力が0.03以下のもの，又は視力の良い方の眼の視力が0.04かつ他方の眼の視力が手動弁以下のものであり，かつ，両眼による視野が2分の1以上欠損したもの
	以下については「両眼による視野が2分の1以上欠損したもの」と同等とします． ・ゴールドマン型視野計による測定の結果，両眼中心視野角度が56度以下のもの ・自動視野計による測定の結果，両眼開放視野点数が100点以下のもの ・自動視野計による測定の結果，両眼中心視野視認点数が40点以下のもの

※「視力障害と視野障害がある場合」とは，視力障害のほか，視野障害もある場合に該当となる基準．

先天性眼疾患などの患者は，20歳頃には病状が落ち着いており診察間隔が長くなっていることが多いが，スムーズに障害年金を受給するために，当該期間に検査・診察を行うことを忘れないようにする必要がある．

療育相談

子どもに重度の視覚障害が判明した場合，保護者は育児や将来に関して大きな不安を覚えるものである．就学期前の子どもの療育(生活・遊び・教育など全般的な相談)に関しては，一般的には視覚特別支援学校で受け付けていることが多いが，そのほかにも視覚障害者福祉協会やライトハウスなどでも行っている場合がある〔例：希望教室(大阪府視覚障害者福祉協会)，あいあい教室(京都ライトハウス)など〕．地域によって対応状況は異なるため，自分の診療地域の状況を確認しておき，必要時に紹介できるようにする．また，患者会では同病の視覚障害児を育てる保護者同士が当事者として生の声で話し合うことで，心理的な悩みから解放される場合もある．

Ⅵ. 小児を育む連携と支援

3. 神経発達症に対する連携と支援

平和眼科 富田 香

Ⅰ 小児科・児童精神科との連携

限局性学習症を除いた神経発達症では，しばしば知的発達症との合併がみられる．このため眼科検査が難しく，小児科から視機能評価を依頼されることがある．子どもによっては場所慣れや人馴れが必要なため，検査の結果が出るまで時間がかかることも多いが，結果が出次第小児科へ見え方や眼位，眼球運動，眼疾患の有無に関する情報提供を行う．視力測定ができなくても，屈折検査ができれば眼鏡の必要性については判断できるため，屈折値と眼鏡の必要性の報告も大切である．

また，眼科診察中に発達について疑問が生じた場合，保護者が子どもの発達特性を把握しているかどうかが大きなポイントとなる．保護者が気にしていれば，相談のうえ，小児神経科や児童精神科などへの紹介を行う．地域の子ども発達支援センターなどにつなげることも，保護者への子育て支援の観点から大切である．保護者が子どもの発達について全く気にしていない場合は紹介することができないため，診察を重ねるなかで保護者との信頼関係を構築し，小児科受診について相談していく．

Ⅱ 療育機関，教育機関との連携と支援

小児科と同様，視力検査などがうまくできない場合，あるいは健診でのSpot™ Vision Screenerなどによる屈折スクリーニング検査で異常がみられた場合に，保健所や療育機関，教育機関から視機能評価の依頼を受けることが多い．

屈折異常があれば，定型発達児と同様に眼鏡を処方するが，発達特性から眼鏡を終日装用できるようになるまで時間がかかることが多く，眼鏡装用に関しては保護者だけでなく療育機関や教育機関での援助を得ることが欠かせない．視覚発達は全身発達に大きく関わるため，眼鏡装用の大切さに関して療育期間や教育機関によく理解してもらうことが必要である．

日本眼科学会をはじめとする緒学会から連名で，「幼稚園，保育所，認定こども園の皆様へ～弱視や斜視の子どもの眼鏡装用等に関するお願い～」[1]という文書が出されており，ダウンロードして活用することをお勧めする．

Ⅲ 眼科検査および診察時の支援

1. 場所慣れと人馴れ

神経発達症の子どもの多くに，新しい場所や人に対する警戒が強くみられることがある．

初診では，院内に入ったとたんに泣き出して，何も検査ができない場合もある．このようなときは，間隔をあまりあけずに何度か来院してもらい，院内やスタッフの様子を観察してもらうことで，場所と人に慣れてもらうと検査がしやすい．無理に検査をしようとして押さえつけたりするとフラッシュバックの原因となり，かえって次回からの検査が困難になってしまうので注意が必要である．

2. 検査や診察の見通しと終了

神経発達症の子どもでは，見通しが立たないことへの不安がとても大きい．このため，あらかじめ

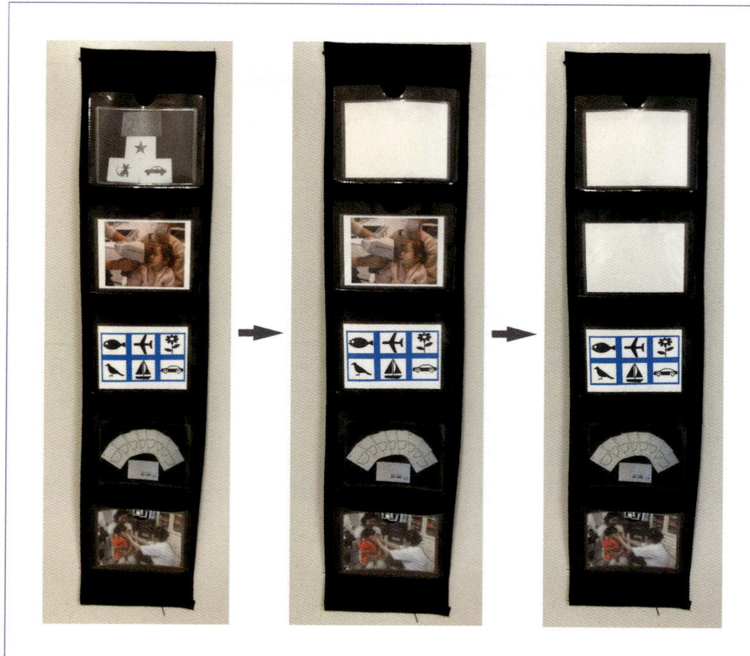

図1｜検査の視覚構造化
1つの検査が終わるごとに，子どもと一緒に確認しつつ写真を裏返す．検査全体の見通しをもたせ，子どもが安心して検査に取り組めるようにする．カードは抽象的なものより，実際の写真のほうがわかりやすい．
（文献2）より）

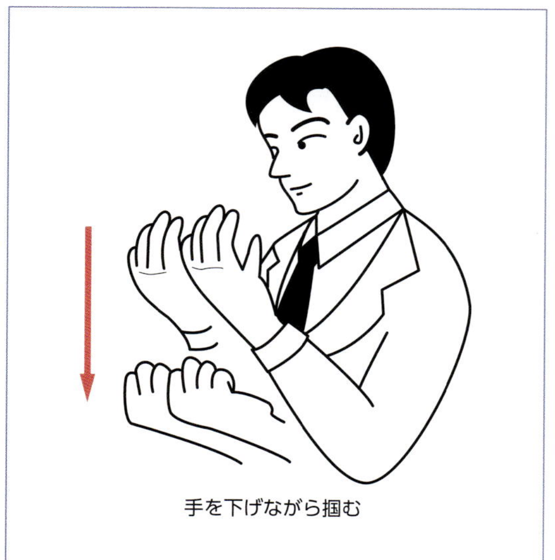

図2｜マカトンサイン「おしまい」
この動作は，神経発達症や知的発達症の子どもがよく使うマカトンサインで，「おしまい」と言いながらこの動作をすることで終了をわかりやすく伝えることができる．

その日に行う検査内容を写真で示し，終わるごとに本人と一緒に確認していくようにするとよい（図1）．また，診察終了の合図はとても大切である．次への診察につながるため，はっきりと「今日はこれでおしまいです」と子ども自身へ伝える（図2）．

3. 感覚過敏

神経発達症の子どもでは，いろいろな感覚に対する過敏状態がみられることがある．

1）触覚防衛反応

帽子を被れない，歯磨きを嫌がるなど，触覚防衛反応は首から上にでやすい．オートレフラクトメータなどの測定の補助では，頭をそっと指先で押さえると触覚防衛反応を引き起こしやすいため，手のひら全体を使ってしっかり圧迫するようにして押さえるほうがよい（図3）．

2）聴覚過敏

子どもの騒ぐ声や泣き声，機械音など特定の音を嫌がる子どもは多い．このような場合はイヤーマフ（図4）を使用してもらったり，診察時間を分け，静かな環境で検査をするよう工夫するとよい．

3）光過敏

まぶしい光を極端に嫌がることも多い．細隙灯顕微鏡による前眼部検査や眼底検査は，光過敏があると実施しにくい．このような場合は，検影法（レチノスコピー）により，少なくとも中間透光体の状態と，眼底からの反射を確認する．据え置き型のオートレフラクトメータに顎をのせることのでき

図3｜オートレフラクトメータでの頭の支持の仕方

a 頭を指先でそっと押さえる触れ方だと，触覚防衛反応を引き起こしやすい．

b 手のひら全体と胸を使って固定する方法だと，触覚ではなく圧覚に変わるため，触覚防衛反応を引き起こしにくい．

（文献3）より）

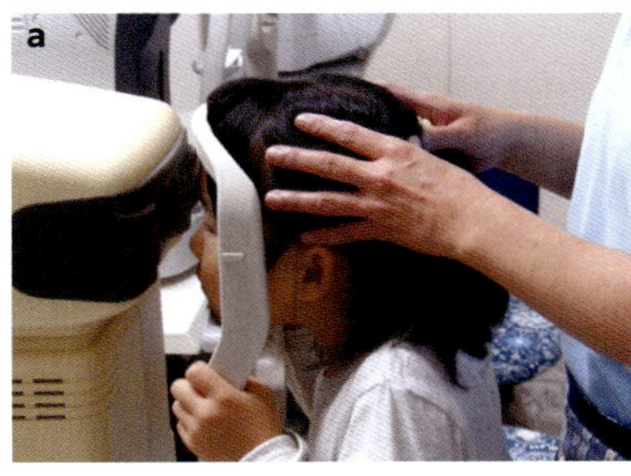

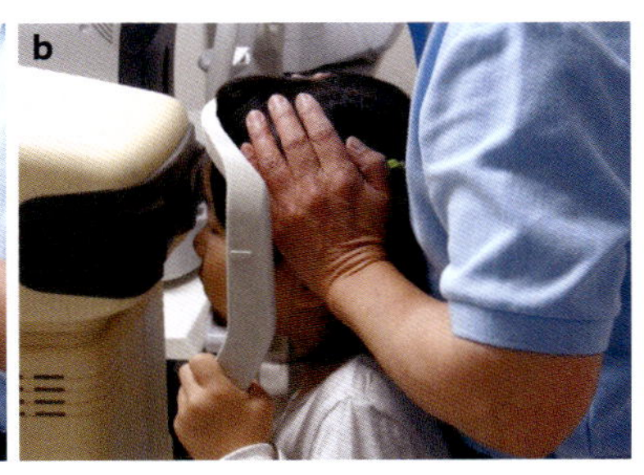

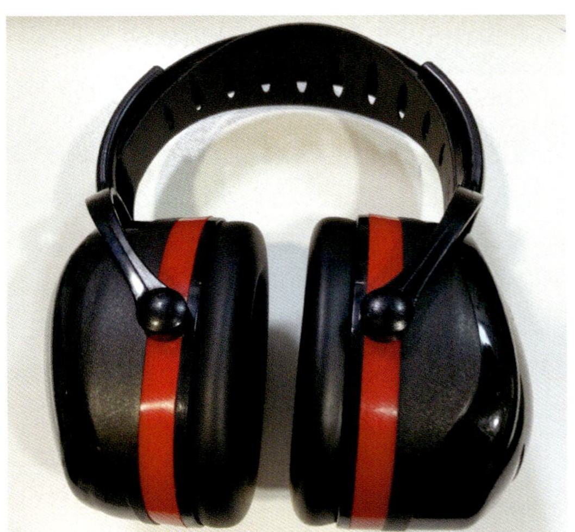

図4｜イヤーマフ

イヤーマフは耳全体を覆うタイプの防音保護具で，周囲の不快な音を遮断する効果がある．最近では，補聴器やイヤホンのような目立たない形の防音保護具も出ている．

（文献2）より）

表1｜食材におけるビタミンA含有量

食品	100gあたりの含有量（μg）
ぎんだら（魚介類・生）	1,500
抹茶（嗜好飲料類・緑茶類）	2,400
味付けのり（藻類・あまのり）	2,700
豚レバー（肉類・生）	13,000
あんこうの肝（魚介類・生）	8,300
うなぎのかば焼き（魚介類）	1,500
豚のスモークレバー（肉類）	17,000
煎茶（嗜好飲料類・緑茶類）	1,100
焼きのり（藻類・あまのり）	1,900
青汁（嗜好飲料類・ケール）	860

（文献4）より改変）

る子どもでは，無散瞳眼底カメラを試す．眼底カメラのほうが，眼底を直接見るよりも短時間で終わり，光による苦痛が少ないことが多い．

4. こだわり

神経発達症のなかでも自閉スペクトラム症の子どもは，こだわりが強くみられることが多い．検査順序へのこだわりがみられることもあり，毎回同じ順序での検査を希望する子どももいる．

味覚過敏から，白米しか食べないなど，食べ物へのこだわりが強くみられることがある．偏食が続くとビタミンA欠乏症を起こすことがあり，注意が必要である．ビタミンA欠乏症では夜盲症状に至る暗順応障害がみられるが，子どもでは暗いところに一人でいることは少ないため，夜盲に気づかれにくい．また，ビタミンAは上皮組織の維持を助ける．欠乏症では眼の角化により，角膜や結膜の乾燥症と肥厚が起こり，角膜上皮障害へと至る．この時点で，子どもはほとんど眼を開けられなくなり，非常にまぶしがるため，前眼部の検査そのものが困難になり，診断に苦慮する．偏食の子どもで，眼が急に開けられなくなった場合は，ビタミンA欠乏症を念頭に置き，食生活について詳しく聞き取ることが大切である．濃い緑色の葉野菜，黄色野菜，卵黄，バター，レバー，うなぎなどにビタミンAは多く含まれる（**表1**）．低年齢ほどビタミンA欠乏症の影響は大きく，発達遅滞や易感染性がみられ，重度となると死亡率も高い．治療には小児科との連携が欠かせないが，ビタミンAの経口投与に関しては，味覚に対するこだわりから薬を飲めないこともあり，治療が大変である．食べられるものを増やしていくことが大切だが，児童精神科医や公認心理師，言語聴覚士（食生活指導）などの協力と指導が必要であり，これも一筋縄ではいかないことが多い．

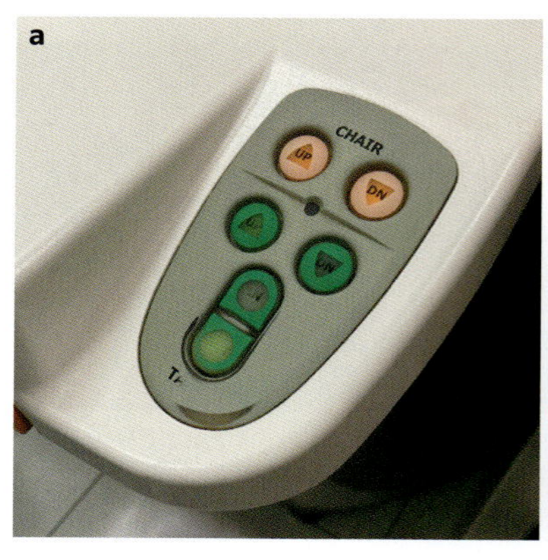

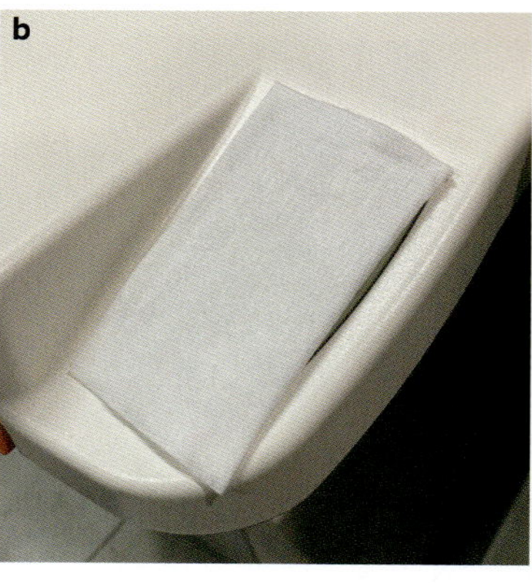

図5｜細隙灯顕微鏡のスイッチ
子どもは a のようなスイッチが大好きで，手を伸ばして押そうとしてくる．b のようにカバーをかけるとスイッチに気づかれないため，いたずらされずにすむことが多い．

5. 注意欠如と多動

注意欠如・多動症の子どもでは，目に入るものすべてに注意が向いてしまい，衝動的に走ったり物を取ったりすることが多い．このため，まず診察室はシンプルに整え，おもちゃなどは出しておかない．スイッチも好きですぐに押そうとするため，布などをかけてスイッチを隠すことも勧められる（図5）．

椅子に上ったり走り回ったりして危険なときは，まずしっかり体を止めてから低い声で注意する．大きな声で注意したりどなったりするとパニックになり，何を言われているのか理解できず，怯えたり泣き叫んだりして事態は悪化する．

また，集中できる時間が非常に短いため，必要なデータが何なのかをしっかり検討し，そのデータを得るための検査にしぼって行う．例えば，両眼視力でよいのか，片眼ずつの視力検査結果が欲しいのか，立体視がみたいのか，屈折検査をしたいのかなど，目的に応じて検査を組み立てる．できなかった場合は，無理せず次回に回すことも大切である．

Ⅳ 眼鏡装用への支援

眼鏡を処方する際は，なぜ眼鏡が必要なのかを詳しく保護者に説明する．そして，先ほど述べたように療育機関や教育機関へも連絡し，眼鏡装用に対する協力を依頼する．

触覚防衛反応のため眼鏡をむしり取るようにすぐに外してしまい，なかなかかけられない状態がみられることがある．このようなときは，眼鏡の鼻パッドが触れる鼻根部や，モダンが触れる耳介後部などを，入浴時などにゆっくりマッサージすると，触覚の過敏状態が減ってきて眼鏡がかけられるようになることがある．

また，眼鏡を投げ捨ててしまう，あるいは壊してしまう場合は対処が難しい．なぜ投げるのか，その理由をよく探って対処していくしかない．重度の触覚防衛反応のほか，経験的には大人の注目を集めたいために投げ捨てることが多い．このような場合は，眼鏡を投げなくてもほかの合図で大人が注目することを伝えていく．あるいは，眼鏡を投げても無視をして，自ら眼鏡をかけたときに思い切り褒めるという方法もある．

文献

1）日本眼科学会ほか：幼稚園，保育所，認定こども園の皆様へ～弱視や斜視の子どもの眼鏡装用等に関するお願い～，令和5年10月12日．
https://www.jasa-web.jp/wp/wp-content/uploads/a1ce658b77aa10a120d56f5697b0b673.pdf（2024年8月閲覧）
2）富田　香：障害児，発達障害者への対応．あたらしい眼科 39：37-42，2022
3）富田　香：発達障害児の眼科診療のコツ．OCULISTA 40：19-25，2016
4）eJIM：ビタミンA
https://www.ejim.ncgg.go.jp/public/overseas/c03/06.html（2024年8月閲覧）

Ⅳ. 小児を育む連携と支援

4. 被虐待児症候群に対する連携と支援

砧ゆり眼科医院 中山百合

Ⅰ 子ども虐待とは

子ども虐待とは，弱者である子どもに対し，強者である大人が権力構造を背景に行う重大な権利侵害である．子どもの心身の成長や人格の形成に深刻な影響を与え，場合によっては次の世代に引き継がれる恐れもある．2000年に「児童虐待の防止等に関する法律」（通称：児童虐待防止法）が施行され，この法律により，児童虐待は身体的虐待，性的虐待，ネグレクト，心理的虐待の４種類に定義された（表１）．こども家庭庁は，身体的虐待として「殴る，蹴る，投げ落とす，激しく揺さぶる，やけどを負わせる，溺れさせる」，性的虐待として「子どもへの性的行為，性的行為を見せる，ポルノグラフィの被写体にする」などの具体例を挙げている．

2022年度中に，全国232ヵ所の児童相談所が対応した児童虐待相談件数は214,843件で過去最多となり，特に心理的虐待に関する相談件数や警察からの通告が増加している．その内訳は，身体的虐待が49,464件（23.0％），性的虐待が2,393件（1.1％），ネグレクトが34,872件（16.2％），心理的虐待が128,114件（59.6％）であった．心理的虐待の件数が多い要因として，面前ドメスティックバイオレンス（DV）に関する警察からの通告が含まれていることが挙げられる．虐待相談の相談経路は，警察等からが最も多く（52.3％），次いで近隣・知人（10.3％），家族・親戚（8.3％），学校（6.9％）であり，医療機関からは1.8％である．

表１｜児童虐待防止法が定義した児童虐待の４類型とその具体例

身体的虐待	児童の身体に外傷が生じ，又は生じるおそれのある暴行を加えること 【例】殴る，蹴る，投げ落とす，激しく揺さぶる，やけどを負わせる，溺れさせる，意図的に子どもを病気にさせる
性的虐待	児童にわいせつな行為をすること，又は児童をしてわいせつな行為をさせること 【例】子どもへの性的行為，性的行為を見せる，ポルノグラフィの被写体にする
ネグレクト	児童の心身の正常な発達を妨げるような著しい減食，又は長時間の放置，その他の保護者としての監護を著しく怠ること 【例】重大な病気になっても病院に連れて行かない，乳幼児を家に残したまま外出する，子どもの意思に反して学校等に登校させない，子どもが学校等に登校するように促すなどの子どもに教育を保障する努力をしない，適切な食事を与えない，下着など長期間ひどく不潔なままにする，極端に不潔な環境のなかで生活をさせる
心理的虐待	児童に対する著しい暴言や拒絶的な対応，児童が同居する家庭における配偶者に対する暴力，その他の児童に著しい心理的外傷を与える言動を行うこと 【例】言葉による脅かし，脅迫など．子どもを無視したり，拒否的な態度を示す，子どもの心を傷つけることを繰り返し言う，子どもの自尊心を傷つけるような言動を行う，ほかのきょうだいとは著しく差別的な扱いをする，配偶者やその他の家族などに対する暴力や暴言を行う

Ⅱ 子ども虐待対応の目的

1990年代に米国の疾病予防管理センターで行われたACE study（Adverse Childhood Experience：子ども時代の逆境体験）という有名な研究[1]がある．この研究により，虐待などの逆境体験を多く受けた場合，成人後に虚血性心疾患，

“かも”でもいいんです。
気になったら189に電話しよう♪
虐待かも‥
そうじゃ
ないかも‥
いつも夜遅くに
1人でいるかも‥
気のせいかも‥
いつもより
泣き方が
激しいかも‥
たまたまかも‥
おせっかいかも‥
助けになるかも‥
児童相談所
虐待対応
ダイヤル
イチ ハヤ ク
♪189
親子を救う
プロがいます。
子ども虐待防止
オレンジリボン運動
こども家庭庁
＼子育ての悩みには／
親子のための相談LINE

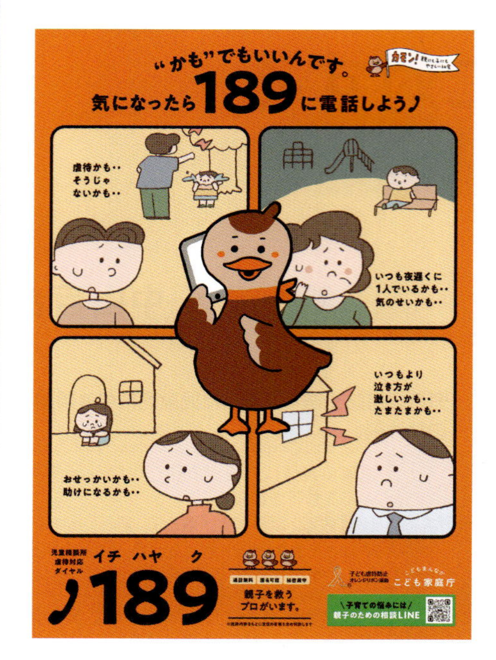

図1｜オレンジリボン・児童虐待防止推進キャンペーンの2024年度啓発ポスター
こども家庭庁では毎年11月に「オレンジリボン・児童虐待防止推進キャンペーン」を実施し，家庭や学校，地域等の社会全般にわたり広報・啓発活動など種々の取り組みを集中的に実施している．

親子のための
相談LINE
子育ての悩みには
相談LINEが
いいかも♪
匿名可能
秘密厳守
親子を支える
プロがいます。
子育てしんどい‥
もうガマンできないかも。
すぐイラッとしちゃう。
子育て向いてないのかな‥
いうこと聞かなくて
手がかかりすぎる‥！
もしかして育てにくいタイプ‥？
＼親への悩みも相談LINE／
親が自分に厳しすぎる気がする
私のことキライなのかな‥
カモン！親にも子にもやさしい社会
相談LINEに
まずは登録
子ども虐待防止
オレンジリボン運動
こども家庭庁

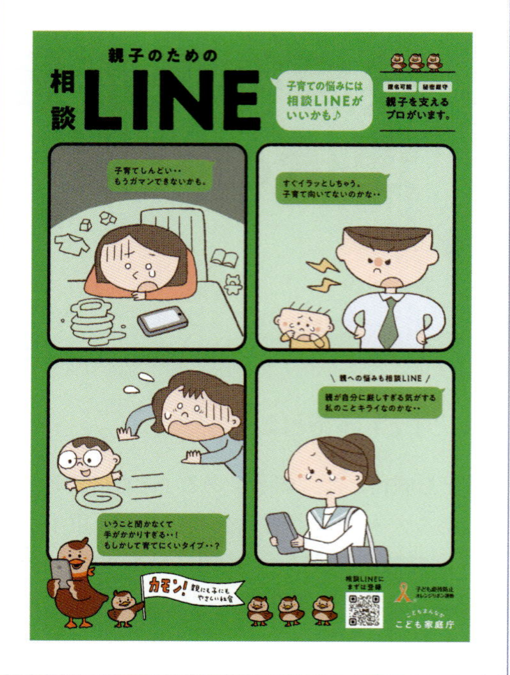

図2｜親子のための相談LINEの啓発ポスター
こども家庭庁が新しく設けた「親子のための相談LINE」は，子育てや親子関係について悩んだときに，子ども（18歳未満）とその保護者などが相談できる窓口となっている．匿名可能で，どんな些細なことでも相談するように呼びかけられている．

がん，慢性閉塞性肺疾患，脳卒中，糖尿病などの罹患率が高まり，肥満や喫煙，過度の飲酒，自殺企図など健康を脅かす行動が増え，寿命が短くなることが明らかとなった．虐待を受けることにより，被害者になるだけでなく，加害者になるリスクも増加する．虐待対応の目的は，今そこにある子どもの危険を回避することに加えて，親を罰することではなく，親子を支援し，虐待のない家庭を築くことである（図1，2）．

Ⅲ　子どもを守るために医療に期待される役割

子どもを虐待から守るために，医療者に期待される役割として以下の5つの項目がある．

1. 虐待の予防

虐待の予防は，医療者が最も重視すべき役割の一つである．特に，頻繁に同様のけがを繰り返す子どもを診察する際には，その背後にある原因を見逃さないことが求められる．

自験例：1ヵ月に数回，週1回の頻度で「階段から子どもが落下した」「自転車の椅子ごと転倒して頭部をぶつけた」「家の柱にぶつかった」などの理由で予約外で来院する親子がいた．受傷の頻度が高く，説明が毎回あいまいであったため，児童相談所に通告した．児童福祉司の家庭訪問と面談により，虐待の事実はないと確認されたが，幼稚園でも同様の懸念があったことが判明し，要支援家庭として児童相談所による見守りが行われた．この事例は，虐待の予防には，受傷機転に対する疑念を持ち，関係機関と連携して早期に対応することが重要であることを示している．

2. 虐待の早期発見

虐待の早期発見は，子どもの被害を最小限に抑えるために欠かせないステップである．医療者は，診察中に保護者の態度や子どもの健康状態からネグレクトやその他の虐待の兆候を見逃さないよう努める必要がある．

自験例：強い両遠視性乱視をもつ軽度知的障害のある児童に眼鏡を処方しようとした際，保護者が「眼鏡を掛けても意味がない」と拒否した．子どもが眼鏡を望んでいるにもかかわらず保護者がこれを拒む姿勢は，医療ネグレクトの可能性を示唆していた．この事例では，詳細な説明を行っても保護者の意向は変わらず，児童相談所に通告した．その後の調査で，ほかの医療機関でも同様の問題が確認されていたことがわかり，医療機関と児童相談所の情報共有が開始された．この事例では，虐待の早期発見と迅速な通告が子どもの適切な医療を保障するだけでなく，障害をもつ子どもたちの育成に必要なサポートを提供するための一歩となった．医療機関と児童相談所の情報共有は，社会全体で子どもたちを守る体制を強化する重要な一環となっている．

3. 虐待の医学的評価

虐待が疑われる場合，正確かつ詳細な医学的評価が必要である．医療者は，けがの原因を慎重に評価し，その結果をもとに適切な判断を行うことが求められる．

自験例：ある学童が，親にビニールバットで顔面を繰り返し打たれ，両眼に広範囲な網膜振盪症を起こした．この暴力は，角膜穿孔や眼球破裂，網膜剝離などの深刻な合併症を引き起こす危険性があった．この事例では入院の医学的適応はなかったが，小児科と相談し，保護者との分離を目的として入院措置をとった．この事例は，虐待の医学的評価が子どもの安全確保において重要な役割を果たすことを示している．

4. 虐待の初期対応

虐待が確認された場合，医療者は迅速に初期対応を行う必要がある．子どもの安全を確保するため，保護者との分離や必要な保護措置をとることが求められる．

自験例：片側の眼窩底骨折を来した学童が「家の中の柱にぶつかった」と最初に説明していたが，親がいない静かな環境で安心させてから話を聞いたところ，「母親の内縁の夫に殴られた」と明かした．小児専門病院内にある子ども虐待対応組織（child protection team：CPT）が直ちに入院措置をとり，児童相談所に連絡して親子を分離し，一時保護となった．この事例では，初期対応の迅速さが子どもの安全確保に大きく寄与した．

5. 医学的意見の提出

最後に，医療者は虐待が疑われる場合，関係機関に対して医学的意見を適切に提出する責任がある．これは，法的手続きや子どもの保護措置において重要な証拠となる．

自験例：虐待による頭部外傷（abusive head trauma：AHT）の疑いがある乳児が入院した際，眼底の診察を行い，詳細な所見をカルテに記載した．その後，この情報をもとに警察および検察庁に医学的意見書を提出し，法的手続きの一助となった．このように，医学的意見の提出は，子どもの保護と法的手続きの進行において重要な役割を果たしている．

IV 診療録への記録

診療録は診療に関する記録であり，法的にも重要な文書である．子ども虐待の診療において，医学診断とその記録は，子どもの安全を守るための根拠となる．医療者は専門家としての姿勢を維持し，先入観をもたず，客観的な事実に基づいて記録を行うことが求められる．特に身体的虐待の場合，家庭内での出来事であるため，防犯カメラなどの客観的証拠が得られることはまれであり，医学的な証拠が非常に重要である．

診療録には，診療の過程で得られた検査結果や治療経過が記載され，その内容が正確であることが治療面でも重要である．これにより，診療録の内容は法的にもほかの文書と異なり，重要な証拠として裁判所で取り扱われる．医療者は，診療録が将来的に重要な文書となる可能性を理解し，正確かつ詳細に記載することが求められる．特に問診などで保護者が発言した内容については，趣旨をまとめるのではなく，発言そのままを逐語的に記録することが望ましい．また，病状が刻々と変化するため，他覚的所見については速やかかつ詳細に記載することが求められる．例えば，AHTの眼底所見では，左右の眼底の網膜出血の範囲を図示し，出血の数や性状を具体的に記載することが必須である．また，眼底所見は貴重な証拠となるため，可能な限り写真記録を残すよう努める．

V 児童相談所，警察との連携

児童虐待の早期発見と対応を強化するため，2020年にすべての自治体において警察と児童相談所間で情報共有の協定を締結した．これには，2018年に東京都目黒区で発生した5歳女児の死亡事件や，2019年に千葉県野田市で発生した小学4年生女児の死亡事件が背景にある．これらの事件では，関係機関が一時保護を行ったにもかかわらず，その後の虐待の激化により児童が命を落とした．被害児童が残した「もうおねがい，ゆるして」といった悲痛なメッセージは，関係機関と国民に大きな衝撃を与え，法整備によって警察との連携が強化された．

AHTや性的虐待など事件性の高いケースでは，医療機関から警察への通報が検討されることがある．多くの場合，児童相談所がすでに警察に連絡を行っているが，警察への情報提供が重複しないよう，個別ケース検討会議において警察の同席を調整することが望ましい．近年，児童虐待対応専門部署を設置する地方検察庁が増加しており，検察への情報提供も積極的に行う必要がある．

VI 通告

「通告」は，児童虐待防止法第6条および児童福祉法第25条に基づき，すべての国民に課せられた義務である．子ども虐待が疑われた場合，児童相談所や市町村の担当窓口に連絡することが求められる．虐待の有無が確定するまで通告を控えることは危険であり，その間に被害が拡大する可能性がある．したがって，虐待が疑われた時点で速やかに通告を行うことが必要である．

子ども虐待における「通告」は「告発」ではなく，虐待対応の「始まり」となる．通告が行われなければ，多機関連携も開始されないため，通告は非常に重要なステップである．

通告の際には，全国共通ダイヤル「189」に電話をかけると，市区町村の児童相談所に直接つながるようになっている．通告に迷ったり躊躇したりする場合は，CPTを有する医療機関に相談するか紹介を依頼することが推奨される．自施設のみで対応せず，多機関で対応することで，より効果的な支援が可能となる．CPTがある施設では，CPTから通告を行うことが望ましい．通告や相談は匿名でも行うことができ，通告・相談者の秘密は守られる．

児童虐待防止法第6条には，「刑法の秘密漏示罪の規定その他の守秘義務に関する法律の規定は，通告義務の遵守を妨げるものと解釈してはならない」と明記されている．つまり，医療従事者が通告を行った場合でも，守秘義務違反には当たらない．児童虐待を発見しやすい立場にある医療従事者には，早期発見のための努力義務が課せられており（同法第5条1項），守秘義務よりも通告が優先されることが法律で定められている．

VII まとめ

子ども虐待は，子どもの心身に深刻な影響を及ぼす重大な問題であり，社会全体で早期発見と対応を行うことが求められている．医療者は，虐待の予防から医学的評価，初期対応，そして通告まで，各段階で重要な役割を担っている．診療録の記載や，関係機関との連携も含め，迅速かつ適切な対応が子どもの未来を守る鍵となる．医療者としての責務を果たすためには，専門的な知識と冷静な判断力をもって対応することが求められる．

文献

1）Felitti VJ, et al : Relationship of childhood abuse and household dysfunction to many of the leading causes of death in adults. Am J Prev Med 14 : 245-258, 1998

VI. 小児を育む連携と支援

5. 遺伝相談

国立成育医療研究センター眼科 **仁科幸子**
国立成育医療研究センター遺伝診療科 **小﨑里華**

乳幼児期に重篤な視覚障害を来す眼疾患の多くは先天素因に起因し，遺伝性疾患の頻度が高い．臨床像は多種多様であり，眼症状を初発とする全身疾患・先天異常症候群もある．遺伝学的検査の進歩と相まって，眼疾患および眼症状を初発とする全身疾患のなかにも，小児期に遺伝性疾患としてカウンセリングや検査の対象となる疾患が増えている．遺伝相談・カウンセリング・遺伝学的検査について，乳幼児期の代表的な遺伝性眼疾患を取り上げて解説する．

I 小児眼疾患の遺伝相談[1, 2)]

1. 小児期における遺伝相談の進め方

小児眼疾患には先天性疾患が多く，日常臨床の場で遺伝について相談されることがしばしばある．疾患の原因となりうる遺伝的要因はすべての人が保有していることを説明し，まず“遺伝”と疾患に関する正確な知識を伝えることが大切である．

先天性疾患の原因として，染色体異常，微細欠失･重複症候群，単一遺伝子異常，多因子(複数の遺伝子要因と環境要因)，母体への環境要因・催奇形因子，遺伝子の機能を調節するエピジェネティックな要因などが挙げられる．乳幼児期の視覚難病には，単一遺伝子疾患が比較的多い．はじめに家族歴を聴取し，早期に的確な臨床診断を行い，疾患の十分な説明とともに，専門家による遺伝カウンセリングへ連携する必要がある．

2. 小児期の遺伝カウンセリング[2)]

遺伝カウンセリングは，疾患の遺伝学的関与について，その医学的影響，心理学的影響および家族への影響を人々が理解し，それに適応していくことを助けるプロセスである．カウンセリングは，クライエントと家族の目的に応じて相手の気持ちを配慮し，対話を通じて相手が理解できるように必要な情報の提供と共有を行い，情報を理解したクライエントの気持ちに対応しながら，さまざまな場面での自律的な意思決定およびリスクや疾患への適応を支援する．

小児期のカウンセリングの対象は両親(代諾者)であり，成長に応じて子どもが意思決定の担い手となる．したがって，子どもの眼に疾患があることを初めて告知され，強いショックと混乱を来している両親に，先天性疾患の理解，受け入れ，適応，罹患している子どもを取り巻く家族への心理社会的側面に対応する丁寧なカウンセリングと，遺伝学的リスクに対する正確な情報提供が必要である．日本医学会の「医療における遺伝学的検査・診断に関するガイドライン」[3)]では，遺伝カウンセリングを行う際は，当該疾患の診療経験が豊富な医師(眼科医)と遺伝医療に習熟した者(臨床遺伝専門医)が協力してチーム医療として行うことを勧めている．

3. 家族歴の聴取と遺伝形式の推定[1)]

カウンセリングを進める際に，はじめに正確な家族歴を聴取して家系図を作成し，遺伝形式を推測することが重要である．

表1｜小児期の遺伝性疾患・先天異常の遺伝学的診断の意義

①その疾患の自然歴に応じて健康管理が可能となる
②原因がわかる．“どうして？”という疑問に答えられる
③同じ病気の子どもや家族と知り合える機会ができる
④次の子ども，あるいは家族内での再発率が明らかになる
⑤正確な診断（分子遺伝学的診断）により，将来の治療・管理法の研究・開発へつながる

（文献2）より）

表2｜網膜芽細胞腫に対し*RB1*遺伝学的検査を実施するメリットとデメリット

メリット	デメリット
• 遺伝的な要因が特定できる • 治療の選択に役立つ • 二次癌のリスクを把握することができる（放射線治療や検査の回避など） • 定期検査，予防，管理に役立つ（眼底検査や頭部MRI検査の回数など）	• 未確定，陰性でも遺伝性を完全に否定はできない
• 血縁者に対して検査を行うことができる（自費）	• 血縁者に関わる結果が出ることがある • 社会的な差別を受ける可能性 • 代諾者の判断，乳幼児期では本人の意思が不明
• 知らないでいることによる不安を解消できる	• 知ることで不安を抱える • 遺伝的な要因がはっきりしないことで不安が増す

（文献2）より）

常染色体顕性遺伝の疾患では，一方のアレルの変異（ヘテロ接合体）で起こり，縦の世代に連続して罹患者が出現する．しかし，表現型が多様で，軽症例では発病に気づかれないことがある．また，浸透率が低いと，遺伝子変異を有していても発症しない人がいる．再発率は50％である．

常染色体潜性遺伝の疾患では，一般に両親が変異遺伝子のヘテロ接合体（保因者）で，患児は変異遺伝子のホモ接合体である．近親婚が減少し，近年は同一遺伝子の異常であるが父親由来と母親由来の変異の種類が異なる複合ヘテロ接合体が多い．再発率は25％である．

X連鎖性遺伝では，患者のほとんどは男性である．男性のもつ1本のX染色体に変異遺伝子が存在するヘミ接合体で疾患が起こる．女性はX染色体が2本あり，うち1本に変異遺伝子があると保因者となる．X染色体の不活化によって，女性保因者にも種々の臨床所見を呈することがある．男性罹患者の息子は発症しない．娘は健常・保因者となる．

母系遺伝は，母親由来の胚のミトコンドリアDNAの異常によって疾患が発症する．再発率や重症度は予測できない．

4. 小児の遺伝学的検査で考慮すべきこと

小児期の遺伝性疾患・先天異常の遺伝学的診断を行う意義を表1に示す．遺伝学的検査を行うにあたり，両親に遺伝学的診断の意義と意味を共有することが重要である．小児にとって最善の利益を十分に考慮して，両親に遺伝学的検査を実施するメリットとデメリット（表2），検査の限界について事前に説明し，検査を受けるかどうか，結果をどのように扱うか，前後に十分なカウンセリングを行う．

小児～思春期の本人に対しては，日本医学会，日本小児科学会のガイドラインなどを遵守して，小児の年齢，理解力，ライフイベントを考慮しながら伝える時期を検討し，伝え方に配慮したカウンセリングを実施する．遺伝学的検査にあたり，代諾者の同意を得て，本人のインフォームドコンセントやアセントを得ることが望ましい．一般に，小学生ではインフォームドアセントを得ることを試みて診療録に記載し，中学生以上で同意能力のない場合はインフォームドアセント，中学生以上で同意能力のある場合はインフォームドコンセントを取得して文書に同意の署名を得る．なお，代諾者となる保護者からはインフォームドコンセントをとる．

表3｜遺伝学的検査の種類と対象疾患

検査法	主な対象疾患	解説
染色体検査	染色体異常(数的異常，構造異常)	微細な異常は診断困難
FISH法	微細欠失・重複症候群	目的の染色体領域の詳細な解析
マイクロアレイ	ゲノムコピー数異常 片親性ダイソミー(SNPアレイ)	全ゲノムにわたる多くのDNA断片をチップ上に固定化したCGHアレイにより，網羅的かつ高精度のゲノムコピー数異常を検出する
シークエンス	単一遺伝子疾患(遺伝子内変異)	全エクソンをPCRで増幅して自動蛍光シークエンサーで解析．エクソン内の塩基の置換，欠失，重複，挿入などを検出するが，エクソン単位や遺伝子そのものを含んだ欠失は検出できない
MLPA	単一遺伝子疾患(エクソン単位の欠失)	領域特異的なプローブを用いて，領域のコピー数の増減をPCRで検出する
メチル化特異的MLPA	ゲノム刷り込み関連疾患	メチル化アレルの割合を定量．Prader-Willi/ Angelman症候群などの診断に用いる
次世代シークエンス	疾患パネル 網羅的疾患パネル 単一遺伝子疾患	多数の遺伝子の網羅的解析

小児期に保護者の代諾で実施した遺伝学的検査を本人の成長後に開示する必要性とその方法，特定の疾患の発症リスクの高い家系における次子の再発リスクの推定については，慎重な配慮を要することが提言されている．発症前診断は原則行うべきでない．概ね16歳以上の理解能力が進んだ段階で，本人が検査結果の開示を希望する場合には，保護者の了解のもとに開示を行うことが原則である．

5. 小児期の遺伝学的検査[4)]

小児期の遺伝学的検査には，染色体検査，蛍光*in situ*ハイブリダイゼーション(fluorescein *in situ* hybridization：FISH)法，MLPA検査，シークエンス検査，メチル化特異的MLPA法，マイクロアレイ染色体検査など多くの検査法が利用可能である(**表3**)．このうち，染色体検査(G-banding)，FISH法，一部のシークエンシング，マイクロアレイ染色体検査が保険適用となっている．

次世代シークエンサーを用いた網羅的遺伝子関連検査・解析として，遺伝子パネル解析，全エクソーム解析(whole exome sequencing：WES)，全ゲノム解析(whole genome sequencing：WGS)がある．一部の遺伝子パネル解析は，診療における検査(臨床検査)として精度管理して用いられているが，WES，WGS解析は研究における検査(遺伝子解析)である．解析には多数のバリアントからの絞り込みが必要である．患者と両親のトリオ解析を行うと診断到達率が高い．なお，遺伝子のバリアントとは，DNAの塩基配列に生じる違い・多様性を意味する用語で，疾患に関係する病的変異と，疾患に関係がないと考えられる遺伝子多型が含まれる．

候補のバリアントのタイプ，集団データ，既報告の病的バリアントとの一致，蛋白質影響予測，OMIM(Online Mendelian Inheritance in Man)情報，各種ウェブサイト，トリオでの比較などで原因と思われるバリアントを絞り込み，臨床的検討，遺伝学的妥当性について検討し，米国臨床遺伝・ゲノム学会(American College of Medical Genetics and Genomics：ACMG)などのガイドラインに沿って，バリアントの評価・解釈を行って診断する．ガイドラインでは，バリアントが病的かどうかの解釈をpathogenic, likely pathogenic, VUS(variant of uncertain significance), likely benign, benignの5つのカテゴリーに分類している．目的外の病的バリアント(二次的所見)が見つかる可能性があり，取り扱いに注意が必要である．

6. 小児と家族に対する継続的な支援[5)]

遺伝学的診断が得られた場合，得られなかった場合とも，十分に時間をとって結果を説明し，カウンセリングを行う必要がある．診断がついた

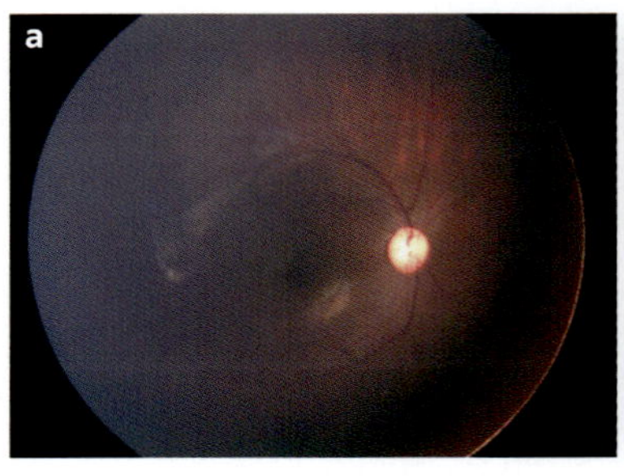

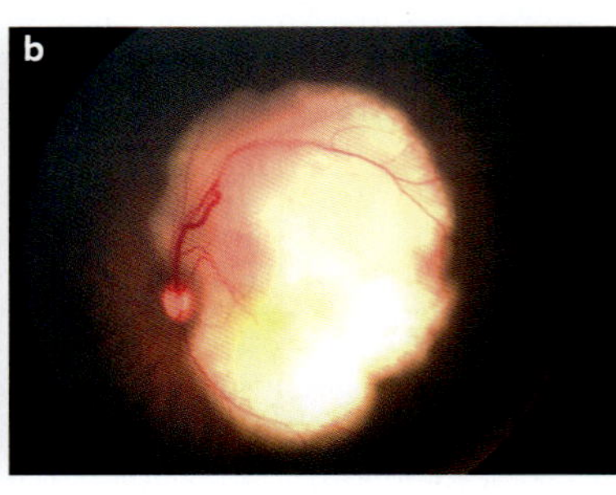

図1｜左眼網膜芽細胞腫
生後5ヵ月男児，右眼（a）異常なし，左眼（b）網膜芽細胞腫 Group C. 左眼の保存治療のため全身化学療法を施行，腫瘍の縮小と石灰化を得ている．*RB1*遺伝学的検査にて病的バリアントを検出しなかった．非遺伝性の可能性が高いため，新たな腫瘍の発生や二次癌発症のリスクは低い．しかし，保存治療後の左眼に対し慎重な経過観察を要する．

場合には，疾患の自然歴をもとに，併発症や全身症状に関する管理方法，今後の治療の見通しやロービジョンケアの方針について，詳しい情報提供を行うことができる．また，遺伝形式および家族内の再発率について，カウンセリングを行う必要が出てくる．眼科医，臨床遺伝専門医・カウンセラー，教育関係者，ソーシャルワーカーなど多職種が連携して，本人と家族の医療および心理社会的な支援を行う．小児の成長とともに新たな情報提供の機会を設け，支援を継続していく必要がある．

II 乳幼児期に視覚障害を来す遺伝性眼疾患[6)]

1. 網膜芽細胞腫

約30％は遺伝性とされ，両眼性のすべてと片眼性の10～15％は遺伝性である．13q14領域に存在する癌抑制遺伝子*RB1*の両方のアレルの異常によって発生する（Knudsonの2ヒット仮説）．両眼性の場合は常染色体顕性遺伝で浸透率が高く，子の発症率は49％である．遺伝相談および眼底検査の頻度や二次癌の管理の方針を検討するためには，遺伝学的検査は有用である（図1）．2016年に，患者に対する遺伝学的検査が保険収載された．血縁者の発症前診断は自費である．遺伝性網膜芽細胞腫における*RB1*異常の検出率は約80～90％とされている．*RB1*遺伝学的検査を実施するメリットとデメリットを表2に示す．

米国では*RB1*変異患者家系のリスク評価と眼底スクリーニングについてガイドラインを策定している[7)]．ハイリスク児に対しては，生後8週まで2～4週おきに眼底検査，8週～1歳までは毎月の眼底検査を全身麻酔下で行うことを推奨している．しかし，わが国では遺伝学的検査に基づく全身麻酔下検査をルーチンに実施できる体制とはなっていない．

2022年，「重篤な遺伝性疾患を対象とした着床前遺伝学的検査」に関する見解[8)]では，疾患の重篤性の定義が，“成人に達する以前に日常生活を強く損なう症状が出現するか，生存が危ぶまれる状況になる疾患で，現時点でそれを回避するために有効な治療法がないか，あるいは高度かつ侵襲度の高い治療を行う必要のある状態”と改訂された．日本産婦人科学会において，網膜芽細胞腫症例が個別審査の対象として審議されている．

2. 先天白内障

両眼性の先天白内障の約25％は遺伝性である．多くは常染色体顕性遺伝であるが，家族内で白内障の程度や進行に差がある．水晶体のクリスタリンを含む構造蛋白，ギャップ結合蛋白，転写因子蛋白などをコードする遺伝子変異によって起こり，原因遺伝子は*GJA8*，*CRYGC*，*CRYBB2*など40個以上同定されている．家族内で表現型（白内障の発症時期や重症度）に差があり，一般的な遺伝学的検査は行われていない．

両眼性先天白内障には，遺伝性以外にDown症候群などの染色体異常，子宮内感染，Hallermann-Streiff症候群やLowe症候群などの先天異常症候群，ガラクトース血症などの代謝異常，他の眼先天異常（小眼球，無虹彩，コロボーマ，胎生血管系遺残など）に伴うものがあり，小児科

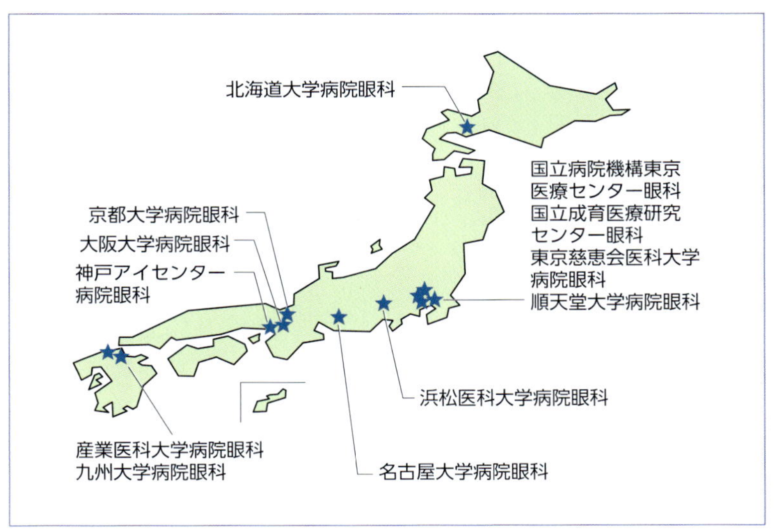

図2｜IRD（遺伝性網膜ジストロフィ）遺伝学的検査エキスパートパネル認定施設

と連携した全身疾患の診察が不可欠である．

3. 先天緑内障

常染色体潜性遺伝が多く，原因遺伝子として*CYP1B1*，*LTBPS*が同定されている．遺伝学的検査は実用化されていないが，家族歴に注意して早期発見に努める必要がある．

4. 無虹彩症・前眼部形成異常

無虹彩症の多くは常染色体顕性遺伝で，原因遺伝子は*PAX6*である．孤発例のなかには，Wilms腫瘍，泌尿器異常，発達遅滞を伴うWAGR症候群が約30%にみられるため，遺伝学的検査が有用である．

角膜・虹彩・隅角に異常を来す前眼部形成異常にはPeters異常，Rieger異常などが含まれ，難聴や全身異常を伴うことが多い．Axenfeld-Rieger症候群は常染色体顕性遺伝で，原因遺伝子として*PITX*, *FOXC1*が同定されている．研究目的で遺伝子解析が実施されている．両疾患とも指定難病であるが，遺伝学的検査は必須とされていない．

5. Leber先天黒内障・早発型重症網膜ジストロフィ

生後早期（0～1歳まで）に発症するLeber先天黒内障と，乳幼児期（2～6歳まで）に発症する早発型重症網膜ジストロフィでは，ほとんどが常染色体潜性遺伝であるが，常染色体顕性，X連鎖性もあり，網膜視細胞や色素上皮細胞の機能と構造を維持する蛋白をコードする25個の原因遺伝子が同定されている．遺伝的に異質性の高い疾患群で，欧米は*GUCY2D*，*CEP290*，*RPE65*，*RDH12*，わが国では*CRB1*，*NMNAT1*，*RPGRIP1*，*GUCY2D*の頻度が高い[9]．*RPE65*変異を原因とする本疾患に対し，2023年にわが国でも遺伝子治療が承認された．これに伴い*RPE65*変異を疑う症例に対し，遺伝学的検査としてPrismGuide™IRDパネル システムが保険収載された[9]．現在，対象疾患の診療実績，遺伝カウンセリング体制，エキスパートパネル（遺伝医療に関するさまざまな専門家で構成）を備える全国12施設が，日本網膜硝子体学会の認定を受けて，本検査の実施と判定を担っている（図2）．

発達遅滞，てんかん，運動失調，嚢胞腎，難聴，骨格異常，肝障害，代謝異常などの全身合併症がみられ，Joubert syndrome，Alström syndromeなどの先天異常症候群に伴うことがある．遺伝学的検査によって症候群に伴う本症を早期に診断することができれば，全身管理に有用である（図3）．

6. 網膜硝子体ジストロフィ

乳幼児期にはLeber先天黒内障のほかに，先

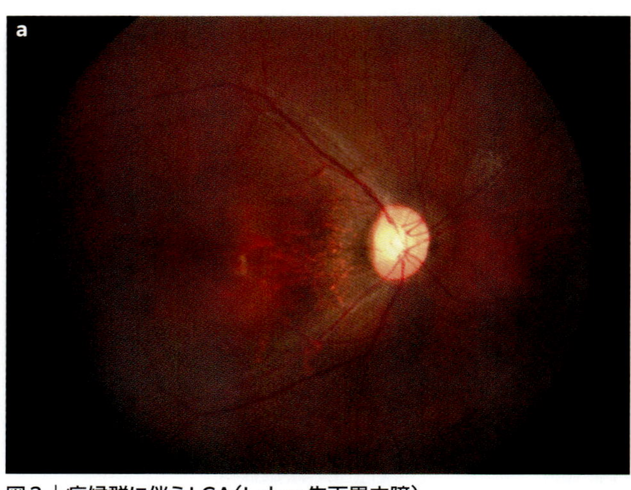

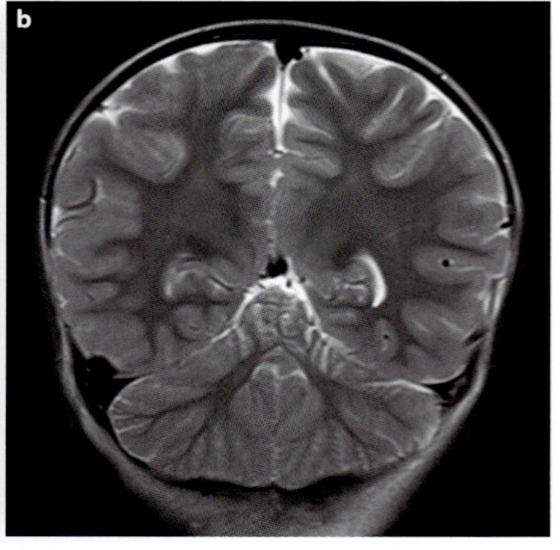

図3｜症候群に伴うLCA（Leber先天黒内障）
２歳男児．眼振を主訴に眼科受診．網膜電図で杆体応答，錐体応答ともに消失しており，Leber先天黒内障と臨床診断した．遺伝子解析を実施したところ，*INNP5E*を原因遺伝子とする常染色体潜性遺伝のJoubert syndromeと診断された．神経内科，腎臓科と連携して経過観察している．
a 眼底所見：網膜全体が粗造で黄斑変性と網膜血管の狭細を認める．
b 頭部MRI：小脳虫部低形成を認める．

天網膜分離症，家族性滲出性硝子体網膜症，Stickler症候群，錐体杆体ジストロフィ，先天停止性夜盲，眼白皮症，杆体1色覚など，種々の遺伝性網膜硝子体ジストロフィがみられる．非典型例には遺伝学的診断が役立つ．

7. 視神経低形成

両眼性または片眼性視神経低形成は，透明中隔欠損，下垂体機能不全を来す中隔視神経形成異常症（septo-optic -pituitary dysplasia，De Morsier症候群）に伴うことがある．原因遺伝子として*HESX1*，*SOX2*が報告されている．

8. 遺伝性視神経萎縮

小児期によくみられるのは，*OPA1*を原因遺伝子とする常染色体顕性視神経萎縮である．視力が比較的保たれ，家族内で表現型に違いがみられる．

Leber遺伝性視神経症は10代以降に起こり重篤な視覚障害を来す疾患で，ミトコンドリア遺伝子変異（3460，11778，11484番塩基対変異が90%）による母系遺伝形式をとる．

III　眼異常を伴う先天異常症候群

眼症状がなくとも，診断と管理のため，乳幼児期から眼科への連携が必須と考えられる先天異常症候群は多い[1, 10]．眼異常の頻度が高く，乳幼児期から注意すべき主な症候群を表4に示す．

文献

1）堀田喜裕：染色体異常，遺伝性疾患と遺伝相談．小児眼科学，東　範行編．三輪書店，東京，459-471，2015
2）小﨑里華ほか：小児期の遺伝カウンセリング．臨床遺伝専門医テキスト③ 各論II 臨床遺伝学小児領域，臨床遺伝専門医制度委員会監修．診断と治療社，東京，15-26，2021
3）日本医学会：医療における遺伝学的検査・診断に関するガイドライン，2022年3月改定
https://jams.med.or.jp/guideline/genetics-diagnosis_2022.pdf（2025年1月閲覧）
4）大橋博文ほか：小児期の遺伝学的検査．臨床遺伝専門医テキスト③ 各論II 臨床遺伝学小児領域，臨床遺伝専門医制度委員会監修．診断と治療社，東京，27-38，2021
5）吉田晶子ほか：遺伝性網膜疾患のカウンセリング―最先端を行く神戸アイセンター病院の取り組み．あたらしい眼科 37：1091-1099，2020
6）仁科幸子：眼疾患．小児内科 52：1095-1099，2020
7）Skalet AH, et al：Screening children at risk for retinoblastoma. Consensus report from the American Association of Ophthalmic Oncologists and Pathologists. Ophthalmology 125：453-458, 2018

表4｜眼異常を高頻度に伴う先天異常症候群

疾患名	主な眼異常	遺伝形式	主な原因遺伝子
Aicardi syndrome	網脈絡膜症	X	
Alagille syndrome	後部胎生環	AD	*JAG1*, *NOTCH2*
Alport syndrome	円錐水晶体，白内障，網膜斑点	X	*COL4A5*
Bardet-Biedl syndrome	網膜色素変性	AR	*BBS1*, *BBS10*
CHARGE syndrome	網脈絡膜コロボーマ(欠損)	孤発，AD	*CHD7*
Cockayne syndrome	白内障，角膜混濁，網膜色素変性	AR	*CSA*, *CSB*
Crouzon syndrome	視神経萎縮，眼球突出，斜視	AD	*FGFR2*
Goldenhar syndrome	角結膜デルモイド，強度乱視，弱視	孤発	
Hallermann-Streiff syndrome	小眼球，先天白内障	孤発	
Incontinentia pigmenti	網膜血管閉塞，網膜剝離	X	*IKBKG*
Joubert syndrome	網膜色素変性	AR	*AHI1*, *CC2D2A*, *CEP290*
Kearns-Sayre syndrome	網膜色素変性，進行性外眼筋麻痺	孤発，母系	ミトコンドリアDNA欠失
Lowe syndrome	先天白内障	X	*OCRL1*
Marfan syndrome	水晶体脱臼，網膜剝離	AD	*FBN1*
Norrie disease	網膜異形成，網膜剝離	X	*NDP*
oculocutaneous albinism	虹彩-脈絡膜低色素，黄斑低形成	AR	*TYR*, *OCA2*, *SLC45A2*
Rieger syndrome	前眼部形成異常，緑内障	AD	*PITX2*, *FOXC1*
Rubinstein-Taybi syndrome	緑内障，白内障，角膜異常，涙道異常	孤発，AD	*CREBBP*
Septo-optic dysplasia	視神経低形成	孤発	*HESX1*, *SOX2*
Stickler syndrome	網膜硝子体変性，網膜剝離，強度近視	AD	*COL2A1*, *COL11A1*
Sturge-Weber syndrome	緑内障，脈絡膜血管腫	孤発	
Tuberous sclerosis complex	網膜過誤腫	AD	*TSC1*, *TSC2*
Usher syndrome	網膜色素変性	AR	*MYO7A*, *CDH23*, *USH2A*
von Hippel-Lindau disease	網膜血管腫	AD	*VHL*
von Recklinghausen disease	虹彩結節，視神経膠腫	AD	*NF1*
WAGR syndrome	先天無虹彩，緑内障	孤発，AD	11p13欠失：*PAX6*, *WT1*

X：X連鎖性，AD：常染色体顕性，AR：常染色体潜性

8) 日本産婦人科学会：「重篤な遺伝性疾患を対象とした着床前遺伝学的検査」に関する見解，2022 https://www.jsog.or.jp/activity/rinri/19_pgt-m-kenkai-saisoku.pdf(2025年1月閲覧)
9) Hosono K, et al：Molecular diagnosis of 34 Japanese families with Leber congenital amaurosis using targeted next generation sequencing. Sci Rep 8：8279, 2018
10) 横井 匡：眼異常を伴う症候群一覧．眼科診療クオリファイ 9 子どもの眼と疾患，仁科幸子編．中山書店，東京，235-239，2012

和文索引

あ

い

え

お

か

き

け

こ

さ

し

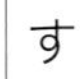

欧文索引

S

T

U

V

W

検印省略

新篇眼科プラクティス　19

0歳児から始める！小児眼科診療

定価（本体 13,000円＋税）

2025年4月6日　　第1版　第1刷発行

監修者　大鹿（おおしか）　哲郎（てつろう）

編集者　仁科（にしな）　幸子（さちこ）・園田（そのだ）　康平（こうへい）

近藤（こんどう）　峰生（みねお）・稲谷（いなたに）　大（まさる）

発行者　浅井　麻紀

発行所　株式会社 文光堂

〒113-0033　東京都文京区本郷7-2-7

TEL（03）3813－5478（営業）

（03）3813－5411（編集）

印刷・製本：広研印刷

ISBN978-4-8306-5633-0　　Printed in Japan